Willibald Gawlik
Homöopathie und
konventionelle Therapie

Homöopathie und konventionelle Therapie

Anwendungsmöglichkeiten
in der Allgemeinpraxis

Willibald Gawlik

2., völlig überarbeitete und
erweiterte Auflage

Hippokrates Verlag Stuttgart

CIP-Kurztitelaufnahme der Deutschen Bibliothek

Gawlik, Willibald:
Homöopathie und konventionelle Therapie:
Anwendungsmöglichkeiten in der Allgemeinpraxis/
Willibald Gawlik. - 2., völlig überarb. und erw. Aufl. - Stuttgart:
Hippokrates-Verl., 1992
ISBN 3-7773-1035-2

Anschrift des Verfassers:

Dr. med. Willibald Gawlik
Hofzaunweg 11
8175 Greiling

Wichtiger Hinweis

Wie jede Wissenschaft ist die Medizin ständigen Entwicklungen unterworfen. Forschung und klinische Erfahrung erweitern unsere Erkenntnisse, insbesondere was Behandlung und medikamentöse Therapie anbelangt. Soweit in diesem Werk eine Dosierung oder eine Applikation erwähnt wird, darf der Leser zwar darauf vertrauen, daß Autoren, Herausgeber und Verlag große Sorgfalt darauf verwandt haben, daß diese Angabe dem Wissensstand bei Fertigstellung des Werkes entspricht.
Für Angaben über Dosierungsanweisungen und Applikationsformen kann vom Verlag jedoch keine Gewähr übernommen werden. Jeder Benutzer ist angehalten, durch sorgfältige Prüfung der Beipackzettel der verwendeten Präparate und gegebenenfalls nach Konsultation eines Spezialisten, festzustellen, ob die dort gegebene Empfehlung für Dosierung oder die Beachtung von Kontraindikationen gegenüber der Angabe in diesem Buch abweicht. Eine solche Prüfung ist besonders wichtig bei selten verwendeten Präparaten oder solchen, die neu auf den Markt gebracht worden sind. Jede Dosierung oder Applikation erfolgt auf eigene Gefahr des Benutzers. Autoren und Verlag appellieren an jeden Benutzer, ihm etwa auffallende Ungenauigkeiten dem Verlag mitzuteilen.
Geschützte Warennamen (Warenzeichen) werden nicht besonders kenntlich gemacht. Aus dem Fehlen eines solchen Hinweises kann also nicht geschlossen werden, daß es sich um einen freien Warennamen handele.

ISBN 3-7773-1035-2

Printed in Germany 1992. Satz: Fotosatz Sauter, 7322 Donzdorf. Druck: Druckerei Schäuble, Stuttgart.
Schrift: 9/10 Punkt Times (Berthold)

Inhalt

Vorwort zur 2. Auflage

Die erste Auflage erschien im Jahre 1988 und ich wende mich mit Freude und Dankbarkeit mit der zweiten Auflage an meine Leser. In vieler Art reicher geworden durch die progressive Erfahrung, in der Hoffnung, dem Leser mehr Hilfe in der Therapie mit homöopathischen Mitteln zu geben, aber auch Anleitung zu geben, um die vergleichenden Differenzierungen zwischen konventioneller Medizin und der Homöopathie zu erleichtern, habe ich mein Buch in vielen Punkten geändert. Nicht nur die konventionelle Medizin ist im Fluß, auch - wenn gleich zu geringerem Teil - die Homöopathie. In der Homöopathie sind gewisse Potenzveränderungen vorgenommen worden. Zudem habe ich die heute gültige homöopathische Nomenklatur eingearbeitet; die vielen von Ihnen noch vertrauteren Mittelbezeichnungen finden sie regelhaft in Klammern angegeben. Als Hilfestellung beim Repertorisieren finden Sie im Arzneimittelverzeichnis auch die Kent-Abkürzungen.

Drei neue Kapitel finden Sie in dieser Auflage: Verletzungen, Operationsbegleitende Therapie und Sportmedizin. In diesen Kapiteln möchte ich Ihnen ausschließlich die Möglichkeiten der Homöopathie nahebringen. Ich weiche damit von dem Ihnen vertrauten und mir überaus wichtigen differenzierenden Konzept ab. Fühlen Sie sich dennoch aufgefordert, immer auch die Notwendigkeiten und Möglichkeiten der Konventionellen Therapie zu bedenken und abzuwägen.

In den Anteilen zur Konventionellen Therapie hat sich einiges geändert. Der hier dargestellte Wissensstand entspricht dem Wissensstand bei der Fertigstellung dieses Werkes.

Zu danken habe ich den vielen Lesern, die mir geschrieben haben, aber auch den Lesern, die eine Buchbesprechung geschrieben haben. Sie alle haben den Sinn des Buches, nämlich den Versuch eines Brückenschlages zwischen konventioneller Medizin und Homöopathie, und den Versuch, ein sachliches Gespräch zwischen beiden Partnern zu führen, dankbar aufgenommen - und verstanden. Dabei muß ich vor allem denen danken, die mit ehrlicher Kritik und mit konstruktiven Gedanken an mich herangetreten sind. Sie alle haben mit dazu beigetragen, daß ich hier das an sich schon bekannte Buch doch wesentlich verbessert herausgeben kann.

Durch weiteres Einarbeiten in beide Therapierichtungen ist es mir noch mehr klar geworden, daß sowohl die eine, als auch die andere Therapierichtung nicht existieren können, ohne daß sie einander achten und langsam erkennen, daß auch die Homöopathie unter Umständen, wenn die konventionelle Therapie nicht mehr ausreicht, in der Lage ist, bei Erkrankungen zu helfen, sie sogar zu heilen, auch wenn es vorher unmöglich erschien. Umgekehrt muß aber auch der homöopathische Arzt wissen, daß im Bereich der konventionellen Medizin eine berechtigte und auch erfolgreiche Therapie durchgeführt werden kann, wenn die Homöopathie nicht mehr hilfreich ist.

Besonderen Dank möchte ich an dieser Stelle dem Hippokrates-Verlag sagen, der alle Änderungen und Ergänzungen mittrug, in Teilen anregte und Autor und Buch hilfreich begleitete. Mein ganz persönlicher Dank gilt hier »meiner« Lektorin Frau *Dorothee Seiz.* So wird die zweite Auflage hoffentlich das Ziel erreichen, allen, die darin lesen, eine Hilfe zu sein in der täglichen Praxis mit dem Patienten, aber auch eine Hilfe in der Sachlichkeit der Diskussion bei den Ärzten aller Therapierichtungen. Sowohl die »Schulmedizin« als auch wir Therapeuten der »besonderen Therapierichtung« sind dem hippokraktischen Eid verpflichtet. Wir alle müssen unser Bestes daran setzen, den Patienten, die bei uns Hilfe suchen, zu helfen. Das ist unsere Aufgabe und das ist unsere Pflicht, auch unsere Pflicht dem Schöpfer gegenüber, seinen Geschöpfen Hilfe zu geben auf dem besten, schnellsten und ungefährlichsten Weg.

Greiling/Bad Tölz, im Sommer 1991

Willibald Gawlik

Vorwort zur 1. Auflage

Placebo Domino in regione viventium

In fast 40jähriger praktischer Arbeit mit der homöopathischen Therapie hat sich eine Fülle von Erfahrungen angesammelt, die in diesem Buch niedergelegt sind. Das bedeutet, daß hier nur *Krankheitsbilder, Therapievorschläge und Arzneimittel behandelt werden, die ich in der eigenen Praxis* kennengelernt und deren erfolgreiche Anwendung ich erlebt habe. Der Inhalt des Buches wendet sich also in erster Linie an den Praktiker und den Allgemeinarzt, der für die Anwendung der Homöopathie erste Anhaltspunkte haben möchte, gleichzeitig aber auch Entscheidungshilfe braucht bei Schwierigkeiten zwischen konventioneller und homöopathischer Therapie.
Ich habe deutlich zu machen versucht, bei welchen Patienten mit ihren Krankheiten die homöopathische Therapie überlegen ist nach Abwägung des Risiko-Nutzen-Faktors. Andererseits habe ich ehrlich bekundet, wann die allopathische Therapie überlegen ist. Daß der Risiko-Nutzen-Faktor jeweils abhängig ist von dem Wissen und Können und jahrzehntelanger Erfahrung des Therapeuten, ist wohl selbstverständlich. Diese praktischen Erfahrungen sind hier niedergelegt. Es ist also kein Lehrbuch der Homöopathie; auf Hinweise aus der Literatur habe ich verzichtet.
Solange es noch Praktiker gibt, wird das Zentrum der Behandlung des kranken Menschen immer noch die ärztliche Praxis bleiben. Der Allgemeinarzt, Praktiker oder Internist muß die Diagnose erkennen, er muß die Krankheit kennen, er muß den Patienten richtig beurteilen können und schließlich nach bestem Wissen und Gewissen entscheiden, welche Therapie dem Patienten »cito tuto et jucundo« helfen kann.
In der Fülle der Methoden medizinischer Therapie zeichnet sich die homöopathische Therapie als eine außergewöhnlich moderne Therapie aus. Sie entspricht der Anforderung nach Ganzheit, sie bildet eine vollkommene therapeutische Einheit. So gesehen kann sie auch als anthropologische Therapie bezeichnet werden wegen ihrer hochgradigen Individualität. Sie integriert psychische, konstitutionelle, temperamentsabhängige, charakterliche und pathologische Merkmale in dem Krankheitsbild. Diese Merkmale finden sich wieder im Arzneimittelbild, das sich zusammensetzt aus der Prüfung am Gesunden, aus der Erfahrung am Krankenbett und den Erkenntnissen der Gewerbemedizin und der Toxikologie. Der Aussagewert der subjektiven und objektiven Symptome und der Aussagewert der Arzneimittelprüfung als deren Simile sind das Zentrum dieser Therapie.
Ich will hier jeden homöopathischen Arzt aufrufen, sich die Entscheidung schwer werden zu lassen, konventionell oder homöopathisch zu behandeln. Es darf kein Fehler unterlaufen, etwa in dem Sinne, daß er als scheuklappentragender Eigenbrötler eine dem Patienten besser helfende konventionelle Therapie unterläßt. Dort, wo er homöopathisch die große Erfahrung hat, kann er sie selbstverständlich helfend einsetzen.
Zum besseren Verständnis sind die Kapitel nach Organsystemen und Krankheits-

bildern geordnet. Fehlende Krankheitsbilder und nicht aufgeführte Organsysteme entfielen entsprechend meiner Devise, hier nur über eigene, fachliche Erfahrungen aus meiner Praxis zu berichten.
Jedem meiner Leser wünsche ich, daß er die mir bewährten homöopathischen Arzneimittel mit gutem Erfolg - salus aegroti suprema lex - verordnen möge. Damit verbinde ich aber auch die Bitte um Kritik und Anregung für mögliche weitere Auflagen.
Mein besonderer Dank gilt allen denen, die mir geholfen haben, Manuskripte zu schreiben, die Skizzen anzufertigen, besonders aber dem Hippokrates-Verlag und dort *Dorothee Seiz* für ihre immer freundliche, korrigierende und unterstützende Mitarbeit.

Bad Tölz, April 1988 *Willibald Gawlik*

Einführung in die Homöopathie und deren Grundlagen

Wir alle, die wir als homöopathische Ärzte unsere Patienten mit homöopathischen Arzneimitteln behandeln, kommen ja von der Hochschule. Wir haben die konventionelle Medizin studiert, haben unser Examen gemacht und haben dort promoviert. Wir haben unsere Ausbildung als Assistenten an großen Kliniken absolviert. Die *Alma mater,* die alle *nährende Mutter* im geistig-wissenschaftlichen Sinn, hat auch uns großgezogen, erzogen zu kritisch denkenden Menschen. Und dieses kritische Denken hat eines Tages dazu geführt, daß die auf die Naturwissenschaft fixierte Vorstellung von Wissenschaftlichkeit zu einseitig und dabei unbefriedigend und vielleicht letztlich sogar inhuman ist. Wir selbst haben uns die Frage gestellt, ob wir an dem, was wir gelernt haben, einiges abbauen und durch eine bessere Vorstellung ersetzen müssen. So habe ich gelernt, eine andere Therapie anzuwenden als die konventionelle Therapie und habe dabei aber gefunden, daß nicht alles mit homöopathischen Mitteln behandelt werden kann. Ich brauche bei der Behandlung bestimmter Erkrankungen konventionelle Methoden. Einige Grundsätze stelle ich hier gleich an den Anfang.

Selbstverständlich steht die richtige *klinische Diagnose* auch in der Homöopathie vor der therapeutischen Entscheidung. Dieses eherne Gesetz unserer Medizin weist dem homöopathisch behandelnden Kollegen immer neu die Richtung, ob die konventionelle oder die homöopathische Therapie jetzt und für diesen Patienten die Therapie der Wahl darstellt.

Den zweiten Begriff der *Therapie,* die bekanntlich erst nach der Diagnose kommt, wollen wir uns auch völlig klar überlegen. Es handelt sich bei dem aus dem Griechischen abgeleiteten Wort Therapie um ein Wort, das *pflegen* oder *helfen* bedeutet. Helfen kann jeder Arzt, heilen kann nur die Natur.

Auch der Chirurg, der eine Wunde setzt, um dem Patienten zu helfen und sie dann verschließt, kann sie nicht vernarbend machen, auch wenn er sie noch so gut näht. Er kann nur Schädliches fernhalten und Positives herbeiführen und so im Endeffekt eine Heilung ermöglichen.

Therapie im modernen Sinn meint also die Anwendung von Arznei- und Heilmitteln durch den Arzt zur Ermöglichung einer Heilung, die nur natürlich sein oder nur von der Natur her kommen kann. Die Methoden dabei sind vielfältig; entsprechend die Wirkung und auch die Wirksamkeit.

Die Homöopathie, von *Samuel Hahnemann,* im 18. Jahrhundert in ihrem Gerüst und ihrem Aufbau, aber auch in ihrer Pragmatik in die Therapie eingeführt, beruht auf zwei großen Säulen: *Ähnlichkeitsprinzip* und *Arzneimittelprüfung am Gesunden.* In der Geschichte der Medizin haben alle beide bereits ihre Vorgänger. *Hahnemann* gebührt die Hochachtung dafür, daß er diese beiden Prinzipien in die Tat umgesetzt hat und ein klares Konzept für deren Anwendung gab.

Das Ähnlichkeitsprinzip wird von *Hahnemann* definiert:

»Wähle, um sanft, schnell, gewiß und dauerhaft zu heilen, in jedem Krankheitsfall eine Arznei, welche ein ähnliches Leiden erregen kann als sie heilen soll.«

Dieses Ähnlichkeitsprinzip beruht nicht nur auf dem sogenannten Chinarinden-Versuch von *Hahnemann,* sondern auf insgesamt 51 Pflanzendarstellungen und drei anorganischen Substanzen. *Hahnemann* hat, und das soll ganz deutlich herausgestellt werden, immer nur von *»Similia similibus curentur«*, also im Konjunktiv gesprochen. Er hat hier eine Möglichkeit, aber kein Axiom aufgestellt. *Paracelsus* vor ihm hat *»Similia similibus curantur«* geschrieben.

Die Simile-Formulierung bedeutet nichts anderes, als die Ähnlichkeit zu suchen zwischen dem Symptombild des Kranken und dessen *Modalitäten* und dem Ergebnis der Arzneimittelprüfung.

Der Arzneimittelprüfung (AMP) entspricht in modernen Worten der Erforschung die Pharmakodynamik eines Arzneimittels.

Zur Arzneimittelprüfung am Gesunden definiert *Hahnemann* in seinem »Versuch über ein neues Prinzip«:

»Es bleibt uns nichts anderes übrig, als die zu erforschende Arznei am menschlichen Körper selbst zu versuchen«.

Daß diese Arzneimittelprüfungen *Hahnemanns* am gesunden Menschen sicher einen Vorläufer unserer heutigen klinischen Pharmakologie, insbesondere der Pharmakodynamik darstellen, ist eigentlich für *Hahnemann* eine Auszeichnung.

Daß diese Arzneimittelprüfungen auch von den nicht gerade sehr freundlich gesinnten Hochschullehrern der modernen Medizin überprüft worden sind, zeigt uns einer deren Vertreter, Martini, der wörtlich schreibt:

»Erst wenn wir bei den auch i.S. der Toxikologie giftigen Dosen angelangt sind, zeigen auch die homöopathischen Arzneimittel-Protokolle teilweise überzeugende Einheitlichkeit, soweit nämlich, daß die tatsächlichen Hauptsymptome nicht von zufälligen Beobachtungen überdeckt werden.«

Die Arzneimittelprüfung am gesunden Menschen gibt uns außerdem zu den toxikologisch bekannten Symptomen noch Auskunft über bestimmte menschliche Reaktionen auf die Umwelt, im Sinne von Änderungen der Ausdrucksformen, die Wetter, Zeit, Essen und andere Umstände hervorrufen. Wir nennen diese Ausdrucksformen *Modalitäten.*

Die Arzneimittelprüfungen werden unter erfahrener Leitung eines homöopathischen Arztes durchgeführt. Der einzelne Prüfling muß eine Gewürz-, Alkohol- und Nikotin-freie Lebensweise führen. Hahnemann wollte damit alle Störfaktoren ausschalten. Außerdem sind alle Probanden oder Prüflinge oder Prüfer körperlich zu untersuchen.

Fassen wir alle Arzneimittelprüfungspunkte zusammen, so erhalten wir die homöopathischen *Arzneimittelbilder* (AMB). Die Arzneimittelbilder können geordnet werden nach

- dem Kopf-zu-Fuß-Schema
- dem Zeitpunkt des Auftretens
- den bekannten klinischen Symptomen.

Das Ergebnis entspricht der Arzneimittellehre (AML); sie enthält

- Ergebnisse der AMP
- Erkenntnisse der Pharmakologie
- das Wissen der Toxikologie
- die Beobachtung am Krankenbett seit mehr als sechs Ärztegenerationen.

Da selbst der fleißigste homöopathische Arzt nicht in der Lage ist, sämtliche Symptome aller Arzneimittel auswendig zu wissen, auch nicht in der Lage ist, alle Modalitäten und alle »als ob«-Symptome zu kennen, stehen verschiedene Werke zur Verfügung, u.a. auch die als *Repertorien* bezeichneten Zusammenstellungen nach Einzelsymptomen und Modalitäten. Diese Repertorien sind zweifelsohne sehr hilfreich, doch sind sie insgesamt alle nicht vollständig. Sie sind, wenn man es so sagen will, eine Art Vokabular der Homöopathie, das den behandelnden Arzt in seiner Suche nach dem richtigen

Arzneimittel unterstützen kann. Doch wird die Entscheidung zwischen mehreren Arzneimitteln, wir wir sie dann im Repertorium finden, nur gelingen, wenn wir die Arzneimittellehren, aber auch die einzelnen Konstitutions-Typen sehr gut kennen.

Von Keller hat einmal gesagt: *Repertorien sind nicht auf Vollständigkeit angelegt. Das Repertorium dient nur dazu, einige Arzneimittel aufzuzeigen, die wir im Hinblick auf den Fall studieren können. Das Arzneimittel, für das wir uns dann entscheiden, ist in den meisten Fällen nicht das Mittel mit der größten statistischen Qualifikation. Es kommt sogar manchmal vor, daß es gar nicht in den angegebenen und symptomenbezogenen Rubriken zu finden ist.*

Die Herstellung der homöopathischen Arzneimittel ist etwas Besonderes. Wir sprechen hier von einer Potenzierung. Die Potenzierung wird häufig als die dritte Säule der Homöopathie angesehen, was sachlich nicht richtig ist, da *Hahnemann* im Beginn seiner homöopathischen Tätigkeit diesen Begriff noch gar nicht kannte. *Hahnemann* selbst hat, nachdem er mit Urtinkturen nicht den richtigen Effekt erreichte, Verdünnungen nach der Zentesimal-Skala durchgeführt und sie dann in der »reinen Arzneimittellehre« beschrieben. So können wir sagen, daß auch die *Urtinktur* zur homöopathischen Behandlung gerechnet werden kann, wenn sie nach dem Ähnlichkeitsprinzip ausgesucht und verordnet wird.

Als Therapie wird die Homöopathie der spezifischen Reiztherapie zugeordnet. Ihr Angriffspunkt kann *histiotrop, organotrop,* aber auch *personotrop* sein und damit den Zustand eines bestimmten Organs oder Organsystems positiv beeinflussen. Mit Sicherheit wissen wir, daß die Homöopathie die Mithilfe des Organismus braucht, um eine therapeutische Wirksamkeit zu erzielen. Ist der Körper des Kranken dazu nicht mehr fähig, hat die homöopathische Therapie keinen Angriffspunkt mehr.

Hahnemann schreibt in seinem Grundbuch der Homöopathie, dem »Organon«, daß möglichst *nur ein* Arzneimittel in einem Krankheitsfall eingesetzt werden soll und zwar nach dem Gesichtspunkt der Ähnlichkeit. Betrachten wir die Homöopathie heute, so sollten wir uns daran erinnern, daß in der modernen Zeit von dem Arzt, der homöopathische Arzneimittel verordnet, folgende Voraussetzungen gefordert werden müssen *(Wünstel):*

1. Der homöopathisch arbeitende Arzt muß neben den für jeden Arzt erforderlichen Kenntnissen der Medizin zusätzliche Kenntnisse und Erfahrungen über die Homöopathie besitzen.
2. Wenn angezeigt, behandelt er seine Patienten nach dem Ähnlichkeitsprinzip.
3. Er muß kritikfähig sein und fähig zu vergleichendem Denken anderer Therapierichtungen.
4. Er muß immer wieder die Quellen der Homöopathie studieren.
5. Er setzt nach Anamnese und Diagnostik unter Beachtung des ganzen Menschen die für diesen Menschen optimale Therapie fest.
6. Das gilt auch, wenn es einmal nicht die homöopathische Therapie ist.

Es ist interessant, die während der letzten Jahrzehnte ablehnende Haltung der Hochschulmedizin gegenüber der Homöopathie zu studieren. Hier finden wir besonders den Unterschied im Patientenmaterial. Meist geringfügige Gesundheitsstörungen hat in der Klinik ja kaum einmal jemand gesehen. Abgesehen davon, daß bei der gleichen Diagnose auch der Schweregrad in der Klinik und in der Praxis ein anderer ist. So wird dann verständlich, daß der in der Klinik arbeitende Arzt mit seinen Notfällen und auch Schwerstkranken die Homöopathie gar nicht beachtet. Sie interessiert ihn nicht, denn möglicherweise, wenn auch nicht immer, würde sie bei diesen Erkrankungen kaum einen Einfluß haben.

Für einige Kliniker ist die Homöopathie eine Ergänzungstherapie, d.h., sie fügt sich in einen therapeutischen Kreis ein, in dem noch eine Grauzone besteht. Für den praktizierenden Arzt außerhalb des Krankenhauses stehen viele Therapieformen zur Verfügung, entsprechend seinem Patientengut. Nur wer in der freien Praxis tätig ist, kann eigentlich sagen, wie weit in seinem Krankengut, bei seinen Patienten die verschiedenen Therapiemethoden erfolgreich angewendet werden können.

Für die richtige *Simile-Findung* ist eine sehr sorgfältige und umfangreiche *Anamnese* notwendig. Es ist ein Eingehen notwendig auf die gesamte Symptomatik des Patienten mit allen seinen Reaktionen, ob Wärme, Kälte, Ruhe, Bewegung, Tageszeit, Essen, Trinken und viele andere äußerliche Wirkungen von sichtbaren, unsichtbaren, aber auch von meteorologischen Einflüssen. Bei einer derart genauen Anamnese wird natürlich ein besonders guter Kontakt zwischen Arzt und Patient hergestellt. Dieses wiederum hat den Vorteil, daß die Compliance des Patienten bei der homöopathischen Medikation wesentlich besser ist als sonst in der Therapie.

Noch ist die Therapie der Hochschule, also die konventionelle Therapie, die Grundlage jeder ärztlichen Behandlung. Aber wir haben die Freiheit der Wahl der von uns bevorzugten Therapieform, wenn wir sie verantworten können. Die Grenze für die nicht schulgemäße Therapieform ist durch Bundesgerichtsurteil sorgfältig gesteckt:

»Der Arzt ist nicht verpflichtet, das als wirksam geltende Mittel auch dann anzuwenden, wenn seine auf sachliche Gründe gestützte persönliche Überzeugung mit der überwiegenden Meinung nicht übereinstimmt. Erkennt er aber, oder muß er erkennen, daß diese Heilmethode in einem bestimmten Fall nicht ausreicht oder Schiffbruch erleiden müßte, so muß er, namentlich bei gefährlichen Krankheiten, wenn für deren Behandlung noch ein anderes, weit verbreitetes und erprobtes Verfahren infrage kommt, entweder dieses anwenden, oder die Behandlung aufgeben oder mindestens einen Facharzt hinzuziehen.«

Diese Grundlage gilt ja eigentlich, konsequent durchgedacht, auch für den konventionellen Praktiker, der weiß, daß ihm die Homöopathie eine Therapiemöglichkeit für eine Krankheit bietet, die er mit konventionellen Methoden nicht behandeln kann.

Um die Ausbildung homöopathischer Ärzte, die an den Hochschulen nicht durchgeführt wird, lege artis vorzunehmen, hat der *»Deutsche Zentralverband Homöopathischer Ärzte«* regelmäßig jedes Jahr an vielen Stellen in der Bundesrepublik Seminare und Weiterbildungskongresse aufgebaut. Die Ausbildung folgt der mit der Bundesärztekammer abgesprochenen Weiterbildungsordnung zur Erlangung der Zusatzbezeichnung »Homöopathie«. Die Voraussetzungen für diese Zusatzbezeichung sind festgelegt und können bei dem »Deutschen Zentralverband der homöopathischen Ärzte« in Karlsruhe abgerufen werden.

1978 ist das erste offiziell erstellte homöopathische Arzneibuch als Bestandteil des »Deutschen Arzneibuches« aufgelegt worden. Das Homöopathische Arzneibuch 1 enthält eine Aufstellung der homöopathischen Arzneimittel mit ihrer Analytik und führt alle Vorschriften zur Herstellung der verschiedensten Darreichungsformen der homöopathischen Arzneimittel.

Damit ist erstmalig im deutschen Arzneibuch die Homöopathie mit ihren Arzneimitteln festgelegt worden und den homöopathischen Ärzten hier eine, im therapeutischen Sinn so wichtige, Voraussetzung für das richtige und optimale Arzneimittel gegeben worden.

Beachten wir alle Hinweise, die für die Anwendung homöopathischer Arzneimittel notwendig sind, beachten wir auch deutlich die Indikationen und die Grenzen der Therapie, dann können wir durchaus sagen, daß in vielen Fällen die Homöopathie kontraindiziert oder fehl am Platz ist, daß sie in vielen anderen Fällen eine unterstützende, ergänzende Therapie sein kann, und daß sie für den Erfahrenen die Therapie der Wahl ist.

Die homöopathischen Arzneimittel haben auch ihre Nebenwirkungen, wobei auf der einen Seite die sogenannte Erstverschlimmerung auftreten kann: eine gewollte Wirkung, die mit der Hauptwirkung identisch ist. Aber es gibt auch Nebenwirkungen. Das sind alle jene therapeutisch unerwünschten Begleiterscheinungen, oder die durch falsche Dosierung bedingten Wirkungen. Im einzelnen sind die homöopathischen Lehrbücher in der Lage, hier sorgfältige Aufklärung zu geben.

Was die Erfolge der Therapie anbelangt, so können wir uns nicht ausruhen auf der Tatsache, daß wir behaupten, wenn wir geheilt haben, haben wir recht. Das ist sicher nicht richtig. Wir sind gezwungen, Wirksamkeitsnachweise zu bringen und uns von dieser eben behaupteten Feststellung zu lösen.

Es gibt z.Zt. sehr viele, auch an Hochschulen vorgelegte wissenschaftliche Erkenntnisse und Arbeiten, die nicht nur die Wirksamkeit der Homöopathie deutlich aufzeigen, sondern auch deren Wirkung. Diese Untersuchungen brauchen wir, denn wir wollen auf keinen Fall auf uns den Verdacht ruhen lassen, daß die in der letzten Zeit doch so ungeheuer gewachsene Homöopathie sich in Traumzuständen bewege.

Wir sollten hier vielmehr Maß nehmen an der Arbeit der Hochschulmedizin und uns auch an die Quelle sachlicher Objektivität im Denken setzen, damit aber auch an die Quelle der objektiven Sachlichkeit im Handeln. Und diese Objektivität im hochschulmedizinischen Bereich, aber auch im Bereich der homöopathischen Therapie, bedeutet für uns Maß, Besonnenheit und Frieden.

Ich habe die Homöopathie gelernt als eine Weiterführung der wissenschaftlichen Ausbildung einer naturwissenschaftlichen Therapie in eine besondere Richtung. Und diese Richtung der homöopathischen Therapie führt in die tiefsten Schichten des Individuums, *des Ichs,* in die tiefsten Schichten der Funktionsstörungen, aber auch in die tiefen Schichten somatischer und psychischer Störungen. Auf diesem Weg, der schwer und steinig ist, trifft man auf unendlich viele aus dem Studium in der Natur gewonnene Erkenntnisse, die einem fast wunderbar erscheinen, aber auch Erfahrungen, die einen befriedigen, wie sonst in keinem therapeutischen Fach der Medizin.

Der Mensch ist ein Individuum, ein unteilbares Wesen, aber er besteht aus einzelnen Teilen. Was ist wichtiger, das Unteilbare oder die Summe der einzelnen Teile? Aus diesem Begriff können wir schon verschiedene Wege für die Therapie finden, für die Therapie am kranken Menschen und nicht an der Krankheit allein.

Wenn wir also verschiedene Wege von ärztlichem Handeln zum Heilen haben, so haben wir auch einen Weg über das Ganze, aber auch den Zugang über einzelne Teile.

Der kranke Mensch will nicht nur an den manchmal sicher dringend notwendigen Apparaten, ohne ein Wort zu hören, das ihn betrifft, angeschnallt und untersucht werden und angstvoll auf das Ergebnis warten. Er will einmal alles sagen, was ihn an Beschwerden bedrückt und alles sagen, woher wohl diese Beschwerden kommen. Er möchte aus der *Sprechstunde* des Arztes eine *Stunde des Sprechens* machen. Eine Stunde, in der wir als Ärzte alles erfahren. Wir erfahren darin auch das Leben. Ein Begriff, der in einem Reagenzglas oder an einem Manometer bisher nocht nicht gefunden worden ist.

Viel wird an den Methoden der Homöopathie kritisiert. Sie sei eine qualitative Methode. Sie kann nicht gewogen und gemessen werden, aber sie kann, wenn sie richtig angewandt wird, reproduziert werden. So gesehen, ist der Kritiker der Homöopathie entweder ein Unwissender oder ein mit Halbwissen behafteter Mensch und kann sie nicht verstehen. Es gibt aber auch die Möglichkeit, daß ein Dogmatismus der naturwissenschaftlichen Methodik bei manchen vorliegt, oder die Uneinsichtigkeit, daß mit reinem naturwissenschaftlichen Denken der Sinn der Homöopathie nicht erfaßt werden kann.

In diesem Buch will ich nichts anderes zeigen als die Tatsache, daß wir nicht einseitig nur naturwissenschaftliche Medizin treiben dürfen oder einseitig Homöopathie ausüben sollten. Wir können homöopathisch therapieren und wir müssen dort, wo die Homöopathie ihre Grenzen hat, naturwissenschaftlich therapieren. Ich muß in meinem Denken sogar so weit gehen, daß ich behaupte, nur der wird ein guter homöopathischer Arzt sein, der auch sehr sorgfältig die Entwicklung der naturwissenschaftlichen Medizin und deren Therapie studiert, um die Grenzen des eigenen Horizontes so weit zu halten, daß er kritisch und genau unterscheiden kann, sowohl die Diagnose, als auch die Therapie, die er anwendet. Entscheidet er sich für die homöopathische Therapie, dann muß er exakt deren Vorschriften beachten.

Naturwissenschaft im erweiterten Sinn ist etwas, das nicht auf das Meßbare und Wägbare reduziert werden kann. Naturwissenschaft im echten, suchenden Sinn zeigt uns auch die vielen Grauzonen, in die wir mit unserem Wissen, unserer Entdeckungslust und unserer wissenschaftlichen Neugier noch vorstoßen müssen. In diesen Grauzonen werden wir, nachdem wir unser so sehr nach Maßeinheiten eingeengtes naturwissenschaftliches Zeitalter überwunden haben, wahrscheinlich eine Naturwissenschaft mit wesentlich erweitertem Horizont finden.

Die Geschichte lehrt uns, daß der Fortschritt im Wissen und in den Wissenschaften nie halt gemacht hat. Der Fortschritt bleibt auch nicht stehen, obwohl man glaubt, schon das Letzte ergründet zu haben.

Endokrine und Stoffwechselerkrankungen

Hypothyreose

Krankheitsbild: Es handelt sich um einen fehlenden oder mangelhaften Schilddrüsenhormonspiegel im Blut, der auf einer Hormonbildungsstörung der Schilddrüse (primäre Hypothyreose) beruht, oder es besteht eine mangelhafte TSH-Ausschüttung der Hypophyse (sekundäre Hypothyreose).
Bei der primären Hypothyreose sprechen wir auch von einer idiopathischen Form; in 50% der Fälle ist sie Folgezustand einer unerkannt abgelaufenen Thyreoiditis . Weitere Ursachen sind Aplasien, eine Hypoplasie und eine Jodstoffwechselstörung (Jodmangel, Folge therapeutischer Eingriffe, Radiojodtherapie, auch Malignome). Die selektive Hypothyreose tritt bei einem selektiven oder totalen Hypophysenausfall oder bei Hypothalamusstörungen auf. Das Ausmaß der Störung hängt davon ab, wie lange der Hormonmangel schon bestand und wie groß er war. Die angeborenen Hypothyreosen lassen sich unterscheiden in Kretinismus, Hypothyreosen der frühen Kindheit, juvenile Hypothyreosen und die Hypothyreose des Erwachsenen. Bei der juvenilen Hypothyreose ist das Krankheitsbild vom Erkrankungsalter bestimmt: Je früher die Hypothyreose auftritt, um so häufiger findet man eine Retardierung der körperlichen und geistigen Reife (mangelhafte Ossifikation, Minderwuchs, Schulleistungsabfall). Später wird sie dem Bild der Erwachsenenhypothyreose mit Stoffwechselstörung und Depression und Alteration von Geist und Psyche immer ähnlicher. Die Hypothyreose des Erwachsenen kommt selten vor dem 40. Lebensjahr vor. Die Erkrankung ist bei Frauen viermal häufiger zu konstatieren als bei Männern. Auffällig ist dabei eine völlige Verlangsamung mit Müdigkeit, Antriebsarmut, Interesselosigkeit, Gedächtnis- und Merkschwäche, manchmal auch depressiver Symptomatik, Appetitabnahme, Obstipation, Kälteintoleranz und deutlichem Zurückgehen der Schweiß- und Talgsekretion der Haut. Später kann es zu myxödematösen Erscheinungen kommen, dabei fällt der mimikarme Gesichtsausdruck besonders auf.

Diagnose: Im Radiojodtest findet man eine herabgesetzte Jodaufnahme (mit Ausnahme einiger Jodfehlverwertungen, die zu einer gierigen Jodaufnahme führen) bei mangelhaftem Jodeinbau. Szintigraphie, dazu Jodtest, Bestimmung von TSH, TRH, T3 und T4 sind erforderlich.

Konventionelle Therapie

Schilddrüsenhormonsubstitution mit Thyroxin. Anfangsdosen ca. 0,0125 bis 0,025 mg Thyroxin/Tag; in ein- bis zweiwöchentlichem Abstand wird die Thyroxindosis langsam angehoben, dies wird über einige Monate fortgeführt bis zum Erreichen der vollen Substitutionsdosis von ca. 0,2 bis 0,3 mg Thyroxin/Tag. Bestehen kardiale Beschwerden (Stenokardie, Tachykardie), so wird die Dosis nur langsam gesteigert; evtl. werden Koronardilatatoren begleitend verabreicht. Zu beachten ist bei der Schilddrüsenhormonsubstitution, daß die Digitalisempfindlichkeit des Herzens zunimmt. Außerdem sieht man bei Hypothyreosen eine deutliche Überempfindlichkeit gegen Sedative und Opiate. Regelmäßige Kontrollen von T3/T4, TSH und TRH im Blut sind erforderlich.

Homöopathische Therapie

Zur Verfügung stehen Medikamente auf der Basis jodhaltiger Pflanzen oder von Jodverbindungen.

Fucus vesiculosus

D1 - D2 Dil.
anfangs 3 x tägl. 1 Tr.
bis später 3 x tägl. 5 Tr.
Wichtigstes Mittel. Langsam steigernd dosieren. Der Jodgehalt des Blasentalgs beträgt bis zu 2%, davon sind etwa ein Viertel bis ein Drittel organisch gebunden. Fucus regt die Funktion der Schilddrüse an und bewirkt eine Steigerung des Grundumsatzes.

Euspongia officinalis *(Spongia)*

D2 - D6 Dil.
3 x tägl. 5 - 10 Tr.
Die Schilddrüse ist stark vergrößert und sehr hart. Das Klopfen der Arterie wird als schmerzhaft empfunden.

Calcium jodatum

D4 - D6 Tabl.
3 x tägl. 1 Tabl.
Besonders bei bestehender harter Struma. Die Patienten neigen zu häufigen Erkältungen. Deutliche Wärmeverschlimmerung.

Hyperthyreose

Krankheitsbild: Die Hyperthyreose ist gekennzeichnet durch einen erhöhten Schilddrüsenhormonspiegel im Blut. Dabei besteht ursächlich eine ungeklärte Störung des Hypothalamus-Hypophysen-Schilddrüsenregelmechanismus. Die eigentliche Hyperthyreose tritt oft ohne Struma auf, kann aber von diffuser oder knotiger Struma begleitet sein. Das Erkrankungsalter liegt zwischen dem 30. und 60. Lebensjahr. Frauen erkranken häufiger als Männer. Es bestehen: Gewichtsabnahme, gesteigerter Appetit, vermehrter Durst, Wärmeintoleranz, vermehrtes Schwitzen, Haarausfall, Schlafstörungen, Müdigkeitsgefühl, Herzklopfen, Unruhe, Gereiztheit, Neigung zu Durchfällen; vorbestehende Obstipation kann verschwinden. Es kommt zu neurotischen Reaktionsweisen, Affektlabilität, Nervosität. Später werden Adynamie, Muskelatrophien, Kachexie, Libidoverlust, Potenzstörungen, Zyklusstörungen registriert. Gelegentlich Übergang in thyreotoxische Krise. Die Motorik ist rastlos und lebhaft; es besteht Tremor, die Haut ist warm und feucht, die Körpertemperatur manchmal etwas erhöht. Kardiale Symptome sind Tachykardie mit Rhythmusstörungen, auch Vorhofflimmern, große Blutdruckamplitude.

Diagnose: Zu den kennzeichnenden Befunden zählen die im Radiojodtest beschleunigte Jodaufnahme und -umsatzgeschwindigkeit; erhöhtes proteingebundenes Jod; erhöhter Gesamtthyroxinspiegel; verminderte freie Trijodthyroninbindungskapazität (Verfälschung des T3-in-vitro-Tests durch Östrogene, Gravidität und Dysproteinämien möglich); TSH-Spiegel erniedrigt (kein Anstieg nach TRH-Gabe); radiologisch gemessene Trijodthyroninspiegel sind erhöht; niedriger Cholesterinwert; erhöhtes Serumthyroxin; erhöhtes freies Thyroxin (die Bestimmung der beiden letztgenannten Werte ist sehr aufwendig und nur in der Klinik erforderlich).

Konventionelle Therapie

Bei großen hyperthyreoten Strumen ist die Operation unumgänglich, insbesondere bei retrosternaler Lage, bei toxischen Adenomen und Thyreostatikaresistenten Hyperthyreosen vor dem 40. Lebensjahr.

Die Radiojodtherapie ist indiziert nach dem 40. Lebensjahr, bei allen Hyperthyreosen ohne wesentliche Struma, bei kleinen hyperthyreoten autonomen Adenomen und bei hyperthyreoten Strumen. Die medikamentöse Therapie wird empfohlen bei allen Hyperthyreosen ohne große Struma, sowie als Intervalltherapie nach Radiojodresektion. Nach Erreichen der euthyreoten Stoffwechsellage soll die Erhaltungsdosis von 10–30 mg Mercaptoimidazol mindestens ein Jahr lang (durchschnittl. 1–2 Jahre) beibehalten werden, um eine endgültige Remission zu erzielen.
Cave: Seltene Nebenwirkung der Thyreostatika: Leukopenie, Granulozytopenie, toxisch-allergische Reaktionen der Haut, Lymphknoten, Gelenkbeteiligung, Intestinalreaktionen.
Während der Schwangerschaft daran denken, daß Thyreostatika über die Plazenta (später auch die Muttermilch) das Kind erreichen.

Homöopathische Therapie

Hier sollen nur die thyreotoxischen Zustände und deren homöopathische Behandung besprochen werden.

Conium maculatum *(Conium)*

D3 - D4 Dil.
3 x tägl. 5 Tr.
Besonders zu Beginn, wenn harte Drüsenschwellungen bestehen, zeigt der Schierling eine gute therapeutische Wirkung. Man kann Conium auch als zweites Mittel geben. (C. ist bei allen verhärteten Drüsen das Mittel der Wahl.)

Pilocarpus *(Jaborandi)*

D3 Dil.
3 x tägl. 5 Tr.
Besonders bewährt, wenn übermäßige Schweißbildung im Vordergrund steht. Es bessert sich auch das allgemeine hyperthyreote Bild.

Struma

Krankheitsbild: Es handelt sich um eine sicht- oder tastbare diffuse oder knotige Schilddrüsenvergrößerung, die bei allen Funktionslagen vorkommen kann. Eine Operationsindikation besteht bei operationsfähigen Patienten mit großen Strumen und dabei vorhandener mechanischer Komplikation, bei Knoten zum Malignitätsausschluß (auch schon vor dem 40. Lebensjahr). Später Radiojodtherapie. – Die Genese ist nicht entzündlicher oder maligner Art. Die Patienten begeben sich meist aus kosmetischen Gründen zum Arzt, klagen dann aber deutlich über Druck und Kloßgefühl im Hals, haben ein Engegefühl am Hemd- oder Blusenkragen, berichten von Heiserkeit, Schluckbeschwerden und Atemnot. Dabei ist zu beachten, daß retrosternale Strumen oder Tauchstrumen nicht sofort sichtbar sind. Bei großen Strumen können Verdrängungen und Einengungen sowohl des Ösophagus als auch der Trachea sekundäre Beschwerden auslösen. Bei Rezidivstrumen kommen weitere Beschwerden durch Narbenstränge hinzu.
Diagnose: T3/T4, TSH und TRH bestimmen; nur so ist die Funktionslage erkennbar und die geeignete Behandlung einzuleiten.

Konventionelle Therapie

Nach der Operation muß einem Strumarezidiv unbedingt durch langjährige Hormonsubstitution (0,1 – 0,2 mg Thyroxin tägl.) vorgebeugt werden.
Juvenile Strumen oder kalte Knoten oder sonstige Hinweise auf mögliche Maligni-

tät sollten möglichst rasch und vor dem 20. Lebensjahr - wegen guter Rückbildungsfähigkeit unter Schilddrüsenhormongabe und erhöhter Rezidivgefahr bei Operation - konservativ behandelt werden.

Homöopathische Therapie

Es gelten die gleichen Grundsätze wie in der konventionellen Therapie. Bei den juvenilen Strumen haben sich jedoch homöopathische Medikamente insbesondere bis zum 20./25. Lebensjahr bewährt.

Spongilla lacustris *(Badiaga)*

D2 - D4 Tabl., Dil.
3 x tägl. 1 Tabl./5 Tr.
Hyperthyreote Struma. Mit Sensationen wie Herzklopfen, Kopfschmerzen, Heißhunger; geringes Durstgefühl.
Sprunghaftigkeit der Gedanken. Mitunter Lymphdrüsenschwellung.
Im Vordergrund Zerschlagenheit, Berührungsempfindlichkeit.
Kälte und frische Luft verschlimmern.

Hedera helix

D4 - D6 Dil.
3 x tägl. 5 Tr.
Struma mit Unruhe, Herzklopfen, Tachykardien und leichtem Tremor.
Verschlimmerung bei Linksseitenlage und am Morgen, außerdem Verschlimmerung durch Wärme.
Besonders im Klimakterium wirksam.

Magnesium jodatum

D3 - D4 Tabl.
Euthyreote Struma, wenn andere adenoide Vegetationen eine zusätzliche Rolle spielen.
Bei juvenilen großen euthyreoten Strumen, die noch nicht vorbehandelt sind, bewährt sich folgende Kombination:

- ***bei abnehmendem Mond: Calcium carbonicum Hahnemanni***
  D30 Tabl.
  tägl. 1 Tabl. vor dem Frühstück
- ***bei zunehmendem Mond: Calcium jodatum***
  D30 Tabl.
  tägl. 1 Tabl. vor dem Frühstück

Gicht

Krankheitsbild: Die Hyperurikämie beruht auf einer Störung des Nukleinsäurestoffwechsels. Sie ist gekennzeichnet durch eine Erhöhung der Serumharnsäure und Uratablagerungen im mesenchymalen Gewebe. Exogene Faktoren wie Übergewicht, körperliche Überbeanspruchung und Unterkühlung, übermäßiger Fleischkonsum, Alkoholgenuß, aber auch psychischer Streß fördern die Manifestation der Erkrankung. Zu unterscheiden sind der akute Gichtanfall (Arthritis urica), das symptomfreie Intervall und die chronische Gicht. Die Übergänge sind fließend oder vikariierend. Im akuten Zustand äußert sich der Anfall in 80% aller Fälle im Großzehengrundgelenk, kann aber auch an allen anderen Gelenken auftreten.
Diagnose: Die Harnsäure im Serum ist vermehrt; Leukozytose mit Linksverschiebung und BSG-Beschleunigung. Harnsäureausscheidung im Urin bleibt häufig unverändert. Später treten Uratablagerungen (Tophi) an Ohrmuschel, Händen, Füßen und Ellbogen (auch in Muskeln, Sehnenscheiden, Nieren und Intestinalorganen) auf. Auch Ulzeration ist möglich. Bei Befall von Sehnen und Sehnenscheiden und durch die Deformierung kommt es zu erheblichem Funktionsverlust. Röntgenologisch sind die gelenknah begrenzten Usuren typisch.

Komplikationen: Gichtnephropathie, Uratnephrolithiasis, maligner Hypertonus und Urämie.
Therapie/Allgemein: Der akute Gichtanfall erfordert die Ruhigstellung der betroffenen Extremitäten, Bettruhe und kühlende Umschläge.

Konventionelle Therapie

Colchicin 0,5–1 mg 2stündl.
Prednisolon ® 25–50 mg 1–2 x tägl.
Butazolidin 1 x 400 mg, danach 6stündl. 100 mg 4 Tage lang
Indometacin 1 x 50 - 100 mg, danach 6stündl. 25 mg
Allopurinol 100 - 300 mg tägl.
Benzbromaron Uricovac ® 100 mg tägl., evtl. Kombinationsbehandlung mit Allopurinol.
Bei Gefahr von Nierensteinen reichliche Flüssigkeitszufuhr und dabei Alkalisierung mit Natriumbicarbonat oder Uralyt-U®.

Homöopathische Therapie

Acidum benzoicum e resina

D3, D2 Dil.
2- bis 3stündl. 5 Tr.
Leitsymptom: Der Urin riecht wie Pferdeharn.
Häufig bestehen schon durch Tophi deformierte Gelenke; die Schmerzen wandern. Verschlimmerung immer durch Alkohol.

Berberis vulgaris *(Berberis)*

D2 - D3 Dil.
3 - 6 x tägl. 5 Tr.
Wichtigstes Mittel bei Hyperurikämie, sowohl im Anfall als auch im Intervall. Die Schmerzen haben stechenden und brennenden Charakter. Patienten sind morgens sehr müde und nie ausgeschlafen. Verschlimmerung durch jede geringe Berührung, durch Erschütterung.

Perilla frutescens *(Perilla ocymoides)*

D2 - D3 Dil.
3 - 6 x tägl. 5 Tr.
Besonders im Intervall wichtiges Mittel; regelmäßig und über lange Zeit geben. Es hat neben seiner antiurikämischen Wirkung bei der harnsauren Diathese auch eine sedative und antispastische Wirkung.

Rhododendron

D3 - D6 Dil.
3 - 6 x tägl. 5 Tr.
Im Intervall wichtiges Mittel, besonders wenn Besserung durch Kälte auftritt (selten!). Dann stündl. 5 - 10 Tr.
Verschlimmerung (und Anfall) treten besonders bei feucht-kaltem Wetter auf, ganz besonders bei Schneefall: Die Haut zeigt starke Rötungen, heftiges Brennen und Schmerzen.

▶ ***im akuten Anfall:***

Aconitum napellus *(Aconitum)*

D4 Dil.
1/2 bis 1stündl. 5 Tr.

Apis mellifica

D3 Dil.
stündl. 5 Tr.

Bryonia cretica *(Bryonia)*

D2 - D3 Dil.
stündl. 5 Tr.

Krankheiten des Immunsystems

Komplementsystem und die spezifischen Antikörper, die T- und B-Lymphozyten sowie die Phagozyten können durch erworbene (aber auch durch angeborene) Erkrankungen in ihrer Funktion beeinträchtigt sein. Neben den reinen B-Zell-Defekten und den reinen T-Zell-Defekten gibt es auch kombinierte Immundefekte. Im folgenden sind die für die Allgemeinpraxis wichtigen Symptome aufgeführt, die unser Augenmerk auf eine Erkrankung des Immunsystems oder einen Immundefekt lenken sollten: Chronische Infektionen, häufiger als üblich rezidivierende Infektionen, Infektionen mit seltenen Bakterien, Protozoen und Viren, Chronifizierung eines Infekts (mangelhafte Ausheilung trotz adäquater Therapie), Hautveränderungen wie Candida-Infektionen, Ekzeme, auch rezidivierende Furunkulose, chronische Diarrhö, Wachstumsstörungen, Hepatosplenomegalie, rezidivierende Abszesse (innerer Organe und des Skelettsystems), rezidivierende Osteomyelitiden.
Die primären Immunerkrankungen werden hier nicht erörtert, da sie einer spezifischen Therapie bedürfen. Dies betrifft z.B. erhebliche Antikörpermangelsyndrome, selektiven IgA-Mangel, das Di-George-Syndrom, die chronische Kandidose und das erworbene Immunmangelsyndrom (AIDS).

Störungen der zellulären Immunität

Krankheitsbild: Virusinfektionen, Masern, Röteln, Herpes simplex, Grippe führen oft zu Störungen der zellulären Immunität. Man findet diese aber auch bei einer Sarkoidose, bei der Lymphogranulomatose und anderen Tumoren, vor allem im Stadium der Metastasierung und während zytostatischer Dauertherapie.

Konventionelle Therapie

Erworbene Störung der zellulären Immunität kann man mit Immunstimulantien (z.B. delimmun ® 3 x tägl. 2 Tabl.), außerdem mit Thymuspeptidhormon, Transferfaktoren und Interferon behandeln. Klare Hinweise für eine erfolgreiche Therapie dieser Immundefekte gibt es jedoch nicht.

Homöopathische Therapie

In der Praxis, am Krankenbett und in klinischer Erprobung hat sich bei den folgenden beiden Arzneimitteln eine deutliche Immunstimulation ergeben (im Gammaglobulin-Bereich und im zellulären Immunbereich nachweisbar).

Echinacea angustifolia

Ø - D4 Dil.
3 x tägl. 10 - 15 Tr.
Führt bei allen bakteriellen Erkrankungen zu deutlicher Immunstimulation (hat jedoch keine bakterizide Wirkung in vitro). Vom Furunkel bis zur Pyämie sehr gut wirksam. Kann auch bei bakteriellen Erkrankungen der Haut äußerlich als Urtinktur oder als Salbe verwendet werden.

Phytolacca americana (Phytolacca)

Ø - D2 Dil.
3 - 5 x tägl. 5 - 10 Tr.
Gutes Mittel bei allen chronisch rezidivierenden Entzündungserscheinungen der Tonsillen und des Rachenringes

unklarer Genese (viral, bakteriell oder gemischt). Ferner sehr wirksam, wenn fokaltoxische Streuung rheumatischer Art auf Muskeln und Gelenke stattfindet. Zerschlagenheitsgefühl an allen Gliedern, große Müdigkeit, Kopfschmerzen; häufig auch noch Rhinitis, später bei Rezidiven von Lippenrhagaden und Herpes labialis. Starke Schweißausbrüche als Folge der toxischen Wirkung der ursächlichen Mikroben. Auch hier klinisch gesicherte Immunstimulation.

Calendula officinalis *(Calendula)*

D3–D12 Dil./Tabl./Glob.
3 x tägl. 1 Gabe
Indikationen sind infizierte Wunden, sehr langsam heilende Wunden, auch Brandwunden und gelegentlich Frostschäden. Die Ringelblume wirkt entzündungshemmend und granulationsfördernd. Wie fast alle Immunstimulanzien der Homöopathie sind auch hier vordringlich die Symptome Zerschlagenheit, Körper wie zerschlagen, zu finden. Die Extremitäten sind kalt. Der Patient ist schreckhaft, hat durch Kälte eine Verschlimmerung und keine Besserung durch Wärme.

Eupatorium perfoliatum

D3–D12 Dil./Tabl./Glob.
3 x tägl. 1 Gabe
Auch hier wieder Zerschlagenheitsgefühl mit Knochenschmerzen. Kopfschmerzen, aber nur geringe Schweißausbrüche. Verschlimmerung durch Kälte und keine Besserung durch Wärme. Der Patient verlangt nach Ruhe und frischer Luft.

Melissa officinalis

D3–D6 Dil./Tabl./Glob.
3 x tägl. 1 Gabe
Hier ist die antivirale Wirksamkeit bei äußerlicher Anwendung erwiesen, z.B. bei Herpes labialis. Eine Immunstimulierung bei innerer Anwendung ist wahrscheinlich.

Lassen Sie sich am Ende dieses Kapitels der Immunstimulation noch die heute gängige Terminologie deutlich machen (nach *Hänsel, R.* und *Haas, H.*: Therapie mit Phytopharmaka 1983):

Immunstimulation: »Immunstimulanzien sind Stoffe oder Stoffgemische, welche die Immunreaktion auf ein Antigen verstärken oder die Aktivität des gesamten Immunsystems bzw. eines wesentlichen Teils anregen«. Der Begriff Immunstimulans bedeutet dasselbe wie Paramunitätsinduktor.

Paramunität (modifiziert): »Paramunität ist definiert als Zustand eines schnell entstandenen, unterschiedlich lange anhaltenden Schutzes eines Individuums gegenüber einer Mehrzahl ganz unterschiedlicher Infektionserreger, Antigene und Gifte. Dieser Schutz ist nicht erreger- und nicht antigenspezifisch. Er kann Tage bis Wochen bestehen bleiben.« Dieser Schutz hat keine »Gedächtnisfunktion«; die Arzneimittel müssen daher täglich eingenommen werden.
Sie können in keinem Fall, bei dem Antibiotika indiziert sind, diese ersetzen.
Die therapeutische Wirksamkeit dieser homöopathischen Arzneimittel beruht auf einer Anregung der Phagozystose und des RES (**R**etikulo-**E**ndotheliales-**S**ystem) (Arbeiten von *H. Wagner*, München). Ebenso werden die Nebennierenrinde und die Tätigkeit der Mesenchymzellen angeregt.

Erkrankungen des Blutes und der blutbildenden Organe

Purpura, Hämorrhagien

Krankheitsbild: Die kleinfleckigen Hauteffloreszenzen mit gelegentlichen kleinsten kapillaren Blutungen betreffen meist die Extremitäten, in schweren Fällen aber auch den ganzen Körper. Seltener treten Schleimhautblutungen auf (Mund, Nase, Genitalien und Darm), die dann besonders heftig sein können.

Ursachen: Allergische oder toxische Schädigung der Kapillarresistenz, nachweisbar im Thrombozytensturz nach Allergenexposition.

Die Kapillarabdichtung gehört u.a. zu den Funktionen der Thrombozyten. Sind diese vermindert, kommt es generell zu Kapillarblutungen. Zu den Arzneimitteln, die als Auslöser in Frage kommen, gehören die Barbiturate, die Sulfonamide, Salizylate, Chinine, aber auch Gold u.a.m.

Diagnose: Die thrombozytopenische Purpura läßt sich durch Blutbildkontrolle und positiven Rumpel-Leede-Test nachweisen. Bei der Schoenlein-Henoch-Purpura - gehört zum rheumatischen Formenkreis - läßt sich keine Thrombozytenverminderung nachweisen. Bei einer Vermehrung der Blutglobuline müssen wir an die Waldenströmsche Erkrankung denken.

Konventionelle Therapie

Die Therapie kann erst einsetzen, nachdem alle medikamentösen Allergene ausgeschlossen sind und sicher kein chronischer Infekt (Fokalinfekt) besteht. Man gibt unterstützend Kalzium, Vitamin C und Rutin und erzielt so eine deutliche Besserung der Kapillarresistenz.

Homöopathische Therapie

Nach Abklärung aller diagnostischen Verdachtsmomente, die gegen eine homöopathische Behandlung sprechen könnten, wird in der Arzneimittelfindung wieder nach dem Ähnlichkeitsprinzip vorgegangen. Zur Substitution wird ebenfalls Kalzium, Vitamin C und Rutin gegeben.

Acidum arsenicosum
(Arsenicum album)

D12 Dil.
1 - 2 x tägl. 5 Tr.

Patienten haben große Angst und Unruhe, alle Schmerzen haben brennenden Charakter. Pat. sind sehr schwach und haben großen Durst.

Deutliche Verschlimmerung aller Beschwerden nach Mitternacht, durch Kälte und Ruhe. Besserung durch Wärme; frische Luft erleichtert die Beschwerden.

Purpura sind schwärzlich mit gelegentlichen miliaren Effloreszenzen. An den unteren Extremitäten auch ödematöse Veränderungen.

Aconitum napellus *(Aconitum)*

D4 - D12 Dil.
2 x tägl. 5 Tr.

Causa: Meist trockene Kälte, Schreck, Aufregung. Es besteht große Angst und Unruhe. Neben den Ekchymosen auch aktive Blutungen an der Haut-Schleimhautgrenze, auch der Schleimhaut selbst. Trockenheit der Haut, Parästhesien wechseln mit Hyperästhesien ab, besonders an den Extremitäten und an den Akren. Dieses Mittel ist besonders indiziert, wenn die Effloreszenzen bei beginnendem Fieber auftreten. Die Purpura sind rotfleckig und treten sehr plötzlich auf.

Arnica montana *(Arnica)*

D12 Dil.
2 x tägl. 5 Tr.
Purpura als Folge körperlicher oder seelischer Traumen. Erhebliches Zerschlagenheitsgefühl am ganzen Körper, Plethora tritt mit meist hohem Fieber auf, die Purpura sind bläulich schwarz und haben konfluiden Charakter, sie sehen aus wie Hämatome. Es besteht äußerste Berührungsempfindlichkeit.

Atropa belladonna *(Belladonna)*

D4, D6, D12 Dil.
1 - 3 x tägl. 5 Tr.
Rotes Gesicht mit vollem harten Puls, mitunter Delirien. Als Ursache Abkühlung nach zu starker Sonnenbestrahlung, die Sinne sind übererregbar; Beginn sehr plötzlich. Es kommt zum Auftreten paroxysmaler Schmerzanfälle an verschiedensten Körperstellen, an denen dann plötzlich Purpura auftreten.
Besserung nur durch Ruhe, Erschütterung verschlimmert stark.

Bryonia cretica *(Bryonia)*

D4, D6, Dil.
3 x tägl. 5 Tr.
Auftreten nach Erhitzen im Sommer und Abkühlung mit feuchter Kälte. Haut und Schleimhäute sind befallen. Erheblicher Durst auf große Mengen kalter Flüssigkeit, häufig liegt als Grundkrankheit eine rheumatische Erkrankung vor. Mit dem Auftreten der Purpura treten Schmerzen auf; Blutungen besonders an den Körperöffnungen, die Schmerzen haben lanzinierenden Charakter.

Crotalus horridus *(Crotalus)*

D12 Dil.
1 x tägl. 5 Tr.
Schneller Kräfteverfall, die Purpura tritt in Verbindung mit hochakuten Infektionskrankheiten auf, aber auch als toxische Schädigung nach hohen Dosen von Antirheumatika und Antiphlogistika. Wärme verschlimmert deutlich, Pat. haben ausgesprochenen Bewegungsdrang, trotz Schmerzen.

Lachesis muta *(Lachesis)*

D12, D30, Dil.
1 x tägl. 5 Tr.
Übererregbare Sinne, Logorrhö. Beginn von Ausscheidung bessert alle Beschwerden, Linkslateralität, sehr schwere reaktionsarme Infektionen. Die Purpura treten auf in Verbindung mit hochfieberhaften Infekten und postinfektiösen Rheumaschüben.
Wärme verschlimmert deutlich, während Kälte bessert; Bewegung bessert oder verschlimmert.

Phosphorus

D12, D30, Dil.
1 x tägl. 5 Tr.
Unruhe, Angst und reizbare Schwäche; keine Ausdauer, nach körperlicher oder geistiger Belastung Auftreten von Beschwerden; subfebrile Temperaturen bei Infekten, bei jeder Gelegenheit Auftreten von Blutungen oder Hämatomen. Die Purpura bedecken den ganzen Körper, es besteht eine Neigung zu Zahnfleisch- und Nasenbluten und zu kleinen petechialen Blutungen. Wärme bessert, Kälte verschlimmert, Gewitter verschlimmert alle Beschwerden. Bei Blutungen beste Blutstillung mit Phosphor D200 i.v. (bewährte Medikation).

Rhus toxicodendron

D4, D6, D12 Dil.
1 - 3 x tägl. 5 Tr.
Purpura meist rheumatischen Charakters, treten auf als Folge von Überanstrengung, Durchnässung und Unterkühlung.

Verschlimmerung aller Beschwerden ganz deutlich nur in Ruhe. Patienten müssen sich ständig bewegen, um beschwerdefrei zu sein; feuchtkaltes Wetter verschlechtert.

Psychiatrische Erkrankungen

Bei den psychiatrischen Erkrankungen ist durchaus nicht in jedem Fall eine homöopathische Behandlung durch den Allgemeinmediziner angezeigt. Besonders bei endogenen Psychosen, der Zyklothymie und der Schizophrenie dürfte sich nur ein Gebietsarzt mit guten homöopathischen Kenntnissen an die Therapie wagen. In meiner Praxis habe ich gute Erfahrungen gemacht in der homöopathischen Behandlung von Depressionen, Affektschädigungen und Verhaltensstörungen im Kindesalter. Diese Praxis stelle ich vor, weise aber ausdrücklich darauf hin, daß nur diese Indikationen - und dies nur vom homöopathisch erfahrenen Arzt - angegangen werden sollen.

Depressionen

Krankheitsbild: Unter der psychiatrischen Diagnose »Depression« versteht man eine Störung des Erlebens und Verhaltens, aber auch körperlicher Funktionen. Das Erleben ist zugänglich aus dem Bericht des Kranken. Verhalten wird meistens erschlossen aus Fremdbeobachtung (Familie und Berufskollegen). Die Feststellung von körperlichen Störungen beruht auf der Auswertung von Beobachtungen und Beurteilungen durch den Arzt.
Wir schließen hier alle endogenen Depressionen von unserer Behandlung aus und berücksichtigen nur die exogenen Psychosen, außerdem Folgen labiler vegetativer Reaktion, hormonal bedingter psychotischer Reaktionen, sowie Schädigungen durch Umwelteinflüsse und Folgen von Erkrankungen.

Diagnose: Folgende Kriterien müssen erfüllt sein: 1. Es muß eine Verstimmung bestehen, die charakterisiert ist durch den Symptomenkomplex »depressiv, unglücklich, hoffnungslos, ängstlich, niedergedrückt, entmutigt und ärgerlich«. 2. Zu dieser Diagnose gehören Appetitlosigkeit oder Gewichtsverlust, Schlafstörungen, Erschöpfbarkeit und Müdigkeit, Gehemmtheit oder Agitation, Interessenverlust an der Umwelt, Selbstvorwürfe oder Schuldgefühle, Denkverlangsamung und Konzentrationsstörungen und schließlich Todesgedanken. 3. Diese Erkrankung muß mindestens eine Woche bis zu einem Monat bestehen, um an eine Depression denken zu lassen.

Therapie/ Allgemein: Die Behandlung der Depression zielt einmal auf die Linderung, bzw. Beseitigung der quälenden und mitunter auch bedrohlichen Symptomatik (Suizid-Tendenz). Weiterhin ist es ein Merkmal vieler Depressionsformen, daß sie ein großes Rückfallrisiko haben oder eine Tendenz zur Chronifizierung. Deshalb muß nicht nur der akute Zustand behandelt werden, sondern zugleich auch zur Verbesserung der Langzeitprognose eine Rezidivprophylaxe angestrebt werden. Somatogene Depressionen dauern immer so lange, wie die ursächliche somatische Erkrankung (Herzinsuffizienz, Tumor) besteht.

Konventionelle Therapie

Behandlung mit Antidepressiva führt, solange die Medikation dauert, zu einer deutlichen Besserung der Symptome, doch kehrt die Symptomatik nach Absetzen der Medikation wieder zurück. Dies ist nicht als Unspezifität der Antidepres-

siva zu verstehen, sondern bedeutet, daß Antidepressiva ihre typische Wirkung nur bei Depressionen entfalten. Sie bewirken keine Euphorie und stimulieren nicht.
Die neuere Forschung bietet auf biochemischer Ebene zunächst einmal theoretische Möglichkeiten für antidepressive Behandlung. Es kommt zumindest unter dieser Medikation zu einer schnellen Remission der depressiven Phase.
Außer den eben erwähnten Substanzen werden Sexualhormone (Klimakterium), Aminosäuren, Neuroleptika, Benzodiazepine, aber auch Amphetamine als Antidepressiva verwendet, wenn auch häufig mit zweifelhaftem Wirksamkeitseffekt.
Die eben genannten therapeutischen Probleme und derzeitigen wissenschaftlichen Kenntnisse fordern immer wieder eine neue Gestaltung antidepressiver Substanzen. Aus diesem Grunde kann hier keine Gegenüberstellung konventioneller und homöopathischer Therapie erfolgen.

Homöopathische Therapie

Nehmen wir die Funktionotropie als leitendes Prinzip des *homöopathischen* Denkens, so werden wir bei entsprechender Beachtung der Symptomatik und der Modalitäten, nicht zuletzt aber auch somatischer Symptome, gute Erfolge erzielen bei nicht endogenen Depressionen.

Acidum phosphoricum

D3–D6 Dil.
3 x tägl. 5 Tr.
Folgen von seelischem Kummer, Sorgen und Heimweh. Es kommt zu Verzweiflungszuständen und Zuständen mit seelischem Leid. Patient ist schläfrig, neigt zum Weinen, apathisch und gleichgültig. »Liegt da wie ein Klotz«. Besserung durch Wärme, Verschlimmerung durch Kälte und Reden.

Aurum metallicum

D30 Dil., Tabl.
1 x tägl. 5 Tr. oder 1 Tabl.
Aktiver, cholerischer Hypertoniker mit rotem Gesicht und präapoplektischem Habitus. Verträgt keinen Widerspruch, ist haßerfüllt und streitsüchtig, will nicht gestört werden. Ohne Schwung, schwaches Gedächtnis, das Leben wird zur ständigen Last. Oft Folgen von Ärger, Kränkung und Demütigung. Wärme bessert, Kälte und Ruhe verschlimmern.

Cimicifuga racemosa *(Cimicifuga)*

D6–D12 Dil.
1–3 x tägl. 5 Tr.
Klimakterium. Hat das Gefühl, als lebe sie in einer großen, schwarzen Wolke. Denkt dauernd, sie wird verrückt. Überempfindlichkeit gegenüber Geräuschen und Schlaflosigkeit. Nervöse Erregung mit Krämpfen.
Besserung durch Wärme und frische Luft, Verschlimmerung durch Kälte und Bewegung.

Hypericum perforatum *(Hypericum)*

D2–D4 Dil.
3 x tägl. 5 Tr.
Folgen von Verletzungen nervenreicher Körperstellen. Depressionen nach Schädelverletzungen und psychischem Schock, allgemeine Nervenschwäche nach Traumen und Operationen. Folgen von Furcht und Schreck (durch Tiere). Sehr ängstlich, berührungsempfindlich.
Besserung durch Kälte und Ruhe, Verschlimmerung durch Bewegung und Schlaf.

Strychnos ignatia *(Ignatia)*

D6–D12 Dil.
2–3 x täglich 5 Tr.
D30 1–2 x Woche 5 Tr. bei längerer Dauer.
Erhebliche vegetative Labilität mit großen Widersprüchen in der Symptomatik. Folge von lang anhaltendem Kummer mit allgemeiner Erschöpfung. Unglückliche Liebe. Leicht beleidigt. Tabak unverträglich.
Besserung durch Wärme und Bewegung, Verschlimmerung durch Kälte und Gerüche.

Opium

D12–D30 Dil.
1 x tägl. 5 Tr.
Folge von Schreck, akuter Aufregung, Zustand nach Apoplexie. Alles, worauf er liegt, ist zu weich, große Schlafsucht, Schmerzlosigkeit. Beklagt sich nicht, verlangt nichts.
Besserung durch Kälte und Bewegung, Verschlimmerung durch Wärme und Stimulantien.

Platinum metallicum

D12–D30 Dil.
1 x tägl. 5 Tr.
Große Selbstüberschätzung mit Arroganz, Stolz und Hochmütigkeit. Wegwerfendes Benehmen. Alles in der Umgebung ist viel kleiner als er selber. Himmelhochjauchzend, zu Tode betrübt. Lapalien verstimmen tiefgreifend. Folgen exzessiver Sexualtätigkeit.
Besserung durch Bewegung, Verschlimmerung durch Ruhe und Berührung.

Sepia officinalis *(Sepia)*

D6–D30 Dil.
1 x tägl. 5 Tr.
Klimakterium mit Depressionen, Resignation und konsekutiver Opposition. Geistig sehr rege, aber ängstliche Menschen mit schnellem Stimmungswechsel, die plötzlich unzuverlässig werden und gleichgültig gegenüber ihren Verpflichtungen. Depression und Haß wechseln miteinander. Neigung zum Weinen. Fröstelt immer und hat ein quälendes Leeregefühl im Bauch.
Besserung durch Wärme und Bewegung, Verschlimmerung durch Kälte, Ruhe, Mondwechsel und Zugluft.

Affektschädigung

Diese Art von Erkrankungen tritt meist bei vegetativ gestörten Persönlichkeiten auf. So ist diese Störung im Bereich der Allgemeinmedizin pharmakologisch mit Beruhigungsmitteln pflanzlicher oder chemischer Art oder mit Psychoneuroleptika zu beherrschen. Es sind im wesentlichen Temperamentaffekte, aber auch pathologisch entartete Affekte von sonst normal reagierenden Patienten.
Lebensumstände wie Kummer, Aufregung und Sorgen, aber auch Ehrgeiz und verletzter Stolz, Folgen von Schreck, Eifersucht und Angst sind dabei sehr wichtig.
Die zur Verwendung kommenden homöopathischen Mittel zeigen ganz bestimmte Modalitäten, besonders, was die Ursache anbelangt, aber auch die Qualität des Reizes und den Ort, an dem sich die Affektschädigung manifestiert.

Konventionelle Therapie

Sedativa aus der Reihe der Phytotherapie, aber auch der Pharmakotherapie.

Homöopathische Therapie

Aconitum napellus *(Aconitum)*

D6–D12 Dil.
2–3 x tägl. 5 Tr.
Folgen von Ärger, Furcht, Schreck und Angst, z.B. Feuersbrunst.
Charakteristisch für dieses Medikament ist das plötzliche Auftreten von Beschwerden: Herzjagen und Stolpern, Schlaflosigkeit. Amenorrhö.

Apis mellifica

D3–D12 Dil., Tabl.
1–3 x tägl. 5 Tr.
Depressive Reaktionen mit albernem, ungeschicktem, dummem und äußerst geschäftigem Wesen. Alle Symptome treten auf als Folge von heftiger Eifersucht. Verschlimmerung durch Wärme und Berührung. Besserung durch Kälte und Bewegung.

Delphinium staphisagria *(Staphisagria)*

D6–D12 Dil., Tabl.
1–2 x tägl. 5 Tr.
Überempfindliche, übererregbare Menschen mit Folgen von Enttäuschungen ehrgeiziger Bemühungen, (Beförderung!). Also Folgen von Ehrgeiz und verletztem Stolz, aber auch als Folge von Operationen (Schnittverletzungen). Folgen von dem Gefühl, geschnitten zu werden.

Hyoscyamus niger *(Hyoscyamus)*

D6–D12 Dil., Tabl.
1–3 x tägl. 5 Tr.
Nymphomane, satyriatische Menschen mit animalisch-triebhaftem Wesen und primitiver Intelligenz. Folgen von heftiger Eifersucht. Hydrophobie.

Lachesis muta *(Lachesis)*

D12–D30 Dil., Tabl.
1 x tägl. 5 Tr.
Folgen von Eifersucht (häufig erfundene Verdachtsmomente). Alle Sinne übererregbar. Logorrhö. Ausscheidungen bessern, enge Kleidung wird nicht vertragen. Schläft in die Verschlimmerung herein. Verschlimmerung durch Wärme, Besserung durch Kälte.

Natrium chloratum
(Natrium muriaticum)

D12–D30 Dil.
1 x tägl. 5 Tr.
Folge von Schreck, Furcht, Ärger, Kränkung und Beleidigung. Es kommt zur Depression, Aggression und Frustration. Großes Verlangen nach Salz, großer Durst, weinerlich. Lehnt Trost ab und kann nichts vergessen.
Schlimmer bei Sonneneinstrahlung und am Meer.

Zincum metallicum

D12–D30 Tabl.
1 x tägl. 1 Tabl.
Alle Folgen von Aufregung mit Krämpfen der glatten und der gestreiften Muskulatur. Leitsymptom ist die Unruhe der Beine, sowohl tagsüber als auch im Bett. Diese Unruhe ist bedingt durch unaufhörliches, ständiges Kribbeln in den Füßen. Verlangsamung aller Funktionen bis zu Lähmungserscheinungen. Große Gier beim Essen, kann nicht schnell genug essen.
Besserung durch Wärme, Verschlimmerung durch Kälte und Berührung. Der Genuß geringster Mengen von Wein verschlimmert den Zustand erheblich.

Verhaltensstörungen im Kindesalter

(vgl. auch S. 265–266)

Die manchmal als Verhaltensstörungen angesprochenen, scheinbar anormalen Symptome und Syndrome werden häufig von den Erziehern fehlgedeutet und sind lediglich temperamentsbedingt. Umgekehrt werden hyperkinetische Reaktionen als Temperamentsreaktionen erklärt. Die Unterscheidung ist nicht ganz einfach und kann auf erhebliche Schwierigkeiten stoßen.
Trotz gelegentlicher anderslautender gebietsärztlicher Meinung sind hier alle Sedativa aus der Barbituratreihe, aber auch die Neuro- und Psycholeptika, selbst in winziger Dosis nicht angezeigt. Sollten einfache Phytosedativa oder auch die homöopathischen Mittel nicht zum Erfolg führen, ist pädiatrisch-psychiatrische oder psychologische Therapie erforderlich. Das gilt auch dann, wenn nach verhältnismäßig kurzer homöopathischer Therapie ein Erfolg nicht eintritt, weil dann möglicherweise Veränderungen irreversibler Art vorliegen, wie Defektsyndrome bei kindlicher Hirnschädigung oder posttraumatische Syndrome und ähnliches.

Homöopathische Therapie

Die Betrachtung der Symptomatik und der Modalitäten muß exakt vorgenommen werden.

Calcium phosphoricum

D12 Tabl. (vgl. S. 265, 267)

Ferrum phosphoricum

D12 Tabl.
täglich abends 1 Tabl. im Wechsel.
Nervöse, leicht erschöpfte, immer zappelige Kinder, die in der Schule unkonzentriert sind und auch zu Hause nicht stillsitzen können. Die Erledigung der Schularbeiten wird als Strapaze empfunden. Nach Schule und Spiel völlig erschöpft, durstig und muß sich hinlegen.
Wärme bessert. Kälte und Belastung verschlimmern.

Artemisia abrotanum (*Abrotanum*)

D12 Glob.
1 x tägl. früh 5 Glob.

Tuberculinum GT Dil.

D200 vor dem Schlafengehen 5 Tr.
Diese Mischung sollte einige Monate lang gegeben werden. Sie kommt infrage bei Kindern mit großer Intelligenz, aber schwieriger Gemütsart. Sie sind zart und mager, aber wach und lebhaft bis nervös. Es besteht nur geringer Appetit (typischer Suppenkasper). Wärme bessert, Kälte verschlimmert.

Acidum nitricum

LM6
Abends 5 Tr.

Luesinum

D200 Glob.
Alle Monate 5 Kügelchen auf die Zunge. Ein bewährtes Mittel bei aggressiven Kindern, die sehr schwierig sind, sogar hinterlistig und boshaft. Schulleistungen sind sehr schlecht, besonders im Rechnen. Appetit ist schlecht. Beim Spielen häufig zerstörender Charakter. Je mehr sie herumtoben können, desto besser ist ihr Verhalten.
Sofort Arzneipause machen, wenn sich das Befinden bessert. Erst wieder einsetzen, wenn Verschlimmerung.
Besserung durch Wärme und Bewegung. Verschlimmerung durch Kälte.

Magnesium carbonicum

D12 Tabl.
Abends 1 Tabl.
Kinder, die sehr mager sind, nervös und erregbar. Werden bei starker seelischer Spannung von Zornanfällen hingerissen. Hat früh vor der Schule keinen Appetit. Viel Angst, auch vor dem Arzt. Schreit manchmal die ganze Nacht hindurch.

Lycopodium clavatum *(Lycopodium)*

LM6, abends 5 Tr.
nach 6 Wochen:
LM12, jeden 2. Abends 5 Tr.
danach:
LM30, wöchentl. 1 x 5 Tr.
bis deutliche Besserung erzielt ist.
Etwas mageres, melancholisches, aber äußerst waches Kind. Sehr intelligent, mißtrauisch, häufig altklug. Liebt Süßigkeiten über alles, kann enge Höschen nicht vertragen.
Kälte bessert. Wärme und Ruhe verschlimmern.

Sulfur

D12 Glob.
Abends 5 Kügelchen vor dem Schlafengehen auf die Zunge.
Äußerst sympathische Kinder, warmherzig und sehr lebhaft, aber mit einem zermürbenden Kraftüberschuß. Hat großes Verlangen nach Süßigkeiten, Neigung zu Hautausschlägen, braucht Tag und Nacht wenig Schlaf und möchte immer aktiv sein.
Bewegung bessert. Ruhe verschlimmert.

Pulsatilla patens *(Pulsatilla)*

D6 Glob.
3 x tägl. 5 Kügelchen auf die Zunge, später:
D12, 1 x tägl. 5 Kügelchen.
Zärtlichkeitsbedürftige, mitunter weinerliche Kinder, die sich fest an Vater und Mutter klammern. Möchten immer anerkannt und gelobt werden. Wegen Kleinigkeiten werden unendlich viele Tränen vergossen.
Verschlimmerung durch Wärme. Besserung durch Kälte und Bewegung.

Strychnos ignatia *(Ignatia)*

D30 Glob.
Abends 5 Kügelchen.
Verschlossenes, in seinem Verhalten häufig widersprüchliches, bockiges Kind, leidet sehr unter Schulzwang und ersten Liebesenttäuschungen. Kann sehr verschlossen sein.
Besser durch Wärme und Bewegung. Verschlimmerung durch Kälte.

Calcium carbonicum Hahnemanni

D6–D12 Tabl.
1–2 x tägl. 1 Tabl.
Dicke Kinder, die leicht schwitzen und oft erkältet sind. Angst vor Dunkelheit, Angst vor dem Zubettgehen, besonders bei Vollmond. Bei Nacht Schwitzen am Kopf. Pavor nocturnus.
Wärme und Ruhe bessern; Kälte und Bewegung verschlimmern.

Acidum silicicum *(Silicea)*

D30 Glob.
1 x tägl. 5 Kügelchen, dann 1 Woche Pause, dann wieder von vorne beginnen.
Sehr schreckhafte, schwächliche Kinder, die abgemagert und nervös sind. Schlafstörungen bei Neumond. Angst vor Geräuschen und spitzen Gegenständen (Injektionen). Ständig erkältet.
Besserung durch Wärme. Verschlimmerung durch Kälte.

Erkrankungen des Nervensystems

Nervenschäden

Krankheitsbild: Periphere Nervenschäden können entstehen durch Druck, Zerrung, Stich (auch verbunden mit lokal chemischer Einwirkung bei Injektionen!) und Schuß. Sie können spontan mechanisch ausgelöst sein und endo- wie exotoxisch entstehen. Muskelatrophien mit partiellen oder kompletten Lähmungen sind möglich. Trophische Störungen treten auf, Änderungen der Hauttemperatur und -farbe, Schwellungen, Ödeme; Stoffwechselstörungen. Um diese Schäden etwas besser einteilen zu können, unterscheiden wir in
- monotope Nervenschäden, wie Wurzelschäden, Kaudaschäden, Plexusschäden, Neuralgien und
- polytope Nervenschäden, die Polyneuropathien.

Andere Ursachen von Nervenschäden sind neben den entzündlich-toxischen auch die vertebragenen; sie gehen aus von Geschwülsten, Entzündungen (Spondylitis) oder Traumata der Wirbelsäule. Daneben sind noch osteochondrotische, diskogene und spondylarthrotische Wurzelschäden als häufiger Ursprung von Ischialgien, seltener auch von Brachialgien zu nennen.
Diagnose: Grundsätzlich sorgfältig, notfalls von gebietsärztlicher Seite (Neurologe und Röntgenologe) unterstützt.

Konventionelle Therapie

Sie wird grundsätzlich von der Schadensart bestimmt. Operative Dekompression oder auch Foraminotomie sind unverzüglich einzuleiten in Notfallsituationen mit Rückenmarks- und Kaudakompressionssymptomen.

Bei allen neuritischen Beschwerden sind in der Mehrzahl der Fälle Ruhigstellung, Gabe von Antiphlogistika und Analgetika sowie Sedativa und Myotonolytika angezeigt.

Homöopathische Therapie

Neurologe und Radiologe sollten zumindest zur Diagnosesicherung hinzugezogen werden.

Aconitum napellus *(Aconitum)*

D4–D6 Dil.
Bei akuten Zuständen 2 x stündl. 5 Tr.
Indikation bei Entstehung durch trockenen kalten Wind, kommt am besten in Betracht in dem Stadium akuter Reizerscheinung mit Taubheit, Ameisenlaufen und Schmerzen und teilweise auch bei Fieber. Der Körper ist schwitzig, im Verlauf der Nerven besteht ein Brennen wie an heißen Drähten. Angst ist groß.

Acidum arsenicosum
(Arsenicum album)

D12 Dil.
2 x tägl. 5 Tr.
Charakteristisch ist hier die große Abgeschlagenheit, sehr große Angst und Unruhe und erheblicher Durst. Verschlimmerung der Beschwerden besonders um Mitternacht, die Schmerzen haben einen brennenden Charakter.

Atropa belladonna *(Belladonna)*

D4–D12 Dil.
Bei akuten Zuständen 2 x stündl. 5 Tr.
Der Körper ist rot, besonders der Kopf trocken, die Schmerzen treten blitzartig auf, gehen aber auch blitzartig wieder weg, meist als Folge von Schreck und Ärger, aber auch als Folge lokaler Abküh-

lung (Friseur; auch kalter Flugzeugfensterplatz). Schmerzen bei geringster Berührung.

Bryonia cretica *(Bryonia)*

D3–D6 Dil.
akut 2stündl., später 3 x tägl. 5 Tr.
Die Schmerzen haben stechenden Charakter.
Verschlimmerung durch die geringste Bewegung. Sehr großer Durst.

Citrullus colocynthis *(Colocynthis)*

D6 Dil.
3 x bis 6 x tägl. 5 Tr.
Schmerzen haben krampfartigen Charakter, mit Taubheitsgefühl; Gegendruck und Bewegung bessert etwas, ebenso Wärme, meist ein ins Chronische übergehender Prozeß.

Datura stramonium *(Stramonium)*

D6–D12 Dil.
2–3 x tägl. 5 Tr.
Neben den Schmerzen bestehen Zukkungen im befallenen Gebiet, besonders die Nächte sind sehr schlimm.

Gelsemium sempervirens *(Gelsemium)*

D6–D12 Dil.
3–4 x tägl. 5 Tr.
Zucken und Schmerzen besonders in der Gesichtsmuskulatur, dabei Zittern, allgemein große Erschöpfung, besonders auch bei Schmerzen im Gesicht mit gleichzeitiger Hirnnervenlähmung, z.B. der Augenmuskeln und Schlingmuskeln.

Hypericum perforatum *(Hypericum)*

D4–D6 Dil.
2–4 x tägl. 5 Tr.
Besonders bei direkter traumatischer Schädigung von Nervenfasern und gegen Folgen von Traumata an Körperstellen, die reich mit Empfindungsnerven versorgt sind. Lagerungskompression bei Operation.

Chamomilla recutita *(Chamomilla)*

D3–D6 Dil.
3–6 x tägl. 5 Tr.
Bei besonders plötzlich auftretenden und genauso schnell wieder verschwindenden Schmerzen, die wie elektrische Schläge zu spüren sind.

Solanum dulcamara *(Dulcamara)*

D3–D6 Dil.
2stündl. 5 Tr.
Besonders nach Durchnässung und Unterkühlung auftretende Schmerzen, die sehr heftig sein können.

Rhus toxicodendron

D4–D12 Dil.
2–6 x tägl. 5 Tr.
Heftige Schmerzen infolge von Nässe und Kälte, besonders nach Überanstrengung; sowohl Extremitäten, als auch Rumpf und Hirnnerven sind befallen. Neben den Schmerzen besteht häufig Taubheitsgefühl und Ameisenlaufen.
Verschlimmerung in Ruhe.

Neuralgie, allgemeine

Neuralgien sind Erkrankungen, die nicht immer entzündlicher Natur sind, auch nicht mechanische oder reflektorische Ursachen haben, sondern häufig als Folge exotoxischer Ursache auftreten.

Interkostalneuralgie

Krankheitsbild: Die Interkostalneuralgie ist ein neuralgiformes Schmerzsyndrom in bestimmten, an Dermatome gebundenen Abschnitten des Körpers mit heftigen Schmerzen und mitunter auch motorischen Ausfällen in dieser Region.
Ursache: Störungen des Rückenmarks, entzündliche Erkrankung der Rückenmarkshöhlen, Myogelosen, Mastodynie, starke abdominelle Gasauftreibung, Herpes zoster und die Tuberkulose.
Diagnose: Sie wird im wesentlichen gestellt durch charakteristische Druckpunkte am Austritt der Dorsalwurzeln in der Mitte der lateralen Thoraxwand, außerdem bestehen radikuläre Symptome. (vgl. Neuritis)

Homöopathische Therapie

Aconitum napellus
Atropa belladonna
Bryonia cretica
Citrullus colocynthis
Datura stramonium
Gelsemium sempervirens
Chamomilla recutita
} vgl. S.39f

sowie

Daphne mezereum *(Mezereum)*

D6–D12 Dil.
3 x tägl. bis 2stündl. 5 Tr.
Der Schmerz ist sehr scharf, schießt plötzlich ein, ist ziehend und reißend und äußerst heftig. Nächtliche Verschlimmerung von heftigen Schmerzen und Verschlimmerung durch Wärme. Besonders auch bei Beziehung zum Herpes zoster angezeigt.

Ranunculus bulbosus

D3–D4 Dil.
2 x stündl. 5 Tr.
Die Schmerzen sind sehr heftig, haben einen stechenden Charakter, treten in Intervallen auf und laufen meist mit einem anderen rheumatischen Prozeß parallel.

Trigeminusneuralgie

Krankheitsbild: Neuralgische Form von Schmerzattacken des Nervus trigeminus in allen seinen Ästen, einzeln oder auch kombiniert. Auslösung ist schon durch leichte Reize möglich, z.B. durch Kauen auf einen harten Gegenstand, durch Luftzug oder durch andere Erkrankungen.
Diagnose: Röntgendiagnostik von Schädelfelsenbein, Nasennebenhöhlen, Kiefergelenk; HNO-, zahnärztliche und ophthalmologische Abklärung dringend erforderlich, notfalls Liquordiagnostik.

Konventionelle Therapie

Gaben von Analgetika, wobei die Responsibilität der einzelnen Patienten äußerst individuell ist. Im weiteren Verlauf bei heftigen Attacken Tegretal® in steigenden Dosen, bis Schmerzfreiheit erreicht ist.

Homöopathische Therapie

Capsicum annuum *(Capsicum)*

D4–D12 Dil.
2stündl. 5 Tr.
2–3 x tägl.
Die Schmerzen haben ein feines durchdringendes Brennen oder Stechen, besonders beim Einschlafen, mit Einstrahlen in die Ohren oder in die oberen Backenzähne.
Essen, Druck und Luftzug verschlimmern.

Chelidonium majus *(Chelidonium)*

D3–D6 Dil.
2stündl. 5 Tr.
Mittel der rechtsseitigen Migräne, besonders im ersten und zweiten Ast. Das Auge neigt zum Tränen, auch sonst ziliare Beteiligung, starke Druckempfindlichkeit des Nervus supraorbitalis.

Coffea arabica *(Coffea)*

D3–D12 Dil.
2stündlich 5 Tr.
1–2 x tägl. 5 Tr.
Besonders bei nächtlichem Beginn und nächtlicher Verschlimmerung und allgemein nervöser Überreizung.
Die nervösen, als Zahnschmerzen empfundenen Schmerzen werden besser durch Spülung mit kaltem Wasser.

Spigelia anthelmia *(Spigelia)*

D3–D6 Dil.
akut: 2stündl. 5 Tr.
Intervall: 3 x tägl. 5 Tr.
Mittel in akuten Fällen mit heftigen stechenden Schmerzen im linken Augapfel und den Zähnen. Es besteht Lichtscheu und Lidkrampf. Die kranke Seite ist gerötet.
Bewegung und Berührung verschlimmern.

Ischias

Krankheitsbild: Schmerzen im Bereich des rechten oder linken N. ischiadicus, selten beidseitig.
Diagnose: Sorgfältige gebietsärztliche Abklärung zum Ausschluß von Tumoren, Kompressionssyndromen oder destruktiven LWS-Veränderungen.

Konventionelle Therapie

Ruhigstellung, Gabe von Antiphlogistika; zur Ruhigstellung auch Tranquilizer, später erst allgemeine physikalische Therapie.

Homöpathische Therapie

vgl. auch Nervenschäden, S.39

Pseudognaphalium obtusifolium *(Gnaphalium polycephalum)*

D3, D6 Dil.
5 x tägl. 5 Tr.
Neben den heftigen Schmerzen ist dieses Mittel charakterisiert durch ein deutliches Taubheitsgefühl (als ob das Bein eingeschlafen sei).
Sitzen bessert deutlich, Hinlegen bringt Erleichterung.

Strychnos nux vomica *(Nux vomica)*

D4–D12 Dil.
2–6 x tägl. 5 Tr.
Große Reizbarkeit.
Verschlimmerung am Morgen.
Neigung zu Magen-Darm-Erkrankungen.
Die Konstitution ist hier sehr wichtig; es sind lebhafte bacchanale Typen, die beim Essen und Trinken keine Grenzen kennen und sich durch medikamentöse Gaben sedieren oder aufputschen.

Thuja occidentalis *(Thuja)*

D6–D12
3 x tägl. 5 Tr.
Rheumatische Konstitution mit starker Empfindlichkeit für Feuchtigkeit, Nässe und Kälte. Reißende Schmerzen mit Lähmungsgefühl und Ermüdung beim Stehen.
Verschlimmerung durch Rumpfbeugen sowie bei den ersten Bewegungen nach dem Aufstehen.

Zincum metallicum

D12 Tabl.
2 x tägl. 1 Tabl.
Bei chronischen Prozessen, besonders nach einer Grippe, wenn ruckende, zukkende Schmerzen mit Taubheitsgefühl, Kribbeln, Lähmigkeit, Unruhe in den Beinen, auftreten. Verlangen, sich immer zu bewegen.

HWS-Syndrom mit Plexusneuralgie

Wenn nach sorgfältiger Diagnostik und gebietsärztlicher Therapie auch mit physikalischen Maßnahmen kein Erfolg erreicht werden konnte, empfiehlt sich hier immer noch ein homöopathischer Versuch.

Homöopathische Therapie

Fabiana imbricata *(Pichi - Pichi)*

D4 Amp.
Alle 2 Tage beidseits 12 Quaddeln setzen. In verhältnismäßig kurzer Zeit ist so eine Besserung wahrscheinlich. Auch nächtliche Parästhesien der Arme können so beeinflußt werden.

Periphere Lähmungen, allgemein

In der Folge peripherer Nervenschäden treten teilweiser oder völliger Funktionsausfall mit konsekutiver Muskelatrophie und -hypotonie, charakteristischen Gehbefunden und Verzögerung der Nervenleitgeschwindigkeit auf. Die Ursachen sind vielfältig; sie können traumatischer Art, aber auch chemisch bedingt sein. Auch iatrogene Ursachen (z.B. Injektionsschäden) sind zu erwägen.

Konventionelle Therapie

Beseitigung der Ursache (z.B. Frakturen). Physiko-mechanische Behandlungen, Elektrotherapie und Gabe von Vitamin B_1, B_6 und B_{12}.

Homöopathische Therapie

Die exakte neurologische Diagnostik ist unabdingbar. Gingen den peripheren Lähmungen Erkältungen voraus oder rheumatische Zustände, stehen die folgenden Mittel zur Wahl.

Aconitum napellus *(Aconitum)*

D12 - D30 Dil.
2 x tägl. 5 Tr.
Bei akut aufgetretenen Lähmungen durch Einwirkung kalter trockener Winde.

Rhus toxicodendron

D4 - D12
2–3 x tägl. 5 Tr.
Nach Durchnässung, Unterkühlung und Anstrengung aufgetretene Lähmung.

Causticum Hahnemanni

D12 - D30 Dil.
2 x tägl. 5 Tr.
Nach kaltem Luftzug aufgetretene plötzliche Lähmung.

Solanum dulcamara *(Dulcamara)*

D12–D30 Dil.
2 x tägl. 5 Tr.
Lähmungen nach Durchnässung und Unterkühlung

Atropa belladonna *(Belladonna)*

D12 Dil.
3 x tägl. 5 Tr.
Die Lähmung ist begleitet von heftigsten, plötzlich auftretenden und ebenso plötzlich wieder verschwindenden Schmerzen der beteiligten Extremitäten.

Periphere Lähmungen nach Traumen

Homöopathische Therapie

Arnica montana *(Arnica)*

D 12 Dil.
2–4 x tägl. 5 Tr.
Stumpfe Traumen mit großen Blutergüssen; heftige Schmerzen.

Ruta graveolens *(Ruta)*

D 4–D 12 Dil.
3 x tägl. 5 Tr.
Nach Knochen- und Knorpeltraumen mit Nervenbeteiligung und vorübergehenden Lähmungen.

Hypericum perforatum *(Hypericum)*

D 4–D 12 Dil.
2stündl. 5 Tr.
Bei Verletzungen von Nerven. Langdauernde Lagerungskompression bei Operationen.

Strychnos nux vomica *(Nux vomica)*

D 4–D 12 Dil.
2–4 x tägl. 5 Tr.
Nach Genußmittel- und Medikamentenabusus.

Apoplexie/TIA

Krankheitsbild: Das akute Ereignis des zerebralen Gefäßinsults ist begleitet von plötzlichem Bewußtseinsverlust, Plegien, Zeichen intrakranieller Drucksteigerung, Krämpfen und Atemstörungen. Das Ereignis tritt ein als Folge einer umschriebenen zerebralen Durchblutungsstörung mit nachfolgenden Sauerstoffmangelzuständen oder als Folge einer Blutung.

Diagnose: Augenhintergrund, EEG, Schädelröntgen, CT, Angiographie.
Örtliche Minderdurchblutung wird ausgeglichen, solange der Sauerstoffmangel bestimmte Grenzen nicht überschreitet und der lokale Erhaltungsumsatz an Sauerstoff gewährleistet ist. Daher kann es zu mehr oder weniger vollständigen Remissionen kommen.

Therapie/Allgemein: Bei ausgeprägter Apoplexie mit Bewußtlosigkeit und Lähmung erfolgt Ruhigstellung, zweckdienliche Lagerung, Überwachung der Atmung, Blasenentleerung. Also klinische Behandlung.

Konventionelle Therapie

Sie ist hier als klinische Behandlung zu verstehen. Ischämien verlangen bei schnellster Kreislaufstabilisierung Infusionen zur zerebralen Zirkulationsförderung. Ein auftretendes perifokales oder generalisiertes Hirnödem wird mit hochdosierten Dexamethason-Gaben (nach Kreislaufstabilisierung) per infusionem behandelt. Umstritten ist der Nutzen gefäßerweiternder Medikamente wie Nikotinsäure- oder Theophyllin-Derivate. Eine Sedierung muß in jedem Fall kreislaufschonend erfolgen. Bei hypertoner Massenblutung ist die antihypertensive Behandlung selbstverständlich unter Beachtung des Erfordernisdruckes vorzunehmen. Operative Behandlung ist in Abhängigkeit des Befundes an Spezialkliniken möglich.
Weitere Wiederherstellungsmaßnahmen mit passiven, später aktiven krankengymnastischen Maßnahmen, erst nach Stabilisierung der Kreislaufverhältnisse und selten vor der zweiten Woche.

Homöopathische Therapie

Im Akutstadium, noch vor Klinikeinweisung:

- Bei Patienten mit rotem Kopf halbstündl. im Wechsel
Arnica montana D12 Dil.
und
Atropa belladonna D6 Dil.

- Bei Patienten mit eher weißem, blassem Kopf
halbstündl. im Wechsel
Arnica montana
D12 Dil.
und
Hyoscyamus niger
D6 Dil.
Nitroglycerinum
D6 Dil.

- Im weiteren Verlauf der Behandlung:

Opium
D3 - D6 Dil.
4–5 x tägl. 5 Tr.
Tiefes Koma, Atmung stertorös, Augen reaktionslos, Pupillen eng oder auch sehr weit, keine Reaktion auf Licht, Puls langsam, groß und kräftig. Bewährtes Mittel auch bei langdauerndem Koma.

Lachesis muta *(Lachesis)*
D12 - D30
2 x tägl. 5 Tr.
Wenn die Bewußtlosigkeit verschwindet, bei vorhandenen Lähmungen, besonders bei Befall der linken Seite.
Arnica in hohen Potenzen in seltenen Gaben weiter verabreichen.

Causticum Hahnemanni
D12–D30 Dil.
2 x tägl. 5 Tr.
Bei Lähmung der Extremitäten, des N. facialis und bei Sprachstörungen.

Gelsemium sempervirens *(Gelsemium)*
D3–D30 Dil.
2 x tägl. 5 Tr.
Bei alten Patienten mit zurückbleibenden Lähmungen und Schwäche der gelähmten Extremitäten.

Cuprum metallicum
D6 Tabl.
3 x 1 Tabl.
Bei beginnenden Kontrakturen mit Krämpfen und Zuckungen in den befallenen Extremitäten. Entsprechend dem Arzneimittelbild und den Modalitäten kommen noch mehrere andere Mittel in Frage.

Choreatisches Syndrom

Krankheitsbild: Das choreatische Syndrom geht aus vom extrapyramidalmotorischen System. Seine Kennzeichen sind: Unwillkürliche, schnell ablaufende Muskelkontraktionen bis zu einem überschießenden Bewegungswirbel. Grimassieren. Dysarthrie. In distalen Abschnitten erniedrigter Muskeltonus.

Chorea minor *(Sydenham)*

Krankheitsbild: Die Erkrankung tritt zwischen dem 4. und dem 14. Lebensjahr auf und befällt Mädchen häufiger als Knaben. Sie entsteht im Kindesalter nach Rachen- oder auch Allgemeininfektion und bei Erkrankung des rheumatischen Formkreises. Es besteht Rezidivneigung, auch bei Erwachsenen, bei erneuten Infektionen, auch in der Schwangerschaft und bei erheblichen psychischen Belastungen. Die Diagnose wird gestellt durch den Nachweis der choreatischen Hyperkinesien, vor allem, wenn sie im Anschluß an eine rheumatische Erkrankung auftreten.

Differentialdiagnostisch kommen psychogene Bewegungsstörungen oder andere extrapyramidale Krankheitsbilder in Frage.

Konventionelle Therapie

Dämpfung der Hyperkinese mit Valium®, zusätzlich Penicillin und Kortikoide.

Homöopathische Therapie

- zu Beginn

Amanita muscaria *(Agaricus)*

D6 Dil., 2stündlich 5 Tr.
bei Besserung
3 x tägl. 5 Tr.

- Im weiteren Verlauf

D30 1 x tägl. 5 Tr.
Zuckungen und Zusammenkrampfen in allen Muskelbereichen.
Leitsymptom: Zuckungen hören im Schlaf auf. Dazu kommt Beeinträchtigung der geistigen Funktion und Neigung zu körperlicher Schwerfälligkeit und ungeschicktem Handeln. Rheumatoide Schmerzen in verschiedenen Körperteilen, Gefühl von Eisnadeln an den befallenen Körperteilen.

Chamomilla recutita *(Camomilla)*

D4–D30 Dil.
3 x tägl. 5 Tr.
Allgemein reizbare Stimmungslage, krampfartige Zuckungen und Verkrampfungen der quergestreiften Muskulatur. Wichtigstes Mittel bei der Schwangerschaftschorea .

Gelsemium sempervirens *(Gelsemium)*

D6–D30 Dil.
1–3 x tägl. 5 Tr.
Wirkt gut gegen Grimassieren, d.h. bei Beteiligung der Gesichtsnerven.

Lycosa fasciiventris *(Tarantula)*

D6 Dil.
3 x tägl. 5 Tr.
D30 Dil.
2 x wöchentl. 5 Tr.
Hochgradige Unruhe mit unkoordinierten Bewegungen der Hände und Füße; seltener Zuckungen einzelner Muskelpartien. Zuckungen bleiben im Schlaf erhalten. Erregbarkeit des gesamten Nervensystems, auch der Psyche, ist erheblich gesteigert.

Symptomenkomplex des vegetativen Nervensystems

Das vegetative Nervensystem, dessen periphere Anteile der Sympathikus und der Parasympathikus bilden, ist der Regulator der Beziehung zwischen den organischen Funktionen und dem subjektiven Empfinden des Menschen.

Krankheitsbild: Ist sehr vielgestaltig mit unglaublich vielen Facetten. Es beginnt mit allgemeinem Leistungsabfall, Müdigkeit, Konzentrationsschwäche, weiterhin mit Schwindel, Schweißausbrüchen und Erröten, führt zu Reizbarkeit, Aggression und Schlafstörungen, zu Appetitlosigkeit, schließlich zu kalten Akren und Dermographismus und zu nervöser Übererregbarkeit.

Ursachen: Entgleisungen des Vegetativums bei biographischen Krisensituationen, bei umweltbedingten Konfliktsituationen, bei Sorgen, Schreck, Ärger, Enttäuschung, Überforderung, überzogenem Ehrgeiz. Weiterhin bei lang fortdauerndem Mißbrauch von Kaffee, Nikotin, Alkohol und Schlafmitteln.
Vegetative Regulationsstörungen können aber auch auftreten bei perniziöser Anämie, bei Tuberkulose, Tumoren und endokrinen Störungen.
Die Beschwerden, welche uns die Kranken berichten, sind ungeheuer mannig-

faltig. Sie umfassen sämtliche Organe und Organsysteme, und sie können alle Funktionen des Menschen, sowohl die seelischen als auch die geistigen und körperlichen, befallen. Es kommt ganz selten vor, daß nur ein Organ oder nur eine Funktion befallen ist. In der Regel beschreibt der Kranke eine Fülle von Beschwerden. Einmal wird ein Symptom führend sein, dann ein anderes Symptom. Auf jeden Fall entstehen manchmal Komplexe, manchmal auch diffuse Bilder. Man hat nie den Eindruck, daß der Patient hier eine bestimmte Krankheit hat, sondern daß eine Entgleisung im funktionellen Bereich des Seelischen, Körperlichen und Geistigen vorliegt.

Diagnose: Häufig findet sich hier zunächst einmal eine »Krankheit ohne Befund«, also nur ein funktionelles Syndrom. Trotzdem sollte man nach genauer Anamnese eine sorgfältige Untersuchung vornehmen, allerdings die Untersuchung nicht so weit ausdehnen, daß das ganze diagnostische Arsenal bei dem Patienten zur Durchführung kommt, weil allein diese technischen Untersuchungen schon Ängste auslösen können und er meint, sein Fall sei besonders schwer zu diagnostizieren und deswegen ein schwerer Fall. Umgekehrt darf aber auch dem Patienten nicht etwa klargelegt werden, daß er nur nervös sei, oder kein organischer Befund vorliege. Es ist auch nicht unbedingt richtig, geringfügige Veränderungen der bestimmten Parameter, sei es der Blutdruck oder seien es Blutzuckerschwankungen oder EKG-Veränderungen, als Ursache für seine Störungen anzusehen. Hier muß der ganze Mensch begriffen werden.

Therapie: Bei akuten Fällen empfiehlt sich vor allem das Gespräch, das Verstehen entgegenbringen soll. Der Patient muß spüren, daß man ihm zuhört. Hört der Arzt lange genug zu, und kommt es auch zu einem letztlichen Verstehen des Patienten, kann davon eine erstaunliche Wirkung ausgehen. Findet er sogar die Wurzeln des seelischen Unglücks seines Kranken und kann sie dem Kranken so mitteilen, daß auch er sie sehen lernt, hat man ein therapeutisches Optimum erreicht.

Konventionelle Therapie

Die medikamentöse Therapie dämpft das vegetative Nervensystem, um den Patienten vorübergehend vor seinem eigenen Problem zu schützen.
Auch Kuren und Ferienaufenthalte erreichen dieses Ziel. Autogenes Training kann sehr nützlich sein.
Chronifizierte Fälle gehören in die Hand eines Psychotherapeuten, der zumindest den rechten Weg angeben kann.

Homöopathische Therapie

Bei den allgemeinen vegetativen Regulationsstörungen finden wir ein großes Tätigkeitsfeld mit guten Möglichkeiten. Dabei kommt dem Therapeuten, der mit homöopathischen Arzneimitteln arbeitet, zugute, daß diese Arzneimittel ja den ganzen Menschen betreffen, ihn nicht nur in seinem somatischen Befinden, sondern auch in seinem seelischen und geistigen Befund treffen, ihn schließlich im konstitutionellen Bereich arrangieren und bestimmte Diathesen wieder richtigstellen. Das homöopathische Arzneimittel ist gerade im Falle des vegetativen Symptomenkomplexes eine echte Hilfe für den Patienten.

Acidum phosphoricum

D3 Dil.
3 x tägl. 5 Tr.
Ursache häufig in geistiger Überanstrengung, im Schlafdefizit, sowie in chronischem Kummer, aber auch als Folge von Kräfteverlusten.
Im Vordergrund steht große körperliche und geistige Schwäche bis zur Apathie, dabei deutliche Schwäche und Schmerzen im Rücken sowie Schlaflosigkeit; weiterhin Nachtschweiß; der Appetit ist gestört; unterschwellige Ängste beunruhigen den Patienten.

Vitex agnus-castus (*Agnus castus*)

D4 Dil.
3 x tägl. 5 Tr.
Es bestehen nervöse Depressionen, besonders beim Versagen sexueller Zentren, aber auch als Folge sexueller Erschöpfung.

Ambra grisea (*Ambra*)

D3 Dil.
3 x tägl. 5 Tr.
Wirksam im Alter und in der Jugend; bei körperlicher und nervöser Erschöpfung infolge von Sorgen oder Erkrankungen.
Im Vordergrund stehen Konzentrationsunfähigkeit, Schwindel, Polyurie, Schlaflosigkeit.
Alle Beschwerden verschlimmern sich in Gegenwart anderer Menschen.
Im Alter kommt noch Affektlabilität hinzu, bei einem Wechsel zwischen größter Erregbarkeit und depressiver Gleichgültigkeit.
Geringste Belastung der Nerven verschlimmert den Zustand.

Argentum nitricum

D6 Dil.
3 x tägl. 5 Tr.
Es sind sehr intelligente Patienten mit ungeheurem Ehrgeiz und dauernden Anstrengungen, ein hochgestecktes Ziel zu erreichen. Patienten wollen sich selbst überholen. Neben nervösem Schwindel und Kopfdruck stehen auch Rückenschmerzen, Magen- und Darmsymptome. Die Stimmung ist häufig gedrückt, nicht selten Angstzustände und Zwangsvorstellungen. Großes Verlangen nach Süßigkeiten, die aber nicht vertragen werden.

Aurum metallicum

D12 Dil.
1 x tägl. 5 Tr.
Neben der Gemütsdepression vasomotorische Störungen wie roter Kopf, Präkordialangst, Kopfschmerzen, Hypertonie. Selbstvorwürfe wie Jähzorn, Lebensüberdruß bis zum Selbstmord.
Jede geistige Arbeit verschlimmert erheblich. Musik bessert hier alle psychischen Symptome.

Cimicifuga racemosa (*Cimicifuga*)

D4 Dil.
3 x tägl. 5 Tr.
Ein wichtiges Mittel im Klimakterium mit Störungen der Vasomotilität und Schlaflosigkeit, aber auch gegen Augenfunktionsstörungen und Ohrensausen. Gutes Konstitutionsmittel.

Strychnos ignatia *(Ignatia)*
D6 Dil.
3 x tägl. 5 Tr.
D30 Dil.
2 x wöchentl. 5 Tr.
Es besteht starke Reizbarkeit, immer wieder wechselnde Stimmung mit vorherrschender Depression ist charakteristisch. Ursachen sind Schreck, akute Sorgen, häufig auch Liebeskummer und Liebesverlust. Schlaf und Appetit sind gestört, starker Meteorismus; am Herzen Zusammenschnürungsgefühl mit Stichen und Herzklopfen. Sexuell besteht gesteigerte Erregung bei gleichzeitiger Erektionsschwäche. Das Symptombild ist eher sehr wechselhaft und äußerst widersprüchlich.

Lachesis muta *(Lachesis)*
C12 Dil.
1 x tägl. 5 Tr.
C30 Dil.
2 x wöchentl. 5 Tr.
Besonders in den Wechseljahren sehr gut und hilfreich, bringt aber auch in anderen Lebensaltern Besserung. Am Hals besteht Zusammenschnürungsgefühl, aber auch am Herzen bei entsprechender Symptomatik, es wird über Atemnot und Beklemmung geklagt. Eng anliegende Kleider an allen Körperteilen, besonders an Hals und Brust, aber auch an Beinen und Armen, werden nicht vertragen. Es besteht große Müdigkeit, besonders in den Morgenstunden. Der Patient schläft in eine Verschlimmerung hinein.
Sonne verschlimmert ebenfalls alle Beschwerden, bei Regen und trübem Wetter fühlt er sich viel wohler. Besserung aller Beschwerden, wenn Sekretionen in Gang kommen, gleich ob Menstruation, ob Fließschnupfen, oder aber die immer bestehende Logorrhö. (Der Wortfluß bessert den Zustand des Patienten.)

Natrium chloratum
(Natrium muriaticum)
C30 Dil.
1 x wöchentl. 5 Tr.
D200
alle 3 Wochen 1 Gabe
Gereizte, niedergeschlagene Patienten, ohne Neigung, sich auszusprechen. Sie meiden die Gesellschaft anderer, selbst wenn der andere gar nichts sagt. In Anwesenheit anderer Personen können sie nicht urinieren.
Sie haben Kopfschmerzen drückender Art, während links der Wirbelsäule eher ein Lähmigkeitsgefühl mit Zittern der Beine besteht. Das Symptom ist besonders stark nach vollzogenem Geschlechtsverkehr. Am Herzen häufig klopfende Beschwerden, die sich bei Bewegung verschlimmern. Die Extremitäten sind kalt, es besteht allgemeines Frostigkeitsgefühl. Der Verdauungstrakt ist auch in Mitleidenschaft gezogen. Es besteht Appetitlosigkeit und Verstopfung im Wechsel. Es sind vor allem Patienten mit sehr großem Appetit, die aber nicht an Gewicht zunehmen.
In den Vormittagsstunden, besonders in den späten Vormittagsstunden, deutliche Verschlimmerung der Beschwerden, besonders bis zum Nachmittag.

Strychnos nux vomica *(Nux vomica)*
D6 Dil.
3 x tägl. 5 Tr.
C30 Dil.
2 x wöchentl. 5 Tr.
Die konstitutionellen Symptome sind hier sehr wichtig und müssen mitbetrachtet werden. Es handelt sich häufig um Menschen mit sitzender Tätigkeit hinter dem Schreibtisch, die gern sehr gut essen, mit der Neigung, Genußmittel wie Alkohol, Kaffee, Nikotin, in großen Mengen zu sich zu nehmen, aber auch um gei-

stig sehr angestrengt tätige Personen, mit viel Aufregung, viel Ärger und viel Spannungszuständen; sexuell ausschweifendes Leben.

Die Stimmung ist gereizt mit Neigung zur Hypochondrie. Der Kopf ist häufig benommen und schwindlig. Besonders in den Morgenstunden sind sie sehr reizbar und unhöflich. Ihr Schlaf ist meist gestört. Zwar schlafen sie schnell ein nach großem Alkoholgenuß, der Schlaf ist aber unruhig und durch Träume gestört, sowie durch frühes Erwachen beeinträchtigt. Im ersten Augenblick nach dem Erwachen ist der Patient noch recht frisch, verspürt aber bei nochmaligem Einschlafen dann eine deutliche Unlust zu geistiger und körperlicher Arbeit. Dabei besteht auch Lahmheit im Kreuz, als ob es zerbrochen wäre. Obstipation und Hämorrhoiden. Morgendliche Pollutionen mit Verschlimmerung aller Beschwerden können auftreten. Nicht selten besteht eine erhebliche Libido ohne Kraft. Auf Konstitutionsmerkmale besonders achten.

Phosphorus

D6–C30 Dil.

1–2 x tägl. 5 Tr.

Konstitutionell erkennbar am mageren, schlanken, hochgewachsenen Körperbau; blasse Gesichtsfarbe, Schwäche nicht nur der inneren Organe, sondern auch im Sinne einer geistigen Reizbarkeit, Erschöpfung und Schlaflosigkeit. Im Kreislaufbereich häufig hypotone Regulationsstörungen. Herzklopfen und am ganzen Körper fliegende Hitze. Schmerzen gehen immer mit Brennen einher, besonders auch am Rücken. Über Empfindlichkeit der Dornfortsätze wird deutlich geklagt. Es besteht bei den Patienten häufig starke sexuelle Reizbarkeit, die aber verbunden ist mit deutlicher Kraftlosigkeit. Beschwerden vermehren sich deutlich durch banale Krankheiten, aber auch durch geistige Anstrengung und sexuelle Saftverluste.

Selenium

D12–C30 Dil.

1 x tägl. 5 Tr.

Stark erschöpfte Nervenkraft mit großer Vergeßlichkeit, Arbeitsunlust und Unfähigkeit. Die Pat. ermüden sehr schnell, haben einen ungenügenden, nur leisen und oberflächlichen Schlaf, daher ein großes Schlafbedürfnis.

Alles wird schlimmer durch Hitze, durch Anstrengungen körperlicher Art, durch Alkohol. Schweißausbrüche. Reizbarkeit kann aber auch ein Teil und Folge sexueller Schwäche sein und wird dann durch irgendwie geartete sexuelle Vorgänge noch deutlich vermehrt. Ejaculatio praecox.

Sepia officinalis *(Sepia)*

D6–D30 Dil.

1–3 x tägl. 5 Tr.

Konstitutionelle Komponente beachten. Große Hastigkeit läßt, besonders in der Ruhe, den Grad der Abspannung erkennen. Am Sonntag sind alle Beschwerden viel schlimmer. Wenn etwas Ruhe eintritt, kann der Pat. auch nicht sitzen, während z.B. Sport oder Tanz deutlich zur Besserung der Beschwerden führen. Kopfschmerzen, Wallungen, Herzbeklemmungen und Obstipation beschreiben das Bild deutlich mit.

Acidum silicicum *(Silicea)*

und

Delphinium staphisagria

(Staphisagria)

sind entsprechend dem Konstitutionsbild einzusetzen.

Zincum metallicum

D30 Tabl.
1 x wöchentl. 1 Tabl. im Mund zergehen lassen.
Das Mittel wird heute häufig gebraucht, gerade im Bereich der vegetativen Störung. Bei ihm besteht Kopfdruck besonders an der Stirn, daneben Gedächtnisschwäche, Zittern, Muskelzucken. Schlüsselsymptom ist die große Unruhe, besonders in den Füßen. In den Händen eher Einschlafgefühl. Lähmungsgefühl im Rücken (LWS), nimmt beim Sitzen noch zu.
Die vegetativen Störungen sind in ihrer Symptomatik reich, sie treten besonders im Gefolge überstandener Krankheit auf.

Kephalgie

Krankheitsbild: Die Kopfschmerzen als ein besonderes Symptom erfordern eine gewissenhafte, auch gebietsärztlich durchgeführte, neurologische und internistische Untersuchung und Diagnose. Auch eine biographische Anamnese ist notwendig sowie die Beachtung eventueller Leitsymptome. Im *klinischen Bereich* unterscheiden wir dann
- die vaskulären Kopfschmerzen, die später bei der vaskulären Migräne besprochen werden,
- den Spannungskopfschmerz, bei dem emotionaler Streß zur Vasokonstriktion führt
- und schließlich noch den Spannungskopfschmerz als Folge lokalisierter Verspannung der Muskulatur sowohl des Nackens als auch im Kopfbereich.
- Posttraumatischer Kopfschmerz kann mitunter eine Kephalgie verursachen.
- Die Hypertonie ist in der Lage, Kopfschmerzen auszulösen, aber auch
- zerebrale Mangeldurchblutung führt zu solchen Beschwerden.

Bei den genannten Untersuchungen werden andere Prozesse, wie Tumor, Hämatome, Meningitis, Arteriitis, zervikale Störungen und Neuralgien ausgeschlossen.

Konventionelle Therapie

Beschränkt sich auf die Ausschaltung bekannter Ursachen und die palliative Behandlung mit Schmerzmitteln.

Homöopathische Therapie

Sie richtet sich nach der Causa: Geistige Überforderung, Überanstrengung der Augen, Folgen von Traumata, Erkrankung der ableitenden Wege, Rheumaerkrankungen. Auch der bei Neurasthenikern und überempfindlichen Individuen auftretende Kopfschmerz wird entsprechend der Symptomatik behandelt.

Alterskopfschmerz

Konstitutionsmerkmale beachten und auswählen zwischen

Aurum metallicum

D30 Tabl. wöchentl. 1 Tabl.

Arnica montana

D30 Tabl. wöchentl. 1 Tabl.

Barium carbonicum

D30 Tabl. wöchentl. 1 Tabl.

Apis mellifica

D30 Tabl. wöchentl. 1 Tabl.

Conium maculatum

D30 Tabl. wöchentl. 1 Tabl.

Kopfschmerz nach Verletzungen oder Gehirnerschütterung

Arnica montana
D12 Dil.
1 x tägl. 5 Tr.

Hypericum perforatum
D12 Dil.
1 x tägl. 5 Tr.

Ruta graveolens
D12 Dil.
1 x tägl. 5 Tr.

Natrium sulfuricum
D12 Dil.
1 x tägl. 5 Tr.

Kopfschmerz durch nervöse Störung oder unbekannter Genese

Cimicifuga racemosa *(Cimicifuga)*
D1–D3
3 x tägl. 5 Tr.
Drückender Kopfschmerz im Hinterkopf, melancholische, hypochondrische Stimmung.
Abendliche Verschlimmerung. Im Freien und bei Bewegung besser.

Chamomilla recutita *(Chamomilla)*
D3–D6 Dil., 3 x tägl. 5 Tr.
D12 Dil., 1 x tägl. 5 Tr.
D30 Dil., 1 x wöchentl. 5 Tr.
Überempfindliche Kinder und Frauen mit heftigsten Schmerzen, großer allgemeiner und natürlicher Unruhe. Kopfschweiß. Eine Wange rot, die andere blaß, Schmerzen strahlen aus bis in die Zähne und Ohren.

Coffea arabica *(Coffea)*
D6 Dil., 3 x tägl. 5 Tr.
D12 Dil., 1 x tägl. 5 Tr.
D30 Dil., 1 x wöchentl. 5 Tr.
Äußerst empfindliche Sinne, Schmerzen sind unerträglich; große Reizbarkeit, Jammern und Klagen. Schlaflosigkeit, Herzklopfen, Ruhelosigkeit. Ein Nagel scheint in den Scheitel eingetrieben zu sein.

Anamirta cocculus *(Cocculus)*
D6 Dil., 3 x tägl. 5 Tr.
D12 Dil., 1 x tägl. 5 Tr.
Hinterkopfschmerz mit Spinalirritation. Gefühl, als schließe und öffne sich der Kopf, aber auch Schweregefühl des Kopfes. Nach Nachtwachen. Wichtigstes Mittel bei Schlafdefizit.

Acidum silicicum *(Silicea)*
D6 Dil., 3 x tägl. 5 Tr.
D12 Dil., 1 x tägl. 5 Tr.
D30 Dil., 1 x wöchentl. 5 Tr.
Die Schmerzen ziehen scharf vom Nakken her über den Scheitel zum rechten Auge hin und treten periodisch auf. Die eigene Stimme wird als schmerzhaft empfunden. Besserung in Ruhe und im Liegen; warmes Einölen des Kopfes wird als angenehm empfunden. Alles schlimmer durch Kälte, Bewegung und Lärm, besonders in der Nacht. Häufig Kopfschmerzen als Folge geistiger Überanstrengung mit unterdrücktem Schweiß.

Delphinium straphisagria *(Staphisagria)*
D6 Dil., 3 x tägl. 5 Tr.
D12 Dil., 1 x tägl. 5 Tr.
Hauptmittel, wenn die Kopfschmerzen nach heftigem Ärger oder sexuellen Exzessen auftreten. Das »Gehirn ist wie zerrissen«, besonders früh beim Aufstehen. Bewegung verschlimmert, Besserung in Ruhe und Wärme.
Die Kopfschmerzen vergehen nach starkem Gähnen.

Migräne

Krankheitsbild: Die pathogenetischen Zusammenhänge der Hemikranie sind nur unbefriedigend zu erklären. Familiäre Belastung scheint zu bestehen. Die Schmerzattacke überfällt den Patienten aus vollem Wohlbefinden, einseitig (auch Seitenwechsel möglich), oft pulssynchroner Schmerz, nicht selten von Visusstörungen begleitet. Übelkeit und Erbrechen. Unregelmäßiges Auftreten. Pathogenetische Beziehungen zu anderen Krankheiten bestehen selten.
Diagnose: Bei schweren Attacken sind Aneurysmen, Tumoren, arteriovenöse Angiome auszuschließen (gebietsärztlich).

Konventionelle Therapie

Als Basistherapie können verordnet werden:
Dihydergot® retard 1 1/2 bis 3 Tabl. tägl.
Bei Hypertonie: Hydergin® 3 x tägl. 5 Tr. evtl. in Verbindung mit Belladonna-Präparaten; zur Nacht 1 Tabl.
Bei ausbleibendem Effekt lohnt der Versuch mit Deseril® retard.
Anfallskupierung ist zu Beginn mit Dihydergot® 1 ml s.c. oder Cafergot Pb® (jedoch nicht in allen Fällen) zu erreichen.

Homöopathische Therapie

Im Intervall empfiehlt sich die Konstitutionsbehandlung. Im Anfall wird nach dem Simile-Prinzip ausgewählt.
Als Abortivkur werden

Aconitum napellus *(Aconitum)*
D3 Dil., 3 Tr.
und

Atropa belladonna *(Belladonna)*
D3 Dil., 3 Tr.
in viertelstündlichem Wechsel gegeben. Wenn nach einer Stunde kein Erfolg eingetreten ist, wird abgebrochen.

Spigelia anthelmia *(Spigelia)*
D3 Dil., 3 x tägl. 5 Tr.
D12 Dil., 1 x tägl. 5 Tr.
Schmerzen über dem linken Auge. Lanzierender, reißender Schmerz, ausstrahlend.
Herzklopfen, Galleerbrechen.
Schmerzen steigen und fallen mit der Sonne.

Chelidonium majus *(Chelidonium)*
D3 Dil.
3 x tägl. 5 Tr.
Schmerzen im und über dem rechten Auge, reißend. Immer verein: mit Gallen- und Lebererkrankungen und Diätfehlern.

Iris versicolor *(Iris)*
D6 Dil., 3 x tägl. 5 Tr.
D12 Dil., 1 x tägl. 5 Tr.
Meist rechtsseitig periodisch auftretende Schmerzen. Immer an Ruhetagen nach beruflicher Arbeit (Wochenendmigräne). Nach schweren geistigen Arbeiten aber auch unter der Woche. Die Schmerzen liegen über den Augen und haben klopfenden Charakter. Das Erbrochene ist bitter und sauer. Durchfälle. Visusstörungen.

Gelsemium sempervirens *(Gelsemium)*
D6 Dil., 3 x tägl. 5 Tr.
D12 Dil., 1 x tägl. 5 Tr.
D30 Dil., 1 x wöchentl. 5 Tr.
Sehstörungen (Flimmern, Halbsichtigkeit, »Blindsein«). Die Schmerzen ziehen vom Nacken zu einem Auge hin und schlagen sich krampfartig wie ein Band um den Kopf. Am Ende des Anfalls steht immer eine starke Polyurie.

Alle anderen Mittel haben meist Konstitutionsmittel-Charakter und sind von diesen Gesichtspunkten aus zu suchen. Hierzu zählen Calcium carbonicum, Sepia, Platinum metallicum, Pulsatilla, Cocculus, Natrium chloratum, Zincum metallicum, Stannum metallicum, Sulfur, Kalium carbonicum.

Vertigo, allgemein

Krankheitsbild: Beim Schwindel handelt es sich um anfallsweise oder auch dauernd auftretende Störungen des Vestibularorganes oder anderer Organsysteme (Kreislauf, Nervensystem). Wir unterscheiden

- Anfallschwindel mit Drehschwindel, Ohrensausen, Übelkeit, Erbrechen und Schwerhörigkeit (z.B. Ménière).
- Dauerschwindel bei Felsenbein-Traumata, Neuronitis vestibularis, Innenohrschwerhörigkeit oder Labyrinthitis.
- Lageschwindel bei Alkohol- oder Hypnotika-Abusus.
- Belastungsschwindel z.B. bei Lagewechsel oder bei Fahrt mit der Achterbahn, auch bei schnellem Aufsteigen von Segel- oder Sportflugzeugen.
- Höhenschwindel.

Diagnose: Grundkrankheiten müssen sorgfältig gebietsärztlich abgeklärt werden.

Konventionelle Therapie

Bleibt leider oft ohne Erfolg.

Homöopathische Therapie

Schwindel bei Veränderungen der HWS

Araneus diadematus *(Aranea diadema)*

D12 Dil., 1 x tägl. 5 Tr.
D30 Dil., 1 x wöchentl. 5 Tr.

Schwindel mit Kopf-Nacken-schmerzen

Fabiana imbricata *(Pichi-Pichi)*

D4 als Quaddeln rechts und links der HWS und im Subokzipitalbereich.

Schwindel als einziges Symptom

Vorausgegangene Untersuchungen o.B.

Nicotiana tabacum *(Tabacum)*

D12 Dil. 1 x tägl. 5 Tr.
D30 Dil. 1 x wöchentl. 5 Tr.
D200 Dil., alle 2 Wochen 5 Tr.
Schwindel mit Gesichtsblässe und kaltem Schweiß, Übelkeit, mitunter auch Durchfälle, Herzklopfen und Angina pectoris.
Der Schwindel wird sofort besser im Liegen, schlechter beim Aufstehen; taumelnder Gang, kalter Schweiß auf der Stirn.

Anamirta cocculus *(Cocculus)*

D2–D6 Dil., 3 x tägl. 5 Tr.
C30 Dil., 1 x wöchentl. 5 Tr.
Erfolg bei Kinetosen. Verschlechterung durch Essen. Leeregefühl im Kopf; Gefühl, als schließe und öffne sich der Kopf.

Datura stramonium *(Stramonium)*

D6 Dil., 3 x tägl. 5 Tr.
D12 Dil., 1 x tägl. 5 Tr.
Schwindel beim Gehen im Dunkeln und bei geschlossenen Augen vorhanden.

Strychnos nux vomica *(Nux vomica)*

D6 Dil., 3 x tägl. 5 Tr.
D30 Dil., 1 x wöchentl. 5 Tr.
Folge von Magen- und Darmstörungen; auch nach geistiger Übermüdung und nach Gemütserregung, aber auch nach zu reichlichem Genuß von Alkoholika.

Conium maculatum *(Conium)*

D6 Dil., 3 x tägl. 5 Tr.
C30 Dil., 2 x wöchentl. 5 Tr.
Schwindel im Alter, besonders bei völligem Nachlassen der Muskelkraft und beim Niederlegen und Liegen.

Schwindel, Neigung nach vorne zu fallen

Cicuta virosa

D6 Dil., 3 x tägl. 5 Tr.

Amanita muscaria *(Agaricus)*

D6 Dil., 3 x tägl. 5 Tr.

Rhus toxicodendron

D6 Dil., 3 x tägl. 5 Tr.

Acidum silicicum *(Silicea)*

D12 Dil., 2 x tägl. 5 Tr.

Schwindel, Neigung nach hinten zu fallen

Atropa belladonna *(Beladonna)*

D4 Dil., 2 x stündl. 5 Tr.
D6 Dil., 3 x tägl. 5 Tr.
D30 Dil., 2 x wöchentl. 5 Tr.

Cinchona succirubra *(China)*

D3 Dil., 3 x tägl. 5 Tr.

Strychnos nux vomica *(Nux vomica)*

D6 Dil., 3 x tägl. 5 Tr.
D12 Dil., 1 x tägl. 5 Tr.

Neurologische Traumatologie

Krankheitsbild: Verletzung peripherer Nerven, Plexusbelastung, Contusio spinalis oder cerebri, Commotio cerebri, zentrale Traumata. Auch hier ist neurologische Behandlung, zumindestens gebietsärztliche Untersuchung notwendig, um psychische Phänomene auszuschalten (auch Rentenbedürfnis).
Diagnose ist selbstverständlich gebietsärztlicherseits zu klären und auch entsprechend zu behandeln.

Konventionelle Therapie

Wenn die klinische Behandlung abgeschlossen und der Patient wieder zu Hause ist, er aber weiter Beschwerden äußert, kann eine allgemeinärztliche, homöopathische Behandlung angeschlossen werden.

Homöopathische Therapie

In den meisten Fällen ist sie selbst bei schweren Beschwerden und bei lange zurückliegenden Unfällen mit sehr gutem Erfolg durchzuführen.

Arnica montana *(Arnica)*

D4 Dil., 6 x tägl. 5 Tr.
D30 Dil., 2 x wöchentl. 5 Tr.
Hauptmittel bei Zuständen nach traumatischer Schädigung mit Blutungen oder Blutergüssen, mit Commotio und Contusio cerebri.

Gelsemium sempervirens *(Gelsemium)*

D6 Dil., 3 x tägl. 5 Tr.
C30 Dil., 3 x wöchentl. 5 Tr.
Wichtiges Mittel bei nervöser und körperlicher Schwäche, vasomotorisch bedingten Kopfschmerzen. Das Gesicht ist rot, der Kopf wie vergrößert. Ebenso bei Herzbeschwerden mit dem Gefühl, als ob das Herz stillstehen würde. Kälte der Hände und der Füße.
Häufig auftretende Polyurie und damit eine Besserung der Beschwerden.

Hypericum perforatum *(Hypericum)*

D4 Dil., 3 x tägl. 5 Tr.
C30 Dil., alle 2 Tage 5 Tr.
Wertvolles Mittel bei traumatischer Schädigung des Nervensystems, besonders bei Traumata aller mit reichlichen Empfindungsnerven ausgestatteten Gewebe, wie Fingerspitzen, Schädel etc.

Natrium sulfuricum

D12 Dil., 1 x tägl. 5 Tr.
C30 Dil., 1 x wöchentl. 5 Tr.
D200 Dil., 1 x monatl. 5 Tr.
Bei allen Spätschäden nach Schädeltraumen, ausgezeichnet wirksam, wenn alle anderen Mittel versagen.

Ruta graveolens *(Ruta)*

D3 - D6 Dil.
akut: 2 x stündl. 5 Tr.
nach 1 Woche: 3 x tägl. 5 Tr.
Folge von Traumen, Quetschungen, Kontusion und Distorsion, besonders an Knochen und Knorpel, außerdem an Sehnen.

Anmerkung: Bei der homöopathischen Behandlung der Erkrankungen des Nervensystems können wir mitunter ausgezeichnete Erfolge erzielen. Ich selbst habe in meiner Praxis in den hier aufgeführten Bereichen gute bis sehr gute Ergebnisse gehabt, wobei ich immer wieder darauf hinweisen will, daß eine gebietsärztliche Unterstützung in der Diagnostik und auch eine Abklärung über die Therapie konventioneller und homöopathischer Art zu geschehen hat. Wir kennen die Interaktion zwischen homöopathischen und allopathischen Mitteln nicht genau genug, um zu wissen, welche Veränderungen hierbei auftreten können und welche Möglichkeiten bestehen. Deswegen ist grundsätzlich eine Absprache mit dem behandelnden Fachkollegen anzuraten, um den Patienten in keinem Fall zu schaden.

Herz-Kreislauferkrankungen

Hypertonie, allgemein

Der Bluthochdruck ist eine Regulationskrankheit. Bei gesunden Menschen wird der Blutdruck in Ruhe auf eine bestimmte Höhe einreguliert. Dies setzt eine ausreichende Herzkraft und ein funktionstüchtiges Gefäßsystem voraus. Der Arteriensystemdruck wird durch entsprechende Herzleistung aufrechterhalten; bei übermäßiger Leistung des Herzens entsteht der Leistungshochdruck. Sind die peripheren Widerstände in der Stromwand zu hoch, wie z.B. bei Kapillar- und Arteriolenengstellung oder bei verminderter Elastizität der Gefäße (Nephritis, Arteriosklerose), so entsteht ein Widerstandshochdruck. Die wichtigste Aufgabe des Kreislaufes ist es, die Blutversorgung in jedem Fall zu gewährleisten. Bei Hindernissen in der Strombahn steigt die Herzleistung an, um das Hindernis durch erhöhten Druck zu überwinden. Dieser sogenannte Erfordernishochdruck entsteht z.B. durch Blutdruckanstieg bei Anstrengungen, ebenso aber bei Erkrankung, z.B. Aorteninsuffizienz, Arteriosklerose kleiner Arterien, oder bei arteriellen Embolien, auch bei der Aortenisthmusstenose.

Herzleistung, Schlagfolge des Herzens und peripherer Widerstand werden durch eine Reihe von Steuerungsorganen aufeinander abgestimmt. Über Vagus und Sympathikus werden vasodilatatorische Impulse (über das cholinergische System) und vasokonstriktorische Erregung (über das adrenerge System) geleitet. Überträgerstoffe sind Noradrenalin und Acetylcholin. Sie bewirken Abfall bzw. Anstieg des Blutdruckes, allerdings nur kurzzeitig. Außerdem gibt es regulative Reflexe, über vaso-vasale Reflexe von der Aorta oder vom Karotissinus aus, aber auch über viszero-vasale Reflexe von den Eingeweiden her; auch Reflexe von der Haut (Abkühlung, Erwärmung, mechanische Reizung) spielen mit. Hinzu kommen hormonelle Einflüsse der Blutdruckregulierung und periphere Faktoren, aber auch Genußmittelabusus und psychische Stressoren.

Krankheitsbild: Der Hochdruck bleibt zunächst symptomlos und wird oft eher zufällig bei Routineuntersuchungen entdeckt. Später entstehen Beschwerden allgemeiner Art: Kopfdruck, Schwächegefühle, Schwindel, Atemnot beim Steigen, Herzbeschwerden; bei Anstrengung auch einmal Klopfen am Hals, beim Niederlegen an den Schläfen, Pulsgeräusche in den Ohren, seltener Sehstörung, Schlafstörung, Nykturie. Der Puls ist hart und gespannt, A2 bei der Herzauskultation betont.

Diagnose: Der Blutdruck sollte nach Möglichkeit stets an beiden Armen und immer in der gleichen Lage des Patienten gemessen werden, um vergleichbare Werte zu erhalten. Der an den Beinen gemessene Wert liegt ca. 40–50 mm höher (Ausnahme ist die Aortenisthmusstenose). Wenn Sie die Blutdruckmessung nicht selbst vornehmen, so sollten Sie Ihre Helferin exakt einweisen. Mißt der Patient den Blutdruck zu Hause, sind Fehlerquellen einzukalkulieren; ohne sorgfältige und geduldige Anleitung kann er keine brauchbare Kontrollmessung durchführen.

Bei weiterem Fortschreiten im Augenhintergrund Kreuzungsphänomene. Sehr wichtig bei bestehendem Hochdruck ist die weiterführende Diagnostik, besonders im uropoetischen System. Ausschluß einer Isthmusstenose.

Bei paroxysmalem Hochdruck Paragangliome suchen, notfalls operativ entfernen lassen. Diagnostisch wichtig ist es, die Kreislaufuntersuchung nicht nur in Ruhe, sondern auch bei Belastung durchzuführen.
Ist im Anfangsstadium die Diagnose nicht klar, haben wir die Möglichkeit, durch entsprechende körperliche Belastung (Ergometer) die Kreislaufbelastung zu prüfen und die Dauer bis zur Rückkehr zum Ausgangswert zu bestimmen: Eine Verzögerung spricht für einen Hypertonus. Eine gleiche Situation ergibt sich im Kälteversuch: Eine Hand des Patienten kommt in Ruhe eine Minute lang in Eiswasser bei 4° C; dann wird sofort, nach 1/2, nach 1, nach 2 und nach 3 Minuten am anderen Arm der Blutdruck gemessen. Beim Gesunden beträgt der Anstieg 10–20 mmHg, steigt der Blutdruck über 35 mmHg an und hält sich auch eine Weile auf dieser Höhe, dann liegt ein Hypertonus vor. Während der Therapie ist die regelmäßige Blutdruckkontrolle selbstverständlich unerläßlich.
Therapie/Allgemein: Physikalische und diätetische Maßnahmen. Die Lebensweise des Patienten (Tagesablauf, Arbeitszeit, Bewegung und Ruhe, Ernährung) müssen umgestellt werden; seelische Stressoren sollten reduziert werden. Da fast alle Medikamente der konventionellen Medizin nach gewisser Zeit eine herabgesetzte Wirkung haben, ist die allgemeine Umstellung – Grundsatz auch der konventionellen Medizin – unerläßlich.
Eine salz- und eiweißarme Diät, idealerweise eine lakto-vegetabile oder vegetarische Kost, ist anzuraten. Flüssigkeitszufuhr sollte auf einen bis eineinhalb Liter pro Tag beschränkt werden, wobei darauf zu achten ist, daß viele Mineralwässer stark Natrium- und Kochsalz-haltig sind. Zur Diureseförderung eignen sich z.B. Reis- oder Apfelreiskuren, auch Rohkosttage. Gewichtsreduktion zum Normalgewicht ist anzustreben.

Konventionelle Therapie

Alle bisher bekannten blutdrucksenkenden Mittel wirken nur symptomatisch, ihre Wirkung hört bei Absetzen der Mittel auf. Folgende Regeln gelten:
- Keine plötzliche Unterbrechung der Therapie, weil dadurch plötzliche und lebensgefährliche Anstiege des Blutdrucks ausgelöst werden können.
- Kein Medikationswechsel, außer es treten heftige Nebenwirkungen auf.
- Keine intermittierende Behandlung, da sonst die Gefahr einer immer mehr zunehmenden Resistenz gegen die Therapie besteht. Niemals Absetzen nach Erreichen der Normotonie. Nach frühestens zwei bis drei Jahren langsames Ausschleichen.
- Immer wieder erneute Belehrung des Patienten wegen der Nebenwirkungen der Medikamente. Diese Belehrung gilt insbesondere auch für alle autofahrenden Patienten.
- *Sympathikushemmer* ersetzen die Ganglienblocker. Diese wirken durch Hemmung der Sympathikuserregung (Guanethidin, Ismelin®). Man beginnt mit 10 mg täglich und kann bis etwa 200 bis 300 mg steigern. Nebenwirkungen: orthostatische Probleme, Peristaltikerhöhung, Adynamie.

Catapresan® 0,15 bis 3 mg täglich; wirkt kurz sympathikomimetisch, danach Blutdrucksenkung. Nebenwirkung: Trockenheit im Mund, Schlafstörungen.
- *Alpha-Methyldopa* hemmt zentrale und periphere Aktivität des Sympathikus (Presinol®, Sembrina®, 0,5 bis 2,5 mg tägl.). Nebenwirkungen: Depressionen, Verwirrtheit, Parkinsonismus, Schlafstörungen.

Hydralazinsulfat (Nepresol®) sollte nur bei sorgfältiger kardiologischer Kontrolle gegeben werden. Nebenwirkungen: Tachykardie, Kopfschmerzen, Angina pectoris, Nausea, Schwindel, Psychosen; Arthritiden können aktiviert werden.
- *Aldosteronantagonisten,* Spironolacton (Aldactone®), Triampteren, Hydromedin®, Baycaron®. Nebenwirkungen: Großer Kaliumverlust, mitunter Erbrechen, Durchfälle, Thrombozytopenie, Leukozytopenie!
- *Saluretika* werden häufig als Basistherapie in Kombination mit anderen Mitteln empfohlen, allein haben sie nur schwache Wirkung auf den Blutdruck. Man sollte sie immer mit salzarmer Kost geben, max. 3-4 g Kochsalz pro Tag. Zu den kurz wirkenden Saluretika gehört Lasix®, zu den länger wirkenden Esidrix®, Saltucin®; größere Langzeitwirkung hat Hygroton®. Immer ist gleichzeitige Kaliumzufuhr zu empfehlen.
- *Rauwolfia serpentina* senkt den Blutdruck wahrscheinlich über eine neurogene Komponente. Wirkungseintritt verhältnismäßig schnell, Wirkung hält nach Absetzen noch einige Zeit an. Verträglichkeit nicht immer gut. Magenbeschwerden, Mattigkeit, depressive Stimmung, Durchfälle, Erbrechen, Bradykardie, Knöchelödeme, Impotenz.
- *Peripher angreifende Abkömmlinge* des Theobromins und anderer Purinkörper haben zunächst eine gute Wirkung durch ihren peripheren Angriff. Bei schweren Hochdruckformen aber nur äußerst kurzfristige, vorübergehende Wirkung.
- In der *Phytotherapie* werden Crataegus, Viscum und Juniperus angewendet. In diese Gruppe gehört z.B. Asgoviscum®.
Magnesiumverbindungen: Beeinflussung stenokardischer Beschwerden. Wirken sedierend ohne Ermüdung und spasmenlösend. Wirkung ist also gleichzeitig zentral und peripher.

Es gibt verschiedene Präparate auf dem Markt, die eine Kombination der oben genannten Medikamente darstellen.

Homöopathische Therapie

Aconitum napellus *(Aconitum)*

D6, D12 Dil.
Im akuten Zustand 2stündl., später 3 x tägl. 5 Tr. auf die Zunge.
Der Blutdruck schnellt in die Höhe; Causa häufig ein Wetterwechsel; Pat. hat sehr große Angst, ist sehr unruhig, wirft sich hin und her; harter, schneller Puls. Zu starke Wärme und auch Kälte verschlimmern. Berührung wird als unangenehm empfunden. Frische Luft und Ruhe bessern.

Arnica montana *(Arnica)*

D4, D6 Dil.
3 x tägl. 5 Tr.
Zerschlagenheitsgefühl am ganzen Körper. Wo der Patient auch liegt, alles ist zu hart. Kopf und Oberkörper heiß, Unterkörper kalt. Besonders nachts treten diese Zustände auf, aber auch nach Anstrengung.

Atropa belladonna *(Belladonna)*

D3, D6, D12 Dil.
Bei akuten Zuständen 2stündl. 5 Tr.
sonst 3 x tägl. 5 Tr.
Akut auftretende Beschwerden mit Röte des Gesichts. Kopf ist heiß, schmerzhaftes Pulsieren mit Blutandrang in den Schlagadern am Kopf. Beschwerden kommen plötzlich, Bewegungsschwindel, Erschütterung des Bettes verschlimmert. Ruhe bessert, alles andere verschlimmert.

Naja naja *(Naja tripudians)*

D 12 Dil., 2 x tägl. 5 Tr.
D 30 Dil., 1 x tägl. 5 Tr.
Krampfartige Herzschmerzen mit Ausstrahlen in den linken Arm. Erhöhter Blutdruck, dabei strahlen die Schmerzen auch zur linken Halsseite und zum linken Ohr aus. Große Angst und Erregungszustände, Beschwerden kommen meist nachts. Patient ist depressiv, trägt sich mit Suizidgedanken.

Epinephrinum *(Adrenalinum)*

akut: parenteral D 30
Weiterbehandlung:
D 30 Dil. 1 x tägl. 5 Tr.
Causa: Aufregung oder sehr große Anstrengung. Plötzlich auftretendes Herzklopfen und Angstgefühl. Der Hals wird zu eng, der Kragen muß geöffnet werden, Puls jagt mit Klopfen im Kopf und in den Arterien, Schweißausbrüche, eiskalte Extremitäten, Zittern der Hände. Kann nicht ruhig sitzen, heißer Kopf. Wärme verschlimmert, Kälte bessert, Ruhe verschlimmert.

Aurum metallicum

D 12 Dil./Tabl.
1 x tägl. 5 Tr. oder 1 Tabl.
Cholerischer Hypertoniker mit rotem Gesicht, fast präapoplektisches Aussehen. Patient ist depressiv hypochondrisch, verträgt keinen Widerspruch. Ist lebhaft, ruhelos, um die Zukunft besorgt, alle Beschwerden sind im Winter viel schlimmer. Patienten mit großer Aktivität und sehr großer Kreativität. Trotz des Aspektes werden die Beschwerden alle besser durch Wärme, verschlimmern sich aber durch Ruhe und Kälte. Kalte Anwendungen tun dem Patienten dagegen gut.

Barium jodatum

D 12 Tabl.
abends 1 Tabl.
Allgemein retardierte Sklerotiker mit ängstlicher Kraftlosigkeit, Schlafsucht. Allgemein sehr müde, aber dann plötzlich erethisch reagierend.

Pulsatilla patens *(Pulsatilla)*

D 30 Dil. - D 200 Dil.
1–2 x wöchentl. 1 Gabe
Mittel zur Dauerbehandlung auch bei Männern jenseits des 50. Lebensjahres mit Neigung zu Völlegefühl im Bauch und viel Kopfschmerzen geeignet. Allgemeine Entschlußlosigkeit, Weinerlichkeit, Langsamkeit, sehr kalte Extremitäten und wenig Durst.
Durch Wärme wird alles schlimmer, durch Kälte und Bewegung wird alles besser.

Sulfur

D 30 - D 200 Dil./Tabl.
1 x wöchentl. 1 Gabe zur Dauermedikation
Rote, manchmal etwas ungepflegte, gutgenährte (oder aber sehr magere) Patienten, mit großem Verlangen nach Süßigkeiten, gelegentlich auch nach Alkohol. Nachts heiße Füße im Bett, die herausgestreckt werden müssen. Tagsüber kalte Extremitäten. Schleimhautgrenze ist meist etwas gerötet, Haut etwas schmutzig. Aufgeregte Patienten, die bei jeder Kleinigkeit aus der Haut fahren. Wirkungseintritt erst nach wenigen Wochen, aber dann meist sehr gut, wenn Arzneimittelbild zur Konstitution des Patienten paßt.

Viscum album

D2, D4 Dil.
2–3 x tägl. 5 Tr.
Patienten mittleren und höheren Lebensalters, mit Hochdruck, Kopfschmerz und Schwindel. Parästhesien in den Extremitäten. Gefühl, als wäre ein Brett vor dem Kopf. Entschlußlosigkeit, Vergeßlichkeit. Gutes Mittel bei älteren, deutlich sklerotischen Patienten.

Renale Hypertonie

Der »blasse Hochdruck« *(Vollhard)* geht einher mit peripheren Durchblutungsstörungen und Drosselung der Arteriolen. Folgeerscheinungen der erkrankten Nierensubstanz machen sich bemerkbar. Die gebietsärztliche Betreuung (Diagnostik) und Einleitung der Therapie ist zwingend.

Therapie/Allgemein: Es gelten die gleichen Grundsätze, die im Abschnitt Hypertonie aufgezeichnet und dargelegt sind. Es muß aber durch Berücksichtigung der pathophysiologischen Besonderheiten der Niereninsuffizienz die Therapie noch selektiver gestaltet werden. Das bedeutet, daß die Diät deutlich strenger sein soll, Natrium-, also auch Kochsalzgehalt muß eingestellt werden. Zur Klarstellung des Schweregrades müssen regelmäßig Kontrollen der Kreatininclearance durchgeführt werden. Denn viele Arzneimittel und ihre Metaboliten werden durch die Nieren ausgeschieden und kumulieren daher mit zunehmender Einschränkung der Nierenfunktion. Darüber hinaus können bei der Niereninsuffizienz der Verteilungsraum, die Plasmaeiweißbindung und die Matabolisierung in der Leber verändert sein. Umgekehrt wissen wir, daß einige Arzneimittel, wenn sie kumulieren, ihrerseits die Nierenfunktion erheblich beeinträchtigen. Das hat dazu geführt, daß man in der Behandlung der renalen Hypertonie zunächst einmal sehr zurückhaltend war. Heute erkennt man die Gefahr der vorübergehenden Abnahme des Glomerulumfiltrats als viel geringer als man das Risiko eines nichtbehandelten Hochdrucks einschätzt. Abgesehen von diesen Bedenken kann man auch sagen, daß die *terminale* Niereninsuffizienz dank einer chronischen Hämodialyse heute ein wesentlich geringeres therapeutisches Problem darstellt, als die zerebrale Massenblutung einer nicht behandelten Hypertonie.

Konventionelle Therapie

Sie reicht von einfacher antihypertensiver Behandlung bis hin zur chronischen Hämodialyse und liegt immer in gebietsärztlichen Händen. Kritische Blutdrucksituationen - diastolische Blutdruckwerte über 140 mmHg - gehören in klinische Behandlung.

Homöopathische Therapie

Bei chronisch verlaufenden Fällen kann man *neben der konventionellen Therapie* auch die homöopathische Therapie einsetzen.
Als geeignetes Mittel ist hier *Plumbum metallicum* zu nennen. Blei zeigt in der Pharmakodynamik graue, gelblich-weiße Blässe der Haut, das sogenannte Bleikolorit. Dessen Ursache ist nicht in erster Linie eine bestehende Anämie, sondern mehr der Ausdruck von konstriktorischen Veränderungen in den Arteriolen und Kapillaren, bedingt durch die Bleivergiftung. Diese Spasmen sind an Netzhautgefäßen leicht und gut zu erkennen. Der Augenarzt ist in jedem Fall, wie schon oben erwähnt, hinzuzuziehen. Die toxische Wirkung von Blei führt nach

Jahren zum typischen Bild einer arteriosklerotischen Schrumpfniere, die an sich ein terminales Nierenbild darstellt. Das *homöopathische Arzneimittelbild* von Plumbum entspricht der bekannten Toxikologie.

Plumbum metallicum

D6 Tabl., 1 x tägl. 1 Tabl.
oder
D12 Tabl., 2 x wöchentl. 1 Tabl.
oder, bei sehr alten Fällen,
D30 Tabl., 1 x wöchentl. 1 Tabl.
frühmorgens nüchtern.

Arteriosklerose, Hypertonie mit blasser Haut, Nierenerkrankung, trockene Haut. Der Patient ist meist mager, äußerst frostig, infektempfindlich und geistig verlangsamt.

Eine Verschlimmerung aller Beschwerden tritt auf bei Kälte, bei Bewegung, nachts, bei körperlicher und geistiger Arbeit.

In Kombination mit im konventionellen Bereich gebräuchlichen Arzneimitteln, bei denen der Patient einigermaßen kompensiert leben kann, bei denen aber meist die diastolischen Blutdruckwerte nicht sonderlich herabgedrückt werden können, kann man mit *Plumbum metallicum* D12, oder bei sehr alten Fällen D30 genommen, nach einigen Wochen schon einen Erfolg sehen.

Hypotonie

Der am liegenden Patienten gemessene systolische Blutdruck-Ruhewert liegt bei der Hypotonie beim Mann 105 mm Hg, bei der Frau unter 100 mm Hg.

1. *Primär konstitutionelle Hypotonie,* auch als essentielle oder genuine Hypotonie bezeichnet; sie ist gekennzeichnet durch einen dominanten Erbgang; wir finden sie häufig bei der asthenisch-vasolabilen Konstitution.

2. *Sekundär symptomatische Hypotonie,* als Begleitsympotom einer übergeordneten, organischen Erkrankung oder einer funktionellen Störung. Bei dieser Art der Hypotonie finden wir folgende Möglichkeiten: Kardiale Form, Kollapsform, Schockformen, Formen bei oder nach Erkrankungen innersekretorischer Ursache, die kachektische Form, die anämische Form und die Erschöpfungshypotonien.

Krankheitsbild: Der Hypotoniker ist müde, schlaff, sowohl in körperlicher Haltung, als auch in psychischer Hinsicht. Häufig feuchtkalte Hände und Füße und alle Zeichen einer Vasolabilität, wie Erröten, Blaßwerden, Schweißausbrüche; dazu gehören häufig noch Polyurie und andere vegetativ-nervöse Störungen.

Therapie/Allgemein: Fehlen subjektive Beschwerden, wie ja häufig bei der familiär konstitutionellen Hypotonie, so sind keine therapeutischen Maßnahmen erforderlich. Wir sehen oft, daß Hypotoniker so auf ihre Blutdruckhöhe fixiert sind, daß sie schon beim Nennen der Blutdruckwerte subjektive Symptome bekommen. Man sollte bei jedem nicht therapiebedürftigen Patienten abwägen, wie viel man ihm über ein Krankheitsbild, das keine Beschwerden macht, sagen sollte. Sicher behandlungsbedürftig sind Zustände von Kreislaufversagen, von vegetativen Schockreaktionen, von Kollaps. In solchen Fällen dürften klinische Intensivmethoden notwendig werden, müssen aber auch durch den Hausarzt ausgeführt werden (z.B. bei einem Volumenmangelkollaps nach schweren Blutverlusten die Infusion von Plasmaexpandern, zumindestens aber von isotonen Lösungen. Bei Narkosekollapsen sind die klinischen Intensivstationen mit ihrer therapeutischen Reichweite zur Stelle.

Konventionelle Therapie

Entspannungskollaps, also bei der banalen Ohnmacht, oder Wundschock: Akrinor®, Novadral, Effortil®,.
Paralytischer Kollaps: Peripherin®-Tropfen. Pervitin®.
Bei der Schockhypotonie liegt eine Verminderung der zirkulierenden Plasmamenge vor: Flachlagerung, Sauerstoffbeatmung, Dauertropfinfusion, Plasmaexpander, notfalls physiologische Kochsalzlösung. Reichliche Flüssigkeitszufuhr auch über den Magen-Darmtrakt. Wärmezufuhr bei starkem psychischen Schock, auch 5%ige Alkohollösung i.v. mit Traubenzucker.
Orthostatisches Kreislaufsyndrom: Chronische Behandlungsbedürftigkeit. Es handelt sich hier um hypotone »Schwächlinge«, bei denen eine körperliche Abhärtung unbedingt notwendig wird. Sport, hydrotherapeutische Maßnahmen, morgendliche Trockenbürstungen, absolute Abstinenz von Reizmitteln wie Alkohol, Nikotin, Kaffee (auch wenn Kaffee als besonders hilfreich angesehen wird).
Kardiazol®, Sympatol®, Coramin, Peripherin®, Carnigen®, gehören in das therapeutische Arsenal. Auch an Strychninum nitricum 3 x tägl. 1 mg, langsam steigern bis zu 3 x tägl. 8 - 10 mg, ist zu denken. Allgemeintonisierende Mittel sind nur mit Zurückhaltung zu verwenden.
Auf konventionelle Therapie konnte gänzlich verzichtet werden. Es haben sich mir die folgenden Mittel ausgezeichnet bewährt:

Homöopathische Therapie

Haplopappus baylahuen *(Haplopappus)*

D2, D3 Dil.
3 - 4 x tägl. 5 Tr. auf die Zunge,
einige Wochen lang, hat sich als besonders bewährtes Mittel bei der orthostatischen Hypotonie herausgestellt. Die Blutdruckhöhe bleibt hier unverändert, aber das subjektive Wohlbefinden der Patienten ist nach der Behandlung deutlich besser, allgemeine Arbeitslust, Frische und auch nach Anstrengung keine Erschöpfung. Vorher bestehende Depressionen verschwinden, auch der Kopfschmerz.

Kalium carbonicum

D3 - D6 Tabl.
3 x tägl. 1 Tabl.
Orthostatische Hypotonie des alten Menschen mit starker Müdigkeit und Erschöpfung, mit Neigung zur Transpiration, besonders am Rücken. Rückenschmerzen. Wärme bessert, Kälte verschlimmert, Ruhe bessert, Bewegung verschlimmert.

Phosphorus

D12 Dil
1 x tägl. 5 Tr.
oder D30 Dil
3 x wöchentl. 5 Tr.
Konstitutionelle Hypotonie mit starker Müdigkeit, Erschöpfung und Schwäche, Wetterfühligkeit und Anstrengungsverschlimmerung, außerdem Schwindel, Ohnmacht, bei Verlust von Körpersäften und allgemein lebensmüder Stimmungslage.

Veratrum album

D3 Dil.
3 x tägl. 5 Tr.
D12 Dil.
2 x tägl. 5 Tr.
Häufigst verabreichtes homöopathisches Hypotonie-Mittel bei allgemein kollapsartigen Zuständen, kaltem Schweiß auf der Stirn, eingefallene, blasse Gesichtszüge und Schwindel, Müdigkeit und Erschöpfung; nach geringer Anstrengung schon Ohnmacht.
Klinische Prüfungen bestehen *(Rost).*

Camphora

D2 - D4 Dil.
Vor dem Aufstehen morgens 5 Tr. auf die Zunge.
Bei Kollapszuständen 3-4 Tr. auf die Zunge (rasch wirksam).
Patienten zeigen große Schwäche mit Kollapsigkeit und kaltem Schweiß am ganzen Körper.

Nicotiana tabacum (*Tabacum*)

D6 Dil.
5 Tr. alle 10 Minuten
bis zum Verschwinden der Symptome. Mittel in akuter Situation, bei Kollapszuständen, Erbrechen und Durchfällen mit Sterbensübelkeit. D6 alle 10 Minuten bis zum Verschwinden der subjektiven Empfindung.
Anmerkung: Die Kreislauffunktionsprüfung (nach *Schellong)* wird in der Diagnostik einer orthostatischen Regulationsstörung ebenso prinzipiell durchgeführt wie zur Kontrolle des Behandlungsergebnisses. Dabei ruht der Patient zunächst 10 Minuten, steht dann auf und bleibt 10 Minuten stehen, danach legt er sich wieder hin; während der ganzen Zeit werden Blutdruck und Puls registriert.
Frühphase (nach dem Aufstehen):
Herzfrequenz-Zunahme nicht mehr als 30 Schläge/Minute.
Systolischer Wert bleibt gleich, kann um 30 mm Hg abfallen.
Diastolischer Wert kann um 20 mm Hg ansteigen.
Spätphase (2. bis 10. Minute im Stehen):
Herzfrequenz soll nicht mehr als 10 Schläge zunehmen; kein Unterschreiten der Ruhefrequenz.
Systolischer Wert liegt 10 - 15 mm Hg unter dem Ruhewert;
Diastolischer Wert = Ruhewert oder höher.
Blutdruckamplitude (Liegen : Stehen):
Abnahme um maximal 20 mm Hg akzeptabel.

Koronare Herzkrankheit, Angina pectoris

Krankheitsbild: Die KHK stellt eine spezielle Manifestation der chronisch-obliterierenden arteriellen Gefäßerkrankungen dar. Das klassische Symptom der koronaren Herzkrankheit ist ein typischer ziehender, drückender, pressender oder sehr stechender Schmerz im Thoraxbereich, meist unter dem Sternum lokalisiert. Die Beschwerden treten auf bei körperlicher oder psychischer Belastung. Auch Kälte und opulente Mahlzeiten können auslösende Momente sein. Die Schmerzen imponieren als Engegefühl und strahlen in den linken Arm, die linke Schulter und Halsseite aus. Der Schmerz kann aber auch in der Kehle oder im linken Hinterkopf sitzen, in die Magengegend oder zwischen die Schulterblätter ausstrahlen.
Es handelt sich also um jene klinischen Zustandsbilder, bei denen meist ein durch arteriosklerotische Einengung der Koronargefäße hervorgerufener Sauerstoffmangel des Myokards vorhanden ist. Man unterscheidet zwischen reversiblen Myokardischämien (Angina pectoris) und irreversiblen Zuständen (Myokard-

nekrose, Infarkt). Die Ursachen liegen in einer Arteriosklerose der Herzkranzgefäße (Koronarsklerose), in entzündlichen Veränderungen der Koronargefäße (z.B. Endarteriitis) oder in einer funktionellen Verengung der Koronarien durch vasomotorische Dysregulation. Eine Trennung der genannten Formen kann schwerfallen, da die Formen fließend sind. Aus der funktionellen Form kann sich leicht eine organische Angina pectoris entwickeln.

Diagnose: Wir finden EKG-Veränderungen als Ausdruck einer regionalen Myokardminderdurchblutung. Weiterführende klinische Untersuchungsmethoden zur klaren Diagnose und zur Feststellung der quantitativen Verengung der Herzkranzgefäße sind durch Szintigramm und invasive Methoden wie die Koronarangiographie möglich.

Gerade die Koronarangiographie ist wichtig für Prognosen. (Die klinische Symptomatik läßt nur unpräzise Angaben zu.) Der Schweregrad der Koronarsklerose bestimmt die Prognose (1-, 2-, 3-Gefäßbefall; Peripherie); hinzu kommen die bestehenden Kammerwandveränderungen, die hämodynamische Funktion oder begleitende Rhythmusstörungen.

Therapie/Allgemein: Ziel muß sein, entweder den Sauerstoffbedarf des Herzmuskels soweit wie möglich zu senken (unter die Ischämieschwelle) oder die Sauerstoffzufuhr entscheidend zu verbessern. Ein Arzneimittel wird also dann wirksam sein, wenn es bei einem Patienten mit Koronarsklerose und durch Belastung provozierten Sauerstoffmangel eine belastende Situation verhindern oder beheben kann.

Die frühzeitige Erkennung und Behebung der *Risikofaktoren* (Hypertonie, Fettstoffwechselstörungen, Nikotinabusus, Diabetes mellitus, Hyperurikämie, Übergewicht, psychosozialer Streß, familiäre Belastungen, Bewegungsmangel) ist besonders wichtig; dies gilt selbstverständlich ebenso für die Anamnese, die bei diesen Patienten auch den psychosozialen Hintergrund ausleuchten muß.

Konventionelle Therapie

Prinzip der medikamentösen Behandlung der Angina pectoris ist die Besserung der Sauerstoffbilanz im ischämischen Herzmuskel. Dies ist auf unterschiedlichem Weg zu erreichen.

Bei der Therapie haben wir die *Akuttherapie* des Angina-pectoris-Anfalles und die Intervalltherapie der Koronaren Herzerkrankungen deutlich zu unterscheiden.

● Therapie des Angina-pectoris-Anfalles

Das Mittel der Wahl ist Glyceroltrinitrat als Zerbeißkapsel oder Spray. Diese Substanz wird rasch resorbiert, die antianginöse Wirkung besteht in einer peripheren und koronaren Wirkung. Der Wirkungseintritt erfolgt rasch, dabei allerdings Nebenwirkungen wie Kopfschmerzen, Tachykardie, Hitzegefühl und Schwindel. Dosierung 0,4–0,8 mg. Kontraindikationen sind hypertrophische Kardiomyopathie, arterielle Hypotension und starke Tachykardie. Man kann diese Substanz auch zur prophylaktischen Einnahme verordnen, wenn gewisse körperliche Belastungen bevorstehen, von denen der Patient weiß, daß sie zu einem Anfall führen.

● Intervalltherapie der Koronaren Herzerkrankung

Nitrate. Der Blutfluß im ischämischen Myokard wird von epikardialen zu subendokardialen Bezirken umgeleitet, hinzu kommt die Dilatation der venösen Gefäße der Peripherie (»pooling«) und damit die Verminderung der Vorlast und des Sauerstoffverbrauchs. Nitrate werden von Haut, Mund- und Darmschleimhäuten absorbiert. Der optimale Blutspiegel wird wenige Minuten nach Einnahme erreicht. Der Patient sollte hierbei nicht liegen oder stehen, sondern sitzen. Im Anfall kann nach 3 - 4 Minuten eine weitere Kapsel eingenommen werden. Bleibt der Zustand unverändert oder verstärken sich die Beschwerden, ist die sofortige Klinikeinweisung erforderlich.

Nitrate (auch als Pflaster) sind außerdem zur Verhinderung der belastungsinduzierten Angina pectoris prophylaktisch günstig.

Nebenwirkung: arterielle Hypotension; orthostatische Dysregulation; Inkompatibilität mit Alkohol.

- *Betarezeptorenblocker.* Sie senken Herzfrequenz und Blutdruck und die myokardiale Kontraktilität. Als Folge kommt es zu verminderter Wandspannung und zu gesenktem Sauerstoffverbrauch. Alle Betarezeptorenblocker sind für die Angina-pectoris-Behandlung brauchbar. Bei schweren Lebererkrankungen sind Präparate, die überwiegend durch die Nieren ausgeschieden werden, vorzuziehen. Im Alter ist die Wirksamkeit weniger verläßlich, dafür sind sämtliche Nebenwirkungen häufiger und gefährlicher. Deswegen sind Betablocker in der Geriatrie zurückhaltend und nur bei strenger Indikation und sorgfältiger Überwachung einzusetzen.

- *Kalziumantagonisten.* Calcium-Antagonisten wirken vorwiegend über eine arterielle Blutdrucksenkung mit Einsparung des myokardialen Sauerstoffverbrauchs. Daneben können sie auch in bestimmten Fällen zur Relaxation exzentrischer Koronarstenosen führen. Man kann die Calcium-Antagonisten mit Betarezeptorenblockern kombinieren, da hierdurch der Frequenzanstieg infolge reaktiver Tachykardie vermieden wird. Die Kombination von Verapamil (Isoptin) mit Betarezeptorenblockern ist kontraindiziert wegen AV-Blockierungen.

Verapamil dient zur Behandlung der vasospasmischen Form der Angina pectoris sowie der supraventrikulären tachykarden Rhythmusstörungen. *Nifedipin* hat eine ausgeprägte dilatatorische Wirkung. Man kann es mit Betablockern kombinieren. Es kommt als Langzeittherapeutikum genauso wie als Akuttherapeutikum in Frage. Besonders in der Prophylaxe von Koronarspasmen hat es sich als sehr geeignet erwiesen.

Diltiazem (Dilzem®) ist eine Substanz mit antianginöser Wirksamkeit und geringen Nebenwirkungen. Vorsicht in der Kombination mit Betablockern und Digitalis. *Gallopamil* (Procorum®) besitzt ähnliche Eigenschaften wie *Verapamil. Perhexillin* (Pexid®) ist ein Kalziumantagonist mit antiarrhythmischen und diuretischen Eigenschaften; Vorsicht bei vorgeschädigter Leber. *Prenylamin* (Segontin®) vereint die kalziumantagonistische mit der antiadrenergen Wirkung; keinen Betablocker geben.

- *Koronardilatatoren.* Sie bewirken in höherer Dosis eine meßbare Steigerung der Koronardurchblutung; ihr Wert im Versorgungsgebiet von stenosierten Arterien ist zweifelhaft. Werden Koronarmittel in Kombination verordnet (vergl. Hinweise oben), muß auch bedacht werden, daß durch abendliche Dosisreduktion den nächtlichen Blutdruckabfällen vorzubeugen ist.

- *Thrombozytenaggregationshemmer.* Der instabilen Angina pectoris liegt häufig eine Plaqueruptur mit intermittierender Bildung von Thrombozytenaggregaten im Stenosebereich zugrunde. Colfarit und Aspirin zeigen eine günstige Wirkung bei der instabilen Angina pectoris (Reduktion der Infarktraten).

Bei renovaskulärer Hypertonie im Zusammenhang mit Koronarbeschwerden, besonders dann, wenn der Hochdruck mit verantwortlich zu machen ist, auch bei entsprechender psychischer Überlastung für die koronaren Durchblutungsstörungen empfiehlt sich die Behandlung mit einem ACE-Hemmer. Hier allerdings sollte die klinische Einstellung im Vordergrund stehen.

Homöopathische Therapie

Arnica montana *(Arnica)*

D3 - D4 Dil.
¼- bis ½stündlich 5 Tr. auf die Zunge, bei Schmerzen Einreibung der Herzgegend mit einigen Tropfen.
Kongestionierte Patienten, reizbar und mürrisch, mit Blutandrang zum Kopf und Wallung, auffallend dabei die eiskalten Extremitäten. Das Gesicht ist rot und gedunsen, häufig Nasenbluten, Ohrensausen, Schwindel auch im Liegen. Viel Ekchymosen, subkonjunktivale Blutungen und blaue Flecken an den Extremitäten. Große Präkordialangst, Beklemmungsgefühl. Patient hat das Gefühl »als ob das Herz zu schlagen aufhöre«. Häufig Folge von großer geistiger oder körperlicher Überanstrengung, am ganzen Körper das Gefühl von Zerschlagenheit. Verschlimmerung durch Kälte, Besserung durch Wärme.

Selenicereus grandiflorus *(Cactus)*

- Bei hohem Blutdruck
D6 Dil.
3 x tägl. 5 Tr.
- Bei niedrigem Blutdruck
D2 Dil.
6 x tägl. 5 Tr.

Patienten mit Todesangst. Durch Herzbeklemmung Konstriktionsgefühl am Herzen, pektanginöse Schmerzen, strahlen weit in den linken Arm aus. Dabei Blutandrang im Kopf mit heftigem Kopfweh; das Herz ist wie zusammengeschnürt. Kann nicht auf der linken Seite liegen.
Belastung und Wärme verschlimmern die Beschwerden, Kälte und Ruhe bessern.

Acidum arsenicosum

(Arsenicum album)
- Im akuten Anfall
D12 Dil., ½stündl. 5 Tr.
- Im Intervall
2 x tägl. 5 Tr.

Große Angst und Unruhe, fröstelt am ganzen Körper. Auftreten der Beschwerden meist um oder nach Mitternacht, große Schwäche, Durst. Der substernale Schmerz hat brennenden Charakter, der Hals ist heiß und trocken, brennt stark, kleiner unregelmäßiger Puls, immer wieder drohende Kollapsgefahr, Atemnot.
Überempfindlichkeit aller Sinne, Reizbarkeit. Kann nicht allein sein, möchte aber auch nicht unbedingt unterhalten werden. Alle Empfindungen haben brennenden Charakter.

Aconitum napellus *(Aconitum)*

- Bei akuten Zuständen
D6 Dil., alle 5 Min. 5 Tr.
- In der Nachbehandlung
D12 Dil., 1 x tägl. 5 Tr.

Kräftige vollblutige Patienten, mit Neigung zu erheblicher arterieller Gefäßaktivität, starke Ruhelosigkeit mit Angst und Todesfurcht. Der Puls ist hart und schnell, die Beschwerden treten plötzlich auf und sind sehr heftig. Die Schmerzen haben schneidenden und brennenden Charakter, strahlen zum linken Arm aus und bilden Parästhesien im linken Handbereich. Dabei häufig Rhythmusstörungen mit Tachykardien. Paroxysmale Tachyarrhythmie mit Stenokardie, die plötzlich kommt und genauso plötzlich geht.

Latrodectus mactans

D8 - D12 Dil.
2 - 3 x tägl. 5 Tr.
Patienten mit heftigsten Herzschmerzen und Ausstrahlung in den linken Arm, dabei Todesangst und Kollapsigkeit. Die Haut ist eiskalt und zeigt eine eigenartige Marmorierung. Krämpfe an den Extremitäten, Haut abwechselnd blaß und blau.

Naja naja *(Naja tripudians)*

D8 - D12 Dil.
2 - 3 x tägl. 5 Tr.
Patient hat sehr große Angst, Gefühl des Zusammenschnürens an der Speiseröhre und hinter dem Brustbein. Pektanginöser Zustand am Herzen mit Ausstrahlungsschmerzen in den linken Arm und in die linke Halsseite, zum Ohr hin gehend, aber auch zur Schulter und zum Nacken, gelegentlich in den Rücken zwischen die Schulterblätter. Dabei Erstickungsgefühl und Husten mit Erdrosselungsgefühl. Am Hals hat man das Gefühl, als würde man erwürgt werden. In den Morgenstunden wesentlich besser, Kollapsigkeit, kalte Haut. Die Haut zeigt livide Verfärbung am ganzen Körper.

Veratrum album

D3 - D12 Dil.
- In akuten Zuständen
¼stündl. 3 - 5 Tr. auf die Zunge.
Patient hat starkes Herzklopfen, rascher, aber schwacher Puls, kalter Schweiß auf der Stirn und im Gesicht, am Körper aber etwas weniger; Kollapsigkeit, Gefühl äußerster Kälte. Oppressionsgefühl hinter dem Brustbein, Zyanose in der Peripherie und an den Akren. Trockenheit im Mund mit großem Durst. Trotz der Beschwerden am Herzen besteht eine eigenartige geschäftige Unruhe, Gereiztheit, Angst vor dem Tod.

Nicotiana tabacum *(Tabacum)*

D6 - D12 Dil.
3 - 6 x tägl. 5 Tr.
Bangigkeit mit dem Gefühl großer Elendigkeit. Dabei Übelkeit mit Erbrechen und eiskaltem Schweiß am ganzen Körper, Schwindel, Bewußtseinstrübung; starke Präkordialangst mit Herzklopfen, Puls oft arrhythmisch. Beschwerden treten vorwiegend nachts auf. Extremitäten sind kalt und feucht.
Beschwerden werden anfallsweise schlechter und besser. Trotz großem Kältegefühl will Patient ohne Decke bleiben.

Nitroglycerinum *(Glonoinum)*

D3 - D12 Dil.
Alle 10 Min. 5 Tr. auf die Zunge
Von *Hering* für Patienten mit Blutandrang zum Kopf und zum Herzen und Pulsationen am ganzen Körper empfohlen. Heftiges Herzklopfen, schmerzhaftes Klopfen der Karotis, pektanginöse Beschwerden, Angst. Patient meidet jede Erschütterung. Brennender Schmerz zwischen den Schultern.

Kombinationstherapie

1. Äußerliche Anwendung
Arnica montana Ø und **Veratrum album D2**
einige Tropfen in der Herzgegend verreiben, evtl. nach ¼ bis ½ Stunde wiederholen.
2. Innerliche Anwendung
- Bei hohem Blutdruck:
Arnica montana D30 parenteral
- Bei nächtlichen Anfällen alter Patienten mit herabgesetztem EZ u. AZ um Mitternacht, mit großer Angst, Arrhythmien und Herzklopfen:

Acidum arsenicosum
D 12 - D 30, parenteral

- Bei Auftreten in den frühen Morgenstunden mit Todesangst, Herzjagen und linksseitig ausstrahlenden Schmerzen:

Aconitum napellus D 6 Dil.
alle 10 Min. 5 Tr. auf die Zunge

- Bei Herzschwäche, Arrhythmie, sehr großer Angst, eiskalten Extremitäten, Ausstrahlen von Herzschmerzen in den linken Arm und die linke Halsseite:

Naja naja D 8 Dil.
¼stündl. 5 Tr. auf die Zunge.
Wenn die genannte Kombination ohne Erfolg bleibt, ist eine Klinikeinweisung ratsam.

Hinweis: Der Patient kann seine bewährte homöopathische Verordnung für den Notfall bei sich tragen.

Akuter Myokardinfarkt

Konventionelle Therapie

Jeder Angina-pectoris-Anfall, der länger als 20 Minuten anhält, ist infarktverdächtig. Der Patient muß unverzüglich in eine *Klinik* mit *Intensivstation* eingewiesen werden. Aber bereits vor der Einweisung oder vor dem Erreichen dieses Krankenhauses sollte der Infarktpatient überwacht und behandelt werden.

- Nitroglyzerin, 1 - 2 Zerbeißkapseln sublingual, aber nur, wenn der systolische Blutdruck höher ist als 120.
- Anlegen eines venösen Zuganges, um ein Medikament rasch applizieren zu können (**keine** i.m.-Injektionen, um eine Serumwertverfälschung der CK zu vermeiden).
- Schmerzbekämpfung.
- Sedierung (Diazepam).

Bei Bradykardie Atropin 0,5 bis 1 mg i.v., bei akuter Linksinsuffizienz mit beginnendem Lungenödem Patienten sitzen lassen, Lasix® i.v.

- Bei akutem Kreislaufstillstand Wiederbelebungsmaßnahmen, Herzmassagen, Atemspende, Endotrachealintubation. In jedem Falle den Notarztwagen sofort zwecks Defibrillation und zur Beibehaltung der Reanimationsmaßnahmen, bzw. weitere, kontinuierliche EKG-Überwachung und Überwachung der Hämodynamik.

Homöopathische Therapie

Erst in der Rehabilitationsphase können wir mit homöopathischen Mitteln und homöopathischer Erfahrung die klinisch eingestellte Medikation unterstützen: wenn der Patient nicht ganz beschwerdefrei ist, wenn körperliche oder auch seelische Momente die Erholung des Patienten beeinträchtigen. Doch sollte man sich nicht verleiten lassen, die konventionelle Therapie durch die homöopathische Therapie zu ersetzen.

Herzrhythmusstörungen

Krankheitsbild. Akut einsetzende Herzrhythmusstörungen beeinflussen in der Regel die Hämodynamik und gehen einher mit erheblichen subjektiven Mißempfindungen. Symptomlos sind Patienten dabei selten. Eine Rhythmusstörung ist in ihrer Bedeutung abhängig von vielen anderen Faktoren. Dabei spielt der Schweregrad der Grundkrankheit, z.B. eine Myokardschädigung, eine große Rolle. So ist eine gelegentliche Kammerextrasystolie harmlos, sie kann aber im Rahmen einer Kardiomyopathie oder einer koronaren Herzerkrankung unter

Umständen auch lebensbedrohenden Charakter haben (Tachykardie, Kammerflimmern).
Wir unterscheiden in
- *nomotope Rhythmusstörungen* (Sinusbradykardie, -tachykardie, -arrhythmie und Sinusextrasystolie) und
- *heterotope Arrhythmien* (Vorhof und Kammerextrasystolie, paraoxysmale Tachyarrhythmien mit Tachykardien, sowie Flimmern und Flattern der Vorhöfe und Kammern).

Bei nomotopen Reizbildungsstörungen spielt häufig die Konstitution eine Rolle, außerdem pathologisch gesteigerte Reaktion auf extrakardiale Reize.
Bei den Heterotopien rangiert die Extrasystolie ganz oben und ist unabhängig vom Lebensalter und hat vielfältige Auslöser. 50% aller Patienten mit Extrasystolien können als nicht herzkrank gelten, die andere Hälfte zeigt eine Grundkrankheit bei degenerativen, entzündlichen und hypoxämischen Herzmuskelerkrankungen, bei Klappenfehlern, bei Hochdruck. Polytope ventrikuläre Extrasystolen sind stets ein ernstes Zeichen. In der Bewertung ist daran zu denken, daß selbst einfache Herzrhythmusstörungen als sehr ernst anzusehen sind, wenn die zugrunde liegende Myokarderkrankung schwer ist.
Heute ist es üblich, ventrikuläre Herzrhythmusstörungen nach der Einteilung von *Lown* zu klassifizieren. Je höher der Grad, um so ernster die Rhythmusstörung in bezug auf ihre Prognose.
Diagnostik. Ist dem Kardiologen zu überlassen.
Therapie ist mit dem Kardiologen abzustimmen. Bei bestimmten Zuständen muß die konventionelle Therapie den Vorrang haben, allenfalls kann ein homöopathisches Mittel als Ergänzungstherapie gegeben werden. Es gibt aber auch Formen, bei denen die Homöopathie die besseren Ergebnisse erzielt; auch hier ist das Fachgespräch mit dem gebietsärztlichen Kollegen von großem Wert.
Allgemein: Auf eine moderate, von Regelmäßigkeit getragene Lebensführung, frei von Genußgiften, frei von unnötigen Belastungen und Stressoren, frei von Aufputschmitteln und ebenso von Sedativa ist zu achten. Auf mehrere kleine Mahlzeiten umstellen. In der Auswahl des bei der entsprechenden Arrhythmie angezeigten konventionellen Therapeutikums sind u.a. zu berücksichten: Dringlichkeit der Behandlung, vorbestehender Myokardschaden, Klappenfehler, Insuffizienz, Leber- und Nierenfunktionsstörungen, Allergien, Alter des Patienten. Auch Substitutionsmaßnahmen (Hypokaliämie!) sind zu treffen.

Konventionelle Therapie

Natriumantagonisten. Wirksam bei *ventrikulären* und atrialen Arrhythmien. Hemmung des schnellen Natriumeinstroms führt zu einer Verlangsamung der Erregungsausbreitung in Vorhof und Kammer. Bei Typ A mit Verlängerung der Refraktärperiode: *Chinidin.* Bei Typ B mit Verkürzung der Refraktärperiode: *Lidocain.*
Betarezeptorenblocker. Haben keine direkt antiarrhythmische Wirkung, sie hemmen die katecholaminausgelösten Arrhythmien (belastungsinduzierte Rhythmusstörung z.B.).
Wichtigster Angriffspunkt ist der vorwiegend vom Sympathikus gesteuerte AV-Knoten. Erwähnt sei hier das *Propranolol* und seine Indikationen: Sinustachykardien, Vorhofflimmern, Vorhofflattern, paroxysmale supraventrikuläre Tachykardien und Arrhythmien bei gesteigerter Sympathikotonie. Außerdem bei bestehendem hyperkinetischem Herzsyndrom

und bei Rhythmusstörungen im Rahmen einer Hyperthyreose.
Im allgemeinen gute Verträglichkeit. Manchmal Schwindel, Mundtrockenheit, Allergien.
Kontraindikationen: Asthma bronchiale, obstruktive Lungenerkrankungen, *Raynaud*-Syndrom, Schockzustände, Brachykardien, Sinusknotensyndrom.
Substanzen zur Verlängerung der Dauer des Aktionspotentials. Durch Verlangsamung der Repolarisation kommt es zu einer Zunahme der Refraktärzeit. Starker antiarrhythmischer Effekt.
Indikationen: Paroxysmales Vorhofflimmern, Vorhofflattern, supraventrikuläre Tachykardien, Kammerextrasystolen und -tachykardien.
Verzögerter Wirkungseintritt, jedoch hält die Wirkung nach Absetzen des Präparates 30 bis 40 Tage an. Das Referenzpräparat ist Cordarex® (Amiodaron). Zu beachten ist die Schilddrüsenbeeinflussung, da Amiodaron Jod enthält.
Kontraindikation: Schilddrüsenerkrankung, Sinusbradykardie, AV-Überleitungsblockierung und Herzinsuffizienz. Wichtig zu erwähnen: Ablagerungen in der Retina erfordern Visuskontrollen. Verstärkte Photosensibilität der Haut. Interstitielle Lungeninfiltrate. Nach Absetzen des Präparates reversibel.
Kalziumantagonisten. Wirksam bei atrialen Arrhythmien durch direkte Hemmung der AV-Überleitung. Die Wirkung beruht auf der Hemmung des Kalziumeinstroms in die langsam leitenden Kalziumkanäle der Zellmembran. Dadurch Verminderung der Überleitungsgeschwindigkeit im AV-Knoten.
Verträglichkeit gut, mitunter Schwindel, Obstipation, Blutdruckabfall. Kalziumantagonisten sind blutdrucksenkend, so daß Hypotonien auftreten können.
Kontraindikationen: Herzinsuffizienz, Schockzustand. Keine Kombination mit Betablockern wegen der Gefahr von Asystolie, Blutdruckabfall und Herzinsuffizienz (auch bei kleinen oralen Gaben).

Homöopathische Therapie

Hierbei sind weniger die kausalen pathologischen Faktoren entscheidend, sondern die **Modalitäten:** Verschlimmerung oder Besserung beim Liegen, bei Wärme, bei Kälte. Man kann mit den Modalitäten »schneller Puls oder langsamer Puls bzw.Liegen verschlimmert oder bessert« verhältnismäßig gut das Simile finden. Der Kardiologe muß die Therapie jedoch begleiten.

- **Schneller Puls, im Liegen besser.**

Atropa belladonna (Belladonna)

D4 Dil.,
3 x tägl. 5 Tr.
Rhythmusstörungen treten plötzlich auf. Patient möchte nicht berührt werden, jede Erschütterung verschlimmert Überempfindlichkeit aller Sinne.
Wärme und Kälte im extremen Maße verschlimmern, Bewegung verschlimmert.

Galanthus nivalis

D3 Dil.
3 x tägl. 5 Tr.
Mittel hat sich bewährt bei Arrhythmien aller Arten, auch als homöopathisches Kombinationspräparat mit Allopathika.

Spigelia anthelmia (Spigelia)

D3 Dil.
3 x tägl. 5 Tr.
Schneller Puls, Besserung durch Ruhe und Liegen, Verschlimmerung durch Bewegung.
Besonderheit: Kann nicht auf der linken Seite liegen.

● **Schneller Puls, Verschlimmerung im Liegen:**

Cinchona succirubra *(China)*

D4 Dil.
3 x tägl. 5 Tr.
Besserung durch Wärme und Ruhe. Verschlimmerung durch Kälte, Bewegung.

Cytisus scoparius *(Spartium scoparium)*

D2, D3 Dil.
3 x tägl. 5 Tr.
Auch vermehrter Harnabgang mit Herzbeklemmungen, Wärme verschlimmert, Kälte bessert.

Gelsemium sempervirens
(Gelsemium)

D4 Dil.
3 x tägl. 5 Tr.
Ruhe verschlimmert, Niederlegen verschlimmert. Aufregung, Wärme und Sonne verschlimmern. Besserung durch frische Luft, auch durch Urinabgang.

Iberis amara

D3 Dil.
3 x tägl. 5 Tr.
Verschlimmerung beim Liegen auf der linken Seite und in Zimmerwärme.

● **Zusammenfassung der Modalitäten**
Wärme: Verschlimmerung bei Gelsemium sempervirens, Iberis amara, Sarotamnus und Rauwolfia serpentina.
Ruhe: Verschlimmerung bei Gelsemium sempervirens und Rauwolfia serpentina.
Hochlage des Kopfes: Bessert bei Spigelia anthelmia und Gelsemium sempervirens.
Tieflage bessert bei Veratrum album.
Bewegung: Besserung nur bei Gelsemium sempervirens.

Herzinsuffizienz

Krankheitsbild: Die Leistungsschwäche äußert sich zunächst als Belastungsinsuffizienz und kann sich zu einer Ruheinsuffizienz erweitern. Zu den Ursachen zählen degenerative, entzündliche, ischämische Prozesse am Myokard.
Herzrhythmusstörungen, mechanische Behinderungen führen zu weiteren Verschlimmerungen.
Diagnose: Klinisch werden vier Stadien der Herzinsuffizienz unterschieden:
I: Keine Einschränkung der physischen Aktivitäten, keine Dyspnoe.
II: Leichte Einschränkung der physischen Belastbarkeit, rasche Ermüdbarkeit, frühe Dyspnoe.
III: Deutliche Einschränkung physischer Belastbarkeit. Schon bei leichter Betätigung rasch einsetzende Beschwerden.
IV: Herzinsuffizienz schon in Ruhe. Unfähigkeit, irgendeine geringe körperliche Leistung ohne Beschwerden durchzuführen.
Therapie/Allgemein: In der Behandlung von Stadium I genügen allgemeine Maßnahmen, in den Stadien II bis IV wird zusätzlich eine medikamentöse Therapie notwendig.
Körperliche Schonung ist in Abhängigkeit von der Schwere der Erkrankung notwendig, sollte aber zugunsten der allgemeinen Leistungsfähigkeit beschränkt werden. Belastungen bis zur Beschwerdegrenze (Dyspnoe) sind erlaubt, keine Erschöpfung. Akute Dekompensation schließt jede körperliche Leistung aus.
Diätetische Empfehlung: Starke Kochsalz-Einschränkung, Ersatz durch Titro-Spezial® oder Sina-Salz®. Die Beschränkung der Wasseraufnahme sollte nicht so streng gehandhabt werden wie die Beschränkung der Salzaufnahme. Wichtig: Flüssigkeitsaufnahme möglichst kochsalzfrei! **(Keine Mineralwässer!)**

Eine der wichtigsten Allgemeinmaßnahmen ist die Gewichtsreduktion, vor allem die Flüssigkeitsreduktion im gestauten Organismus.

Sauerstoff-Insufflation (4 - 6 l/min) nur bei akuten Dekompensationen. Bei Flüssigkeitsentzug sollte man darauf achten, daß beim hydropisch dekompensierten Herzkranken abrupt größere Volumina nicht abgezogen werden sollten.

Konventionelle Therapie

Digitalis. Die zur Behandlung der Herzinsuffizienz wesentliche Wirkung ist eine positive Inotropie an dem insuffizienten Arbeitsmyokard. Arrhythmogene Wirkung verstärkt bei Hypokaliämie. Vorrangige Indikation bei Kombination von Herzinsuffizienz mit tachykardem Vorhofflimmern.

Weitere Indikationen: Hypertonus, koronare Herzerkrankungen, kongestive Kardiomyopathien und beim Cor pulmonale.

Bei Mitralinsuffizienz und bei Linksherz-Insuffizienz Kombination mit Vasodilatatoren.

Kontraindikationen: AV-Block I und II, sorgfältig kontrollieren (Verstärkung möglich); hypertroph-obstruktive Kardiomyopathie; WPW-Syndrom; Digitalisempfindlichkeit.

Vorsicht bei chronischer Nierenerkrankung wegen verminderter Digoxinausscheidung.

Strophanthin. Intravenöse Anwendung bei akuten Herzinsuffizienzen.

Diuretika. Besonders zur Entlastung des Herzens durch Verminderung des Volumenangebotes (ähnlich wie Aderlaß), venöse Dilatation und Lagerung.

Bei akuter Linksherz-Insuffizienz rangieren Diuretika vor allen anderen Medikationen.

Zu beachten sind Langzeitnebenwirkungen, insbesondere im Hinblick auf Hyperurikämie, Kohlenhydratintoleranz und endokrine Störungen. Außerdem Elektrolytverschiebungen (Substitution!).

Vasodilatatoren. Die Verordnung von Vasodilatatoren bei Herzinsuffizienz verfolgt das Prinzip der Entlastung des Herzens. Sie vermindern das zirkulierende Blutvolumen.

Kontraindikation: Wenn Blutangebot und Füllungsdruck des Herzens durch andere Maßnahmen (Kochsalzentzug und Diuretika) reduziert werden.

Nitrate. Wirken überwiegend venös-dilatierend. Mit Nitraten wird auch eine Minderung der Vorlast angestrebt, wie sie z.B. bei Erkrankungen mit Lungenstau vorliegen. Nebenwirkungen: »Nitratkopfschmerz«.

Katecholamine. Es handelt sich um inotrope Substanzen, deren Einsatz besonders bei schweren Herzinsuffizienzen möglichst nur auf die Kliniken beschränkt werden soll.

Grenzgebiete der Behandelbarkeit in der täglichen Praxis dürften in den Stadien III und IV liegen.

Homöopathische Therapie

Die Therapie der Herzinsuffizienz scheint im konventionellen Therapiebereich so feststehend, daß man meinen könnte, es wäre überflüssig, hier auf die Therapie mit homöopathischen Mitteln einzugehen. Nach sorgfältig bedachten homöopathischen Kriterien ausgewählt, kann auch ein homöopathisches Mittel bei Stadium I und II sehr hilfreich sein, und bei Stadium III positiv *unterstützend* zur konventionellen Therapie eingesetzt werden.

Adonis vernalis

D2 Dil.
3 x tägl. 10 Tr.
Leicht sedierende Wirkung. Bei Neigung zu Tachykardie mit leichten stenokardischen Beschwerden. Regt die Diurese an.

Convallaria majalis

D2 - D3 Dil.
3 x tägl. 5–10 Tr.
Tagsüber erschöpft, nachts schlaflos und unruhig. Besonders indiziert bei postinfektiösen, leichten Insuffizienzen.

Nerium oleander *(Oleander)*

D2–D3 Dil.
3 x tägl. 5–10 Tr.
Schlafsucht, nervöse Reizbarkeit, Zyanose.

Strophanthus gratus *(Strophanthus)*

D3 - D4 Dil.
3 x tägl. 5–10 Tr.
Zyanose, kalte Extremitäten, Angstgefühl, muß immer tief durchatmen, Extrasystolie.

Prunus laurocerasus *(Laurocerasus)*

D4 Dil.
3 x tägl. 10 Tr.
Starke Zyanose, pulmonale Dyspnoe, Reizhusten, Schlaflosigkeit.

Aspidosperma quebracho-blanco *(Quebracho)*

D4 Dil.
3 x tägl. 10 Tr.
Herzinsuffizienz mit Lungenemphysem und Hypertonie.

Bradykardie, Rhythmusstörungen

Von einer Bradykardie spricht man, unabhängig von der klinischen Symptomatik, wenn die Herzfrequenz unter 55 bis 60 Schläge pro Minute absinkt. Dabei ist der funktionelle Bedarf nicht maßgeblich; solche tiefen Herzfrequenzen werden oft ohne Beschwerden toleriert. Dem Phänomen liegt eine Störung der Reizbildung und der Erregungsleitung am Herzen zugrunde. Eine medikamentöse Fehldosierung muß bedacht werden.
Diagnose: Man sollte folgenden Stufenplan einhalten
1. Anamnese; 2. Standard-EKG; 3. Karotis-Druckversuch; 4. Langzeit-EKG; 5. Atropin-Test. Die Abklärung erfolgt beim Gebietsarzt, der nötigenfalls auch invasive Maßnahmen ergreift.

Therapie: Die Bradykardie ist nur dann behandlungsbedürftig, wenn sie hämodynamisch wirksam ist und klinisch relevant erscheint. Bei iatrogener Bradykardie sollte das Medikament abgesetzt (niedriger dosiert) werden.
Das wichtigste Verfahren zur Wiederherstellung und Aufrechterhaltung einer ausreichenden Herzfrequenz ist die Elektrostimulation. Sie kann durch vorübergehende oder auch dauerhafte Schrittmacher-Anwendung durchgeführt werden.
Indikationen: *Adams-Stokes*-Anfall und die kardialen Synkopen mit Benommenheit und Schwindel; bradykardiebedingte Herzinsuffizienz; Prophylaxe von Asystolie und Bradykardie.

Konventionelle Therapie

Die Indikation zur Anwendung von Sympathikomimetika als Dauertherapie von Bradykardien ist durch die elektrische Dauerstimulation in den Hintergrund gedrängt worden.

Homöopathische Therapie

Digitalis purpurea *(Digitalis)*

D3 - D6 Dil.
3 x tägl. 5 Tr.
Übelkeit, Erbrechen, süßer Mundgeschmack, Oberbauchbeschwerden, Blähungen, gestaute Leber, schlechte Diurese. Schwäche und Kraftlosigkeit, häufiges Seufzen und Gähnen.

Kalmia latifolia *(Kalmia)*

D2-D4 Dil.
3 x tägl. 5 Tr.
Leichte Herzinsuffizienz mit Kopfschmerzen tagsüber. Bruststiche Tag und Nacht, blitzartige Schmerzen in den Gelenken, keine Ödeme.

Nerium oleander *(Oleander)*

D3 Dil.
3 x tägl. 10 Tr.
Übelkeit, Erbrechen, Schlafsucht. Sehr reizbar. Bradykardie mit Rhythmusstörungen, Zyanose.

Thervetia neriifolia

D2 - D4 Dil.
3 x tägl. 10 Tr.
Latente Herzinsuffizienz bei älteren Menschen mit Bradykardie. Brennendes Gefühl im Mund, Übelkeit, Erbrechen, Durchfälle.

Veratrum viride

D3 - D4 Dil.
3 x tägl. 5 Tr.
Herzinsuffizienz mit Bradykardie und Hypertonie.
Auffällig ist der rote Kopf mit präapoplektischem Eindruck und Zyanose.

Herzinsuffizienz mit Ödemen

vgl. Herzinsuffizenz, S. 72ff

Konventionelle Therapie

vgl. Herzinsuffizienz, S. 72ff

Homöopathische Therapie

Apis mellifica

D2, D3 Dil.
4 x tägl. 10 Tr.
Ödeme, besonders der unteren Extremitäten. Die Beine sind schwer, brennende Empfindung. Sehr empfindlich gegen Druck und Berührung. Patient fühlt sich besser durch Kälte. Trotz der Ödeme und trotz der Trockenheit des Mundes hat der Patient keinen Durst. Besserung durch Bewegung.

Apocynum cannabinum *(Apocynum)*

D1 - D2 Dil.
3 x tägl. 10 - 15 Tr.
Übelkeit mit gelegentlichem Erbrechen, trotzdem großer Appetit. Pollakisurie. Schmerzen in den Beinen, die sich bessern durch Hochlagerung. Trotz Ödemen kein besonderer Durst.
Leitsymptom: Besserung durch Wärme (bei Herzkrankheiten selten).

Crotalus horridus *(Crotalus)*

D8 Dil.
3 x tägl. 5 Tr.
Zyanose des ganzen Körpers. Kollapsneigung. Kleine Hämorrhagien in der Haut. Zyanotische Schwellung der Beine. Hals ist wie zugeschnürt, Kleiderdruck unerträglich. Flüssige Speisen werden schwerer geschluckt als feste Speisen.
Verschlimmerung durch feuchtwarmes Wetter. Besserung bei trockenem, kühlem Wetter und am Abend.

Urginea maritima alba *(Scilla)*

D2 - D4 Dil, Potenzen langsam steigern (bis C 200)
3 x tägl. 10 Tr.
Stauungsleber und Stauungslunge durch Herzinsuffizienz. Arrhythmie. Trotz Hemmung der Diurese besteht Harninkontinenz. Besonders bei feuchter Insuffizienz alter Menschen.

Zerebrale Durchblutungsstörungen

vgl. S. 274

Krankheitsbild: Es besteht ein Mißverhältnis zwischen Angebot und Bedarf an Sauerstoff, in geringem Maße auch an energiereichen Phosphaten. Man unterteilt in fünf Schweregrade:
I: Geringe bis hochgradige Stenose der das Gehirn versorgenden großen Arterien mit variablen Beschwerdebildern von Symptomlosigkeit bis zu erheblicher zerebraler Symptomatik.
II: Asymptomatischer Verschluß; dabei besteht eine gute Kollateraltätigkeit mit der anderen Seite.
III: Transitorische ischämische Attacken (TIA), die Minuten bis höchstens 24 Stunden dauern und fast immer mit einer vollständigen Restitution einhergehen; dabei besteht Amaurosis fugax.
IV: Ischämischer Hirninfarkt mit allen Möglichkeiten, in der Folgezeit eine partielle, eine komplette oder gar keine Restitution zu erreichen.
V: Postapoplektischer Zustand mit permanenten neurologischen Symptomen über vier bis acht Wochen hinweg; Möglichkeit zur partiellen Wiederherstellung.
Diagnostik. Gebietsärztlich durchzuführen.
Therapie: In Stadium 2 und 3 werden im allgemeinen chirurgische Eingriffe notwendig sein. Im Stadium 1, 4 und 5 dürfte die konservative Therapie überwiegen. Das Behandlungsziel bei so weit fortgeschrittenen Gefäßveränderungen ist die Verhinderung weiterer Progression und die Beseitigung von Strömungshindernissen und selbstverständlich die Therapie von Komplikationen als Folge der Akuterkrankung.
Eine kausale Behandlung so weit fortgeschrittener degenerativer Gefäßprozesse ist nicht möglich. Daher ist das wichtigste eine Prophylaxe der Arteriosklerose. Behandlungsbedürftige Risikofaktoren sind: Hypertonie; Diabetes mellitus; Hyperlipoproteinämie; Zigarettenrauchen; erhöhte Hämoglobinwerte (nur bei bestehender Hypertonie und Zigarettenrauchern); Übergewicht; Bewegungsmangel; Ovulationshemmer (bei Frauen werden Antikoagulantia nur bei TIA eingesetzt, nicht bei Hirninfarkt). Die Entscheidung dürfte aber meist in der Klinik fallen.

Konventionelle Therapie

Pentoxifyllin, 3 x tägl. 400 mg
Bringt eine Steigerung der regionalen Hirndurchblutung, wahrscheinlich aufgrund der rheologischen Eigenschaften.
Actovegin®. Bei regionalen Durchblutungsstörungen 30 - 60 Minuten anhaltende Besserung.
Centrophenoxin. 15 - 20%ige Besserung der Durchblutung.

Homöopathische Therapie

Ambra grisea *(Ambra)*

D3–D6 Dil.
3 x tägl. 5 Tr.
Vorzeitiges Altern. Wechsel zwischen großer Erregbarkeit und depressiver Lethargie. Häufig Konfusionen.
Verschlimmerung aller Beschwerden bei Anwesenheit mehrerer Personen.

Viel Schwindel, nervöses Hüsteln, Schlaflosigkeit. Große Libido. Verschlimmerung durch Wärme.

Arnica montana *(Arnica)*

D6 Dil.
4 x tägl. 5 - 10 Tr.
Reizbarer, mürrischer alter Mensch mit Facies apoplectica, will in Ruhe gelassen werden, will sich nicht unterhalten, behauptet, nie krank zu sein. Ist aber sehr erschöpft und schlafsüchtig. Dumpfe, drückende Kopfschmerzen. Plethora.

Anamirta cocculus *(Cocculus)*

D6 Dil.
3 x tägl. 5 - 10 Tr.
Verlangsamung aller Aktivitäten, viel Schwindel, verbunden mit Hypochondrie, verzweifelter Stimmung und Mutlosigkeit. Schwindel besonders beim Fahren. Viel Taubheitsgefühl an den Händen und Füßen mit wechselndem Wärme- und Kältegefühl, Schlaflosigkeit.

Conium maculatum *(Conium)*

D4 Dil.
3 x tägl. 5 Tr.
Paßt für alte, blasse und verfrorene Menschen. Körperliche und geistige Erschöpfung, Unverträglichkeit von geistiger Anstrengung. Schwindel bei jeder Lageveränderung, Benommenheit, Melancholie und Gedächtnisschwäche. Symptomatik tritt auf nach plötzlicher Unterbrechung sexueller Beziehungen (Witwer). Nykturie.

Helleborus niger *(Helleborus)*

D4 - D6 Dil.
3 x tägl. 5 - 10 Tr.
Apathie, Nachlassen der geistigen Fähigkeiten, verlangsamte Reaktion. Schuldkomplexe, allgemeine Kälte und kalte Schweiße, der Kopf wird in das Kissen gebohrt, Zupf- und Geldzählbewegungen.

Arterien, Venen, Lymphgefäße

Periphere arterielle Durchblutungsstörungen

Krankheitsbild: Die Stenosen der Gliedmaßen-Arterien sind zu etwa 90% durch degenerative Angiopathien bedingt; die entzündlichen Angiopathien sind demnach selten. Nach *Fontaine* werden vier Schweregrade der Arteriellen Verschlußkrankheit (AVK) unterschieden:

	Subjektiv	**Objektiv**
Stadium I:	beschwerdefrei	zufälliger Angiopathiebefund einer Stenose
Stadium II:	Belastungsschmerz, Claudicatio intermittens	zunehmende Stenosierung
Stadium II a:	Gehstrecke über 200 m	Stenosierung schreitet fort
Stadium II b:	Gehstrecke unter 200 m	teilweise vollständiger Verschluß größerer Gliedmaßenarterien
Stadium III:	nächtliche Ruheschmerzen	zunehmende Stenosierung, mehrere Verschlüsse. Mikroangiopathien
Stadium IV:	ständige heftige Schmerzen Nekrobiosen	Mikroangiopathien mit zunehmender Gangrän

Diagnose: Im allgemeinen läßt sich die arterielle Durchblutungsstörung der Peripherie mit einfachen Untersuchungsmethoden feststellen. Dazu zählen Pulstastung der A. dorsalis pedis und der A. tibialis posterior, die Ermittlung der arteriellen Rückblutungszeit nach vorübergehender arterieller Ischämie und die Frage nach subjektiven Empfindungen beim Laufen. Weiterführende diagnostische Maßnahmen sind nötig, um eine genaue Lokalisation evtl. auch für operative Eingriffe zu erfahren. Rheologische Untersuchungen, Plethysmographie, Sonographie und Arteriographie gehören hinzu.

Therapie: Ziel ist die möglichst vollständige Wiederherstellung der Versorgung der betroffenen Gliedmaßenareale mit Sauerstoff und Nährstoffen. Dies wird entweder operativ oder konservativ erfolgen. In jedem Fall sind einschneidende Maßnahmen zu einer Umstellung der Lebensweise erforderlich, was im Stadium I und II lebensnotwendig ist. Die Frage einer Rückbildung ist nur dann zu diskutieren, wenn der Patient selbst bereit ist, alle von ihm ausgehenden Risikofaktoren auszuschalten.

Allgemeine Maßnahmen: 1. Beseitigung der Risikofaktoren: Rauchverbot; Gewichtsreduktion; Diabetes-mellitus-Behandlung; Diätberatung. Medikamentöse Behandlung der Hypertonie, der Hyperurikämie und der Hyperlipoproteinämie. 2. Behandlung von Herzinsuffizienz, der Herzrhythmusstörungen und der Hypertonie. 3. Umstellung der Lebensweise: Regelmäßige Bewegung und Terrainbelastung; Vermeidung von Nässe- und Kälteexposition; keine heißen Anwendungen an den Extremitäten; Vorsicht vor mechanischen Verletzungen der Haut an den Extremitäten; Vorsicht bei mechanischen Manipulationen an den Extremitäten (Nagelpflege, Fußpflege, Trockenbürsten).

Als wichtigste und wirkungsvollste Maßnahme gilt die aktive Übungsbehandlung. Das *Gehtraining* ist die einfachste und natürlichste Stimulation zur Ausbildung eines funktionstüchtigen Kollateralkreislaufs. Dieses aktive Muskeltraining sowie dosiertes Laufen und die *Ratschow*'sche Lagerungsübung sind am besten dafür geeignet. Diese Trainingseffekte sind zum Teil sofort spürbar, zum Teil aber erst nach Wochen für den Patienten positiv zu erkennen.

Konventionelle Therapie

Systemische Applikation von Vasodilatatoren; dazu gehören Adenosintriphosphorsäure, sie ist besonders geeignet für das 1. und 2. Stadium. Die stoffwechselaktiven Pharmaka verbessern den Stoffwechsel der Zellen durch Steigerung des Sauerstoff- und Nährstofftransportes in die Zelle und deren Utilisation.

Weitere Präparate dienen der Verbesserung der rheologischen Eigenschaften des Blutes. Dazu gehören Pentoxiphyllin, Calciumdobesilat. Eine Hemmung der gesteigerten Thrombozyten-Aggregation führt außerdem zu verbesserten Fließeigenschaften des Blutes in der Endstrombahn.

Antikoagulantia und Aggregationshemmer haben einen Einfluß auf das plasmatische Gerinnungssystem. Thrombolytische Behandlung erfolgt nur in der Akutphase. Möglicherweise spielt ein Prostazyklinmangel eine wesentliche Rolle in der Pathogenese arteriosklerotischer Gefäßerkrankungen; er ist relevant bei Diabetes mellitus, Hypertonie und Nikotinabusus. Autoren berichten über erstaunliche Behandlungserfolge durch intraarterielle Prostazyklin-Dauerinfusionen.

Für die Behandlung von Nekrobiosen gilt als oberstes Grundprinzip: Es muß Licht und Luft herankommen und Druck vermieden werden. Am besten keine Salbe und kein Verband, und Reinigung durch hyperosmolare Lösungen.

Homöopathische Therapie

Sie richtet sich in allen Fällen nach dem Ähnlichkeitsprinzip mit funktionotropen und personotropen Zielsetzungen.

Arnica montana *(Arnica)*

D3 - D6 Dil.
3 x tägl. 5 Tr.

Reizbare, mürrische Patienten mit Facies apoplectica. Patient will in Ruhe gelassen werden, will nicht berührt werden.

Trotz erheblicher objektiver Befunde behauptet er, nicht krank zu sein. Äußerst gleichgültig (schlechte Compliance). Blutandrang zum Kopf bei eiskalten Extremitäten. Beklemmungsgefühl am Herzen.

Wärme tut gut, besonders warmes Fußbad.

Espeletia

D2 - D3 Dil.
3 x tägl. 5 Tr.

Besonders angebracht bei Patienten, die trotz des intermittierenden Hinkens das Rauchen nicht lassen können. Ausgesprochene Muskeltypen mit Stenokardien.

Besserung bei Wärme.

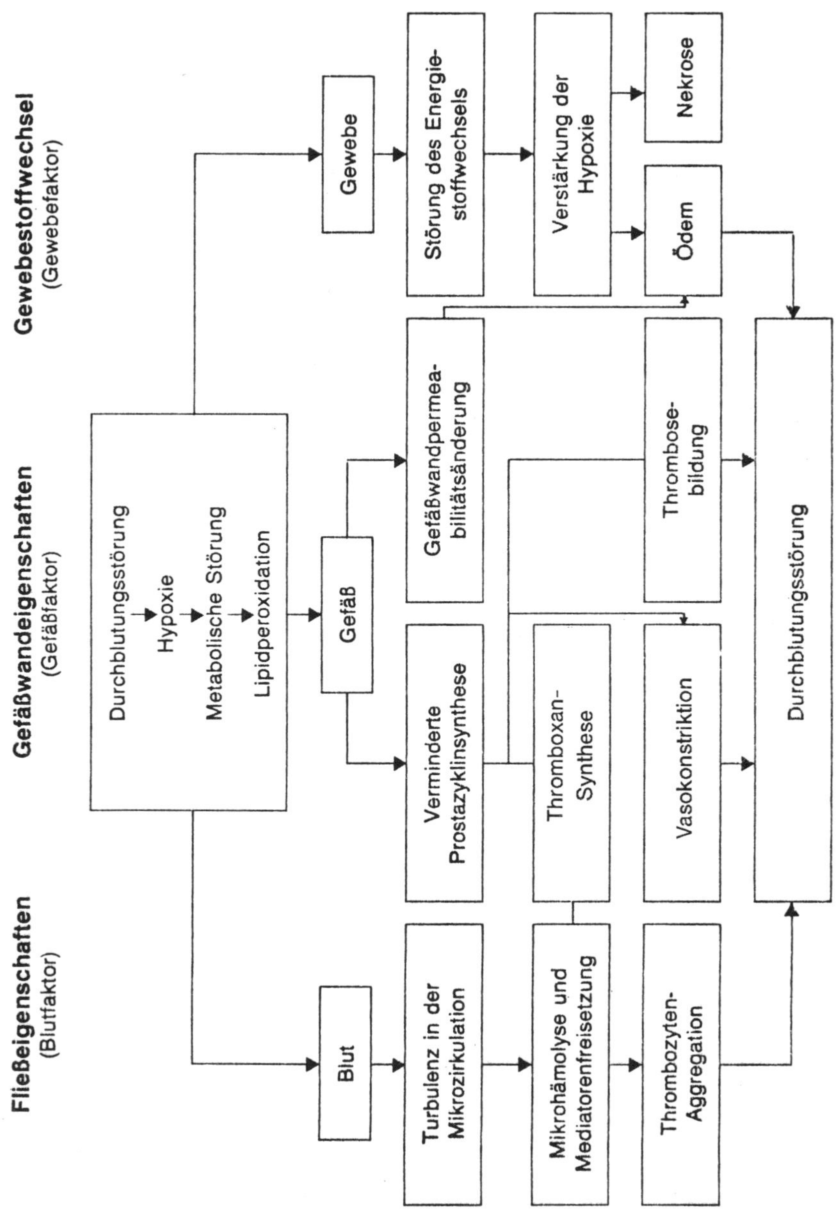
Fließeigenschaften
(Blutfaktor)
Gefäßwandeigenschaften
(Gefäßfaktor)
Gewebestoffwechsel
(Gewebefaktor)
Durchblutungsstörung
Hypoxie
Metabolische Störung
Lipidperoxidation
Blut
Gefäß
Gewebe
Turbulenz in der Mikrozirkulation
Mikrohämolyse und Mediatorenfreisetzung
Thrombozyten-Aggregation
Verminderte Prostazyklinsynthese
Thromboxan-Synthese
Vasokonstriktion
Gefäßwandpermeabilitätsänderung
Thrombosebildung
Störung des Energiestoffwechsels
Verstärkung der Hypoxie
Ödem
Nekrose
Durchblutungsstörung

Kreosotum

D4 - D6 Dil.
3 x tägl. 5 Tr.
Im Stadium IV als unterstützende Maßnahme. Unangenehm riechendes Sekret mit heftigem Brennen in den Extremitäten, daneben Juckreiz.
Schmerzen in Ruhe, besser bei Wärme.

Lachesis muta *(Lachesis)*

D8 - D12 Dil.
3 x tägl. 5 Tr.
Charakteristisch ist die allgemeine Empfindlichkeit gegen Berührung, insbesondere der ganzen Extremität. Bevorzugt ist die linke Seite erkrankt. Feuchtes Wetter und Ruhe verschlimmern; der Patient schläft in die Verschlimmerung hinein, so daß am Morgen alles am schlimmsten ist. Zu dieser Zeit blau-rote Verfärbung. Alles besser durch Bewegung und Kälte.

Secale cornutum

D6 Dil. 3 x tägl. 5 Tr.
D30 Dil. 1 x tägl. 5 Tr.
Jeden 2. Tag 1 Amp. subkutan D30 in den Akupunkturpunkt Bl 57 injizieren.
Bewährtes Mittel bei intermittierendem Hinken, wenn Patient Wärme an den Beinen überhaupt nicht verträgt (trotz eiskalter Beine, in denen subjektiv ein Brennen wie Feuer typisch ist). Verlangen nach kalten Bädern und eiskalten Umschlägen.
Wärme verschlimmert, Kälte bessert.

Nicotiana tabacum *(Tabacum)*

D6 - D12 Dil.
3 x tägl. 5 Tr.
Kältegefühl am ganzen Körper, besonders an den Extremitäten mit Parästhesien, viel Angst, kalte Schweiße.
Verschlimmerung durch Rauchen und durch Bewegung und Aufenthalt in warmen Räumen.

Ginkgo biloba

D2 - D4 Dil.
3 x tägl. 10 Tr.
Stadium I u. II, wenn die Füße als kalt empfunden werden und warme Bäder wohltuend sind. Patient friert nicht, hat aber das Verlangen, immer wieder zu laufen, weil Bewegung guttut.

Funktionelle arterielle Durchblutungsstörungen, allgemein

Unter diesem Oberbegriff ist eine Gruppe sehr heterogener Krankheitsbilder zusammengefaßt, die alle ein gemeinsames Merkmal haben: das Fehlen organischer Gefäßveränderungen bei einer Fehlsteuerung nervaler Art i.S. von Angioneuropathien oder funktionellen Angiopathien.

Raynaud-Krankheit

Krankheitsbild: Diese Erkrankung ist eine gutartige, meist symmetrisch und intermittierend auftretende, spastische Störung der Gefäße unbekannter Ätiologie. Auch die Sonderform *Digitus mortuus* ist hier einzuordnen. Im Unterschied zu der als *Raynaud*-Krankheit bezeichneten obengenannten Erkrankung gibt es noch ein sekundäres *Raynaud*-Syndrom als Frühsyndrom einer Sklerodermie oder verschiedener Kollagenosen. Auch an die Nebenwirkung einer Betablocker-Medikation ist hier zu denken.

Konventionelle Therapie

Der Patient wird über die Harmlosigkeit des Phänomens aufgeklärt, erhält Rauchverbot und soll sich vor Kälte und Traumen schützen. Sehr wichtig sind physikalische (krankengymnastische und balneologische) Maßnahmen. Auch medikamentöse Therapieansätze sind vorhanden (z. B. Behandlung mit Kalziumantagonisten), wobei auf hypotone Kreislaufkrisen zu achten ist. In schwersten Fällen wird eine thorakale Sympathektomie vorgenommen.

Homöopathische Therapie

Secale cornutum

D2 - D6 Dil.
4 x tägl. 5 Tr.
Taubheitsgefühl und Ameisenkribbeln in den Gliedmaßen mit Blässe.
Wichtig: Trotz der Kälte der Haut tritt eine Verschlimmerung durch Wärme auf und eine Besserung durch kalte Umschläge und Bäder in Eiswasser.

Nicotiana tabacum *(Tabacum)*

D3 - D12 Dil.
3 x tägl. 5 Tr.
Allgemein kalte Extremitäten mit Kribbeln und Ameisenlaufen in den Akren. Kälte verschlimmert. Trotzdem deckt sich der Patient im Bett auf. Kalter Schweiß und allgemeine Übelkeit begleiten den Verlauf.

Brachialgia paraesthetica nocturna

Krankheitsbild: Brennender oder dumpfer Schmerz und Parästhesien von Händen und Armen, meist einseitig. Auftreten nachts. Die Ursache dürfte eine neuro-vaskuläre Kompression im Schultergürtelbereich sein.
Therapie/Allgemein: Krankengymnastische Übungen, in schweren Fällen operative Dekompression.

Konventionelle Therapie

Aescin-Präparate, Nikotinsäurederivate.

Homöopathische Therapie

Lophophora williamsii *(Anhalonium)*

D3 - D4 Dil.
3 x tägl. 5 Tr.
Symptomatik entspricht genau dem Krankheitsbild.

Amanita muscaria *(Agaricus)*

D6 - D12 Dil.
3 x tägl. 5 Tr.
Parästhesien und Schmerzen besonders nachts. Kapillarschädigungen nach Erfrierungen.
Verschlimmerung durch körperliche und geistige Überlastung. Schütteln der Arme bessert.

Fabiana imbricata *(Pichi-Pichi)*

D3 - D4 Dil.
als Quaddel in entsprechende Nackensegmente jeden zweiten Tag.

Burning-feet-Syndrom

Krankheitsbild: Neben dem typischen Brennen und Kribbeln der Fußsohlen klagen die Patienten über verschiedene Mißempfindungen, die auf eine Polyneuropathie hinweisen. Die Beschwerden werden deutlich verstärkt durch Wärme.

Konventionelle Therapie

Kühlung, Eiswürfel.

Homöopathische Therapie

Secale cornutum

D3 - D6 Dil.
5 x tägl. 5 Tr.
Entspricht genau dem Krankheitsbild des Burning-feet-Syndroms. (Wärme verschlimmert!)

Erythrocyanosis

Diese Sonderform der Akrozyanose befällt leicht adipöse, junge Mädchen; Meist an den Unterschenkeln, selten im Gesicht.

Konventionelle Therapie

Versuch mit Östrogenen oder mit Choriongonadotropin (500 I.E. 1 x wöchentl., 6 Wochen lang). Physikalische Therapie mit Heißluft, Unterwassermassagen, Sauna.

Homöopathische Therapie

Pulsatilla patens *(Pulsatilla)*

D6 - D12 Dil.
3 x tägl. 5 Tr.
Leicht adipöse junge Mädchen, weich und nachgiebig, launenhaft und weinerlich mit erheblichem Schweregefühl in den Beinen. Die Haut ist zyanotisch verfärbt, besonders nach langem Stehen und Sitzen.
Verschlimmerung durch Wärme. Unverträglichkeit von Süßigkeiten, allgemeine Durstlosigkeit, Regelbeschwerden.

Pernionen

Krankheitsbild: Bei den Frostbeulen handelt es sich um Störungen in der Endstrombahn der Kutis mit teils bleibenden, teils reversiblen Gewebsdefekten durch extreme Kälteeinwirkung.

Konventionelle Therapie

Medikamentöse Therapie wird als erfolglos angesehen. Physikalische Therapie.

Homöopathische Therapie

Artemisia abrotanum *(Abrotanum)*

D3 - D6 Dil.
3 x tägl. 5 Tr.
Besonders bei einem Gefühl von Eisnadeln unter der Haut, starke Rötung.
Besserung durch langsames Gehen und während des Schlafes.
(Abrot.-Salbe lokal)

Phlebothrombose und Thrombophlebitis

Krankheitsbild: Die Hämostase, bzw. Blutgerinnung, ist als Folge eines engen Zusammenwirkens zwischen Blutplättchen, Gerinnung, Fibrinolyse, Gefäßwand und Gefäßkontraktion zu verstehen. Bei der Thrombose handelt es sich um eine intravitale und intravasale Blutgerinnung mit Pfropf-Bildung ohne mechanische Irritation des Gefäßes. Die Thrombophlebitis ist markiert durch entzündliche Veränderungen der Gefäßwand mit konsekutiver Ausbildung eines Thrombus. Unterschieden werden örtliche, wandständige Thromben und fortschreitende Thromben. Durch weitere Anlagerung von Gerinnungsmassen, je nach Lokalisation und zeitlichem Wachstum entstehen verschiedene Auswirkungen: Oberflächliche Thrombophlebitiden und Phlebothrombose tiefliegender Venen mit manchmal konsekutiver entzündlicher Wandreaktion. Oberflächliche Thrombosen und Phlebitiden sind im allgemeinen ein relativ harmloses Leiden, das komplikationslos abheilt. Die tiefen Thrombosen beinhalten fast immer die Gefahr einer Lungenembolie und werden unbehandelt häufig postthrombotische Syndrome als Dauerschaden nach sich ziehen.

Akuttherapie: Allgemeinmaßnahmen bei der akuten Thrombophlebitis sind das Anlegen eines Kompressionsverbandes und aktive Gehübungen des Patienten. Auch bei bettlägerigen Kranken ist ein Kompressionsverband notwendig. Lokale Anwendung von Heparin-Salben und Alkohol-Umschlägen, Beinhochlagerung.

Homöopathische Therapie

Acidum arsenicosum
(Arsenicum album)

D6 Dil., 3 x tägl. 5 Tr.
D12 Dil., 1 x tägl. 5 Tr.
Ängstliche, ruhelose Patienten mit großer Erschöpfung. Überempfindlichkeit aller Sinne, besonders hochgradige Berührungsempfindlichkeit der erkrankten Stelle.
Schmerzen haben brennenden Charakter, werden aber durch Wärme gebessert. Besserung auch durch Bewegung. Großer Durst.
Verschlimmerung aller Beschwerden um Mitternacht.

Apis mellifica

D3 - D6 Dil.
2stündl. 5 Tr.
Lebhafte, sehr bewegliche Patienten. Entzündliche Stellen haben ödematösen und erysipelartig umschriebenen Charakter, stechende Schmerzen und brennende Hitze.
Großes Verlangen nach Abkühlung und kalten Umschlägen. Starke Berührungsempfindlichkeit, Bewegung bessert die Beschwerden.

Atropa belladonna *(Belladonna)*

D4 - D6 Dil.
3 x tägl. 5 Tr.
Plötzlicher Beginn der Phlebitis mit Rötung, Schwellung und hochgradiger Berührungsempfindlichkeit. Empfindung heftiger Pulsationen im Krankheitsbereich. Blutandrang zum Kopf.
Bewegung verschlimmert.

Hamamelis virginiana *(Hamamelis)*

D2 Dil.
bei akutem Zustand 2stündl.,
später 3 x tägl. 5 Tr.
Allgemeines Zerschlagenheitsgefühl mit heftigen Schmerzen. Feuchte Umschläge verschlimmern. Kann die Beine nicht herunterhängen lassen.
Bei Bewegung Besserung.

Lachesis muta *(Lachesis)*

D12 Dil.
5 x tägl. 5 Tr.
Exaltierte, erregbare Patienten. Erhebliche Verschlimmerung in den Morgenstunden. Unaufhörliche Logorrhö. Übermäßige Berührungsempfindlichkeit.
Linke Seite bevorzugt.

Postthrombotisches Syndrom

Krankheitsbild: In der Folge von Venenthrombosen entstehen häufig postthrombotische Syndrome. Die Ursache ist ein tiefes Strömungshindernis, das bestehen bleibt. Es entwickelt sich ein Kollateralkreislauf zu den oberflächlichen Beinvenen oder es erfolgt ein vermehrter Flüssigkeitsrückstrom über das Lymphgefäßsystem wegen Abflußbehinderung. Es kommt zu einem Stauungsödem, das wiederum zu trophischen Störungen der Haut führt und weitere degenerative und rezidivierende entzündliche Veränderungen gedeihen läßt.

Therapie/Allgemein: Konsequente Kompressionsbehandlung durch sehr fest sitzende und wenig elastische Verbände, notfalls unterstützt durch zugeschnittene Schaumgummiplatten. Besondere Beachtung ist dabei der Knöchelregion zu widmen, wegen der in diesem Gebiet häufigen Ulzerationen. Später kann ein Gummistrumpf bzw. Stützstrumpf den Verband ersetzen.

Gelegentlich therapeutisch ein mildes Diuretikum (starke Diurese kann zu Komplikationen führen).

Chirurgische Eingriffe (venöse Ersatzwege) können eine Besserung herbeiführen.

Weiterhin balneo-physikalische Maßnahmen und regelmäßige krankengymnastische Übungen.

Homöopathische Therapie

Aristolochia clematitis *(Aristolochia)*

D 12 Dil.

2 x tägl. 5 Tr.

Chronisches Mittel bei postthrombotischem Syndrom, besonders mit Anschwellung der Unterschenkel und Neigung zu chronischen Ekzemen. Bevorzugte Zeit: Wechseljahre.

Extremitäten sind kalt. Häufig vergesellschaftet mit klimakterischen Arthropathien.

Arnica montana *(Arnica)*

D 30 Dil.

tägl. 15 Tr. auf ein Glas Wasser, schluckweise über den Tag verteilt, trinken.

Bewährtes Mittel zur Behandlung chronischer postthrombotischer Syndrome, besonders, wenn Schwäche, Zerschlagenheitsgefühl und Blutandrang zum Kopf bestehen. Berührungsempfindlichkeit. Nach Belastung Stauung im kranken Bein.

Calcium fluoratum

D 12 Tabl.

2 x tägl. 1 Tabl.

Bewährtes Mittel bei chronischen Prozessen, deutliche Verschlimmerung durch Stehen und Sitzen, Besserung durch Gehen. Muß sehr lange Zeit gegeben werden.

Silybum marianum *(Carduus marianus)*

D 2 - D 4 Dil.

Besonders bei rechtsseitigem postthrombotischem Syndrom, vor allem bei bestehender Lebererkrankung.

Variköser Symptomenkomplex

Krankheitsbild: Herdförmiger Umbau der Venenwand mit nur noch einzelnen Muskelfasern und faserreichem, kollagenem Bindegewebe. (Im Gegensatz dazu sind Phlebektasien Venenerweiterungen ohne morphologisch nachweisbare Wandveränderung. Phlebosklerose ist eine gleichmäßige Venenwandverdikkung. Wir unterscheiden drei Formen:

a) Stamm-Varizen der Venenhauptstämme.

b) Varizen der Nebenäste, die sich meistens während der Schwangerschaft entwickeln;

c) »Besenreiser«-Varizen der kleinen Sammelvenen, die bevorzugt an den Oberschenkeln, aber auch an den Unterschenkeln auftreten (besonders bei Frauen), Teleangiektasien.

Therapie/Allgemein: Hochlagern der Beine, vor allem während der Nacht und unter exakter Kompressionsbehandlung. Rege Betätigung der Muskelpumpe ist dringend notwendig. Gerade bei dieser Erkrankung braucht man eine gute Compliance des Patienten. Dazu gehören Bewegung, Kompressionsbehandlung und Vermeiden aller Wärmeanwendungen, die eine Förderung der venösen Stase herbeiführen (heißes Duschen, Mineral-Thermalbäder, heiße Fußbäder).

Konventionelle Therapie

Große Skepsis gegenüber allzu kritikloser Anwendung der sogenannten Venenmittel, also Pharmaka, die als Wirkstoff Aescin und Saponine oder Flavonoine enthalten.
Für Cumarin- und Rutin-haltige Kombinationsmittel ist eine Steigerung der Lymphokinese nachgewiesen, so daß der Einsatz bei lympathischen, aber auch venösen Stauungen jeglicher Ursache gerechtfertigt ist.
An weiteren Behandlungsmöglichkeiten stehen die Verödungstherapie und die operative Varizenentfernung zur Verfügung.
Alle diese Methoden kommen nicht in Frage bei ausgedehntem und ausgeprägtem varikösem Symptomenkomplex. Hier hilft nur konsequente Kompressionsbehandlung.

Homöopathische Therapie

Arnica montana *(Arnica)*

D30 Dil.
15 Tr. auf ein Glas Wasser, über den Tag verteilt schluckweise trinken.
Gefühl an den Beinen wie zerschlagen, mit erheblicher Berührungs- und Druckempfindlichkeit. Oft Muskelschmerzen und Muskelkrämpfe.
Warmes Wetter bessert!

Hamamelis virginiana *(Hamamelis)*

D2 - D4 Dil.
Im akuten Zustand 2stündl., später 3 x tägl. 5 Tr.
Heftige Schmerzen entlang den varikös entarteten Venen. Bei Verletzungen kleine Blutungen dunkler Art. Bei lokaler Belastung kleine oberflächliche Thrombophlebitiden, sehr schmerzhaft.

Lachesis muta *(Lachesis)*

D12 Dil.
2 x tägl. 5 Tr.
Besonders bei Frauen auftretend, häufiger links als rechts. Mit Einsetzen der Periode deutliche Besserung, erhebliche Berührungsempfindlichkeit, deshalb Ablehnung von Stützstrümpfen. Logorrhö.

Pulsatilla patens *(Pulsatilla)*

D4 - D6 Dil.
3 x tägl. 5 Tr.
Venen nicht nur an den Unterschenkeln, sondern auch an den Armen geschwollen. Patient macht den Eindruck einer allgemeinen venösen Stauung. Schweregefühl der dick erscheinenden Extremitäten. Die Extremitäten sind kalt bei allgemeinem Hitzegefühl und Verlangen nach frischer Luft.
Mangelnde Bewegung verschlimmert. Lokale Wärmeunverträglichkeit.

Silybum marianum *(Carduus marianus)*

D2 - D6 Dil.
3 x tägl. 10 Tr.
Wirkungsrichtung auf das Pfortadersystem, wirkt entstauend. Reizbarer, weinerlicher Patient mit Schmerzen im rechten Schulterblattwinkel. Übelkeit, starker Meteorismus und Leber- und Gallestauungen.
Geht immer einher mit Lebererkrankungen.

Ulcus cruris

Krankheitsbild: Das Ulcus cruris ist eine Erkrankung, die sowohl als Folge des varikösen Symptomenkomplexes auftreten kann, als auch durch das Stauungsödem beim postthrombotischen Syndrom, das zu trophischen Störungen der Haut führt.
Es ist zu unterscheiden zwischen einem venösen und einem arteriellen Ulkus.
Therapie/Allgemein: Das wichtigste in der Behandlung jahrelang bestehender Ulcera cruris venosa ist die konsequente Kompression mit Verbänden und die gleichzeitige, nie zu unterbrechende Bewegungstherapie. Der Kompressionsverband muß sowohl den Lymph- als auch den Venenabflußbahnen gerecht werden. Ruhigstellung erfolgt nur bei gelegentlich auftretenden, entzündlichen Veränderungen der Umgebung der Ulzera.

Konventionelle Therapie

Die medikamentösen Maßnahmen entsprechen denen einer Thrombophlebitis. Bei einem Klebe-Kompressionsverband, der als Dauerverband angelegt ist, empfiehlt es sich, über stark sezernierenden Ulzera eine Fensterung anzubringen, um lokal behandeln zu können. Häufig ist die offene Behandlung in Licht und Luft nach sorgfältiger Reinigung der Ulzera am günstigsten. Bei bakterieller Infektion sind Antibiotika notwendig, sowohl lokal, als auch systemisch.

Homöopathische Therapie

Hepar sulfuris

D3 - D6 Tabl.
5 x tägl. 1 Tabl.
Entzündliche Veränderungen in der Ulkus-Umgebung mit heftiger Empfindlichkeit gegen Luftzug, sehr schmerzhaft. Feuchte Anwendungen bessern. Anwendung besonders bei starker Sekretion, allgemeinem Schwitzen des Patienten und Verschlimmerung durch Kälte. Lymphdrüsen gelegentlich vergrößert.

Mercurius solubilis Hahnemanni

D 12 Dil.
20 Tr. in einem Glas Wasser, schluckweise über den Tag verteilt austrinken.
Verschlimmerung der Beschwerden, besonders nachts und in der Bettwärme. Übler Geruch der Sekrete, Lymphdrüsen immer beteiligt. Entzündliche Schwellung der Umgebung des Ulkus.
Allgemeine Besserung durch Ruhe.
Schweißneigung, besonders nachts.

Hydrastis canadensis (*Hydrastis*)

D4 - D6 Dil.
3 x tägl. 5 Tr.
Zäher, fadenziehender Schleim als Sekret der Ulzera, äußerst klebrig. Patient ist im allgemeinen sehr geschwächt. Immer Leberbeteiligung mit Ekel vor allen Speisen und immer bitterer Geschmack im Mund. Stuhlverstopfung.
Ruhe bessert, Bewegung verschlimmert. Druck auf das Ulkus bessert die Schmerzen. (Kompressionsverband!)

Kalium bichromicum

D 12 Dil.
5 x tägl. 5 Tr.
Geschwüre sind wie ausgestanzt und sehr tief. Sekrete schleimig-eitrig, klebrig und zäh, mitunter etwas blutstreifig. Das ganze Ulkus sieht torpide aus. Besserung durch Bewegung in frischer Luft, muß sich aber wegen Kälteempfindlichkeit sehr warm anziehen.
Häufig Biertrinker, die viel sitzen.

Lachesis muta (Lachesis)

D 12 Dil.
20 Tr. in einem Glas Wasser, schluckweise über den Tag verteilt trinken.
Entzündliche Umgebung der Geschwüre mit erheblicher Berührungsempfindlichkeit, lehnt jede Beengung durch Stützstrümpfe ab. Morgendliche Verschlimmerung aller Symptome. Das linke Bein ist bevorzugt.
Aggressive Logorrhö. Besonders während der weiblichen Involutionsjahre.

Crotalus horridus *(Crotalus)*

D 12 Dil.
20 Tr. in einem Glas Wasser, schluckweise über den Tag verteilt trinken.
Zur Blutung neigende Geschwüre mit blau-schwarzer Verfärbung und Gangrän-Charakter. Allgemeinzustand stark reduziert, Schlafsucht. Schläft immer in die Verschlimmerung hinein. Kann keinen Druck vertragen. Rechte Seite ist bevorzugt.

Hämorrhoiden

Krankheitsbild: Der venöse Plexus im Anus kann aus verschiedenen Gründen (Stauung, Elastizitätsverlust, chronische Obstipation) Vorwölbungen verschiedener Größe zeigen. Das Krankheitsbild ist verhältnismäßig häufig, und im Vergleich zu seiner Häufigkeit zeigt es nur selten Komplikationen. Sie bestehen vor allem in entzündlichen Veränderungen, in Blutungen oder Prolaps.
Besonders, wenn entzündliche Veränderungen vorhanden sind und wenn außerdem frische oder chronische Längseinrisse im Analkanal vorhanden sind, kommt es zu Schmerzen bei der Defäkation, aber auch zu Beschwerden bei bestimmten Körperhaltungen, besonders beim Sitzen. Sphinkter-Krämpfe sind selten, können aber auch eine Folge von Hämorrhoiden sein.

Therapie/Allgemein: *Vermeiden* von hartem Stuhl und starkem Pressen beim Stuhlgang. Reichliche Mengen Weizenkleie, ungemahlenen Leinsamen und reichlich Flüssigkeitsverwendung. Zurückhaltung mit Abführmitteln wegen der Reizerscheinung an der Schleimhaut. *Reinigung* des Anus mit kaltem, frischem Wasser nach jedem Stuhlgang. Prolabierte Hämorrhoiden müssen zurückgeschoben werden. Abendliches lauwarmes bis kühles Sitzbad. *Bei starker Reizung* der Analschleimhaut nach dem Waschen und Baden Auftragen von reizloser Salbe (etwa Eucerin cum aqua).

Konventionelle Therapie

Erst wenn die allgemeinen Maßnahmen erfolglos sind, ist weitere Therapie angezeigt. Alle in diesem Bereich angegebenen Therapiemaßnahmen konventioneller Herkunft sind sehr umstritten. Sowohl die lokale als auch die perorale Anwendung sind im allgemeinen unbefriedigend. Allenfalls ist der mitunter heftige Juckreiz oder auch die schmerzhaft entzündete, lokale Hämorrhoidalknoten-Veränderung mit örtlicher Behandlung temporär zu beeinflussen.
Bevor chirurgische Maßnahmen (Kryohämorrhoidektomie, Gummibandligatur) durchgeführt werden, sollten folgende nicht-chirurgische Prozeduren angewandt werden: Infrarot-Koagulation, Laser-CO_2, Injektionssklerotherapie.
Bei *Analfissuren* kann man, im Gegensatz zu früheren Ansichten, heute mit konventioneller Therapie auskommen durch Dehnung des Analkanals und Injektionstherapie.

Homöopathische Therapie

Acidum nitricum

D4 - D6 Dil.
5 x tägl. 5 Tr.
Hoffnungsloser Patient mit allgemeiner Schwäche; außergewöhnliche Empfindlichkeit gegen Berührung, nicht nur an der erkrankten Analstelle. Zerreißgefühl bei der Defäkation, nach der Defäkation noch erhebliches Stechen und Wundkratzen. Auch im Stuhlgang-Intervall unerträgliche Hämorrhoidenschmerzen. Übelriechende Absonderungen. Saures Schwitzen.

Aesculus hippocastanum (*Aesculus*)

D3, D4 Dil.
3 - 6 x tägl. 5 Tr.
Traurige und reizbare Patienten mit allgemeiner Bindegewebsschwäche. Venöse Stase im ganzen Bereich der unteren Körperhälfte. Hämorrhoidenschmerzen mit Ausstrahlung ins Kreuz und ödematöse Veränderungen der Umgebung. Starker Meteorismus. Afterschmerzen bei der Defäkation mit Schleimabgang. Häufig Varikosis. Bettwärme bringt in den Morgenstunden Verschlimmerung der Hämorrhoidalbeschwerden.

Hamamelis virginiana (*Hamamelis*)

D2 - D4 Dil.
3 - 6 x tägl. 5 Tr.
Die Hämorrhoiden bluten immer wieder; charakteristisch sind die nachfolgenden Schmerzen und die allgemeine Schwäche, nicht so stark nach Stuhlgang.
Anwendung bei schmerzhaften, blutenden Hämorrhoiden mit oder ohne Entzündung.

Hepar sulfuris

D3 - D6 Tabl., 2ständl. 1 Tabl.
D12 Tabl., 2 x tägl. 1 Tabl.
Personen lymphatischer Konstitution, sehr frostig, leicht erkältlich. Äußerst ärgerlich und reizbar, da sie selbst kleine Schmerzen nicht vertragen. Äußerste Empfindlichkeit gegen Berührung und kalte Luft. Selbst kleinste Verletzungen oder Rhagaden zeigen eine übelriechende schleimige, manchmal auch eitrige Absonderung. Die Hämorrhoiden sind schleimig bedeckt.
Schmerzen im After, als wenn er voller Splitter wäre. Verlangen nach sauren Speisen und nach Alkohol (mäßige Mengen Alkohol verbessern den Zustand).

Paeonia officinalis

D3 - D4 Dil.
3 - 4 x tägl. 5 Tr.
Unerträgliche Hämorrhoidenschmerzen mit Brennen und Jucken, besonders während des Stuhlgangs und nach Absetzen des Stuhls. Dabei feuchte Absonderung und purpurrote Farbe der Hämorrhoidalknoten. Oft Fissuren.
Wirkt besonders gut als Palliativum bei Hämorrhoiden mit heftigem Juckreiz.
Bei allen akuten Hämorrhoidal-Beschwerden hat sich bewährt:
Paeonia officinale D3 Dil.
und
Aesculus hippocastanum D3 Dil.
im Wechsel 2stündl. 5 Tr.

Lymphangitis

Krankheitsbild: Die Entzündung der Lymphbahnen ist fast ausschließlich die Folge eines bakteriellen Infektes. Ausgangspunkte sind Verletzungen im Extremitätenbereich, Phlegmonen, Abszesse, Mykosen und Erysipele.
Therapie: In jedem Falle kausal ausgerichtet, Versorgung des Ausgangsherdes. Lokal: Alkoholumschläge und antiphlogistische Salben und Gels.

Konventionelle Therapie

Antibiotika und Antiphlogistika.

Homöopathische Therapie

Hepar sulfuris

D3 - D6 Tabl., 3 x tägl. 1 Tabl.
D12 Tabl., 2 x tägl. 1 Tabl.
Entzündliche Veränderungen der Lymphbahnen mit Schwellung, Ödem, Rötung.
Überempfindlichkeit gegen Schmerzen, Kälte und Berührung (mag keinen kalten Umschlag).
Besserung durch Wärme, besonders durch feuchte Wärme.

Mercurius solubilis Hahnemanni

D6 Dil.
3 x tägl. 5 Tr.
Entzündliche, gerötete und geschwollene, dabei druckschmerzhafte Schwellungen der Lymphbahnen mit Drüsenschwellungen. Lymphknoten druckschmerzhaft.
Verschlimmerung bei Bewegung, Verschlimmerung außerdem bei Bettwärme und in der Nacht. Besserung durch Ruhigstellung.
Profuse Nachtschweiße mit üblem Geruch des gesamten Körpers.

Vipera berus

D12 Dil.
2 x tägl. 5 Tr.
Plötzlich auftretende, sehr heftige Entzündungen von Lymphbahnen der Extremitäten, besonders nach Verletzungen, die stark verschmutzt sind. Die Umgebung der Verletzung zeigt schon kurz danach erysipelartige Veränderungen. Patient ist sehr ruhelos, hat Schüttelfrost und Fieber und unerträgliche Angst. Heftige Schmerzen und Krämpfe in der befallenen Extremität beim Herabhängen.
Die Haut ist kalt, mit kaltem Schweiß bedeckt.

Lymphödem

Krankheitsbild: Primäre (idiopathische) Lymphödeme unterscheidet man entsprechend ihrem zeitlichen Auftreten: Lymphoedema praecox in jungen Jahren und Lymphoedema tardum mit dem Auftreten etwa um das 40. Lebensjahr herum (Neoplasma-Ausschluß!).
Sekundäre Lymphödeme entstehen als Folgeerscheinungen nach Infektionen, nach Parasitenbefall, beim postthrombotischen Syndrom (siehe dort). Obstruktiv entstehen sekundäre Lymphödeme nach Strahlentherapie, bei Neoplasmen, posttraumatisch oder postoperativ.
Das primäre Lymphödem ist prognostisch fast infaust, während die Prognose des sekundären Lymphödems, je nach Ursache, deutlich günstiger ist. Eine Restitutio ad integrum ist in den seltensten Fällen zu erreichen.

Stadium I:
Latentes Lymphödem
- plötzliche Schwellung nach banalen Traumen, nach Operationen, nach Entzündungen, nach Thrombosen

Stadium II:
Reversibles Lymphödem
- diskrete abendliche Schwellung des Fußrückens, der Knöchel, der Schienbeingegend, aber auch lokalisiert an anderen Extremitätenstellen. Das Ödem ist eindrückbar, es entsteht eine Delle.

Stadium III
irreversibles Lymphödem
- hartes, blasses, nicht eindrückbares Ödem. Die ganze Extremität kann befallen sein.

Stadium IV
Elephantiasis
- schwerste Deformationen, besonders der Beine.

Therapie: Der Erfolg einer Therapie hängt davon ab, in welchem Stadium die Therapie beginnt. Die Erfolgsaussichten sind um so günstiger, je früher die Maßnahmen einsetzen.

Konventionelle Therapie

Im Vordergrund der konservativen Behandlung steht die Beseitigung des Ödems. Besonders in den Stadien II, III und IV ist hier ein Erfolg zu erzielen, gelegentlich, außer den später erwähnten physikalischen Maßnahmen, Kombinationspräparate aus Streptokinase und Streptodornase zur Verhinderung der Gewebsinduration.

Physikalische Maßnahmen: Hier empfiehlt sich die manuelle Lymphdrainage, bei der eine Entleerung der Lymphsammelrohre erreicht wird, und schließlich pneumatische Kompression mit Druckwellengeräten. Beide Maßnahmen sind in Frühfällen erfolgversprechend. Bei bestehendem Lymphabflußhindernis ist mit einem Erfolg nicht zu rechnen.

Gelegentlich wird noch Iontophorese empfohlen, dabei kann lokal Hyaluronidase zur Anwendung kommen.

Zur Verhinderung von Sklerose bei Ödemen Prednisolon 2,5 - 3 mg jeden 2. Tag. Vor Prednisolon-Gaben grundsätzlich Herdsanierung.

Bei allen Behandlungsmaßnahmen muß der Patient mit äußerster Strenge zu einer vernünftigen Lebensweise gebracht werden. Hierzu gehört vor allen Dingen gezielte sportliche Betätigung und Einhaltung einer allgemeinen Diät.

Operative Therapie ist beschränkt. Früher angewandte Sympathektomie hat sich als erfolglos erwiesen.

Homöopathische Therapie

Apis mellifica

D3 - D6 Dil.
2stündl. 5 Tr.

Sehr lebhafte, geschäftige, bewegliche Patienten, die sehr schnell weinen können. Ödeme mit Brennen und Hitzegefühl und dem Verlangen nach kalten Umschlägen und Kälte.

Wärme, Druck und Berührung werden überhaupt nicht vertragen. Trotz Ödem besteht Durstlosigkeit. Die Beschwerden treten verhältnismäßig rasch auf.

Hydrastis canadensis *(Hydrastis)*

D3 - D4 Dil.
3 x tägl. 5 Tr.
Wirkungsrichtung des Mittels zielt auf Anregung der Sekretion aller Drüsen der Haut und Schleimhaut.
Ödembildung mit Besserung durch Ruhe und Druck.
Verschlimmerung durch Wärme und Bewegung.

Silybum marianum *(Carduus marianus)*

D1 - D3 Dil.
5 x tägl. 5 Tr.
Allgemeine Leberbelastung mit Stauung im Pfortadergebiet, häufig Hämorrhoiden, Ödeme der unteren Extremitäten. Übelkeit, Brechreiz, Unverträglichkeit von fetten Speisen. Leber geschwollen.

Apocynum cannabinum *(Apocynum)*

D1 - D2 Dil.
3 - 6 x tägl. 5 Tr.
Digitalis-Glykosid mit betonter diuretischer Wirkung bei Ödemen der Extremitäten und bei Anasarka.
Patienten sind sehr durstig, das Mittel wirkt deutlich besser bei natriumarmer Kost.

Quassia amara *(Quassia)*

D1 - D2 Dil.
3 x tägl. 10 Tr.
Mittel wirkt besonders gut bei Pfortaderstauungen, Aszites mit Leberschwellung, Ödeme der unteren Extremitäten. Weniger erfolgreich bei Ödemen als Folge von Traumen und Entzündungen.

Krankheiten der Atmungsorgane

Bronchitis

(vgl. a. S. 255ff, 276f)

Bei diesem durch die Symptome Husten und Auswurf definierten Krankheitsbild werden *akute* und *chronische* Form (in mindestens zwei aufeinanderfolgenden Jahren wenigstens drei Monate) unterschieden. Bronchitiden können auch als Begleitung einer Primärerkrankung auftreten. Immer aber muß diagnostisch sichergestellt sein, daß es sich wirklich nur um eine Bronchitis handelt. Leider wird in zu vielen Fällen auf Grund der als belanglos erkannten Bronchitis die Behandlung unzureichend sein, und es entstehen aus einer banalen Erkrankung Spätschäden, die nicht mehr wiedergutzumachen sind. Diese Spätschäden treten oft erst nach vielen Jahren auf, und so sind die sogenannten »harmlosen Anfänge« intensiv zu behandeln. Es ist also eine wichtige Aufgabe des behandelnden Arztes, mit höchster Sorgfalt auch bei einer banalen Bronchitis vorzugehen, um schwere chronische Bronchitiden im höheren Lebensalter zu verhindern. Da sind es besonders die obstruktiven Bronchitiden, die nicht selten die Ursache der Frühinvalidität darstellen.

Exogene Schädigungen wie Kälte, Durchnässung und Anstrengung bereiten den Boden, auf dem Erreger, Viren, Kocken und Pilze gedeihen. Durch den Reiz der eingedrungenen pathogenen Keime kommt es zur Entwicklung von hyperämischen Kapillarreaktionen mit mehr oder minder starken Leukozytosen und den entsprechenden Plasmadiapedesen (Katarrhen).

Die sogenannte *Raucherbronchitis* ist an sich nichts anderes als ein gesteigerter Reinigungsmechanismus des Bronchialsystems wie auch bei anderen Staubbelastungen. Auswurf und Husten sind hier zunächst der Ausdruck eines sicher sehr guten Reinigungsmechanismus im gesamten Atmungssystem.

Allergische Bronchitis: Allergene können zu Beginn, aber auch während allergischer Erkrankungen eine Bronchitis unterhalten, die häufig und oft schon bald als obstruktive Bronchitis imponiert.

Virusbronchitis: Die meisten Erkältungsbronchitiden sind Virusbronchitiden. Die Abwehrsituation des Patienten bestimmt den Ablauf.

Bakterielle Bronchitiden: Bakterien lassen sich im Mikroskop nachweisen, man kann sie züchten und dann ein Antibiogramm aufstellen. Bei starkem bakteriellen Befall wird das Sputum purulent, gelblich, grünlich. Die wichtigsten Erreger sind Pneumokokken, Hämophilus influenzae, Pyocyaneus, aber auch Staphylokokken, Streptokokken und Kolibakterien.

Besonders zu beachten sind mechanische Störungen des Reinigungsmechanismus durch Fremdkörper oder Narbenstrukturen. Wesentliche Diagnostik gehört dazu, um eine Tuberkulose oder einen Tumor zu erkennen.

Begleitbronchitiden: Sie müssen bei jeder Bronchitis differentialdiagnostisch in Erwägung gezogen werden. In Frage kommen eine Stauung, Infektionskrankheiten, Röteln, Masern etc., toxische Bronchitis, sowohl nach Inhalation toxischer Stoffe als auch humoral, Lungenfibrose, Karzinom.

Krankheitsbild: Bei der akuten fieberhaften Infektionsbronchitis finden wir eine Schwellung der Bronchialschleimhaut mit Fieberanstieg, Verstopfung durch schleimig-eitriges Sekret im Bronchiolen- und Bronchialbereich. Sie kann so stark sein, daß es bei einer diffus über die Lunge verteilten Veränderung zu Dyspnoe kommt. Reichen die Exspirationskräfte nicht aus, kann eine akute Lungenblähung, im weiteren Verlauf ein Emphysem entstehen. Auch bronchopneumonische Infiltrationen können entstehen. Der Auswurf ist zunächst gering, mitunter der Husten schmerzhaft. Auswurf nimmt später an Menge zu und kann auch blutig werden. Im Röntgenbild häufig verstärkte Hilusschatten, mitunter fleckige Zeichnung der Lungenfelder.

Komplikationen: Wenn die Bronchitis zu einer tiefgreifenden Zerstörung der Schleimhaut führt und das Sekret nicht genügend expektoriert wird, kann sich eine obliterierende Bronchiolitis und Bronchitis entwickeln, wobei Granulationsgewebe und reaktive Bindegewebswucherungen mitunter die Atemwege verengen oder auch ganz verschließen. Diese Situation tritt nicht nur sekundär nach bronchitischen Prozessen auf, sondern auch primär durch toxische Reize.

Therapie/Allgemein: Bettruhe, Krankenpflege, leichte Kost, kühle, gut gelüftete und etwas angefeuchtete Zimmerluft. Sauerstoff nur im Notfall. Kreislaufmittel nur bei Bedarf.

Akute Bronchitis

Konventionelle Therapie

Allgemeinbehandlung eventuell Durstkur bei sehr starkem Auswurf.

Inhalation mit Oleum Eucalypti oder mit Kaltvernebler-Inhalaten. Einreibung mit ätherischen Ölen. Sekretolytika in Form von Tees, Hustensäften, Tabletten und Tropfen, auch parenteral.

Hemmung des Hustenreflexes bei übermäßig gebildetem Sekret ist kontraindiziert. Hingegen ist bei trockener Bronchitis, die manchmal sehr schmerzhaft sein kann, eine Antitussiva-Gabe angezeigt, auch, um den Schlaf zu erreichen! Bei schwerer Bronchitis sind Morphin-Derivate angezeigt. Wie immer im Bereich dieser Arzneimittelgaben, sind klinisch äußerst wichtige Nebenwirkungen zu beachten: darmrelaxierende Effekte.

Massive Bronchialinfektion mit allgemein schwerem Krankheitsbild bei alten Patienten mit Herz- und Kreislaufschäden erfordert den Einsatz von Antibiotika. Bewährt haben sich dabei die Tetracykline, hier besonders das Doxycyclin, aber auch die Sulfonamid-Trimethoprim-Kombination (Bactrim®, Eusaprim®, Omsat®). Die Dosierungsschemata sind zu beachten. Wichtig ist auch der Hinweis, daß Kinder bis zum 8. bis 9. Lebensjahr keine Tetracycline bekommen sollen. Wenn nach zwei bis drei Tagen kein ausreichender Erfolg eintritt, sollte das Antibiotikum gewechselt werden; ein Antibiogramm ist erforderlich.

Pilzinfektionen spielen nur eine ganz geringe Rolle bei akuten Infekten und kommen nur in Frage, wenn die allgemeine Abwehrlage äußerst reduziert ist. Bei unkomplizierten Bronchitiden werden Nebennierenrindenhormone im allgemeinen nicht gebraucht. Kommt aber ein Prozeß nicht zur Ruhe und liegt ein Restbefund vor, sollten Nebennierenrindenhormone eingesetzt werden, um einen Prozeß nicht zu chronifizieren.

Weitere Maßnahmen: Bei häufigen Rezidiven sollte die Abwehrlage überprüft werden, entsprechende Gaben von Gammaglobin bessern meist die gestörte Immunitätslage.

Oft kommt die Frage nach Klimakuren. Hier hat sich warmes und trockenes Klima bewährt, Mittelgebirgs- oder Hochgebirgslagen von 1000 bis 2000 m sind geeignet, aber auch das Reizklima

der See kann, besonders bei Kindern, sehr guten Erfolg mit sich bringen.
Bei akuten Zuständen kommt der Senfwickel in Frage.

Homöopathische Therapie

Atropa belladonna *(Belladonna)*
D3 - D6 Dil.
2stündl. 5 Tr.
Plötzlichkeit, Heftigkeit, Husten ist krampfhaft und trocken, besonders abends und nachts, starke Empfindlichkeit bei Berührung.
Ruhe bessert, Bewegung verschlimmert; extreme Temperaturen verschlimmern.

Corallium rubrum
D3 Tabl.
2stündl. 1 Tabl.
Trockener Krampfhusten, besonders nachts, schleimiges Sekret aus der Nase. Bei Wärme Besserung, bei Kälte Verschlimmerung.
Nach Hustenanfall starke Erschöpfung.

Gelsemium sempervirens
D4 - D6 Dil.
2stündl. 5 Tr.
Husten bei Grippe. Gesicht ist rot, in der Brust Völlegefühl. Hustenreiz wird ausgelöst durch Kratzen im Rachen und hinter dem Brustbein, Husten trocken, besonders von 9 bis 10 Uhr und von 16 bis 18 Uhr; allgemeine große Zerschlagenheit. Ruhe tut gut, Bewegung verschlimmert. Nach jedem Hustenanfall großer Drang zum Wasserlassen.

Rumex crispus *(Rumex)*
D3 - D4 Dil.
2stündl. 5 Tr.
Ein Kitzelhusten, als ob eine Feder im Kehlkopf steckte. Husten beim Erwachen, trocken. Schlimmste Zeit nachts von 2 bis 4 Uhr. Viel Niesreiz, Schmerzen in der Brust. Hat den Wunsch, den Kopf warm einzudecken. Wärme bessert.

Sulfur
D4 - D12 Dil.
3 x tägl. 5 Tr.
Trockener Husten, häufig am Ende eines Infektes der oberen Luftwege, trockener Raucherhusten. Verschlimmerung durch Nässe und Kälte, aber auch nachts im warmen Bett. Eine Besserung durch kalte, frische Luft und durch trockenes, warmes Wetter. Husten häufiger nachts. Bewegung bessert.

Phytolacca americana
(Phytolacca decandra)
D3 - D4 Dil.
2stündl. 5 Tr.
Husten ist trocken, krampfartig, besonders nachts, Entzündung im Rachen, Schmerzen in kleineren Gelenken. Verschlimmerung nachts. Leitsymptom: Kann nichts Heißes schlucken

Drosera *(Drosera rotundifolia)*
D2 Tabl.
2stündl. 1 Tabl.
Husten ist spastisch, trocken, anfallartig, besonders nachts, mitunter so stark, daß Erbrechen erfolgt. Verschlimmerung der Beschwerden durch Sprechen, Singen, Lachen und Trinken und nach Mitternacht.
Wärme verschlimmert.

Juglans regia
D2 - D3 Dil.
3 x tägl. 5 Tr.
Schleimhautkatarrhe, Lymphdrüsen-Akne. Verschlimmerung durch Bewegung, durch enge Kleidung am Hals und an der Taille und durch Essen. Besserung durch heiße Getränke und Wärme, und morgens nach dem Aufstehen.

Dactylopius coccus *(Coccus cacti)*

D3 - D4 Dil.
2stündl. 5 Tr.
Zäher, fadenziehender, farbloser Schleim, spastischer Husten, der bei geringer Anstrengung, bei Kleiderdruck und bei warmem Trinken auftritt. Kaltes Trinken bessert.

Pharmakologische Erklärungen der Wirksamkeit

Es ist bekannt, daß Pflanzen mit ähnlichen Inhaltsstoffen auch ähnliche Wirkungen haben. Es ist interessant zu sehen, daß die Arzneimittelprüfung *Hahnemanns* am Gesunden ebenfalls bei solchen Pflanzen eine ähnliche Wirksamkeit ergeben haben. Am Beispiel der Chinone, die in Pflanzen enthalten sind, läßt sich dies zeigen. Bei den Chinonen sind zwei H-Atome des Benzolrings durch zwei O-Atome ersetzt. Bei Naphthochinonen ist die Verbindung von zwei solchen Ringen sichtbar. Anthrachinon ist die Verbindung von drei Ringen. Phenanthrene haben auch drei Ringe, aber in einer besonderen Anordnung.
Anthrachinone kommen in großer Mannigfaltigkeit im Pflanzenreich vor, seltener die Naphthochinone. Im Tierreich sind Anthrachinone selten, wir finden sie z.B. bei Coccus cacti und in Seelilien.

Die Gemeinsamkeit aller chinonhaltigen Naturprodukte ist, daß sie auf die Schleimhaut des Menschen eine spezifische Wirkung ausüben. Es kommt zur Reizung und Entzündung der Schleimhäute, Beeinflussung der Motilität der glatten Muskulatur, die besonders an mit Schleimhäuten ausgestatteten Hohlorganen vorhanden ist. Diese Wirkung geht von der Anregung der Peristaltik bis zur Spasmolyse.

Chemische Formeln stark vereinfacht

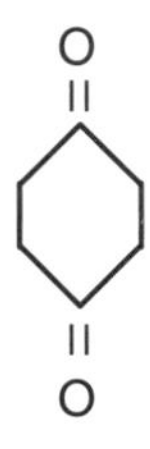

Chinon

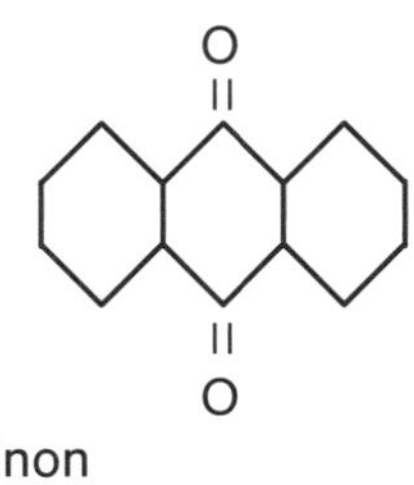

Anthrachinon

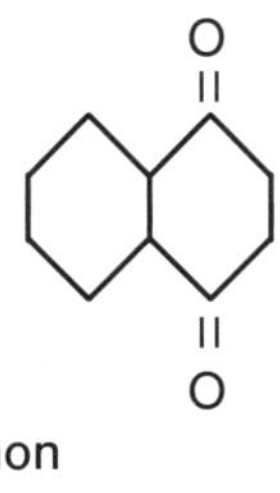

Naphthochinon

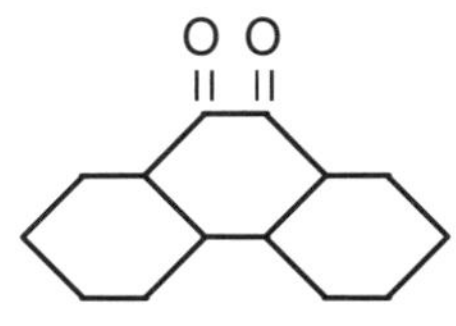

Phenantrenchinon

Naphthochinone als Wirkstoff:

Drosera Sonnentau
Juglans regia Walnuß

Anthrachinone als Wirkstoff:

Corallium rubrum Edelkoralle
Dactylopius coccus Schildlaus
Rumex crispus Krauser Ampfer

Phenanthrenchinone als Wirkstoff:

Lobaria pulmonaria Lungenmoos
Papaver somniferum Schlafmohn

Die genannten Arzneimittel haben, nach der Erkenntnis der Pharmakologie dieser Pflanzen, einen Einfluß auf den Respirationstrakt: Trockener Reizhusten mit geringem oder fehlendem Schleim kennzeichnet alle diese Arzneimittel. Zu den sog. Chinonen gehören noch viele andere Pflanzengruppen, die sich durch eigenartige Rotfärbung und durch bestimmte Stoffinhalte sehr ähnlich sind, jedoch hier im Bereich der Hustenmittel keine Relevanz besitzen. Interessenten verweise ich hier auf *Hahnemanns* »Organon« § 105 und § 106, dort finden sich deutliche Hinweise auch auf diese uns heute erst bekannten Inhaltsstoffe bei ähnlichen Pflanzen.

Chronische Bronchitis

Die konventionelle Therapie bei der chronischen Bronchitis entspricht im wesentlichen den bereits bei der akuten Bronchitis angeführten Medikamenten und Maßnahmen.

Homöopathische Therapie

Stibium sulfuratum aurantiacum
(Antimonium sulfuratum aurantiacum)

D3 - D4 Tabl.
3–4 x tägl. 1 Tabl.
Der Schleim ist zäh und reichlich, der Husten ist Tag und Nacht, mitunter ein Emphysem dabei.
Bei jeder Bewegung eine Verschlimmerung, besonders bei Kälte.

Cuprum aceticum

D4 - D6 Dil., Tabl.
3–5 x tägl. 1 Gabe
Bei Wärme alles besser, bei Kälte verschlimmert. Der Schleim ist zäh, starke Spasmen, Schwitzen beim Husten, gelegentlich Krämpfe. Kaltes Trinken bessert, und das ist eigenartig: Schwitzen bessert die Hustenanfälle. Mitunter Wadenkrämpfe und Husten bis zum Erbrechen.

Hyoscyamus niger *(Hyoscyamus)*

D4 - D12 Dil., Tabl.
3–4 x tägl. 1 Gabe, aber auch nachts.
Der Husten beginnt meistens beim Niederliegen, also am Abend, aber auch nachts.
Kaltes Trinken verschlimmert, starke Krämpfe, ein Engegefühl in der Brust, mitunter Schwindel. Ein signifikantes Leitsymptom ist die Hydrophobie von Hyoscyamus niger.

Rumex crispus *(Rumex)*

D3 Dil.
3 x tägl. 5 Tr.
Husten mit wenig Schleim. Der Reiz für den Husten kommt von einem Gefühl einer Feder im Kehlkopf.
Bei Kälte wird alles schlimmer, besonders auch am Abend, außerdem beim Einatmen von kalter Luft. Besser wird alles bei Wärme.

Stannum jodatum

D3 - D12 Dil., Tabl.
3 x tägl. 1 Gabe
Deutliche Verschlimmerung bei Nacht, beim Sprechen. Der Schleim ist eitrig, riecht unangenehm. Nachts starker Schweiß, Schmerzen im Brustraum. Der Hustencharakter ist äußerst heftig und erschüttert den ganzen Patienten. Mitunter Erbrechen, äußerste Geruchsempfindlichkeit, auch gegen den eigenen Schleimgeruch.

Sulfur

D4 - D12 Dil., Tabl.
3–4 x tägl. 1 Gabe
Besserung bei warmem und trockenem Wetter, Verschlimmerung bei Bettwärme, um 7, 11 und 17 Uhr. Der Schleim ist sehr schwer löslich, aber keine Spastik. Die Schweiße riechen übel. Streckt gern die Füße aus dem Bett heraus.

Sulfur jodatum

D4 - D6 Dil., Tabl.
3–5 x tägl. 1 Gabe
Besserung durch trockenes Wetter und durch Wärme, Verschlimmerung in den frühen Morgenstunden und in Bettwärme. Der Schleim ist übelriechend. Es ist ein typisches Mittel bei Raucherhusten, außerdem Abneigung gegen kaltes Waschen.

Causticum Hahnemanni

D3 - D6 Tabl.
3 x tägl. 1 Tabl.
Bei Wärme deutliche Besserung, aber Besserung vor allen Dingen durch kaltes Trinken. Kälte beim Wetter oder im Zimmer verschlimmert. Der Hals ist rauh, der Husten hohl und trocken, häufig Heiserkeit.

Lobaria pulmonaria (*Sticta*)

D2 - D3 Dil.
4–5 x tägl. 5 Tr.
Die Verschlimmerung besonders nachts und in kalter Luft. Kaum Schleim, Spastik, Kitzeln im Kehlkopf, der Husten ist quälend, bei offenem Fenster ist es schlimmer, besonders bei alten Leuten, diese wollen immer bei geschlossenem Fenster schlafen.

Sonderform einer Bronchitis

(besonders mit zähem, fadenziehendem Schleim)
Wärme, Kälte, die Zeit, der Charakter des Hustens, die Form und die Art des Sekretes, mit oder ohne Geruch, spielen hier eine große Rolle (vgl. auch *Konstitution*). Wichtig sind auch die Verschlimmerungszeiten, die bei Sulfur z.B. sehr deutlich früh um 7 Uhr, dann um 11 Uhr und schließlich um 17 Uhr stattfinden (bitte Sommerzeit beachten, da gibt es eine Verschiebung). Wenn wir weiter an Sulfur denken, so werden Sie erfahren, daß die Patienten besonders bei Bettwärme eine Verschlimmerung haben und eigenartigerweise die Füße immer wieder aus der Bettdecke herausstrecken, um sie auf das kalte Linnen zu legen. Aber auch bestimmte Angewohnheiten oder Gewohnheiten des Patienten sind wichtig. Sulfur jodatum z.B. das wichtigste Mittel bei Rauchern.
Das Lungenemphysem selbst ist anatomischpathologisch gekennzeichnet durch Struktur- und Funktionsverluste des Gewebes mit Erweiterung der Lufträume, und zwar distal der Bronchiolen. Klinisch imponiert das Emphysem meist als eine obstruktive Atemwegserkrankung mit einer Lungenblähung. Die Erkrankung selbst tritt bei allen Altersgruppen auf, bei Männern und Frauen, bei Rauchern und Nichtrauchern, wobei die wichtigsten Hauptsymptome,

Husten, Auswurf und Dyspnoe, verschieden stark betont sind. Bei der Diagnostik ist eine Schwierigkeit im methodischen Vorgehen gegeben, und zwar bedingt durch die starke Inhomogenität des Krankengutes.

Am zuverlässigsten dürfte es sein, die Atemfunktionswerte als Selektionskriterien zu setzen und das nur wieder unabhängig im Ausklingen oder bei langer Dauer von Bronchitiden, die die unten angeführten Modalitäten haben.

Dactylopius coccus *(Coccus cacti)*

D3 Dil., Tabl.
3 x tägl. 5 Tr.
oder 1 Tabl.

Die Sekretion hat einen eiweißartigen Charakter, besonders früh nach dem Erwachen ist die schlimmste Zeit. Kaltes Trinken bessert (wie Causticum Hahnemanni), warmes Trinken verschlechtert. Kleiderdruck verschlechtert außerdem, allgemein wird Kälte aber als angenehm besser empfunden.

Hydrastis canadensis *(Hydrastis)*

D3 Dil., Tabl.
3 x tägl. 1 Gabe

Die Verschlimmerung vor allen Dingen in der Nacht. Die Sekretion ist dick, gelb, hat einen ätzenden, wund machenden Charakter. Besserung in Ruhe, bei Bewegung kommt es zur Verschlimmerung.

Kalium bichromicum

D3 Dil., Tabl.
3 x tägl. 1 Gabe

Das wichtigste Mittel bei einer Sinubronchitis mit weißgelbem bis grünlichem Sekret, das sehr klebrig ist. Verschlimmerung besonders in der Nacht zwischen 2 und 4 Uhr und in den Morgenstunden. Warmes Trinken bessert. Um die Kiefer- oder Stirnhöhlen herum kleine, ganz eng umschriebene Stellen, die bei Druck schmerzhaft sind.

Emphysembronchitis – Altershusten

Bei der Behandlung dieser Erkrankung ist es wichtig, die Leitsymptome von dem Patienten zu erfahren, schließlich notwendig, die Modalitäten deutlich herauszufinden. Dabei abhängig von allen sonstigen klinischen Abgrenzungsmöglichkeiten, die nicht aussagekräftig genug sind.

Weitere differenzierte, objektive Methoden sind die Tussometrie, Viskosimetrie oder Respirophonometrie. Bei der Auswahl des konventionellen Arzneimittels kommt es darauf an, zunächst einmal zu entscheiden, ob ich eine kurzfristige Verbesserung eines akuten Schubes durchführen möchte oder eine Langzeittherapie. Man benötigt also verschiedene Denkansätze zur Durchführung von Arzneimittelgaben beim obstruktiven Syndrom, hier beim Emphysem. In den weiteren diagnostischen Bereich gehört die Röntgenologie, die Funktionsdiagnostik, schließlich die Bakteriologie, vielleicht die Bronchoskopie, Allergologie, Szintigraphie, vielleicht auch die Punktionsbiopsie und Immunologie. Auf alle diese Methoden soll hier nur hingewiesen werden, denn es ist sicher, daß es eine allgemeine verbindliche Wertigkeit dieser gesamten Diagnostik nicht gibt, daß das individuelle Krankheitsbild maßgebend ist. Damit ist die Auswahl der konventionellen Medikamente äußerst schwierig, wollte man sie wirklich gezielt gegen die dem Individuum anhaftende Störung einsetzen. Die homöopathische Behandlung hat es hier leichter, auch sie kann sich die Untersuchung der Fachleute durch Spirographie, Druckvolumenmessung, Oszillationsmethoden und die anderen oben genannten Methoden ansehen und damit entscheiden, ob homöopathische Therapie hier noch notwendig ist. Die Homöopathie hat darüber hinaus den Vorteil, daß sie tatsächlich auf Grund der bestehenden Modalitäten und der Leitsymptome sehr gezielt und individuell eine Besserung eines Krankheitsbildes herbeiführen kann, da sein pathologisch-physiologisches Verhalten zunächst einmal als nicht reversibel anzusehen ist. Im folgenden werden die homöopathischen Arzneimittel aufgeführt, die wir schon einmal bei der chronischen Bronchitis gesehen haben. Wir finden sie hier aber insbesondere im Hinblick auf die Emphysembronchitis und den Altershusten.

Homöopathische Therapie

Causticum Hahnemanni

D3 - D30 Tabl.
4 - 5 x tägl. 1 Tabl.
Schwache Patienten mit Gangunsicherheit, Zittern der Extremitäten, kleine Paresen. Alle erkrankten Organe empfinden sie als »wund«, die Sehnen als zu kurz. Besserung erfolgt durch Wärme, allerdings auch durch Trinken kalter Flüssigkeit. Besserung auch durch feuchtes Wetter. Allgemein ist Kälte draußen verschlimmernd für den Zustand.
Die Nase ist meist verstopft. Sie sind heiser, der Hals ist trocken. Beim Husten und Niesen besteht Harninkontinenz, besonders bei Frauen.

Cephaelis ipecacuanha *(Ipecacuanha)*

D3, D6 Dil.
4 - 5 x tägl. 5 Tr.
Die Patienten leiden immer an Übelkeit, mitunter bis zum Erbrechen und haben trotzdem eine saubere Zunge.
Über den Lungen grobblasige Rasselgeräusche, schwer löslicher Schleim. Der Husten ist erstickend bis zum Brechanfall. Ruhe tut diesen Patienten gut.

Cuprum aceticum

D4 - D12 Dil.
5 x tägl. 5 Tr.
Eine Verschlimmerung aller Beschwerden tritt ein bei Kälte und bei Bewegung. Patienten sind heiser, haben einen anfallsweise krampfartigen Husten mit Schleimrasseln, zähen schleimigen Auswurf, besonders in der Nacht. Wadenkrämpfe.

Hyoscyamus niger *(Hyoscyamus)*

D4 - D12 Dil.
4 - 5 x tägl. 5 Tr.
Patienten sind häufig erregt, haben Krämpfe an der glatten, wie auch an der gestreiften Muskulatur. Vordergründig ist die Hydrophobie.
Dabei Heiserkeit mit rauhem, trockenem Hals und krampfartigem Husten, besonders am Abend beim Niederlegen und in Wärme im Bett. Eine Besserung finden sie, wenn sie sich hinsetzen und den Kopf vorbeugen. Beim Trinken kommt es zur Verschlimmerung.

Lobaria pulmonaria *(Sticta)*

D4 - D6 Dil.
4 x tägl. 5 Tr.
Trockene Schleimhautreizung der Luftwege, häufig verstopfte Nase und Reizhusten, Kopfschmerzen dabei über der Stirn, Kitzeln im Kehlkopf, aber kaum Schleim. Der Husten ist krampfartig quälend. Patienten sind bemüht, ihre Fenster immer geschlossen zu halten.
Bei offenem Fenster sofort Verschlimmerung.

Rumex crispus *(Rumex)*

D3 - D6 Dil.
3 x tägl. 5 Tr.
Reizhusten, besonders beim Einatmen von kalter Luft. Der Husten ist sehr schmerzhaft. Schleimhäute sind trocken, Patient hustet besonders direkt nach dem

Hinlegen, aber auch nach dem Aufwachen. Sehr große Kälteempfindlichkeit.

Stannum jodatum

D6 - D12 Tabl.
3 x tägl. 1 Tabl.
Niedergedrückte Grundstimmung und Angst. Alles ist zuviel. Der Schleimhautkatarrh hat einen komischen, süßlichen, schleimigen Auswurf. Schmerzen beim Husten kommen und gehen mit steigender und fallender Sonne. Beim Husten Schmerzen auf der Brust, äußerste Geruchsempfindlichkeit auch für den unangenehm riechenden eigenen Schleim.

Sulfur

D4 - D12 Dil.
4 - 5 x 5 Tr.
Unsaubere, egozentrische Patienten mit venösen Stauungen, Leberbeschwerden und Hautunreinheiten. Die Schleimhäute sind gereizt, die Nase ist verstopft, Mundwinkel häufig wund. Schweiße sind übelriechend, der Auswurf ist schwer löslich und schleimig.
Verschlimmerungszeiten 7 Uhr früh, 11 Uhr und 17 Uhr. In der Bettwärme ist alles schlimmer.

Sulfur jodatum

D3 - D4 Dil.
3 x tägl. 5 Tr.
Mittel beim Raucherhusten.
Magere, schwache, nervöse Menschen mit eigentlich gutem Appetit. Schmutzige Haut, entzündete Schleimhäute, häufig Lymphdrüsenschwellung. Auswurf ist übelriechend. Abneigung gegen kaltes Waschen.

Stibium sulfuratum aurantiacum

(Antimonium sulfuratum aurantiacum)

D3 - D6, Tabl.
3 - 6 x tägl. 1 Tabl. je nach Zustand.
Reichliche Schleimansammlung in Bronchien und Nasen- und Rachenraum. Der Schleim klebt fest und läßt sich schlecht lösen. Patient hustet immer.
In Zimmerwärme, bei warmem Zudekken und bei warmem Trinken verschlimmert sich der Zustand.

Asthma bronchiale

Der asthmatische Krampfanfall ist eine besondere Form allergischer Reaktionsweise; der pathogene Effekt kommt dadurch zustande, daß die resultierende Reaktion des Organismus gegen das Umfeldantigen selbst krankmachend wirkt.

Krankheitsbild: Das klinische Bild wird vorwiegend von einer exspiratorischen Dyspnoe bestimmt. Sie hat ihre Ursache in einer Spastik der kleinsten Bronchien, wobei die übrige Atemmuskulatur in Inspirationsstellung häufig fixiert ist.
Beim typischen Asthmaanfall sitzt der Patient fast immer aufrecht im Bett, die Arme häufig nach hinten gestützt, um damit die Atemhilfsmuskulatur betätigen zu können. Das Inspirium ist kurz und macht einen schnappenden Eindruck, das Exspirium verlängert und stark gepreßt, wobei schon in einer kleinen Distanz ein Giemen gehört wird. Es besteht Zyanose, die aber kaum in einem Verhältnis zu der schweren Dyspnoe steht. Es gibt Asthmaanfälle mit trockenem Spasmus. Bei der Mehrzahl der Patienten wird jedoch ein in Menge und Konsistenz unterschiedlicher Auswurf herausbefördert. Der Auswurf kann lokker sein und schaumig, er kann auch zähflüssig sein und glasig und dann nur unter quälendem Husten expektoriert werden.

Eitriges Sputum finden wir nur bei zusätzlichen bronchialen Affekten.

Diagnose: Der Befund der Auskultation der Lunge ist farbenprächtig mit langgezogenen, manchmal giemenden, mitunter pfeifenden, aber auch quietschenden Tönen. Er macht den Eindruck einer »Katzenmusik«. Auch Rasselgeräusche findet man, wenn viel Sputum dabei ist. Bei der Perkussion fällt der hypersonore Klopfschall auf. Er ist Ausdruck eines funktionellen Emphysems. Bei älteren Leuten kann ein manifestes Emphysem bestehen.

Im weißen Blutbild finden sich oft die eosinophilen Zellen vermehrt. Im Urin ist die Aldehydreaktion sehr häufig positiv.

Differentialdiagnose: Bei Kindern, besonders bei beginnendem Fieber, häufig eine spastische Bronchitis ohne allergische Grundlage. Bei Erwachsenen mitunter gefäßbedingte Dyspnoe mit asthmatischem Charakter, ausgelöst durch Hochdruck im pulmonalen Gefäßsystem. Auch ein kardialer Asthmazustand kann das Bild eines bronchialen Asthmas vortäuschen. Es ist hier sorgfältig auf die Dauer der Exspiration bzw. Inspiration zu achten.

Konventionelle Therapie

Ausschaltung festgestellter Antigene ist die primäre Therapie. Dabei »berufsbekannte« Stoffe wie Chemikalien, Waschmittel, Medikamente leicht möglich. Bei anderen Antigenen, besonders Nahrungsmitteln, kann es außerordentlich schwer, manchmal sogar unmöglich sein, die Noxe auszuschalten. In den sehr seltenen Fällen einer isolierten Allergie eines einzelnen Allergens kann man auch versuchen, gegen das spezifische Antigen zu desensibilisieren.

Antihistaminika haben im allgemeinen bei Asthmatherapie sehr enttäuscht, auch als Aerosol angewendet.

Intal® zeigt nach den bisherigen Erfahrungen beim allergisch bestimmten Asthma gute Wirkung. Atrovent®, als Dosieraerosol rein lokal angewendet, zeigt wenig Nebenwirkungen. Die Anwendung beider Mittel sollte in festgelegten Intervallen erfolgen, d.h. etwa alle sechs bis zwölf Stunden. Diese Intervalle müssen bedarfsweise vom Arzt festgelegt werden. Als antiallergische Behandlung sollte man auch eine antibakterielle Behandlung und Sanierung von Fokaltoxikosen ansehen.

Die wirkungsstärkste Behandlung, zumindest im symptomatischen Bereich, ist von Kortisonderivaten zu erwarten. Sie setzt sowohl an der örtlich-allergischen Entzündung, als auch an den immunpathologischen Vorgängen ein. Ihre Nebenwirkungen, und deren gibt es sehr viele, vom *Cushing*-Syndrom angefangen bis zur Osteoporose, erfordern sorgfältiges Abwägen gegenüber den Möglichkeiten risikoloser Maßnahmen. Bei Langzeittherapie besonders sorgfältige Beobachtung aller Nebenwirkungen. Die einmalige oder nur kurzfristige Anwendung hoher parenteral verabreichter Dosen (50–250 mg Prednisolon) ist praktisch risikolos und kann ohne Ausschleichen erfolgen. Diese Anwendungsart ist aber den ganz schweren und anders nicht zu beeinflussenden Asthmaanfällen vorbehalten.

Verminderte Infektabwehr bedenken!

Mit Kortikoiden kombinierte Antiasthmatika werden im allgemeinen wegen der unübersichtlichen Inkompatibilitäten abgelehnt.

Örtlich wirkende und wahrscheinlich wenig resorbierbare Inhalationskortikoide werden hingegen angewendet.

Allgemein umstimmende Maßnahmen werden heute in der Asthmabehandlung weniger durchgeführt, da sie durch wirksamere Maßnahmen verdrängt sind. Die individuelle Ansprechbarkeit gegen diese umstimmenden Maßnahmen ist äußerst verschieden, mitunter sehr gut, mitunter aber auch erfolglos.

Klima- und Physikotherapie: Dazu gehören der Klima- und Ortswechsel, Über- und Unterdruckbehandlung in der pneumatischen Kammer oder in der Klimakammer. Thoraxmassagen und Atemgymnastik sind dabei von großer Bedeutung, besonders bei den chronischen Asthmatikern, damit die Muskulatur, insbesondere des Zwerchfells, nicht in tiefer Inspirationsstellung erstarrt. Für Kenner der physikalischen Therapie dürfte die Ultrakurzwellenbestrahlung eine wichtige Hilfe sein, besonders bei im Vordergrund stehenden infektiösen katarrhalischen Komplikationen. Bei der reinen Form des Bronchialasthmas ist wenig davon zu erwarten.

Auch operative Maßnahmen, z.B. die Stellatumresektion, Stellatumanästhesie, sind möglich, sollten aber nur nach Erschöpfung der üblichen und weniger belastenden Möglichkeiten erfolgen. Dies gilt auch für die oft empfohlene ein- oder doppelseitige Exstirpation des Ganglion paracaroticum.

Die *Psychotherapie* spielt beim Asthma eine sehr große Rolle.

Zur *akuten medikamentösen Therapie* gehören noch die Sympathikomimetika wie Adrenalin und seine Derivate. Weiterhin die Theophylline, wie Euphyllin®, Aminophyllin®, Cordalin®, und das dem Euphyllin® ähnliche Trentadil. Da sie auf die Herzdurchblutung und den Kreislauf sehr günstig wirken, sollte man Theophylline gerade bei den schweren Fällen bevorzugt per injectionem geben.

Als Aerosol ist ihre Wirkung bedeutend langsamer und unsicherer als die der Suprareninkörper, was besonders bei primär schon dyspnoischen Patienten Schwierigkeiten macht. Kombinierte Stoffe sollten nach entsprechender Erfahrung nur dann eingesetzt werden, wenn wir das Risiko am Patienten kennen.

Sekretolyse ist gelegentlich von großer Bedeutung bei oft eingedicktem Sputum des Asthmatikers (vgl. S. 98f).

Oft macht die Angst der Patienten eine sehr entschiedene und starke Sedierung erforderlich. Es gibt eine große Zahl diesbezüglicher Arzneimittel, die entsprechend ihrer Indikation oder Kontraindikation ausgewählt werden sollen.

> Mit Sicherheit streng *kontraindiziert* wegen ihrer möglichen Hemmwirkung auf das Atemzentrum sind alle *Morphinderivate!*

Homöopathische Therapie

Im Folgenden sind nur die homöopathischen Mittel aufgeführt, die auch im Asthmaanfall in Frage kommen.

Beim Asthmaanfall sollte aber die Therapie mit homöopathischen Mitteln dem sehr erfahrenen homöopathischen Arzt überlassen bleiben (vgl. S. 93ff.).

Aralia racemosa

D3 - D4 Dil.

4 x tägl. 5 Tr.

Besserung durch Aufsetzen im Bett, Verschlimmerung durch Hinlegen. Anfälle tags aber auch nachts mit wenig Schleim, charakteristisch ein Kitzeln im Kehlkopf mit dem Gefühl, es wäre ein Fremdkörper darin. Kehlkopfschmerzen.

Arsenicum bijodatum

D 4 - D 6 Dil.
3 x tägl. 5 Tr.
Asthmaanfälle immer in der Zeit um Mitternacht, besonders durch Kälteeinwirkung und nach Anstrengung. Der bestehende Husten ist trocken, die Dyspnoe sehr groß, ebenso große Angst. Als Besonderheit: Patient hat viel Durst und trotz der schweren Atemnot Hunger. Besserung durch Wärme.

Cuprum aceticum

D 4 - D 6 Dil.
5 x tägl. 5 Tr.
Anfälle besonders nachts und bei kalter Luft (offenes Fenster im Winter). Krampfartige Schmerzen in der Zwerchfellgegend und Wadenkrämpfe, Dyspnoe ist groß. Patient verlangt kalt zu trinken. Kaltes Trinken tut ihm gut. Wadenkrämpfe.

Drosera rotundifolia *(Drosera)*

D 2 - D 4 Tabl.
Im Anfall ½ stündl. 1 Tabl. D 2
Nächtliche Anfälle mit zähem schleimigem Sputum, salvenartige Hustenanfälle bei mäßiger Dyspnoe, aber starker Spastik.

Lobelia inflata

D 2 - D 4 Dil.
4 x tägl. 5 Tr.
Die Anfälle in den frühen Morgenstunden. Trockener Reizhusten ohne Schleim mit erheblicher Übelkeit. Auffällig der eiskalte Schweiß am ganzen Körper.

Kalium bromatum

D 2 - D 4 Dil.
Am Abend 2 - 3 x 5 Tr.
mit 1 Stunde Abstand
Nächtliche Anfälle. Es besteht Hustenreiz, Patient kann aber vor Atemnot nicht husten. Dyspnoe ist stark. Wärme verschlimmert. Patient möchte sich immer bewegen. Als Schlüsselsymptom starker Speichelfluß und erheblicher Durst dabei.

Polygala *(Senega)*

D 2 - D 4 Dil.
3 x tägl. 5 Tr.
Anfälle nachts mit schmerzhaftem Husten und zähem, festsitzendem Schleim. Wundheitsgefühl in der Brust. Erhebliche Dyspnoe. Verschlimmerung in der Ruhe, Besserung bei Bewegung, Patient will ins Freie. Wichtigstes homöopathisches Mittel beim Asthmaanfall alter Menschen.

Obstruktive Atemwegserkrankungen

Krankheitsbild: Die obstruktiven Atemwegserkrankungen stellen kein einheitliches Krankheitsbild dar. Man sollte deshalb besser von einem chronisch-obstruktiven Syndrom sprechen: Chronische Bronchitis, Emphysem und asthmatischer Zustand. Es ist gekennzeichnet durch die Hauptsymptome Husten, Auswurf und Atemnot. Die Definition für die chronische Bronchitis ist unter diesem Kapitel bereits abgegeben worden. Das Emphysem ist ein Lungenleiden, das durch irreversible Erweiterung der distal von den Bronchioli terminales gelegenen Lufträumen gekennzeichnet ist. Und das Asthma schließlich ist eine Krankheit, die durch eine erhöhte Reaktionsbereitschaft gegen verschiedene Reize gekennzeichnet ist.
Die Hauptmechanismen der Obstruktion sind Veränderungen des Volumens der Bronchien. Ihnen liegen verschiedene Ursachen zugrunde: Einmal die Schleimhautschwellung mit Ödem, Infiltration durch Entzündungszellen in der Mucosa, Hyperplasie des Bronchialephithels und

Ätiologie und Symptome beim chronisch-obstruktiven Syndrom

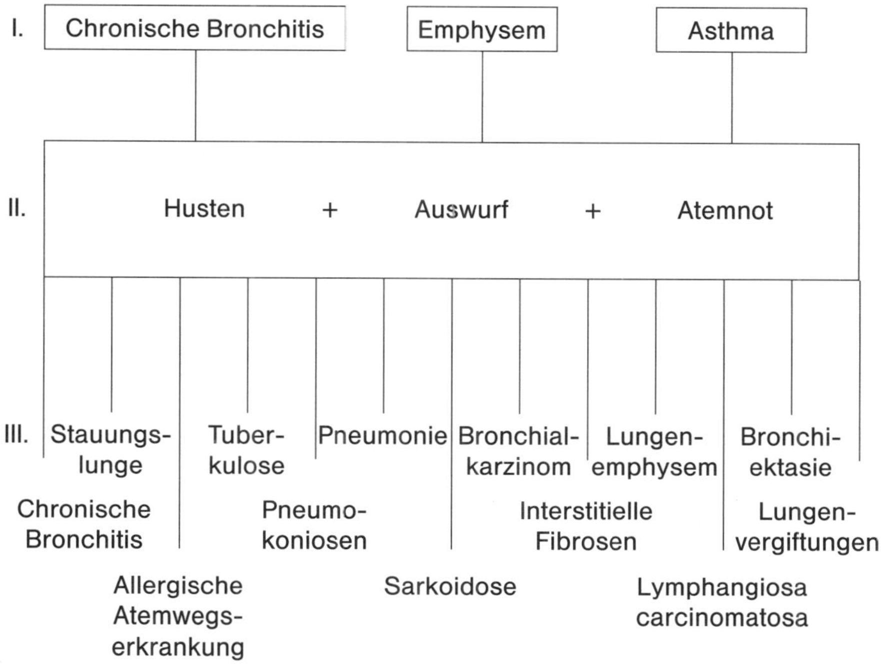

I. Teilfaktoren der obstruktiven Lungenerkrankungen

II. Symptome der obstruktiven Lungenerkrankungen

III. Ätiologie-Faktoren der obstruktiven Lungenerkrankungen

der schleimbildenden Zellen, Hyper- und Dyskrinie; daneben erhöhter Muskeltonus des Bronchialastes, Erschlaffung der Bronchialwände mit Kompression des Bronchialvolumens durch ein erhöhtes Lungenvolumen. Die pulmonale Dyspnoe wird dabei dem Emphysem zugeschrieben. Zwei Typen sind bekannt: *Emphysemtyp* mit allen Zeichen der Dyspnoe und *Bronchitis-Typ,* bei dem die Dyspnoe völlig fehlen kann. Beiden Typen gemeinsam sind die erhöhten Strömungswiderstände in den Atemwegen, die gelegentlich auch großen Schwankungen unterworfen sind.

Diagnostik: Sie ist in jedem Fall von einem Lungenfacharzt durchzuführen.

Therapie: Ihr Ziel muß es sein, mit möglichst wenigen Pharmaka einen bestmöglichen Erfolg zu erreichen, wobei es in jedem Einzelfall ein anderes Therapieschema sein kann, das die optimale Wirkung bringt. Auch ein anderes Vorgehen, Kurzbehandlung, Langzeitbehandlung oder intermittierende Behandlung, muß bei jedem Patienten individuell erarbeitet werden. Eine Polypragmasie wird gerade beim Therapiebild des obstruktiven Syndroms, zumindestens von seiten der konventionellen Medizin, zum Therapiebild gehören.

Konventionelle Therapie

Beta$_2$-Sympathomimetika. Bronchialmuskelrelaxation und Steigerung der mukoziliaren Clearance. Die modernen B$_2$-Sympathomimetika erleichtern mit geringen kardialen Nebenwirkungen. Ein Nachteil bei den Beta$_2$-Sympathomimetika ist es, daß sie oral nicht so stark wirken wie inhalativ.

Anticholinergika. Anstelle der Sympathomimetika oder zu deren Unterstützung einzusetzen. Das im Handel befindliche Präparat dieser Gruppe ist das Atrovent®. Es ist dem Atropin pharmakologisch verwandt, hat aber keine zentralen anticholinergen Wirkungen.

Vorteilhaft kann auch die Kombination niedriger Beta-Sympathomimetika-Dosen mit einem Anticholinergikum sein. Hier überrascht die rasch einsetzende Wirkung mit der längeren Wirkungsdauer.

Methylxanthine. Diese Wirkstoffgruppe wird seit langem zur Therapie des Asthma bronchiale verwendet. Die Entwicklung neuer Methylxanthine hat die Behandlung mit diesen Substanzen wieder stimuliert. Sie haben eine bronchodilatatorische Wirkung, die aber geringer ist als die der Beta-Sympathomimetika.

Glukokortikoide. Der Wirkungsmechanismus der Glukokortikoide ist noch immer nicht ganz aufgeklärt: Entzündungshemmung, Sekretionshemmung, Herabsetzung der Viskosität, permissiver Effekt auf die adrenerge β-Stimulation mit Bronchostimulation und Stabilisierung der Lysosomenmembran werden diskutiert. Es gibt keine großen Unterschiede zwischen den einzelnen Präparaten.

Von allen Autoren wird aber eindringlich darauf hingewiesen, daß Glukokortikoide kein alleiniges Therapeutikum für das obstruktive Syndrom darstellen, was die Beurteilung ihres therapeutischen Wertes durchaus erschwert.

Cromoglicinsäure. Diese Substanz hemmt die Freisetzung von Histamin aus sensibilisierten Mastzellen der Lunge. Eine Dauerbehandlung beim allergischen Asthma ist oftmals erfolgreich.

Ketotifen. Ähnlich wie die Cromoglicinsäure scheint Ketotifen trotz unterschiedlichem Mechanismus eine Mastzelldegranulation zu verhindern.

Die Wirkung auf die Lungenfunktion scheint deutlich überlegen gegenüber der Cromoglicinsäure.

Antihistaminika. Die wirksamen Eigenschaften von Antihistaminika gegenüber allergischen Reaktionen, besonders beim Asthma, sind deutlich geringer als die von Ketotifen. Beim obstruktiven Syndrom steht die sedative Wirkung im Vordergrund.

Sekretolytika. Verhaltener Schleim stellt einen idealen Nährboden für Bakterien dar; eine ausreichende Sekretolyse ist daher beim chronisch obstruktiven Syndrom unerläßlich. Auch der Hustenreiz wird gemindert. Hierher gehören Bisolvon und Mucosolvan®. Der Effekt dieser Medikation ist meßbar an Sputummenge, Viskosität oder durch die Respirophonometrie.

Antitussiva. Sowohl am Anfang einer geeeigneten Therapie, aber auch bei Exazerbationen chronischer obstruktiver Syndrome wird man ohne Antitussiva kaum auskommen. Man sollte bei der Notwendigkeit einer Langzeittherapie bei solch einem Husten möglichst auf codeinhaltige Präparate verzichten.

Antibiotische Therapie. Bei der weit überwiegenden Zahl der Fälle des obstruktiven Syndroms wirken alle Breitbandantibiotika. Als Mittel der ersten Wahl wird Doxycyclin angegeben.

Inhalative Applikation. Neben dem Dampfkessel stehen verschiedene Geräte, auch Dosier-Aerosol-Sprays zur Verfügung. Die verschiedenen Maßnahmen erlauben ein Eingehen auf den Patienten, der aber genaue Instruktionen benötigt. So muß er beim Dosier-Aerosol wissen, daß zunächst einmal langsam und tief inspiriert werden muß und schließlich ein Atemstillstand von 10 Sekunden durchzuhalten ist. Auch die Dosierungshäufigkeit spielt eine Rolle: Der Patient spürt erst nach einigen Minuten den Effekt und ist versucht, immer wieder zu inhalieren, was schnell zu einer Überdosierung führen kann. Die richtige Dosierung von Arzneimittel-Aerosole ist sicher viel schwieriger als die orale Gabe von Pharmaka.

Homöopathische Therapie

Atropa belladonna *(Belladonna)*

D3 - D4 Dil.
3 - 5 x tägl.,
bei Anfällen auch stündlich, 5 Tr.
Verschlimmerung vor allen Dingen nach Abkühlung, aber auch nach zuviel Sonneneinstrahlung, nach Ärger. Der Beginn ist plötzlich, heftige Spasmen, die Sinne sind übererregbar. Haut ist trocken und heiß und rot. Schweiße eigentlich erst nach der Krise. Verschlimmerungszeiten sind nachts 3 Uhr, früh, aber auch 15 Uhr und 23 Uhr.
Äußerste Überempfindlichkeit aller Sinne. Besserung vor allen Dingen in Ruhe und im Dunkeln.
Verschlimmerung durch Erschütterung, Geräusche und kalte Luft.

Datura stramonium *(Stramonium)*

D4 Dil.
3 x tägl. 5 Tr. evtl. ständl. 5 Tr.
Heißer Kopf, eiskalte Füße; Hydrophobie; Spasmen im Bronchialbereich; Erregungszustände, große Angst; trotz Atemnot starke Logorrhö. Lacht, singt, und flucht abwechselnd, ist äußerst schläfrig, kann aber nicht einschlafen. Kann nicht gern allein sein und bittet um Gesellschaft. Dunkelheit verschlimmert, helles Licht bessert.

Hyoscyamus niger *(Hyoscyamus)*

D4 - D6 Dil.
3 x tägl. 5 Tr.
Erregungszustände; äußerste motorische Unruhe, Hydrophobie, Zuckungen der Extremitäten, Bronchialspasmen, Logorrhö, mißtrauisch, querulatorisch, eifersüchtig und ängstlich.
Besserung im Sitzen und im Gehen. Im Liegen und bei Aufregung Verschlimmerung. Patient fühlt sich wohler bei Wärme und schlechter bei Kälte, bei Bewegung viel wohler.

Lobelia inflata

D2 Dil.
mehrmals tägl. 5 Tr.
Bronchialspasmen; Schwäche, Übelkeit, kalte Schweiße und blasses Gesicht, Angst; der Asthmaanfall oder die Ventilationsstörung beginnt sehr langsam und allmählich. Bessert sich abends, aber auch beim Trinken. Verschlimmert sich deutlich bei Rauch und bei kalten Anwendungen.
Wärme tut ausgesprochen gut, Bewegung verschlimmert.

Cuprum metallicum

D4 Tabl.
3 x tägl. 1 Tabl.
Bronchialspasmen, Wadenkrämpfe und Übelkeit, zyanotische Lippen, Besserung

in Wärme und in Ruhe, alles andere verschlechtert.
Ein eigenartiges Symptom ist noch, daß kaltes Trinken deutlich bessert.
Anfälle treten häufig nachts auf.
Wir definieren die Homöopathie als angewandte Pharmakodynamik, das bedeutet, daß wir das Ähnlichkeitsprinzip *Hahnemanns* auch über unser Wissen von der klinischen Pharmakologie her anwenden können. Wenn wir uns die Symptomatik eines Anfalls respiratorischer Ventilationsstörungen ansehen, so drängen sich einem bei der homöopathischen Betrachtung vor allem drei Pflanzen aus dem Bereich der Nachtschattengewächse als Therapie auf.
Die Hauptinhaltsstoffe der *Solanaceen,* sowohl qualitativ als auch quantitativ in den einzelnen Pflanzen in unterschiedlicher Menge vorhanden, sind die Alkaloide Hyoscyamin, Scopolamin und Atropin.
Diese Alkaloide zählen zu den biogenen Stoffen mit parasympathikolytischer, d.h. neurotrop-spasmolytischer Wirkung. Im Vergiftungsfall erzeugen diese Stoffe Krämpfe, und die Indikation als Spasmenlöser der Schule übernimmt hier unbewußt das Ähnlichkeitsprinzip. Von den Symptomen eines Respirationsanfalles finden wir bei *Solanaceen* die Atemnot, plötzlichen Beginn, die Rötung des Gesichts, die Trockenheit der Schleimhäute, die Tachykardie, Pupillenerweiterung, die Angst, die Unruhe, die Verschlimmerung in der Nacht. So finden wir hier die Pharmakodynamik im homöopathischen Sinne umgepolt wieder zum Nutzen der Patienten.
Was die Beurteilung anbelangt, wann, in welchen Fällen wir unbedingt die konventionelle Medizin anwenden müssen, und wo, oder bis zu welcher Grenze die Homöopathie anzuwenden ist, kann wohl sehr deutlich gezeigt werden: Der erfahrene homöopathische Arzt kann sehr wohl auch mit homöopathischen Mitteln bei schwierigen obstruktiven respiratorischen Ventilationsstörungen auch im Anfall noch sehr gut helfen, notfalls auch mit Injektionen von Cuprum metallicum bei der Nacht oder Belladonna bei Tag. Die Injektion wird in diesem Falle schneller wirksam sein, vorausgesetzt, die Modalitäten, die Leitsymptome und andere Kriterien sind richtig eingesetzt. Wenn man die Nebenwirkungen verschiedener konventioneller Mittel betrachtet, wie z.B. der Glukokortikoide, so ist die Dauertherapie hier bei weitem nicht so ungefährlich wie die richtige Dauertherapie mit einem homöopathischen Mittel. Dieses Mittel wird dann in Form eines Konstitutionsmittels möglicherweise nicht nur leichte Besserung, sondern Hilfe bringen.

Bei jahrzehntelanger Betrachtung der einen und der anderen Methode – nebeneinander – kann man abschließend wohl sagen, daß die Behandlung mit konventionellen Methoden in vielen Fällen nicht beiseite gelassen werden kann, aber die zusätzliche Gabe des richtigen Homöopathikums eine für den Patienten äußerst wohltuende und ersehnte Besserung bringt.

Der erfahrene homöopathische Arzt wird hier auf keine der beiden Methoden verzichten können, wenn es ihm wirklich darum geht, für das Wohl des Patienten einzutreten.

Pneumonie

Es handelt sich um eine Entzündung des Lungenparenchyms aufgrund biologischer Erreger. Die Erreger sind meist Pneumokokken. Seltener Klebsiella pneumoniale (Friedländer-Bakterium), Streptokokken, Staphylokokken, Koligruppe, Proteus und Pyocyaneus. Wichtig ist noch die häufig auf einen Lungenlappen beschränkte, erworbene Überempfindlichkeit, daher die häufig auf einen Lappen beschränkte Entzündung. Auslösend wirken oft Unterkühlung, Durchnässung, vorausgegangene Infekte der oberen Luftwege und schlechter Allgemeinzustand. Klinisch unterschieden werden: *Bronchopneumonien,* meist als Komplikation oder Exazerbation einer Bronchitis, *Lobärpneumonien,* bei denen röntgenologisch der Entzündungsprozeß auf die anatomischen Grenzen eines Lungenlappens begrenzt ist, *Pneumonien,* die *keine Zuordnung* zu *Lungenlappen* zeigen, z. B. Viruspneumonien, Mykoplasmenpneumonien; Sekundärpneumonien, z.B. als Folge von Infarkt, Bronchialkarzinom oder Hypostase.

Krankheitsbild und Diagnose: Die Krankheit beginnt plötzlich mit hohem Fieber, Schüttelfrost, Husten, erheblichem Stechen in der Brust, entsprechend der befallenen Seite. Die Atmung ist oberflächlich, die Nasenflügel zeigen eine eigenartige Vibration, die typisch ist für eine Pneumonie. Häufig Herpes labialis. Zunächst spärliches Sputum, später blutig, dann rostbraun. Gesichtsfarbe ist hochrot mit zyanotischer Unterfärbung. Bei der Auskultation im betroffenen Bezirk deutliche crepitatio indux, später, am 2. oder 3. Tag, absolute Dämpfung mit Bronchialatmen, Bronchophonie und verstärktem Stimmfremitus. Etwa nach einer Woche nimmt die Schärfe des Bronchialatems ab, es stellt sich wieder vesikuläres Atmen ein und die Crepitatio redux. *Kritischer Temperaturabfall* um diesen 7. und 9. Tag ist heute, im Zeitalter der antibiotischen Therapie, nur noch selten zu erleben, *eher bei homöopathischer Behandlung.* Die physikalischen Zeichen hängen selbstverständlich von der Ausdehnung des entzündlichen Prozesses ab. Bei einer zentralen Pneumonie ist die Diagnose durch Auskultation und Perkussion schwer zu stellen. Röntgendiagnostik!

Blutbild im Beginn starke Leukozytose mit Linksverschiebung. Stark beschleunigte BSG. Hochgestellter, spärlicher Urin.

Bei kritischem Temperaturabfall ist die Kollapsgefahr sehr groß, gelegentlich auch Versagen des linken Herzens mit der Gefahr eines Lungenödems. Durch das hohe Fieber häufig getrübtes Sensorium. Patienten sind unruhig, nachts schlaflos, zeigen motorische Unruhe. Schlechter Appetit, Stuhlverstopfung. Komplikation: Pleuritischer Reizzustand ohne oder auch mit Exsudat.

Hämatogene Aussaat von Pneumokokken ist relativ selten.

Differentialdiagnose: Tuberkulose, Bronchialkarzinom, Lungeninfarkt.

Therapie/Allgemein: Strenge Bettruhe, sorgfältige Pflege des Kranken. Bei Unruhe und Delirien braucht der Patient eine extra Nachtwache. Patient sollte reichlich trinken, aber nicht zum Essen gezwungen werden. Wegen des geschwächten Kreislaufs ist schwarzer Kaffee und auch schwarzer Tee geeignet, aber auch etwas Wein, mit Wasser gemischt. Bei der Störung der Sauerstoffsättigung kommt Sauerstoffzufuhr in Frage. Patienten werden dann ruhiger und die Kreislaufverhältnisse bessern sich erheblich.

Konventionelle Therapie

Wegen des plötzlichen Beginns sollte der bakteriologische Sputumbefund mit entsprechender Selektion von Antibiotika oder Chemotherapeutika nicht abgewartet werden, sondern die Therapie mit Sulfonamiden und Antibiotika sofort begonnen werden. Im Vordergrund steht dabei die Behandlung mit Baktrim®. Gleiche Erfolge werden meist mit Penicillin erzielt, vorausgesetzt, daß der Erreger Penicillin-empfindlich ist. 4 Mio. Einheiten tägl.

Auch die kombinierte Behandlung mit Sulfonamiden und Penicillin ist möglich.

Wichtig frühzeitige Herz- und Kreislaufstütze, eventuell zur Nacht Effortil Depot Perlongetten®.

Während des Tages periphere und zentrale Kreislaufmittel, die im Wechsel zu geben sind, da sie auf die Dauer ihre Wirksamkeit rasch einbüßen. Bei Zeichen des Herzversagens Strophantin oder Digitalis, entsprechend dem Befund.

Bei größerer Erregung kommen Sedativa in Frage, um dem Patienten die Angst zu nehmen und um die Unruhe zu dämpfen.

Ist das Fieber sehr hoch und wird als sehr quälend empfunden bei eventuell noch belastetem Kreislauf, wird man Gaben von Novalgin® erwägen. Die Temperaturen können damit gesenkt werden.

Aus dem Katalog der physikalischen Medizin kommen vor allem in Frage: Wadenwickel bei hohen Temperaturen und unter Umständen auch kalte, feuchte Wickel der ganzen Beine.

Bei Schmerzen, insbesondere im Bereich des Thorax, können Wickel mit ätherischen Ölen oder Salben, aber auch Senfwickel angewendet werden, die, richtig angelegt, eine deutliche Schmerzlinderung für den Patienten geben und damit zu einer wesentlichen Beruhigung führen.

Bei älteren Patienten sind Auskultation und Perkussion sorgfältig vorzunehmen, weil die Pneumonie gerade im hohen Alter sehr symptomarm verlaufen kann und damit leicht übersehen wird.

Bei einer Pneumonie ist es sehr wichtig, die Blutkontrollen durchzuführen, besonders bei Zuckerkranken, wobei der Diabetes, entsprechend dem Krankheitsbild, sorgfältig täglich beobachtet werden muß.

Homöopathische Therapie

Die Behandlung mit homöopathischen Arzneimitteln bei einer Pneumonie sollte *nur von erfahrenen* homöopathischen *Ärzten* vorgenommen werden und ist *keine Therapie* in der Hand *des Anfängers.*

Man kann die homöopathische Therapie in schweren Fällen auch zusätzlich bzw. als Ergänzungstherapie vornehmen, insbesondere, wenn die subjektive Symptomatik sehr eindrucksvoll ist.

In der Hand des erfahrenen homöopathischen Arztes ist bei einer Viruspneumonie, bei der heute die konventionelle Therapie noch keine spezifischen Medikamente kennt, die homöopathische Therapie indiziert. Der Arzt hat sich dabei von den Modalitäten und den Symptomen leiten zu lassen, aber sorgfältig sowohl den Verlauf der Erkrankung als auch die Kreislaufbelastung, die Störungen des Flüssigkeitshaushaltes und die mögliche bakterielle Superinfektion zu beachten. Die im Bereich der konventionellen Medizin im Beginn aufgeführten Maßnahmen sind auch hier durchzuführen.

Aconitum napellus *(Aconitum)*

D6 - D12 Dil.
stündl. 5 Tr.
Angst und *Ruhelosigkeit.* Hochakuter Beginn, oft ausgelöst durch Unterkühlung oder kalten Wind. Noch ist die Krankheit nicht lokalisiert und noch schwer diagnostizierbar. Besserung der Beschwerden nur durch Ruhe. Wärme und Kälte verschlimmern den Zustand.

Bryonia cretica *(Bryonia)*

D2 - D6 Dil.
stündl. 5 Tr.
Trockene Bronchitis, heftige Kopfschmerzen, hoher schmerzhafter Reizhusten, heftige Stiche beim Atmen oder Sprechen und Husten, bitterer Mundgeschmack, stark belegte Zunge.
Besserung durch Ruhe.
Verschlimmerung durch Bewegung. Husten verschlimmert sich beim Betreten warmer Räume. Sonst Besserung durch allgemeine Wärme. Angezeigt im Beginn der Pneumonie, wenn die Diagnose feststeht und obige Symptome passen.

Phophorus

D6 - D12 Dil.
3 x tägl. 5 Tr.
Große Mattigkeit, Furcht, Schreckhaftigkeit in Delirien, Apathie. Sehr starke Kopfschmerzen. Gelegentlich Heiserkeit. Der Husten ist noch sehr trocken; Nur gelegentlich wird Schleim ausgehustet. Das Sputum ist leicht sanguinolent. Große Erschöpfung nach dem Husten. Zwischen den Schulterblättern brennende Schmerzen.
Alles wird in der Nacht und am Abend viel schlimmer. Kälte und frische Luft werden schlecht vertragen. Besserung durch Ruhe und Schlaf. Am Tage kann Patient nicht eine Minute ruhig liegen oder sitzen. Will immer Gesellschaft haben, kann nicht allein sein. Am Rükken immer bestehendes Hitzegefühl, die Handflächen brennen.

Sulfur

D4 - D12 Dil.
3 x tägl. 5 Tr.
Mittel bei abklingender Pneumonie, wenn das Fieber langsam auf subfebrile Werte abgesunken ist. Aber auch nach kritischer Entfieberung.
Patient hat am Tage kalte Hände und kalte Füße; nachts brennen die Füße und müssen aus dem Bett gestreckt werden. Hitze und Brennen auch auf dem Scheitel und auf dem Rücken. Appetitlosigkeit. Abneigung gegen Fleisch und Milch.
Verschlimmerung besonders abends, in der Nacht in der Bettwärme; aber auch durch Nässe, mag sich nicht waschen lassen, besonders nicht mit kaltem Wasser. Kälte ist ihm widerlich. Wärme bessert den Gesamtzustand, und auch trockenes Wetter.

Kalium stibyltartaricum
(Antimonium tartaricum)

D4 - D6 Dil. Tabl.
3 x tägl. 1 Gabe
Schleimrasseln der Trachea und in den Bronchien mit erschwerter Expektoration, allgemeine Hinfälligkeit, Dyspnoe, Zyanose, Nausea.
Verlangen nach Saurem, das aber nicht vertragen wird.
Verschlimmerung durch Bewegung.

Atropa belladonna *(Belladonna)*

D3 - D6 Dil, Tabl.
3 - 5 x tägl. 5 Tr.
Plötzlicher Beginn mit erheblichen Kongestionen im Kopf, starkem Herzklopfen mit pulsierender A. carotis. Pulsationen am ganzen Körper. Beginn mit Schüttelfrost, aber sofort heiße, dampfende Schweiße ohne Erleichterung. Schleim-

häute sind trocken, großer Durst. Delirante Zustände bis zur Bewußtlosigkeit. Verschlimmerung durch Kälte, durch Zugluft und durch Aufregung, besonders aber durch starke Sinneseindrücke. Beschwerden laufen periodisch ab mit plötzlichem Kommen und Gehen.
Häufig im Beginn einer Pneumonie, wenn sofort sehr hohes Fieber da und der Patient gleich delirant ist, bei Kindern im Beginn der Pneumonie zu bevorzugen.

Veratrum album

D3 - D6 Dil.
3 - 4 x tägl. 5 Tr.
Veratrum album ist das wichtigste homöopathische Analeptikum. Herzklopfen, Herzschwäche, Dyspnoe. Fadenförmiger, schneller Puls, sehr kalte Schweiße mit Schweißperlen auf der Stirn und im Gesicht. Blasse zyanotische, kalte Haut, Angstzustände, Halluzinationen, Muskel- und Wadenkrämpfe. Meist in Zusammenhang mit der Entfieberung bei der Pneumonie angezeigt, wenn die Temperatur kritisch absinkt und der Patient plötzlich unter akuter Kreislaufschwäche leidet.

Pleuritis

Entweder handelt es sich um eine Entzündung der Pleura auf tuberkulöser Basis oder um eine rheumatische Pleuritis, die entweder gesondert oder im Zusammenhang mit anderen rheumatischen Erkrankungen auftritt. Eine Pleuritis sicca ist aber auch als Begleitpleuritis bei entzündlichen Lungenprozessen möglich.
Krankheitsbild und Diagnose: Die Krankheit beginnt, da die Pleura ein äußerst schmerzempfindliches Organ ist, mit heftigen Stichen und Schmerzen bei der Atmung, wobei charakteristisch ist, daß bei Anhalten der Atmung die Schmerzen sofort besser, bei tieferem Atmen stärker werden. Niesen und Husten belästigen den Patienten besonders stark. Druck und Liegen auf der kranken Seite mindert die Schmerzen. Fieber meist nur in mäßiger Höhe, bei der Begleitpleuritis neben einer Pneumonie auch sehr hoch. Daneben besteht trockener Reizhusten.
Führt der Reizzustand oder Entzündungszustand der Pleura zu einer Produktion entzündlichen Exsudates, das sich im Pleuraraum ansammelt, sprechen wir von einer Pleuritis exsudativa.
Differentialdiagnostisch kommt in Frage neben spezifischer oder tumoröser Pleuritis eine Interkostalneuralgie, ein *Tietze*-Syndrom (Atrophie oder Degeneration von Knorpelzellen an den Rippen). Mediastinalerkrankungen.
Die wichtigste differentialdiagnostische Erwägung gehört hier der spezifischen Pleuritis, die immer als Pleuritis exsudativa specifica aufgefaßt werden muß, soweit nicht anderweitig eine ganz deutliche Klärung erreicht werden kann. Das gilt auch, wenn sich Tuberkelbakterien nicht nachweisen lassen. Klinisch wird die Entscheidung nicht immer leicht fallen. Findet man mehrere Zeichen einer chronischen Entzündung, die auch zu einer Tuberkulose passen könnten, wie z.B. subfebrile Temperaturen, gelegentliche Fieberzacken, Leukozytose mit mäßiger Linksverschiebung, Senkungsbeschleunigung und immer wieder bestehender Reizhusten, nächtliche Schweißausbrüche und allgemeine Müdigkeit, Schlappheit und Zerschlagenheit, sollte man auch an eine Tuberkulose denken. Aber auch wenn diese Symptome fehlen und man keine andere Erklärung finden kann, muß man immer an eine spezifische Pleuritis denken.

Therapie/Allgemein:
Bettruhe, Wärme, Schwitzen, eventuell diaphoretische Teemischungen, als Beispiel
Folia Jaborandi 5,0
Flores Filiae und Flores Sambucae
āā ad 50,0 M.D.S. 2 Teelöffel auf eine Tasse heiß überbrühen.
Dazu Aspirin-Tabletten 0,5 4 x tägl. 1–2 Tabl., bei starken Schmerzen Analgetika, bei Hustenreiz entsprechende Präparate.

Konventionelle Therapie

Bei der Pleuritis als rheumatische Erkrankung hat sich die Therapie der rheumatischen Grundkrankheit anzuschließen. Antirheumatika und Glukokortikosteroide allein oder in Kombination sind die wesentlichsten Faktoren zur Behandlung der Pleuritis.
Indometacin ist mitunter von Erfolg, 3 x tägl. 50 mg Amuno retard®, unter Umständen mit Glukokortikosteroiden kombiniert.

Homöopathische Therapie

Neben den Allgemeinmaßnahmen können eingesetzt werden

Bryonia cretica *(Bryonia)*
D2 - D6 Dil.
stündl. 5 Tr.
Trockene Bronchitis, heftige Kopfschmerzen, hohler schmerzhafter Reizhusten, heftige Stiche beim Atmen oder Sprechen und Husten, bitterer Mundgeschmack, stark belegte Zunge.
Besserung durch Ruhe. Verschlimmerung durch Bewegung. Husten verschlimmert sich beim Betreten von warmen Räumen. Sonst Besserung durch allgemeine Wärme.
Angezeigt im Beginn der Pneumonie, wenn die Diagnose feststeht und obige Symptome passen.

Ranunculus bulbosus
D3 - D6 Dil.
2 stündl. 5 Tr.
Stechende, plötzlich beginnende Brustschmerzen, schmerzhafte Atmung, Niesen, Husten und Lachen schmerzt erheblich.
Brennen in entsprechenden Hautpartien, Verschlimmerung bei jeglicher Bewegung, auch bei Berührung und Temperaturwechsel.
Verschlimmerung auch morgens und abends. Besserung durch Druck auf entsprechende Stellen.

Sulfur jodatum
D4 - D6 Tabl.
2 stündl. 1 Tabl.
Mittel bei länger anhaltender Pleuritis, die auf therapeutische Einflüsse nicht reagiert. Besonders bei Bronchitis mit fötidem Auswurf. Außerdem häufig Drüsenschwellungen am Hals und auch in der Achselhöhle.
Im übrigen gelten bei der Behandlung der Pleuritis auch die Mittel der Pneumonie, soweit ihre Symptomatik und die entsprechenden Modalitäten zutreffen.

Rhinitis

Krankheitsbild: Infektiöse katarrhalische Affektionen der Nasen- und Nasennebenhöhlenschleimhaut, meist durch Tröpfcheninfektion, Virusinfekte, denen die bakterielle Infektion bald folgt. Die Rhinitis ist oft nur eine Teil- oder auch Anfangserscheinung eines akuten Katarrhs der Luftwege. Auch eine besondere Form der Unterkühlung spielt bei der Entstehung der Erkrankung eine Rolle. In einigen Fällen leistet auch die Konstitution entzündlichen Prozessen der Schleimhäute Vorschub. Die Rhinitis äußert sich mit Temperatursteigerung,

Völlegefühl im Kopf, Nasenschleimhautschwellung. Schleimiges, wäßriges Sekret geht ab. Behinderung der Nasenatmung mit oft vermindertem Geruchsvermögen. Bei gleichzeitig bestehendem Tubenverschluß kommt es außerdem zu Schalleitungsschwerhörigkeit.

Differentialdiagnose: Diphtherischer Säuglingsschnupfen (Abstrich). Akute Kinderkrankheiten (Masern, Scharlach, Poliomyelitis) können mit einer akuten Rhinitis beginnen.

Therapie/Allgemein: Altbewährte Mittel sind die Einnahme von einigen Tropfen Jodtinktur auf ein halbes Glas Wasser als Abortivbehandlung, weiterhin die üblichen, schon früher durchgeführten Behandlungen mit heißem Lindenblütentee, 2 Tabletten Aspirin® und einem heißen Schwitzbad mit anschließender Bettruhe und mehreren Decken bis zum reichlichen Schwitzen (Cave: Kreislaufschwäche!).

Konventionelle Therapie

Einträufeln von abschwellenden Nasentropfen verschiedener Art. Zur Verbesserung der Nasenatmung und Verringerung des Druckgefühls im Kopf. Nasenspülungen mit physiologischer Salzlösung. Kopflichtbäder. Entzündungen am Naseneingang werden mit entsprechenden hautschützenden Salben behandelt. Der akute Schnupfen bei Säuglingen zwingt häufig wegen der damit verbundenen Ernährungsschwierigkeiten zur Anwendung abschwellender Mittel.

Sorgfältige Beachtung möglicher Komplikationen von seiten der Nebenhöhlen und der Ohren! Orale Schnupfenmittel nur mit Vorsicht anwenden, da die Abschwellung der Schleimhäute im Stadium bakterieller Infektion leicht zu Komplikationen führen kann, wie zum Beispiel zur Sinusitis.

Homöopathische Therapie

Allium cepa

D2 - D4 Dil.
2stündl. 5 Tr.
Nasensekret scharf, Augensekret mild, frische Luft bessert, starker Niesreiz. Starker Tränenfluß.
Verschlimmerung durch Wärme, Besserung durch Kälte.

Euphrasia officinalis *(Euphrasia)*

D2 - D4 Dil.
2stündl. 5 Tr.
Mildes Nasensekret, wenig Niesreiz, wundmachendes Tränen der Augen mit Juckreiz.

Kalium jodatum

D2 - D6 Dil.
5 x tägl. 5 Tr.
Scharfes Nasensekret, frische Luft bringt Verschlimmerung mit sich.
Allgemeinzustand verschlechtert sich deutlich in Wärme.

Acidum arsenicosum
(Arsenicum album)

D6 - D12 Dil.
4 x tägl. 5 Tr.
Scharfes Nasensekret, heftiger Niesreiz im Beginn des Schnupfens, Sekret ist wundmachend und hat einen unangenehmen Geruch. Brennen der Schleimhäute.
Frische Luft verschlimmert.
Wärme bessert, Kälte verschlimmert.
Patient hat den Drang zur Bewegung, will immer wieder aufstehen, falls er im Bett liegt.

Luffa operculata

D3 Dil.
4 x tägl. 5 Tr.
Geringer Niesreiz, aber ständig fließendes Sekret.
Viel Kopfschmerzen, mit Besserung an der frischen Luft.

Sambucus nigra

D2 Dil.
4 x tägl. 5 Tr.
für Säuglinge 1 Gabe Trit 4 x tägl.
Verstopfte Säuglingsnase, besonders abends und nachts. Trituratio in die Milch oder auf die Zunge geben oder aber auch auf den Schnuller am Abend. Macht die Nase im allgemeinen schnell frei.

Camphora

D1 Dil.
½- bis stündl. 2 - 3 Tr. auf die Zunge
Mittel hilft nur im Beginn des Schnupfens, nach dem ersten Niesen, **nicht für Kinder geeignet.** Bringt einen beginnenden Schnupfen schnell zum Verschwinden.

Tuberculinum Denys

D30 Glob.
1 x in 14 Tagen 3 - 4 Glob.
in Wasser aufgelöst
Wichtigstes Mittel bei dem chronischen oder rezidivierenden oder dauernd bestehenden Schnupfen der Kinder (Kinder, die immer mit einem kleinen Lichtlein unter der Nase herumlaufen).

Sinusitis

Ursache: Infekte mit den verschiedensten Viren und Bakterien. Bei jeder einfachen Rhinitis sind auch die Schleimhäute der Nasennebenhöhlen von einer Entzündung betroffen. Durch die Schwellungszustände der Schleimhäute kommt es zu einer Verlegung der natürlichen Abflußöffnung. Dabei wird Sekret verhalten, bei Hinzukommen von Bakterien bildet sich Eiter in den Nasennebenhöhlen.

Krankheitsbild und Diagnose: Die Symptome der akuten Nasennebenhöhlenentzündung sind: Sehr starke Nasensekretion, Fieber und Kopfschmerzen. Das Fieber kann sehr hoch sein, der Kopfschmerz kann einmal als Schmerz auftreten, der den gesamten Kopf erfaßt, aber auch als neuralgischer Schmerz mit lokalem Druckpunkt. Bei einer chronischen Nasennebenhöhlenentzündung entwickelt sich ein schleimig-eitriger Schnupfen, der lange nicht zur Ausheilung kommt, so daß es in den Nasennebenhöhlen zu Schwellungszuständen chronischer Art an den Schleimhäuten kommt. Häufig spielen Septumdeviationen und Hyperplasien der Rachenmandeln eine Rolle. Die chronischen Zustände können über Jahre anhalten, wobei häufig Kopfschmerzen, Neuralgien, rezidivierender Schnupfen, aber auch Reizhusten in Form einer Sinubronchitis auftreten. Gebietsärztliche Diagnostik muß in jedem Fall angestrebt werden.

Differentialdiagnose: HNO-ärztliche Abklärung von Kieferhöhle, Siebbeinhöhle, Stirnhöhle und Keilbeinhöhle.
Kontrolle auch zur Abklärung, ob Polypen, Tumoren oder andere Erkrankungen eine Rolle spielen.

Konventionelle Therapie

Im akuten Stadium besonders bei Fieber Bettruhe, Schwitzen, Antineuralgika.
Abschwellende Nasentropfen, Kopflichtbäder, Inhalation; Sulfonamide und Antibiotika bei hohem Fieber und starker Eiterung.

Bei der akuten Nasennebenhöhlenentzündung ist gebietsärztliche Intervention ratsam. Bei der chronischen Nebenhöhlenentzündung zunächst Versuch einer konservativen Behandlung. Weiterhin Beseitigung von möglichen Atemhindernissen (Rachenmandel, Verbiegung der Nasenscheidewand) durch den HNO-Arzt. Kieferhöhlenspülungen kommen dabei in Frage bzw. Operation der erkrankten Nasennebenhöhlen.
Als Folgekrankheiten können Pharyngitis, Laryngitis und Tracheobronchitis auftreten.
Bei chronischen Nasennebenhöhleneiterungen wird man auch eine zahnärztliche Fachuntersuchung durchführen lassen, da insbesondere chronische Kieferhöhleneiterungen, wenn sie einseitig sind, häufig durch vereiterte Zähne ausgelöst oder unterhalten werden.

Homöopathische Therapie

Folgende Modalitäten sind zu beachten:
Besserung durch Wärme, zugleich Verschlimmerung durch Kälte:
Acidum silicicum, Hepar sulfuris, Kalium bichromicum.
Frische Luft bessert:
Kalium bichromicum, Dactylopius coccus, Hydrargyrum sulfuratum rubrum
Frische Luft verschlimmert:
Acidum silicicum und Hepar sulfuris.
Wärme verschlimmert, Kälte bessert:
Dactylopius coccus, Hydrargyrum sulfuratum rubrum, haben zähen fadenziehenden Schleim, den man kaum durch Zug trennen kann.

Acidum silicicum *(Silicea)*

D3 - D6 Tabl.
3 x tägl. 1 Tabl.
Meist magere, frostige Patienten, die ihre Verschlimmerung morgens haben und an der frischen Luft; außerdem Verschlimmerung bei Frauen während der Periode.
Wärme bessert deutlich.

Dactylopius coccus *(Coccus cacti)*

D3 - D4 Tabl.
2stündl. 1 Tabl.
In den Morgenstunden eine deutliche Verschlimmerung. Verschlimmerung auch durch Wärme. Durch Kälte und besonders durch kaltes Trinken eine deutliche Besserung, durch frische Luft. Bewährt bei Kindern, deren Beschwerden durch Trinken eines kalten Getränkes abnehmen.

Hepar sulfuris

D3 - D4 Tabl.
2stündl. 1 Tabl.
Verschlimmerung morgens und nachts. Verschlimmerung in frischer Luft, besonders durch Zugluft. Verschlimmerung aller Beschwerden durch Berührung. Der schmerzhafte Nebenhöhlenbereich verträgt keine Berührung.

Hydrargyrum sulfuratum rubrum *(Cinnabaris)*

D4 Tabl. 2stündl. 1 Tabl.
Besserung durch frische Luft, durch Kälte und durch Ruhe. Verschlimmerung nachts, bei Nässe und durch große Wärme, auch durch Bettwärme. Nasenwurzelschmerz.

Hydrastis canadensis *(Hydrastis)*

D3 - D4 Dil.
alle 3 Stunden 5 Tr.
Besserung durch frische Luft, Verschlimmerung nachts und morgens, durch Wärme und durch Bewegung. Das Sekret ist sehr zäh und fadenziehend.

Kalium bichromicum

D3 – D4 Dil.
2stündl. 5 Tr.
Besserung durch frische Luft, durch Wärme, durch feuchtwarmes Wetter. Verschlimmerung in den Morgenstunden und durch Kälte. Im Bereich der Nebenhöhlen lokale Schmerzpunkte, die bei Berührung äußerst empfindlich sind. Sekret: eitrig, brackig, geronnenes Blut.

Pharyngitis

Krankheitsbild: Bei dieser Infektion (auch eine symptomatische Teilerscheinung bei Angina und anderen entzündlichen Prozessen des Mund- und Rachenraumes) ist die hintere Rachenwand gerötet, besonders das dort liegende lymphatische Gewebe. Häufig sind die lymphatischen Seitenstränge an der Erkrankung beteiligt. Schmerzen beim Schlucken, teilweise ins Ohr ausstrahlend. Temperaturen verhältnismäßig gering oder nur mäßig erhöht. Kratzen im Hals, Schluckzwang mit Schmerzen. Schon Speichelschlucken schmerzt.

Therapie/Allgemein: Die ätiologischen Faktoren sind zu beachten, Nase und Nasennebenhöhlen sollten besonders bei einer chronischen Pharyngitis saniert sein, ebenso die Tonsillen und die Zähne. Verbot von Nikotin und von Alkohol (der vorübergehenden Wirkung von Alkohol steht der auf Dauer negative Effekt entgegen). Aufenthalt in Räumen mit genügend feuchter und sauberer Luft. Dringende Vermeidung von Staubentwicklung, besonders gewerblichem Staub. Gelegentlich noch üblich und auch von Gebietsärzten geübt ist das Touchieren des Rachens mit Lugolscher Lösung oder einer Lösung von Argentum nitricum, 2%ig.

Weitere Allgemeinmaßnahmen: Inhalation mit Aerosol, Nasensalbe oder Tropfen, die beim Liegen über die Rachenwand herablaufen. Weiterhin Halslichtbäder, Mundspülung mit Salbei, z.B. auch Salviathymol® oder Kamillosan®. Auf eventuelle Behinderung der Nasenatmung achten.

Bei chronischen Pharyngitiden sollte auch einmal ein Aufenthalt in genügend feuchter, salzhaltiger Luft, z.B. an der Nordsee, erwogen werden. Vitamingaben, eventuell Inhalation mit Bepanthen® sind angebracht. Hinzuziehen des Gebietsarztes ist sinnvoll.

Konventionelle Therapie

Die Behandlung entspricht im wesentlichen dem Vorgehen bei einer akuten, einfachen Bronchitis, wobei bei der Behandlung mit Antibiotika und Kortikosteroiden wegen des häufig banalen Verlaufes einer solchen Erkrankung doch Vorsicht geboten ist. Bei trockenen Zuständen werden Sekretolytika notwendig werden, vielleicht auch Antitussiva; Schmerzmittel und Fiebermittel im Bedarfsfalle.

Physikalische Maßnahmen sind als risikoarme Therapie zu erwägen.

Homöopathische Therapie

vgl. auch **Rhinitis** (S. 113f.; Kalium bijodatum, Arsenicum album, Luffa operculata)

Arisaema triphyllum *(Arum triphyllum)*

D2 – D3 Dil.
4 x tägl. 5 Tr.
Besonders bei der akuten Pharyngitis mit sehr trockenem Husten und Heiserkeit bis zur Aphonie. Auch bei Rednern und Sängern schnell wirksam, wenn die Stimme überschnappt.

Der Kehlkopf ist rauh und trocken, die Zunge wie geschwollen. Daneben besteht eine wundmachende Rhinitis.

Stibium sulfuratum aurantiacum
(Antimonium sulfuratum aurantiacum)

D3 - D4 Tabl.
4 x tägl. 1 Tabl.
Akute und länger dauernde Entzündung im Rachenraum mit reichlicher, zäher Schleimansammlung in den Bronchien und im Nasen-Rachenraum. Ein gutes Mittel, um festsitzende schleimig eitrige Beläge zu lösen.

Solanum dulcamara *(Dulcamara)*

D3 - D4 Dil. 2stündl. 5 Tr.
Hochakute, schmerzhafte und auch leicht fieberhafte Pharyngitis, besonders, wenn der Zustand durch Unterkühlung und Durchnässung hervorgerufen ist (Motorradfahrt im Regen, Wanderung im Regen).
Wärme bessert deutlich alles, Kälte und Nässe verschlimmern erheblich.

Aconitum napellus *(Aconitum)*

D4 - D6 Dil.
2stündl. 5 Tr.
Wird eingesetzt, wenn die Ursache der akuten Pharyngitis abhängig war von trockenem, kaltem Ost- oder Nordwind. Fieber verhältnismäßig hoch. Sehr plötzliches Beginnen der Erkrankung.

Apis mellifica

D3 - D4 Dil.
2stündl. 5 Tr.
Akuter fieberhafter Befund mit stark gerötetem Rachen und eigenartig glasigem, schleimigem Glanz.
Bei verhältnismäßig hohen Temperaturen über 38,5° C besteht bei dem Patienten völlige Durstlosigkeit.

Phosphorus

D6–D12 Dil.
2-3stündl. 5 Tr.
Akute, leicht fieberhafte Infektion des Rachenraums mit Heiserkeit, gelegentlich bis zur Aphonie, und trockenem Husten, besonders beim Sprechen und beim Singen.
Auch bei Sängern und Rednern ein vorzüglich wirksames Mittel. Meist sind es Patienten mit allgemein schwacher Konstitution, nervöser Übererregbarkeit, Furcht und Schreckhaftigkeit.
Alle Beschwerden bessern sich durch Ruhe und durch Schlaf. Kälte und frische Luft werden sehr schlecht vertragen.
Abends und nachts ist alles schlimmer. Es sind Patienten, die nie ruhig sitzen können, sondern immer wieder herumlaufen. Es besteht eine starke Blutungsneigung, z.B. schon bei gehäuften Hustenanfällen.

Akute Tonsillitis

Differentialdiagnose: Sorgfältige Beachtung der Abgrenzung gegenüber der Diphtherie (Abstrich), und bei der Tonsillitis necroticans Abgrenzung gegenüber Angina *Plaut-Vincenti.* Bei Tonsillitis ulcerosa Abgrenzung gegen luetischen Primäraffekt. Auch an Agranulozytose und an Leukämie denken.
Therapie/Allgemein: Mundspülungen, Halswickel, Analgetika und Antipyretika, selbstverständlich Bettruhe. Urinkontrollen. Nachfolgeerkrankungen der Angina sind sorgfältig prophylaktisch zu beachten. Es sind dies die Nephritis, die Endo- und Myokarditis, Gelenkrheumatismus sowie Sepsis.

Konventionelle Therapie

Neben den oben genannten Allgemeinmaßnahmen wird die Therapie mit Sulfonamiden und Antibiotika immer dann notwendig sein, wenn Komplikationen vorliegen:
Peritonsillarabszeß: Inzision oder Tonsillektomie, Antibiotika.

Halsphlegmone: breite Inzision, Kontrolle der Gefäßscheide, Ableitung des Sekretes nach außen, Tonsillektomie, Antibiotika.
Phlegmonöse Entzündung der Schleimhaut des Pharynx und des Larynx, meist ausgehend von einem Abszeß am unteren Tonsillenpol. Tonsillektomie, Breitbandantibiotikum.
Tonsillogene Sepsis: Kann sich primär auf dem Lymphweg oder auf dem Blutweg ausbreiten. Schüttelfrost, septische Temperaturen. Vena-jugularis-Druckschmerz, Entzündung und Schmerzen der Lymphknoten. Septisches Blutbild.
Gebietsärztliche Therapie: In jedem Fall auch Sinus-cavernosus-Thrombose, Jugularis-Thrombose und Thrombophlebitis bedenken. Bei chronischer Tonsillitis oder chronischer Peritonsillitis Fokalsanierung in Form der *Tonsillektomie.* Die Tonsillektomie ist notwendig wegen der fokalen Folgekrankheit. Sonderformen der Angina, die Monozyten-Angina ist entsprechender klinischer Fachbehandlung zu überlassen.

Homöopathische Therapie

Aconitum napellus *(Aconitum)*

D4 - D6 Dil.
Bei akuten Zuständen 1-2stündl. 5 Tr. auf die Zunge.
Stürmischer, fieberhafter Beginn einer zunächst unklaren Infektionserkrankung. Häufig auch Schüttelfrost, der Puls ist hart, schnell klopfend. Auffallende Unruhe, sehr große Angst.
Häufige Ursache: war lange kaltem Wind ausgesetzt.

Atropa belladonna *(Belladonna)*

D3 - D4 Dil.
1 bis 2stündlich 5 Tr.
bei Kindern 2-3 Tr.
Plötzlicher Beginn mit sehr hohem Fieber, zunächst kein Belag auf den Tonsillen. Äußerste Überempfindlichkeit aller Sinne: Licht, Geräusch, Berührungsempfindlichkeit.
Ruhe schafft Besserung, alle anderen Modalitäten verschlimmern.

Hydrargyrum bijodatum
(Mercurius bijodatum)

D6 - D12 Tabl.
2stündl. 1 Tabl.
Langsamer Beginn der Erkrankung, das Fieber wird sehr hoch. Erst später Belag auf den Tonsillen; der Mundgeruch ist übel. Stomatitis und Gingivitis.
Verschlimmerung durch Wärme (keine warmen Umschläge). Das Zimmer gut lüften. Besserung durch Ruhe. Bewegung verschlimmert.
- Sobald die *Besserung* beginnt, Mittel absetzen, da es bei zu langer Dosierung eine Verschlimmerung (Drüsenschwellung, Verschlimmerung bei Nacht) bewirkt.

Phytolacca americana *(Phytolacca)*
D2 Dil.
2stündl. 5 Tr.
bei Kindern 2-3 Tr. in Wasser
Langsamer Beginn, subfebrile Temperaturen, allgemeine große Zerschlagenheit. Der Schmerz strahlt in die Ohren aus.
Besserung durch Wärme und dagegen eine Verschlimmerung durch Kälte, lokal und auch allgemein.
Verdacht auf Fokaltoxikose, keine Drüsenschwellung.

Guajacum

D3 Dil.
2stündlich 5 Tr.
Langsamer Beginn mit subfebrilen Temperaturen; übler Mundgeruch. Alles wird besser durch Kälte und verschlechtert sich durch Wärme. Der Hals ist wie

wund. Patient hat das große Bedürfnis auf Ruhe, jegliche Bewegung verschlimmert den Zustand.

Angina tonsillaris

Krankheitsbild: Die akute bakterielle Entzündung (meist Streptokokken oder Staphylokokken) des *Waldeyerschen* Rachenringes beginnt am adenoiden Gewebe des Nasenrachenraumes. Bei der katarrhalischen Angina besteht mäßiges bis sehr hohes Fieber (besonders bei Kleinkindern und resistenzschwachen Patienten). Starker Schluckschmerz. Objektive Rötung und Schwellung der Gaumenmandel.

Bei der Angina lacunaris oder follicularis ist der Beginn der Erkrankung lokal oft erst nach prodromalen Kopfschmerzen und Mattigkeitsgefühl mit hohem Fieber vorhanden (Schüttelfrost). Die Schluckschmerzen sind dabei sehr stark, die Rötung und die Schwellung der Gaumenmandeln diffus und groß. Auch die Gaumenbögen sind geschwollen und gerötet. Auf der Oberfläche der Mandeln finden wir gelblich-weiße Stippchen oder Beläge, die sich aus den Buchten der Tonsillen herausschieben (an der Oberfläche können sie zu zusammenhängenden Pseudomembranen konfluieren); *wichtig* zur Differentialdiagnose mit Diphtherie. Schmerzen strahlen in die Ohren aus. Die Kieferwinkeldrüsen sind schmerzhaft geschwollen.

Acidum silicicum *(Silicea)*

D 6 Tabl.
3 x tägl. 1 Tabl.
Langwierige Entzündungen, häufige Rezidive mit Eiterungen; übelriechende Schweiße. Rezidivierende Erkältlichkeit, Immunschwäche, Drüsenschwellung, Fisteln.
Verschlimmerung aller Beschwerden durch Sinneseindrücke, durch kaltes Waschen und durch Alkohol. Die Patienten sind frostig, leicht erkältlich und überempfindlich.

Hepar sulfuris

D 4–D 6 Tabl.
3 x tägl. 1 Tabl.
Immer wieder rezidivierende Eiterungen; saure Schweiße, besonders bei Nacht. Übergroße Schmerzempfindlichkeit schon bei geringen entzündlichen Veränderungen an den Tonsillen. Dabei sehr jähzornig, aber auch weinerlich, ängstlich, kleinlich und überempfindlich. Auch kleinste Verletzungen eitern. Starker Foetor ex ore. Verlangen nach Saurem, nach Wein und nach scharfen Gewürzen.
Besserung aller Beschwerden nach dem Essen und bei feuchter Wärme (Umschläge). Verschlimmerung bei trokken-kaltem Wetter oder Zugluft, außerdem abends und nachts.
Berührungsempfindlichkeit ist sehr groß.

Sulfur jodatum

D 4 - D 6 Dil./Tabl.
3–4 x tägl. 5 Tr./1 Tabl.
Magere, schwache, häufig ältere Menschen, aber auch gelegentlich junge Menschen, die trotz gutem Appetit abmagern und nervös sind. Lymphdrüsen sind geschwollen, hart und sehr schmerzhaft. Die Größe der Drüsen wechselt häufig. Umgebung der Drüsen wirkt entzündet. Die Schmerzen haben brennenden Charakter. Sehr berührungsempfindliche Patienten lieben frische Luft und trockenes, kaltes Wetter.
Nässe verschlimmert.
Vor Gewitter und morgens gegen 11 Uhr deutliche Verschlimmerung. Eindrucksvoll der Heißhunger nach süßen Speisen.

Hyperplasie der Gaumen- und Rachenmandeln

Krankheitsbild: Die Gaumen- und Rachenmandeln können durch ständig rezidivierende, entzündliche Veränderungen, aber auch durch schwelende subakute Entzündungen hyperplasieren. Andererseits ist häufig eine lymphatische Konstitution des Kindes für eine echte Hyperplasie verantwortlich (in der Homöopathie: »Lymphatismus«). Behinderte Nasenatmung, unruhiger Schlaf, häufig rezidivierende Katarrhe der oberen Luftwege, Otitis und Verschlechterung des Gehörs. (Im zweiten Lebensjahrzehnt bildet sich die vergrößerte Rachenmandel spontan zurück.) Im Schulalter sind die Kinder durch diese Hyperplasie sehr stark gestört (in ihrer Aufmerksamkeit, aber auch in ihrer Entwicklung). Es wird mitunter bei einer vergrößerten Rachenmandel die Operation unumgänglich sein. Die Indikation stellt der Gebietsarzt. Auch der Kieferorthopäde sollte befragt werden, weil sich die Gewölbebildung des Gaumens durch entsprechende Mandelhyperplasie in eine falsche Richtung entwickeln kann, was das Kind in seiner Gesamtentwicklung erheblich beeinträchtigt.

Homöopathische Therapie

Barium jodatum

D3 - D6 Glob.
3 x tägl. 5 Glob. auf die Zunge oder in Wasser
Die Drüsen sind verhärtet und vergrößert, es kommt zu starker Mundatmung, Nasenatmung ist eingeschränkt. Kinder mit sehr gutem Appetit, dabei aber mager und kraftlos, außerdem ängstlich.
Verschlimmerung aller Beschwerden durch Luftzug, Wetterwechsel, aber auch durch Bewegung und durch frische Luft.

Calcium jodatum

D3 - D6 Glob.
3 x tägl. 5 Glob.
auf die Zunge oder in Wasser
Große derbe Tonsillen mit Lymphdrüsenschwellungen im Kieferwinkel, mäßig oder gar nicht schmerzhaft. Große Entzündungs- und Erkältungsneigung, häufig trockene Laryngitis und Bronchitis. Patienten sind mager, haben aber auch guten Appetit.
Verschlimmerung durch Wärme, aber Besserung nachts durch frische Luft und durch Essen.

Calcium phosphoricum

D6 Tabl.
3 x tägl. 1 Tabl.
Allgemein ungeduldige, schwache und ängstliche Kinder mit schneller körperlicher und geistiger Ermüdbarkeit. Überempfindlich gegenüber äußeren Einflüssen. Appetitlos, mager, Schulkopfschmerz. Lymphdrüsen vergrößert.
Bei Wärme deutliche Besserung, ebenso durch Schlaf und durch Essen. Kälte, Feuchtigkeit, frische Luft, Bewegung verschlimmern.

Mercurius solubilis Hahnemanni

D4 - D6 Dil.
3 x tägl. 5 Tr.
Derbe, große Tonsillen mit entzündlichen Veränderungen und regionalen Drüsenschwellungen. Foetor ex ore.
Verschlimmerung durch Wärme, insbesondere durch Bettwärme und nachts.
Verbesserung durch Kälte und Ruhe.

Kalium jodatum

D2 - D4 Dil.
3 x tägl. 5 Tr.
Chronische Lymphdrüsenschwellungen bei reizbaren, unruhigen, ängstlichen und übellaunigen Kindern. Die Sekrete sind übelriechend.

Verschlimmerung durch kaltes Essen und Trinken, durch Fett und feuchtwarmes Wetter. Frische Luft und Bewegung bessern.

Magnesium carbonicum

D4 - D6 Tabl. 3 x tägl. 1 Tabl.
Tonsillen zeigen mäßige hypertrophe Form. Regionale Lymphdrüsen kaum geschwollen, gering schmerzhaft.
Leitsymptom: Auf den Tonsillen sehr locker sitzende weiße Pfröpfe, die leicht entfernt werden können.
Bei differentialtherapeutischer Betrachtung der konventionellen Therapie und der homöopathischen Therapie kann ich aus meiner Praxiserfahrung berichten, daß in einem Prozentsatz von über 50% der Kinder, bei denen die Eltern keine Tonsillektomie durchführen lassen wollen oder bei denen man selber nicht den Eindruck hat, daß eine Tonsillektomie notwendig ist, ein Erfolg erzielt werden kann. Da die konventionelle Therapie nur die Tonsillektomie kennt, ist auf jeden Fall ein Versuch mit den oben angegebenen Medikamenten durchzuführen. Bereits nach drei bis sechs Monaten ist eine Rückbildung der Hypertrophie deutlich. Fachärztliche Kontrolle wird in jedem Fall notwendig sein.

Laryngitis

Krankheitsbild: Erreger dieser häufigen Begleiterscheinung eines akuten Katarrhes der Atemwege sind Viren oder Kokken, auch Staub, Schmutz, chemische Irritationen am Arbeitsplatz. Sie verursachen eine akute, isolierte Laryngitis. Diese äußert sich als Kratzen im Hals mit Räusperzwang, Heiserkeit und Husten.
Diagnose: Der Spiegelbefund zeigt beide Stimmlippen gerötet und verdickt, mitunter aber auch kleine Geschwüre. Der chronische Kehlkopfkatarrh bietet ähnliche Zeichen wie der akute, daneben Schwellung und Verdickung der Schleimhaut. Die Heiserkeit ist charakteristisch. Immer ist der gebietsärztliche Kollege hinzuzuziehen. Die Aufgabe des mit dem Gebietsarzt zusammenarbeitenden homöopathischen Arztes ist es dann, auf Grund der Symptomatik und Modalitäten das richtige Arzneimittelbild zu finden.
Differentialdiagnose: Polypen, Malignome, Tuberkulose, Perichondritiden und Lähmungen. Eine besondere Form laryngitischer Komplikationen ist der sogenannte *Pseudo-Krupp.* Er ist dadurch gekennzeichnet, daß bei jüngeren Kindern nächtliche Anfälle von Larynxstenosen auftreten, denen meist ein typischer, kruppöser Husten vorausgeht *(Notfälle!)*
Therapie/Allgemein: Bei einer Laryngitis mit akutem Infekt des gesamten Atmungstraktes ist Bettruhe wichtig. Kamillendämpfe, feuchte und heiße Halswickel, heißer Zitronensaft mit Honig, falls vorhanden ein Halslichtkasten. Selbstverständlich gilt Rauch- und Sprechverbot, zumindest aber wesentliche Einschränkung.

Konventionelle Therapie

Zusätzlich zu den genannten Maßnahmen kann Aerosolbehandlung mit Bepanthen® durchgeführt werden und Gurgeln mit Hexoral®, nur sollte man daran denken, daß all diese Substanzen beim Gurgeln oder Mundspülen den Ort der Krankheit nicht erreichen. Gelegentlich wird ein Antitussivum notwendig sein. Bei bakterieller Infektion, besonders, wenn eitriges Sekret auftritt, sind Antibiotika, mitunter auch Sulfonamide notwendig.
Die Laryngitis aufgrund exogener Noxen verschwindet sehr rasch nach Ausschaltung der Noxen.

Homöopathische Therapie

Aconitum napellus *(Aconitum)*

D4 - D6 Dil./Tabl.
3 x tägl. bei akuten Zuständen
stündl. eine Gabe.
Causa: trockene Kälte mit Schreck, dabei hohes Fieber. Im Beginn Schüttelfrost, der Puls ist schnell, die Heiserkeit kommt ganz plötzlich, der Hals ist dabei manchmal wie zusammengeschnürt.
Besserung tritt ein durch Schweißausbruch. Kälte, Wind, Bewegung verschlimmern, Ruhe bessert.
Es besteht immer große Angst.

Ammonium carbonicum

D3 - D12 Dil. 3 x tägl. 1 Tabl.
Der Hals und die Schleimhäute sind trokken, mit brennenden Schmerzen und quälendem Reizhusten bis Erstickungsgefühl. Mitunter Schleimrasseln im Bereich des Larynx. Morgens beim Aufwachen völlige Heiserkeit, Besserung durch Abhusten von wenig Schleim.
Besserung durch Wärme und Ruhe. Kälte, Nässe und Schlaf bringen Verschlimmerung. Häufig Nasenbluten.

Arisaema triphyllum *(Arum triphyllum)*

D3 - D6 Tabl. 2stündl. 1 Tabl.
Plötzlich auftretende Heiserkeit mit Kratzgefühl im Hals, besonders nach stimmlicher Überanstrengung (Redner und Sänger). Die Heiserkeit führt bis zur Aphonie. Die Stimme schlägt zunächst einmal ständig um. Eine Verschlimmerung durch warme Räume, aber eine Besserung durch warme Getränke.

Atropa belladonna *(Belladonna)*

D3 - D6 Dil.
im akuten Zustand 2stündl.,
sonst 3 x tägl. 5 Tr.
Causa: plötzliche Abkühlung oder zu starke Sonneneinstrahlung.
Sehr hohes Fieber, alle Sinne übererregbar. Brennen der Schleimhäute, Lymphdrüsenbeteiligung. Schlucken ist erschwert. Husten krampfartig und trokken. Symptome kommen und gehen plötzlich.
Verschlimmerung durch Wärme, nach Mitternacht aber auch durch Bewegung. Ruhe bessert.

Euspongia officinalis *(Spongia)*

D2 - D3 Tabl.
3 x tägl. 1 Tabl.
Anfallsweiser trockener Husten mit Heiserkeit und Schmerzen beim Schlucken. Dauernder Räusperzwang.
Überempfindlichkeit des Halses gegen Berührung. Lymphdrüsenschwellung.
Wärme verschlimmert, aber Kälte bessert, Bewegung verschlimmert, Essen bessert.

Hepar sulfuris

D3 - D6 Tabl.
3stündl. 1 Tabl.
Anfallsweise schmerzhafter Husten, heftige Atemnot, äußerst kälteempfindlich, Lymphdrüsenschwellung mit Berührungsempfindlichkeit.
Verschlimmerung durch Kälte, Besserung durch Wärme. Feuchtigkeit bessert.

Phosphorus

D6 Dil. 3 x tägl. 5 Tr.
D30 Dil. 1 x tägl. 5 Tr.
Trockener, hohler Husten, mit Heiserkeit und brennenden Schmerzen, besonders beim Husten und Schlucken.
Blutungsneigung beim Husten. Verlangen nach kalten Säften.
Das Mittel hat sich bewährt bei Heiserkeit und Husten von Sängern, die berichten, daß eine deutliche Besserung durch kalte Getränke auftritt. Kälte von außen verschlimmert.
Angst vor Gewittern.

Pseudo-Krupp

Therapie/Allgemein: In den meisten Fällen wird eine Noteinweisung in die Klinik dringend erforderlich. Es sind alle Vorbereitungen zu treffen, um intensiv eingreifen zu können.

Konventionelle Therapie

Kortikosteroide.

Homöopathische Therapie

Dem erfahrenen homöopathischen Arzt bleibt nur die Möglichkeit, in der Übergangsphase bis zum Eintreffen des Notarztes, bzw. bis zur klinischen Behandlung, einzugreifen.

Kombinationstherapie:
i.m.
i.v.-Mischinjektion von
Aconitum napellus, D 12
Euspongia officinalis, D 12
Hepar sulfuris, D 30

Die Symptomatik für diese Indikation ist trockener, rauher, bellender, schmerzhafter Husten und Heiserkeit, Erstickungsgefühl und Zyanose, wobei inspiratorische und exspiratorische Dyspnoe vorhanden sind. Die Anfälle treten meist um Mitternacht auf, verschlimmern sich deutlich im warmen Zimmer, verschlimmern sich durch Sprechen und durch Berührung des Halses, aber auch kalte Luft und kalte Getränke verschlimmern.
Diese Kombination hat sich immer wieder bewährt. Ich habe es oft erlebt, daß das in die Klinik eingewiesene Kind bei seiner Ankunft in der Klinik bereits wieder normale Atmung zeigte. Differentialdiagnostisch ist natürlich darauf zu achten, daß möglicherweise eine Spasmophilie oder ein tetanischer Zustand besteht, d.h., die Therapie erfolgt hier mit Kalzium, 10%ig i.v., eventuell Chloralhydrat als Klysma.

Intubationsschäden

Kombinationstherapie
Hypericum perforatum
D 4 - D 6 Dil., 4–5 x tägl. 5 Tr. peroral
und äußere Einreibung mit
Oleum hyperici (Rotöl)
sowie
Arnica montana
D 30, eine Gabe direkt auf die Zunge
im Beginn der Behandlung.

Verbrühungen, Verätzungen, Verletzungen

Besonders bei Kindern, seltener bei Erwachsenen. In jedem Fall ist eine sofortige klinische Behandlung nötig: Abklärung der Größe und Ausdehnung der Larynx-*Verätzung* bzw. -*Verbrennung* und der da notwendig werdenden sorgfältigen Intensivüberwachung .
Bei *Larynxverletzungen:* Klinikeinweisung
Bei stumpfen Verletzungen können, falls die Atmung unbehindert und die Schleimhaut überall intakt ist, und kein Auswurf, keine Heiserkeit und keine Dysphagie bestehen, homöopathische Mittel angewendet werden:
Arnica montana, C 30
Hypericum perforatum, D 12
Symphytum officinalis, D 12.
Bei Asphyxie: selbstverständlich chirurgische Behandlung. Ziel, eine primäre Heilung unter günstiger Vernarbung herbeizuführen und womöglich eine Oberfläche mit vollständiger Epithelüberkleidung zu schaffen.

Erkrankungen der Verdauungsorgane

Akute Gastritis

Krankheitsbild: Die akute Gastritis ist in der Regel eine Störung der Magenfunktion, die kurzfristig voll reversibel ist. Die akute Gastritis kann kausal sowohl endogen als auch exogen entstehen. *Exogene* Einflüsse sind zu heiße und zu kalte Speisen, bakterielle Infekte über kontaminierte Lebensmittel (Salmonellen) und vor allem Alkohol und Nikotin. Aber auch iatrogene Einflüsse spielen dabei eine Rolle, wie z.B. die Einnahme von Aspirin, Indometacin, Butazon, Glukokortikoiden, Sulfonamiden und Antibiotika. *Endogene* Gastritiden entstehen fast nur bei Infektionskrankheiten.

Diagnose: Die subjektiven Symptome, wie Magenschmerzen, Magendruck und Erbrechen, geben die Grundlage für die Diagnose. Weitere diagnostische Abklärung, z.B. bei Verdacht auf ein Ulkus, erfolgt durch Röntgenuntersuchung oder Endoskopie.

Therapie/Allgemein:
Absetzen oder strenge Reduktion der auslösenden Faktoren (Medikamente, Alkohol). Weitere Maßnahmen sind bei akuter Gastritis nicht notwendig, es sollte aber eine bestimmte Diät eingehalten werden, die von flüssiger über breiige Nahrung langsam wieder zu fester Kost führt.

Konventionelle Therapie

Antiphlogistika. Azulon®, mehrmals täglich 20 Tr. in 1/2 Glas Wasser trinken oder als Rollkur.
Antazida bei Übersäuerung.
Bei starkem Brechreiz oder Übelkeit werden *motilitätsbeeinflussende Medikamente* (Metoclopramid) verwendet. Bei Kindern und Adoleszenten treten unter dieser Medikation gelegentlich dyskinetische Syndrome auf, bei zu hohen Dosen auch allgemeine motorische Unruhe mit Blutdruckabfall.

Physikalische Therapie: Anwendung von feuchter Wärme, kurzfristige Bettruhe.

Homöopathische Therapie

Strychnos ignatia *(Ignatia)*

D4 - D6 Dil.
5 x tägl. 5 Tr.
Empfindsame, nervöse, weinerliche Personen mit hysterischer Komponente. Folge von Kummer, Ärger, enttäuschter Liebe. Globusgefühl und widersprüchliche Symptomatik. Abneigung gegen Tabakrauch, häufig krankhaftes Gähnen, Magenschmerzen bessern sich nach kleinen Mahlzeiten.

Strychnos nux vomica *(Nux vomica)*

D4 - D12 Dil.
5 x tägl. 5 Tr.
Sehr reizbare, streitsüchtige temperamentvolle Menschen mit cholerischem Wesen.
Verschlimmerung nach dem Essen, nach körperlicher und geistiger Anstrengung und früh nach dem Erwachen. Übler Mißbrauch von Reiz- und Genußmitteln, Beruhigungs- und Aufputschmitteln.
Allgemein sehr gut wirksam bei akuter Gastritis nach Reizmittel-Mißbrauch.

Phosphorus

D6 - D12 Dil.
3 x tägl. 5 Tr.
Überempfindlichkeit aller Sinnesorgane, hochgradige Schwäche, immer müde.

Besserung nach Schlaf. Grobes Zungenrelief mit belegter Zunge, Brennen im Magen mit Verlangen nach kalten Getränken. Häufig Heißhunger trotz Schmerzen und Brennen nach dem Essen. Wärme bessert (äußerlich!)

Semecarpus anacardium
(Anacardium)

D4 - D6 Dil.
3 x tägl. 5 Tr.
Reizbare, boshafte, fluchende Menschen, dabei ängstlich, träge und zwiespältig.
Im Magen deutlicher Nüchternschmerz, der nach kleinen Mahlzeiten sich schnell bessert und nach 2 Stunden wiederkehrt. Pflockgefühl in der Magen-Darm-Gegend. Stuhldrang, ohne entleeren zu können.
Allgemeine Schwäche, Erschöpfung bis zum Zittern.

Graphites

D6 - D12 Tabl.
3 x tägl. 1 Tabl.
Patienten sind fett, faul, verstopft, sind Vielesser und sehr ängstlich.
Häufig mißgebildete, rissige Finger- und Fußnägel, Kälteempfindlichkeit.
Heißhunger und gieriger Appetit. Abneigung gegen Fleisch, gegen Gesalzenes. Übelkeit nach Süßigkeiten.
Krampfartige Magenschmerzen bessern sich durch Essen. Heftiger Meteorismus mit übelriechenden, reichlichen Winden. Am After Jucken und Wundheitsgefühl.

Cimicifuga racemosa *(Cimicifuga)*

D3 - D6 Dil.
3 x tägl. 5 Tr.
Unruhige Patienten mit Muskelzuckungen. Klimakterium. Traurig und schwermütig, wechselnde Launen. Am Magen ständig Symptomwechsel der gastro-duodenalen Beschwerden.
Immer Besserung durch Wärme, Verschlimmerung durch Kälte.
Furcht vor dem Tod.

Chronische Gastritis

Krankheitsbild: Die chronische Gastritis ist eine Erkrankung des Magens, die sehr häufig auftritt und bei der histologische Veränderungen nachweisbar sind. Ob bei der chronischen Gastritis immunologische Faktoren eine Rolle spielen, ist nicht erwiesen.
Klinische Diagnose: Sie kann nur gestellt werden durch histologische Diagnostik einer endoskopisch gewonnenen Schleimhautprobe. Die rein subjektive Symptomatik ist sehr unterschiedlich und kommt auch bei anderen Erkrankungen, besonders des Duodenums, der Leber und der Gallenblase vor.

Konventionelle Therapie

In der konventionellen Medizin gibt es keine feststehende kausale Therapie. Subjektive Erleichterungen gewähren Antacida und motilitätsfördernde Medikamente.

Homöopathische Therapie

Bei der Behandlung der chronischen Gastritis kommen in der homöopathischen Behandlung die gleichen Mittel in Frage wie bei der *akuten Gastritis* (s.d.). Außer den in diesem Bereich genannten Medikamenten kommen noch die folgenden Mittel in Frage.

Acidum sulfuricum

D4 - D12 Dil.
3 x tägl. 5 Tr.
Acidum sulfuricum ist das typische Mittel bei der chronischen Gastritis der Alkoholiker, mitunter aber auch wirksam

bei chronischer Gastritis im Klimakterium (häufig mit Alkoholismus vergesellschaftet).
Zittern und Schwäche des ganzen Körpers, Besserung durch Wärme.
In den Morgenstunden Erbrechen. Viel saures Aufstoßen und Sodbrennen. Häufig Durchfälle mit Schwächegefühl bei geringen Diätfehlern.

Stibium sulfuratum nigrum
(Antimonium crudum)

D4 - D6 Tabl.
3 x tägl. 1 Tabl.
Mürrische Patienten mit erheblicher Säurenunverträglichkeit. Gastritis nach Völlerei im Essen und Trinken.
Reichlicher Weingenuß mit Kater.
Verschlimmerung durch Essen, Leitsymptom ist ein dicker, weißer Zungenbelag. Der Magen wird als überladen empfunden.
Erbrechen gibt keine Besserung.

Argentum nitricum

D6 - D12 Tabl.
3 x tägl. 1 Tabl.
Intellektuelle Neurastheniker mit Angst, Einbildungen und Lampenfieber. Äußerst ehrgeizig, steckt seine Ziele viel höher als seine geistigen Fähigkeiten versprechen. Ängste in engen Räumen, wie im Lift und auf Brücken.
Verlangen nach Zucker, der aber nicht bekommt.
Die Magenschmerzen strahlen nach allen Seiten des Körpers aus und gehen einher mit Auftreibung des Körpers und Blähsucht.

Kalium bichromicum

D4 - D12 Dil.
3 x tägl. 5 Tr.
Chronische Gastritis der Biertrinker mit sehr trockenem Mund und Gefühl eines Haares auf der Zunge. Besserung der Magenbeschwerden durch kleine Speisen, Verschlimmerung durch kaltes Wasser und Kaffee.

Delphinium staphisagria *(Staphisagria)*

D4–D12 Dil.
3 x tägl. 5 Tr.
Reizbare, leicht beleidigte und zornige Menschen, die kaum Freude am Dasein haben. Besonders früh mißmutig und grimmig. Ärgert sich über alles, auch über Dinge, die ihn nicht betreffen.
Folge von Ärger und Kummer.
Verlangen nach Wein, Schnaps und Tabak. Bauchkoliken nach Essen und nach Ärger. Viel Heißhunger.

Ulcus ventriculi et duodeni

Krankheitsbild: Bei der Entstehung eines Ulkus kommt es zu Defekten der Magen- oder auch Duodenalschleimhaut, die bis in die Submukosa reichen. Die Ätiologie ist weitgehend unbekannt; vermehrte Magensäure, verminderte Schleimhautresistenz, toxische Schleimhautbelastung durch Medikamente (Antirheumatika, Kortison), veränderte Magenentleerung, Galle- und Duodenalreflux werden genannt; auch der Einfluß von Nikotin scheint eine Rolle bei der Entstehung zu spielen.
Diagnose: Die Diagnose stützt sich einmal auf die subjektiven Symptome, wie Druckgefühl im Bauch mit starkem Völlegefühl, Appetitlosigkeit, Aufstoßen, Sodbrennen und saures Erbrechen. Alle diese subjektiven Symptome sind für eine Diagnose eines Ulkus sehr unzuverlässig. Klare Diagnostik muß durch weitergehende Untersuchungen wie Röntgen, Endoskopie und Sonografie durchgeführt werden.
Therapie: Für die Therapie des Ulkusleidens stehen heute Pharmaka zur Verfügung, die sowohl symptomatisch wirken

als auch in ihrer Wirkung verschiedene pathogenetische Faktoren beeinflussen. Der überwiegende Teil der heute eingesetzten Arzneimittel beruht auf einer Reduzierung der Wasserstoffionen-Konzentration im Magensaft und damit zu einer Verminderung der Belastung des Duodenums durch die Salzsäure. Die einfachsten Substanzen sind Antazida, Anticholinergika.

Konventionelle Therapie

Die Therapie des unkomplizierten Ulkus kann ambulant durchgeführt werden. Komplizierte Ulzera (Blutung, Penetration, Perforation) müssen stationär behandelt werden.
Weiterhin strenges Nikotinverbot und Absetzen aller potentiell ulkusfördernden Medikamente.
Eine spezielle diätetische Therapie von Ulzera des Magens ist nicht bekannt und individuell aufzustellen, entsprechend der Unverträglichkeit von Speisen, d.h., jeder Patient sollte anhand der Nahrungsmittel-Anamnese einen individuellen Diätplan erhalten.
Antazida. Hier unterscheiden wir die am häufigsten verwendeten Substanzen: Kalziumkarbonat, Magnesiumhydroxid und Aluminiumhydroxid.
Fast alle Präparate sind Kombinationen der genannten. Diese Präparate sollten zwei bis drei Stunden nach dem Essen eingenommen werden. Nahrung selbst wirkt als Puffer.
Nebenwirkungen: Bei eingeschränkter Nierenfunktion die Möglichkeit einer Hypermagnesiämie.
<u>Vorsicht mit aluminiumhaltigen Antazida bei Dialyse-Patienten!</u>
Histamin-H_2-Rezeptor-Antagonisten
Cimetidin und Ranitidin reduzieren die Säureproduktion des Magens um 95%. Nach kurzer Zeit Beschwerdebesserung.
Nebenwirkungen: Bei alten Menschen Interaktionen mit Antikoagulantien und Diazepam.
Pirenzepin (Gastrozepin). Es handelt sich um ein selektives Anticholinergikum. Zweimal tägl. 50 mg. Säurehemmung, Schmerzhemmung.
Nebenwirkungen: Mundtrockenheit, Durchfälle bei zu hohen Dosen.
Carbenoxolon. (Biogastrone® und Biogastrone-Duodenal®.) Es ist ein Süßholzextrakt ohne Wirkung auf die Säureproduktion, Zusammensetzung des Magenschleims wird geändert.
Schmerzen werden gering beeinflußt, Heilung wird beschleunigt.
Sucralfat. Im Gebrauch: Ulcogant®, gehört zu den Präparaten, die auf der Schleimhaut eine Filmschicht bilden. 4 x tägl. 1 g, keine Nebenwirkungen.
Noch in klinischer Beobachtung ist eine Monotherapie mit Prostaglandinen. Diese sind noch nicht im Handel.
Therapierefraktäre Ulzera sollten nach einjähriger Therapie dem Chirurgen zugeführt werden.

Homöopathische Therapie

Bei der homöopathischen Therapie gilt im allgemeinen die diätetische Voraussetzung wie bei der konventionellen Therapie. Ein schädigendes Agens ist auszuschalten - striktes Rauchverbot.

Argentum nitricum

D6 Dil.
5 x tägl. 5 Tr.
Paßt für abgemagerte, gehetzte Patienten mit vorgealtertem Aussehen.
Allgemeine Schwäche mit Schwindel, Unruhe und Gehetztsein, dieses steht im Vordergrund. Auftreibung des Bauches mit Schmerzen, die nach allen Seiten ausstrahlen, und laut hörbares Kollern im Bauch.

Besserung der Magenschmerzen durch Druck und durch Kälte. Verlangen nach Zucker, der aber nicht bekommt. Durchfall bei Erwartung.

Strychnos ignatia *(Ignatia)*

D6 Dil.
5 x tägl. 5 Tr.
Launenhafte, reizbare Menschen mit widerspruchsvollem Verhalten. Verschlimmerung nach jeder körperlichen und geistigen Anstrengung und Kummer, Schreck und Furcht.
Essen bessert.
Wärme bessert. Häufig Knödel im Hals.

Semecarpus anacardium
(Anacardium)

D6 Dil.
5 x tägl. 5 Tr.
Seelisch gereizte, häufig wütende und ausfällig fluchende Menschen. Sehr ehrgeizig, muten sich viel zu. Alle Beschwerden werden schon während des Essens besser, häufiger Stuhlzwang, mit dem Gefühl nach dem Stuhlgang nie fertig zu sein. Nüchternschmerz.

Strychnos nux vomica *(Nux vomica)*

D6 Dil.
5 x tägl. 5 Tr.
Sehr reizbare und lebhafte Naturen mit gehetzter Lebensweise. Großes Verlangen nach allen Reizmitteln, die aber schlecht vertragen werden. Morgendliche Verschlimmerung und Verschlimmerung durch Kälte. Viel Blähungen mit Übelkeit und Brechneigung. Schmerzen entstehen schon während des Essens.

Streßbedingte Magenfunktionsstörungen

vgl. auch S. 125–127

Krankheitsbild: Reizzustände und Defekte der Magen- und Zwölffingerdarm-Schleimhaut, die durch stärkere Belastung entstehen, werden als Streß-Läsion bezeichnet.
Der Mechanismus für die Entstehung von Streß-Läsionen und psychosomatischen Erkrankungen wird in Verbindung gebracht mit Traumen, Operationen, Verbrennungen, Schock, biographischen Krisensituationen, u.a.

Therapie/Allgemein: Die wichtigste Therapie von Streß-Erkrankungen des Magens ist die Prophylaxe: Verhütung und Schutz vor zu starken Einflüssen äußerer Noxen. Dazu gehört der rechtzeitige Einsatz von autogenem Training oder die Gabe von Sedativa bzw. Psycholeptika (vgl. S. 46 und ff. S. 127)

Konventionelle Therapie

Frühzeitige Gaben hochdosierter Antazida, am besten eines Magnesium-Aluminiumhydroxid-Gels (30–80 ml pro Stunde). Ähnlich gute Ergebnisse bei der prophylaktischen Gabe von Histamin-H_2-Rezeptor-Antagonisten. Diese können mit Antazida kombiniert werden.
Die gefürchtetste Komplikation bei Streßläsionen ist eine Blutung:
Somatostatin (250 µg/Std. i.v.)
Bei Versagen der konservativen Therapie muß chirurgisch interveniert werden.

Homöopathische Therapie

Allgemein gelten die gleichen Voraussetzungen wie in der konventionellen Medizin. Die zur Anwendung kommenden homöopathischen Mittel sind bereits beim Ulkus besprochen worden und werden hier noch einmal im psychosomatischen Zusammenhang aufgeführt.

Strychnos nux vomica *(Nux vomica)*

D2 - D6 Dil.
5–7 x 5–7 Tr.
Sehr sensible und ängstliche Naturen, die unter Folgen von Leid und Kummer (Liebeskummer) leiden, leicht gekränkt sind und widersprüchlich reagieren.

Argentum nitricum

D6 Dil.
6 x tägl. 5 Tr.
Überfordert und vorgealtert wirkende Patienten mit sehr hohen und ehrgeizigen Zielen, für die die geistige und körperliche Qualifikation im allgemeinen nicht ausreicht. Sie sind ängstlich, leicht reizbar und leiden unter Erwartungsspannungen.

Acidum arsenicosum
(Arsenicum album)

D6 Dil.
5 x tägl. 5 Tr.
Völlig überarbeitete, hinfällige Patienten mit allgemeiner großer Schwäche, Unruhe und Angst, kalten Schweißen auf der Stirn mit trockenen Schleimhäuten. Alle Beschwerden gehen mit Brennen einher; großer Durst. Hauptbeschwerdezeiten liegen um Mitternacht und bei Kälte. Besserung durch Wärme.

Semecarpus anacardium
(Anacardium)

D3 - D6 Dil.
4 x tägl. 5 Tr.
Ehrgeizige, ausfällig fluchende Patienten, die immer unzufrieden sind. Nüchternschmerzen, die schon während kleiner Speisen vergehen. Patienten muten sich zuviel zu, beim Nachlassen ihrer Kräfte reagieren sie wild. Ständiger Stuhldrang, manchmal frustriert.

Abneigung gegen ...		
Getränke		
Tee:	Phosphorus	D12
Wein:	Zincum metallicum	D12
Küchengeruch:	Colchicum autumnale	D4–D6
Tabakgeruch:	Strychnos ignatia	D4–D6
Unverträglichkeit von ...		
Eier:	Sulfur	D12
Fleisch:	Thuja occidentalis	D6
Fisch (Durchfall):	Veratrum album	D3–D6
Fisch (Blähungen):	Lycopodium clavatum	D6
Fleisch (Blähungen):	Allium sativum	D3–D6
Kaviar:	Carbo vegetabilis	D8
Austern:	Carbo vegetabilis	D8
Kohlenhydrate		
frisches Brot:	Natrium chloratum	D6–D12
frisches Brot (Sodbrennen):	Robinia pseudoacacia	D2–D3

Unverträglichkeit von...		
Kuchen:	Lycopodium clavatum	D6–D12
Zucker:	Argentum nitricum	D6
<u>Fette</u>		
Milch:	Lac vaccinum	D12
Fett, warm:	Carbo vegetabilis	D8
Fett,kalt:	Pulsatilla patens	D4–D6
Butter, warm:	Carbo vegetabilis	D8
Butter, kalt:	Pulsatilla patens	D4–D6
Schlagrahm (Durchfall):	Acidum arsenicosum	D8
<u>Obst</u>		
Birnen:	Veratrum album	D3–D6
Melonen:	Acidum arsenicosum	D8
Pflaumen:	Rheum	D2–D4
Pfirsiche:	Allium cepa	D3–D4
<u>Getränke</u>		
Bier:	Kalium bichromicum	D4
Kaffee:	Strychnos nux vomica	D4
Mineralwasser:	Kalium carbonicum	D8
Tee:	Strychnos nux vomica	D4
	Phosphor	D12
Wein:	Stibium sulfuratum rubrum	D4
Nikotin:	Strychnos ignatia	D4–D6
Speiseeis:	Pulsatilla patens	D4–D6
Gefräßigkeit und Unverträglichkeit:	Strychnos nux vomica	D4
	Stibium sulfuratum rubrum	D4
	Graphites	D8
Verlangen nach...		
Fett, das nicht vertragen wird:	Acidum nitricum	D6
<u>Eiweiß</u>		
Fisch:	Natrium chloratum	D6
Fleisch, geräuchert:	Calcium carbonicum Hahnemanni	D6
	Causticum Hahnemanni	D6
Käse:	Argentum nitricum	D6
Milch:	Acidum phosphoricum	D3
Milch, warm:	Acidum arsenicosum	D8
Milch, eiskalt:	Bryonia cretica	D6
Fett allgemein:	Acidum nitricum	D6
Süßigkeiten, die aber nicht vertragen werden:	Argentum nitricum	D6

Modalitäten des Magen-Darmtraktes: Bei der Arzneimittelfindung spielen die Essensgewohnheiten und die damit verbundenen Modalitäten, wie Abneigung, Unverträglichkeit oder Verlangen nach bestimmten Speisen, eine große Rolle. Sie sind für die Arzneimittelfindung mitunter sehr wichtig und können in vielen Fällen als Leitsymptom dienen.

Pylorospasmus

Krankheitsbild: Es handelt sich um einen Krampf des Muskels, der den Magenpförtner erweitert oder schließt. Ursache dafür ist häufig eine Hypertrophie der Pylorusmuskulatur.
Der Pylorospasmus kommt bei Kindern in der 3. bis 4. Lebenswoche gelegentlich vor und geht einher mit Erbrechen von sauren Nahrungsresten. Dem Erbrechen gehen retroperistaltische Wellen der Magenmuskulatur voraus, die man besonders durch dünne Bauchdecken hindurch sehen oder tasten kann.
Kinder machen einen verdrießlichen Eindruck mit Sorgenfalten. Häufig vergesellschaftet mit Mangelernährung trotz gierigem Trinken.
Therapie: Das wichtigste ist, darauf zu achten, daß es bei den Kindern nicht zu einer Mangelernährung kommt mit Gewichtsstillstand oder gar Gewichtsabnahme. Durch das häufige Erbrechen kommt es nicht nur zu einer Exsikkose, sondern auch zu einer hypochlorämischen Alkalose und einer gefährlichen Hypokaliämie. Beide Situationen müssen durch entsprechende Substitution verhindert werden.
Grundsätzlich wird natürlich auch eine medikamentöse Behandlung bei einer Pylorusstenose durch Spasmus gestört, weil das intragastrale Milieu eine Rolle bei der Arzneimittelresorption zu spielen scheint. Auch die Bioverfügbarkeit der Medikamente hängt von der Geschwindigkeit der Magenentleerung ab.

Homöopathische Therapie

Aethusa cynapium *(Aethusa)*

D2 - D4 Trit.
3 x tägl. 1 Msp.
in die Nahrung
Ängstliche Ruhelosigkeit, Reizbarkeit. Milch wird sofort nach dem Trinken erbrochen. Nach dem Erbrechen sofort wieder Hunger. Alle Magensymptome sind sehr heftig.
Verschlimmerung durch Wärme und Ruhe.
Besserung durch Kälte und Bewegung.
Nutritive Allergie auf Milch und Milchprodukte.

Apomorphinum hydrochloricum

D4 Trit.
3 x tägl. 1 Msp.
in die Nahrung
Empirisch bewährt bei Pylorospasmus mit Kältebesserung und Bewegungsbesserung, dabei Wärmeverschlimmerung. Großer Appetit, aber immer Übelkeit.

Chamomilla recutita *(Chamomilla)*

D3 - D4 Trit.
3 x tägl. 1 Msp.
in die Nahrung
Überempfindlichkeit aller Sinnesorgane. Gereizte, schreiende, ungeduldige Kinder. Alles bessert sich , wenn sie getragen werden. Krämpfe sind sehr heftig.
Indikation: Besonders Pylorospasmus bei Zahnungsbeschwerden.

Lycopodium clavatum *(Lycopodium)*
D4 - D6 Trit.
3 x tägl. 1 Msp.
in die Nahrung
Leitsymptom ist das Auftreten und die Verschlimmerung aller Beschwerden, wie Übelkeit und Erbrechen zwischen 16 und 20 Uhr. Das Kind ist den ganzen Tag schwach und schreit, schläft aber nachts. Sehnt sich dauernd nach Essen, ist aber nach wenigen Bissen satt. Riesige Gasansammlung im Bauch.
Aufstoßen erleichtert nicht.

Magnesium phosphoricum
D4 - D6 Trit.
3 x tägl. 1 Msp.
in die Nahrung
Alle Krämpfe, auch Erbrechen kommen und gehen blitzartig. Druck und Wärme bessern, Verschlimmerung durch Kälte und Bewegung.
Die Zunge ist sauber. Hat Angst vor dem Aufdecken, Zusammenkrümmen bessert.

Akute Diarrhö

Krankheitsbild: Die Ursachen für eine akute Durchfallserkrankung können sehr vielfältig sein. So kann die peristaltische Reinigung, die beim Gesunden durch Dünndarmperistaltik eine Aszension von Keimen aus dem Kolon verhindert, gestört sein. Das ist der Fall bei einem Diabetes oder nach Vagotomie. Weiterhin kann die Darmwandbeweglichkeit herabgesetzt sein durch Infiltrationen bei Entzündungen oder Tumoren. Es kann aber auch aus Divertikeln, vor Stenosen oder nach chirurgischen Eingriffen eine vermehrte bakterielle Besiedlung des Dünndarmes stattfinden, dann wird in diesen Bereichen die Peristaltik mehr oder weniger gestört.
Aber auch andere Mechanismen können schuld sein an diesem Krankheitsbild, wie z. B. eine Achlorhydrie. Hier fehlt die Abtötung oral aufgenommener pathogener Bakterien. Weiterhin kann ein IgA-Mangel die Ursache dafür sein. Aber auch eine Ileozäkal-Resektion.
Die vermehrte bakterielle Besiedlung führt im Endeffekt zur vorzeitigen Gallensäure-Dekonjugation mit nachfolgender Diarrhö.
Ähnliche Situationen entstehen außerdem als Folge einer ausgedehnten Dünndarmresektion.
Diagnose: Exakte bakteriologische Diagnostik ist zur Ausschaltung von Typhus abdominalis, bakterieller Ruhr, Paratyphus A, B und C und Gastroenteritis salmonellosa dringend erforderlich.

Konventionelle Therapie

Dauerausscheider müssen mit Co-trimoxazol®, 2 x tägl. 2 Tabl. über 3 Monate behandelt werden. Das gleiche gilt für die Behandlung mit Ampicillin.
Nicht zur Sanierung von Dauerausscheidern eignet sich Chloramphenicol.
Kurzfristig sollte bei vermehrter Keimbesiedlung des Darmes mit pathogenen Keimen etwa 1 bis 2 Wochen lang Cotrimoxazol® gegeben werden. Die Ergebnisse sind ohne Beseitigung der Grunderkrankung sehr unbefriedigend (Schließen von Fisteln, Entfernung von Blindsäcken etc.). Ungeklärt sind die Pathomechanismen bei Durchfällen beim Postcholezystektomie-Syndrom. Gelegentlich bewährt sich dabei Cholestyramin. Bei der Lambliasis hilft spezifische Therapie mit Metronidazon (Clont®).
Beim Typhus abdominalis antibakterielle Chemotherapie, entsprechend dem Antibiogramm. Das gleiche gilt für Paratyphus und für die Gastroenteritis salmonellosa.

Die wichtigsten Medikamente bei Typhus sind Chloramphenicol, Cotrimoxazol®, Ampicillin, Tetrazykline. Zephalosporine haben keine in-vivo-Wirkung. Selbstverständlich ist eine grundsätzliche Allgemeinpflege notwendig mit Atemwegsprophylaxe.

Homöopathische Therapie

Die homöopathische Therapie richtet sich nach dem Arzneimittelbild und der Gesamtheit der Symptome bei dem Patienten. Dabei kann noch vor Erstellung des Antibiogramms das Arzneimittel eingesetzt werden.

Acidum nitricum

D4 - D6 Dil.
2stündl. 5 Tr.
übler Mundgeruch, übler Schweißgeruch, Zunge sauber mit belegtem Mittelstreifen. Übelkeit, Aufstoßen, saures Erbrechen. Unverträglichkeit von Fett. Wärme und Ruhe bessern. Fieber subakut, Durchfall mit Splitterschmerzen im After.

Amanita muscaria *(Agaricus)*

D4 - D6 Dil.
2stündl. 5 Tr.
Akute Durchfälle nach Anstrengung und Aufregung, sowie Kälte. Stechende Bauchschmerzen. Bei übelriechendem Stuhl geruchlose Blähungen.
Auf der Haut Empfindungen wie von Eisnadeln gestochen.

Bryonia cretica *(Bryonia)*

D2 - D3 Dil.
2stündl. 5 Tr.
Causa: Erhitzen im Sommer mit nachfolgender feuchter Kälte, Folge von Ärger. Mund trocken mit Durst auf sehr große Mengen kalter Flüssigkeit. Im Bauch ein Gefühl wie ein Stein, Aufstoßen, Erbrechen, Übelkeit.
Wärme verschlimmert, Kälte bessert.

Cinchona succirubra *(China)*

D3 - D4 Dil.
2stündl. 5 Tr.
Intermittierendes Fieber mit Diarrhö und unverdautem Stuhl, viel Aufstoßen und Blähungen. Keine Erleichterung durch Abgang. Alles schmeckt bitter, Besserung durch festen Druck und Zusammenkrümmen.
Verschlimerung durch Milch, Obst und Sommerhitze.

Okoubaka aubrevillei *(Okoubaka)*

D2 - D4 Dil.
2stündl. 5 Tr.
Antidot bei Vergiftungen mit Durchfällen nach Nahrungs-, Genuß- und Arzneimitteln.

Podophyllum peltatum
(Podophyllum)

D6 Dil.
2stündl. 5 Tr.
Leitsymptom: Morgendlicher »Hydrantenstuhl«. Diarrhö wäßrig, faulig stinkend, erschöpfend. Schmerzloser Stuhlgang. Zunge gelb mit Zahneindrücken, Durst auf kaltes Getränk.
Zusammenkrümmen bessert und lokale Wärme bessert. Nach dem Essen sofort Stuhlgang mit Schmerzen im Bauch.

Solanum dulcamara *(Dulcamara)*

D3 Dil.
2stündl. 5 Tr.
Causa: Unterkühlung und Durchnässung. Fieberhafte Diarrhö, die mit Leibschmerzen beginnt, zähflüssig und schleimig ist. Trotz Kältegefühl und eiskalten Extremitäten Durst auf kalte Getränke.
Sonst Besserung durch Wärme.

Chronische Diarrhö

Krankheitsbild: In diesem Kapitel werden chronische, tropische und infektiöse Durchfallserkrankungen nicht besprochen, sondern nur jene Erkrankungen, die zunächst als harmlose Diarrhö auftreten und dann chronifizieren.

Diagnose: Es ist bei allen diesen chronischen Erkrankungen auch auf eine klare Diagnostik zu achten, wobei man beim Antibiogramm zu beachten hat, daß bei chronischen Durchfällen Antibiotika nicht immer hilfreich sind.

Therapie/Allgemein: Als Therapie der Wahl gilt zunächst die Zufuhr von Flüssigkeit und von Elektrolyten. Dabei ist als Handelspräparat Elotrans® zu empfehlen, das sowohl Natrium und Kalium, als auch Saccharose enthält.

Bei Kindern hat es sich bewährt, Tee mit Coca-Cola zu mischen und dazu Salzstangen zu geben. Orale Nahrungszufuhr sollte nicht unterbrochen werden. Die Art der Nahrung soll dem Appetit des Patienten adäquat sein.

Falls der Patient Erbrechen hat, muß man an parenterale Flüssigkeitszufuhr denken, ebenso bei hohem Flüssigkeitsverlust durch häufigen Stuhlgang. Anwendung von Adsorbentia ist nur in der Frühphase einer Diarrhö sinnvoll.

Die Therapie mit sogenannten Diarrhöhemmenden Medikamenten, wie Diphenoxylat (Reasec® 3 x tägl. 2 Tabl.) oder Loperamid (Imodium® mehrmals tägl. 1 Tabl.) ist zweischneidig und sorgfältig zu überlegen. Auf der einen Seite kommt es damit zu einer symptomatischen Besserung, auf der anderen Seite wird die Verweildauer pathogener Keime im Darm verlängert und damit eine Keiminvasion prädestiniert.

Homöopathische Therapie

Argentum nitricum

D6 Dil./Tabl.
alle 2 Std. 5 Tr. oder 1 Tabl.
Eilige, unruhige, nervöse Patienten, die mit ihrer Strebsamkeit sich selbst überholen wollen. Großes Verlangen nach Süßigkeiten, die nicht vertragen werden und in Durchfällen enden. Durchfälle vor Ereignissen. Starke Blähungen, starkes Aufstoßen. Geräuschvolle Stuhlentleerung. Wärme verschlimmert.

Asarum europaeum

D3 Dil.
3–5 x tägl. 5 Tr.
Causa: Störung der geistig-seelischen Korrelation. Alkohol-Abusus. Großer Mangel an Wärme, Stühle unverdaut mit Schleimfäden, Stuhlgang mit Tenesmen, Übelkeit und Aufstoßen.
Zunge ist sauber. Kälte verschlimmert.

Carbo animalis

D4 - D6 Tabl.
5 x tägl. 1 Tabl.
Schwache, frostige, energielose und traurige Menschen mit normalem Appetit, aber immerwährender Diarrhö. Flatulenz besonders während dem Essen. Kältegefühl im Oberbauch.
Besserung durch Wärme und warme Speisen.
Verschlimmerung durch Anstrengung.
Leitsymptom: Flatulenz.

Ferula asa-foetida *(Asa foetida)*

D3 - D4 Dil.
4–5 x tägl. 4–5 Tr.
Durchfälle wäßrig, scharf, übelriechend mit reichlich Bauchspasmen und übelriechendem Aufstoßen. Starke Schmerzüberempfindlichkeit.
Verschlimmerung durch Wärme, nachts und nach dem Essen.

Pulsatilla patens *(Pulsatilla)*

D4 - D6 Dil.
3–4 x tägl. 5 Tr.
Großes Völlegefühl im Bauch mit Blähkoliken, Durchfälle nach fetten, sehr kalten und süßen Speisen. Zunge ist weißgelb belegt, bitterer Mundgeschmack. Trotz Flüssigkeitsverlust beim Durchfall kein Durst. Nächtliche Schweiße.
Leitsymptom: Weint ständig über seine eigene Krankheit.
Zuspruch bessert.
Wärme verschlimmert, frische Luft und Bewegung bessert.

Laktose-Intoleranz (Sonderform einer Enteritis)

Krankheitsbild: Bei der Laktose-Intoleranz fehlt das den Milchzucker spaltende Bürstensaum-Enzym Laktase. Es kommt deshalb bei Zufuhr von Laktose zu Durchfällen.
Einzige Therapie besteht in der Vermeidung von Milchzucker. Die darauf aufbauende Diät ist sehr schwierig einzuhalten.
In der konservativen Therapie gibt es keine spezifische Therapie.

Homöopathische Therapie

Ein bewährtes Medikament ist

Myrtillus Oplx

4 x tägl. 15 Tr.
in warmem Wasser einnehmen.

Bedenke!
Bei Laktose-Intoleranz homöopathisch **keine** Tabletten und **keine** Trituratio (aus Laktose hergestellt).
Dafür: Globuli aus Dextrose!

Akute und chronische Kolitis

Krankheitsbild: Bei der Kolitis besteht eine auf die Schleimhaut des Dickdarms beschränkte Entzündung akuter oder chronischer Art, die mitunter durch winzige Ulzera, im späteren Verlauf durch Narben und mitunter durch entzündliche Pseudopolypen charakterisiert ist.
Diagnose: Die wichtigsten Symptome sind eine Diarrhö mit erheblichen Tenesmen während und nach dem Stuhlgang. Der Stuhlgang ist schleimig, wird in ganz kleinen Portionen abgesetzt mit gelegentlichen Blutungen. Vorwiegend ist Rektum und Colon descendens betroffen.
Therapie/Allgemein: Die moderne Literatur zeigt in den meisten Fällen, daß die Anwendung von Diät und parenteraler Ernährung bei der Kolitis nicht sinnvoll ist, d.h. also, man soll unter Beachtung allgemein diätetischer Regeln dem Patienten zu essen geben, was ihm bekommt. Wobei selbstverständlich heiß zerlassene Fette, Hülsenfrüchte, gebratene und gegrillte Speisen zu vermeiden sind.

Konventionelle Therapie

Salazosulfapyridin (Azulfidine®, Colo-Pleon® 3–4 g pro Tag) bringen in den meisten Fällen Remissionen, vor allem mit Unterstützung von Prednison. Die Dauerbehandlung mit Azulfidine® ist dabei die schulmedizinisch wichtigste therapeutische Maßnahme bei der Colitis ulcerosa.
Wird eine bestimmte, für den Patienten individuell einzustellende Dosis unterschritten oder das Medikament abgesetzt, erleidet der größte Teil der Patienten nach vorliegenden Statistiken ein

Rezidiv. Bei alleinigem Rektumbefall Azulfidine® als Klysma.
Zu beachten ist, daß Azulfidine® sehr viele Nebenwirkungen machen: Übelkeit, Schmerzen, Appetitlosigkeit, Schwindel, Schwitzen, Zittern, Herzklopfen, Kopfschmerzen, Ohrensausen, Gelenkschmerzen.
Zum Absetzen zwingen allergische Reaktionen mit Urtikaria, Fieber und Arthritis. Manchmal verursachen Azulfidine® eine Infertilität des Mannes. Nach Absetzen meist reversibel.
Absetzen dürfte auch bei hämolytischer Anämie und Pankreatitis notwendig sein.
Glukokortikoide. Mittelschwere und schwere Fälle benötigen im Beginn immer, zur Aufrechterhaltung einer Besserung manchmal Prednison. Bei Rektumbefall auch hier rektale Instillation.
Immunsupressiva. Behandlung mit Immunsupressiva sollte nur in der Klinik durchgeführt werden.
Antibiotika. Sollten nur gezielt eingesetzt werden nach dem Antibiogramm. Breitbandantibiotika sind zu vermeiden.
Hinweis: Schwere Colitis ulcerosa und toxisches Megakolon gehören dringend in klinische Behandlung.

Homöopathische Therapie

Hydrargyrum stibiato sulfuratum
(Aethiops antimonialis)

D3 - D4 Tabl.
4–6 x tägl. 1 Tabl. vor dem Essen.
Paßt für die chronische Phase bei Colitis ulcerosa, besonders bei reichlicher Schleimabsonderung, bei Verschlimmerung durch zu große Wärme und Kälte und durch Bewegung.

Aloe

D4 - D6 Dil.
2stündl. 5 Tr.
nach Besserung 3 x tägl. 5 Tr.
Kolitis mit erheblichen Tenesmen während und nach dem Stuhlgang. Plötzlicher Stuhldrang. Jede Bewegung nimmt etwas Stuhl mit.
Verschlimmerung in den Morgenstunden.
Kälte bessert.

Acidum arsenicosum
(Arsenicum album)

D6 Dil.
2stündl. 5 Tr.
nach Besserung 3 x tägl. 5 Tr.
Das Mittel für akute Kolitis mit brennenden Schmerzen, heftiger Erschöpfung, großem Durst. Angst und Unruhe. Wärme bessert, Kälte verschlimmert, Bewegung bessert.

Carbo vegetabilis

D6 Tabl.
2stündl. 1 Tabl.
nach Besserung tägl. 5 Tr.
Kolitis mit riesiger Blähungsneigung, viel Aufstoßen, Abgang von Luft bessert die Bauchschmerzen. Kalte Hände und Füße, kalte Schweiße mit Erschöpfung. Wärme verschlimmert, Kälte bessert.

Mercurius solubilis Hahnemanni

D12 Tabl.
4 x tägl. 1 Tabl.
Colitis ulcerosa mit heftigen Tenesmen vor, während und nach dem Stuhlgang. Tenesmen halten auch während des Intervalls an. Stühle blutig, schleimig, stinkend. Nächtliches Schwitzen.

Obstipation

Krankheitsbild: Eine chronische Obstipation kann häufig ein Syndrom des irritablen Kolons sein, aber auch ein spastisches Kolon mit Schmerzen und Obstipation.
Weiterhin Nahrungsmitteleinseitigkeit, Bewegungsmangel, sowie Medikamentenabusus ohne zwingende medizinische Indikation (Saluretika).
Diagnose: Diese hat sorgfältig in allen Bereichen durchgeführt zu werden, um eine eventuell bestehende Grundkrankheit auszuschließen, wie z.B. ein Megakolon oder beginnende Tumoren oder ischämische Darmkrankheiten.
Eventuell zur Obstipation führende Medikation ist auszuschalten.
Therapie/Allgemein: An erster Stelle der Behandlung steht ein eingehendes Gespräch mit dem Patienten, wobei man auch herausfinden sollte, ob der Patient nun glaubt, daß bei ihm eine Kolonerkrankung vorliege oder ob er an einen psychosomatischen Prozeß glaube. Häufig wird es notwendig werden, Anlässe zu finden oder ungelöste Konflikte möglicherweise aufzulösen.
In vielen Fällen wird schon das ärztliche Gespräch eine Erleichterung bringen. Dem Patienten ist dabei der Zusammenhang zwischen Magen-Darm-Funktion und Gemütsbewegung klarzumachen. Weiterhin deutliche Aufklärung nach erfolgter Diagnostik, daß keine bösartige Erkrankung vorliegt. Notfalls, bei schweren Konfliktsituationen, sind Antidepressiva in der konventionellen Therapie nützlich, mitunter Psychotherapie oder Gruppentherapie möglich.
Die größte Gefahr bei chronisch obstipierten Patienten besteht im Laxantien-Abusus, deren Entwöhnung Wochen bis Monate dauern kann, bis man die Laxantien-Menge vermindert und durch ballastreiche Kost den Darm wieder zur Normalentleerung führt.

Konventionelle Therapie

Falls durch entsprechende Diät und psychotherapeutische Gespräche keine Besserung zu erzielen ist, kann man versuchen, durch hydrophile Kolloide, wie Mucofalk®, Karaya®, Methylzellulose, eine Besserung zu erzielen, indem man das Volumen des Stuhls erhöht.
Vorsicht mit Spasmolytika und Psychopharmaka, da sie die Obstipation verstärken.
Lactulose (10–40 ml Bifiteral®) kann gute Erfolge zeigen.
Alle sogenannten Laxantien im engeren Sinn, wie Senna, Aloe, Rhizinus, Cascara, Dulcolax®, Anthrachinone, Phenolphtaleïne nie als Dauermedikation geben. Ein Einlauf sollte nur vorübergehend bei sehr starkem Stuhl angewendet werden. Bei sehr alten Menschen ohne nötige Kraft dürfte die manuelle Ausräumung des Rektums die einzige Möglichkeit sein für eine Darmentleerung.

Homöopathische Therapie

Aluminium oxydatum *(Alumina)*
D4 - D12 Tabl.
3 x tägl. 1 Tabl.
Bei Säuglingen nach unpassender Ernährung:
D4, D6 Trit.
3 x tägl. 1 Msp.
nach habitueller Obstipation mit vergeblichem Drängen zum Stuhl und starkem Drücken und Pressen. Stuhlgang ist hart, bröckelig und immer sehr wenig. Dabei haben Patienten einen gierigen Hunger. Verschlimmerung durch Kälte und im Winter.
Kartoffeln werden nicht vertragen.

Calcium carbonicum Hahnemanni

D12 - D30 Tabl.
2 x tägl. 1 Tabl.
Chronische Obstipation, besonders bei Kindern und Jugendlichen in der Entwicklungszeit. Es sind Patienten, die zur Fettleibigkeit neigen, mit schlaffem Gewebe und rascher Ermüdbarkeit. Verschlimmerung durch geistige Arbeit. Passivität, Abneigung gegen Sport und Abneigung gegen Fleisch und gekochte Speisen.
Alles ist schlimmer durch Kälte und Feuchtigkeit und durch Arbeit, besser durch Liegen und Wärme.

Lycopodium clavatum *(Lycopodium)*

D4 - D12 Dil.
3 x tägl. 5 Tr.
Cholerische, hypochondrische Patienten, sehr intelligent und geistig beweglich. Machen einen vorzeitig gealterten Eindruck. Am Oberkörper meist abgemagert. Kalte Hände und Füße. Heißhunger mit Sättigung nach wenigen Bissen. Spastische Obstipation mit starker Flatulenz. Bei Stuhlgang immer das Gefühl unvollständiger Entleerung.
Wärme und Ruhe verschlechtern, Besserung durch frische Luft und Bewegung. Verschlimmerung besonders gegen 16–20 Uhr.

Strychnos nux vomica *(Nux vomica)*

D4 - D6 Dil.
3 x tägl. 5 Tr.
Erregbare, reizbare Patienten mit Neigung zu Müdigkeit beim Erwachen. Die Zunge ist stark belegt, übler Mundgeruch. In der Frühe oft Übelkeit und Erbrechen, Widerwillen in den Morgenstunden gegen Speisen und Getränke, die der Patient am Abend liebt (gutes Essen, Alkohol, Nikotin). Immer starkes Völlegefühl, besonders nach dem Essen. Kalte Hände und Füße mit heißem und rotem Gesicht.
Wichtigstes Mittel (D4 - D6) bei Laxantien-Mißbrauch).

Opium

D4 - D6
2–3 x 5 Tr.
Es ist das wichtigste Mittel bei der habituellen Obstipation. Lebhafte, reizbare, leicht erschreckbare Menschen. Alles ist schlimmer durch Wärme, Besserung durch kalte Speisen und Getränke. Im Bauch herrscht völlige Atonie, lang anhaltende Obstipation, mitunter spastische Schmerzen und Meteorismus. Häufig auch bei Obstipation nach Schreck und schweren Infektionen.

Abführmittelmißbrauch

Krankheitsbild: Bei vielen, besonders bei älteren Patienten ist der Abführmittel-Mißbrauch, d.h. die tägliche Einnahme von stuhlfördernden Mitteln, eine häufige Plage, sowohl für den Patienten als auch für den Arzt. Dabei kommt es neben erheblichen Beschwerden der Obstipation zu Bauchspasmen durch die Abführmittel und entsprechendem konsekutivem Durchfall bei langsam steigender Dosierung. Damit in Zusammenhang stehend, kann es zu einem erheblichen Kaliumverlust kommen, der zusätzlich durch die Symptomatik der Hypokaliämie belastet wird.
Diagnose: Läßt sich aus dem Gespräch mit dem Patienten eruieren, mitunter ist eine weiterführende Diagnostik der bestehenden Obstipation notwendig.

Konventionelle Therapie

Zur Behandlung dieses Krankheitsbildes gehört ein sehr intensives Gespräch, wobei die normale Variationsbreite der Häufigkeit der Defäkation die wichtigste Thematik sein sollte. Der Patient ist vor allem darauf aufmerksam zu machen, daß es nicht unbedingt gesundheitsschädlich ist, wenn die Stuhlentleerung nur jeden 2. oder 3. Tag erfolgt. Weiterhin muß dem Patienten deutlich klargelegt werden, daß es große Schwierigkeiten gibt, Laxantien zu entwöhnen. Daß es Monate dauern kann, bis man mit ballastreicher Kost und Verringerung der Laxantiendosis zu einem Erfolg kommen kann. Die ballastreiche Kost sollte mindestens 40 bis 60 g Weizenkleie pro Tag enthalten, um harten Stuhl aufzulockern. Wirksam sind aber auch geschrotete oder ganze Körner enthaltendes Getreide, sowie Gemüse, Obst und Hülsenfrüchte.
Weisen Sie darauf hin, daß Leinsamen viele Kalorien enthalten!
Falls die Umstellung auf ballastreiche Kost nicht gelingt, können hydrophile Kolloide hinzugefügt werden (Mucofalk®, Carica papaya (Früchte) und Methylzellulose.
Lakose 10–40 ml bringt weitere Verbesserung. Bitte darauf achten, daß bei den hydrophilen Kolloiden keine Laxantien beigemischt sind. Außerdem daran denken, daß Spasmolytika und Psychopharmaka sowie andere Sedativa sehr häufig die Obstipation verstärken.

Homöopathische Therapie

Okoubaka aubrevillei *(Okoubaka)*

D2 - D4 Dil.
3 x tägl. 5 Tr.
Das wichtigste Mittel bei kurzfristiger laxantienbedingter Obstipation und bei Obstipation nach anderem Medikamentenmißbrauch. Ich gebe es grundsätzlich bei jedem Laxantienmißbrauch im Wechsel mit den beiden im folgenden genannten homöopathischen Mitteln.

Strychnos nux vomica *(Nux vomica)*

D4 - D6 Dil.
3 x tägl. 5 Tr.
Das wichtigste Mittel mit spastischer Obstipation bei Laxantienmißbrauch. Erregbare, reizbare Patienten mit Neigung zur Müdigkeit beim Erwachen. Die Zunge ist stark belegt, übler Mundgeruch. In der Frühe oft Übelkeit und Erbrechen. Widerwillen in den Morgenstunden gegen Speisen und Getränke, die der Patient am Abend liebt. (Gutes Essen, Alkohol, Nikotin). Nach dem Essen immer starkes Völlegefühl, macht den Gürtel auf. Kalte Hände und Füße mit heißem und rotem Gesicht.

Opium

D4 - D6 Dil.
2 x tägl. 5 Tr.
Es ist das wichtigste Mittel bei der habituellen Obstipation und bei der atonischen Obstipation. Lebhafte, reizbare, leicht erschreckbare Menschen. Alles ist schlimmer durch Wärme, Besserung durch kalte Speisen und Getränke. Im Bauch herrscht völlige Atonie. Lang anhaltende Obstipation mit spastischen Schmerzen und Meteorismus. Häufig auch bei Obstipation nach Schreck und schweren Infektionen.

Delphinium staphisagria *(Staphisagria)*

D 4 Lsg. zur Injektion i.v. oder zur Infusion.
Sehr erfolgreich bei atonischer postoperativer Obstipation. Besonders aber bei postoperativem atonischen Ileus.

Leber-, Galle-, Pankreas-Erkrankungen

Leberstörungen, allgemein

Wir haben es hier mit einer Vielfalt pathologischer Leberveränderungen zu tun, die sehr unterschiedlich bezüglich der Causa, Pathogenese, Verlauf und Prognose sind. Alle diese verschiedenartigen allgemeinen Lebererkrankungen können später in eine Zirrhose übergehen. (vgl. S. 147ff) Die häufigste allgemeine Lebererkrankung in der Bundesrepublik Deutschland ist die alkoholinduzierte Leberveränderung. Hier reicht das Spektrum alkoholischer Leberveränderungen von der unkomplizierten, beginnenden Fettleber über verschiedene Stadien der Verfettung bis zur Zirrhose.

Eine der wichtigsten Signalkrankheiten für das Fortschreiten alkoholbedingter Lebererkrankungen ist die akute Alkoholhepatitis. Die anikterische Alkoholhepatitis ist für die Entwicklung einer Zirrhose wesentlich verantwortlich.

Neben dem Alkohol spielen andere toxische Einflüsse eine große Rolle. So sind bestimmte Gifte teils direkt, teils über Metabolismus als leberschädigend anzusehen. Dazu gehören Tetrachlorkohlenstoffe, Gallaktosamine, Thioacetamide und Phalloidine.

Zum akuten Vergiftungsbild gehören auch Pilzvergiftungen, deren Behandlung in jedem Fall auf der Intensivstation durchzuführen ist.

Alkoholhepatitis

Bei der alkoholbelasteten Leber und der damit zusammenhängenden Hepatitis handelt es sich, entsprechend der Ätiologie, der Pathogenese, der Morphologie, dem klinischen Verlauf und der Prognose klinisch um eine Sonderform der chronischen Hepatitis.

Die Alkoholhepatitis entsteht meist bei chronischem Alkoholkonsum aus einer leichten oder auch schweren Fettleber.

Diagnose: Alkoholanamnese, Hepatitis A und B negativ. Positive Transaminasen, Erhöhung der Bilirubinwerte.

Prognose: Die Prognose der Alkoholhepatitis ist abhängig vom Schweregrad der Leberzellschädigung, weiterhin vom weiteren Alkoholkonsum und vom Lebensalter, d. h., Patienten, die älter als 55 Jahre sind, haben eine deutlich schlechtere Prognose.

Therapie/Allgemein: Im Vordergrund der Behandlung steht die absolute Alkoholkarenz. Die symptomatischen Maßnahmen werden nach dem Schweregrad der Erkrankung ausgerichtet. Auftretende Komplikationen wären Leberkoma, Ösophagusblutungen und Infektionen. Bei diesen Komplikationen klinische Behandlung.

Konventionelle Therapie

Die Pharmakotherapie bietet keine spezifischen Medikamente an. Es gibt widersprüchliche Berichte über die Beeinflussung des Zustandes durch Steroide, doch ist die Wirkungslosigkeit häufiger nachgewiesen.

Therapie mit Propylthiouracil und Hippursäure haben keinen klinisch relevanten Effekt gezeigt. Vitaminmangelzustände sind auszugleichen.

Homöopathische Therapie

Die Symptomatologie aller allgemeinen Lebererkrankungen ist sehr vieldeutig und in der Gesamtheit der Symptome entscheidend für die Arzneimittelwahl. Und so ist das beste Kriterium für den Einsatz eines homöopathischen Mittels die Ähnlichkeit zwischen Arznei und Krankheitsbild im Sinne von *Samuel Hahnemann.*

Bei den hier abgehandelten allgemeinen Lebererkrankungen steht eine saubere klinische Diagnostik mit allen ihren heutigen Möglichkeiten in der ersten Linie und danach die Entscheidung, ob aufgrund der diagnostischen Erkenntnisse eine homöopathische Therapie möglich ist. Aus der Erfahrung heraus wird der homöopathische Arzt dann die bessere Therapie wählen, - in den häufigeren Fällen die homöopathische Therapie.

Berberis vulgaris *(Berberis)*

D2 - D4 Dil.

2–3stündl. 5 Tr.

Stechende, brennende und drückende Beschwerden in der Lebergegend mit Verstopfung oder Durchfall. Hautjucken und Brennen, besonders am Kopf. In den Morgenstunden Übelkeit.

Besserung durch Flachliegen und Strekken.

Verschlimmerung durch Erschütterung, Bewegung und Berührung.

Chelidonium majus *(Chelidonium)*

D3 - D4 Dil.

2stündl. 5 Tr.

Charakteristisch sind die stechenden Schmerzen unter dem rechten Schulterblatt. Bitterer und pappiger Mundgeschmack mit Aufstoßen und Übelkeit. Die Zunge ist gelblich belegt und zeigt Zahneindrücke.

Chelidonium ist ein Choleretikum und ein Cholekinetikum, deshalb Vorsicht bei akuten Gallenstauungen.

Elaterium

D1 - D2 Dil.
4 x tägl. 5 Tr.
Wirkungsrichtung ist die Leber, besonders wirksam bei deutlich erhöhtem Gamma-Glutamin.
Flüssiger Stuhlgang mit Verschlimmerung durch feuchtes Wetter.

Phosphorus

D6 Dil.
4 x tägl. 5 Tr.
D30 Dil.
tägl. 1 x 5 Tr.
Allgemeine Übererregbarkeit der Sinne mit Schwäche und Reizbarkeit. Leitsymptom: Besserung durch Ruhe, Schlaf und Essen. Phophor ist ein Mittel, das bei alkoholischer Leberschädigung günstige Wirkungen zeigt, besonders in höheren Potenzen,
D12
1 x tägl.
D30
1 x wöchentl.

Picrorhiza kurroa

D3 Dil.
3 x tägl. 5 Tr.
Leberschädigungen durch Alkohol und Arzneimittel. Verfasser hat gute Erfolge bei Alkoholhepatitis durch Wein, Bier und Schnaps.
Wirkt im Tierversuch leberzellschützend.

Silybum marianum (*Carduus marianus*)

D2 Dil.
3 x tägl. 5 Tr.
Lebererkrankungen mit Pfortaderstauungen, Rechtslateralität, Flatulenz, Schweiße beim Essen. Obstipation, bitterer Mundgeschmack.
Warme Anwendungen verschlimmern. Allgemeine Wärme bessert.
Im Tierversuch Leberzellschutzwirkung nachgewiesen.

Sulfur

D4 - D12 Dil.
3 x tägl. 5 Tr.
Wichtigstes Entgiftungsmittel in der Homöopathie, besonders nach Arzneimittel- und Alkohol-Belastung.
Egozentrische, häufig schmutzige Patienten mit Hautjucken und Brennen an den Fußsohlen, besonders nachts. Rötung der Körperöffnungs-Umgebungen, Verlangen nach Süßigkeiten, Abneigung gegen Arbeit und Fleischgenuß. Milch wird nicht gut vertragen, morgendliche Durchfälle. Wärmeverschlimmerung.

Akute Hepatitis

Krankheitsbild: Akute Entzündungen der Leber werden am häufigsten hervorgerufen durch Viren, seltener durch bakterielle Infektionen, durch Protozoen, Mykosen, aber auch durch hepatotoxische Substanzen. Die Erreger der akuten Virushepatitis sind als Hepatitis-A-Virus, Hepatitis-B-Virus, das Delta-Antigen und die bisher nicht sicher charakterisierten Viren der Hepatitis-Non-A - Non-B. Histologisch gibt es Veränderungen an allen Partien der Leber mit Zellschädigungen, entzündlichen Infiltrationen und Degenerationszeichen. Der klinische Verlauf ist abhängig vom Ausmaß der Leberzellnekrose.
Virushepatitis A geht nicht in chronische Formen über. Virushepatitis B bleibt in 7% der Fälle chronisch. Virushepatitis Non-A - Non-B zeigt eine Chronizität bis etwa 40%.
Bei medikamenteninduzierter Hepatitis und toxischer Hepatitis kann man in vie-

len Fällen eine Restitutio ad integrum erreichen.

Diagnose: Genaue serologische und Immundiagnostik für Hepatitis A, Hepatitis B und Hepatitis Non-A - Non B ist unbedingt notwendig. Der Verlauf der Erkrankung ist durch entsprechende Laborparameter sorgfältig zu verfolgen, um die außerordentlich starken Variationen der Progression rechtzeitig therapieren zu können.

Therapie/Allgemein: Eine kausale Therapie der Virushepatitis akuten Verlaufs gibt es nicht. Alle therapeutischen Maßnahmen sind symptomatischer Natur. Bei toxischer, also auch medikamentöser Hepatitis muß die wirksame Noxe abgesetzt werden.

> Wichtig bei jeder Virushepatitis Infektionsprophylaxe für Kontaktpersonen.

Konventionelle Therapie

Vom Beginn der Erkrankung an ist strenge Bettruhe einzuhalten. Die Dauer der Bettruhe ist abhängig vom Schweregrad und vom klinischen Verlauf.

Diätetisch sollte die Kost in ihren Bestandteilen ausgeglichen sein, 1500 bis 1800 Kilokalorien Nährwert betragen. Ausgeschlossen werden sollen alle blähenden Speisen, braune, zerlassene Fette und Pfannengerichte. Keine extremen Temperaturen der Speisen, sowohl kalt als heiß.

Daß keine spezifische Therapie existiert, ist oben bereits erwähnt. Steroidgaben sollten wegen Wirkungslosigkeit unterlassen werden, außerdem besteht eine HB_S-Ag-Persistenz-Gefahr. Nebenwirkungen sind sehr groß, die Nutzen-Risiko-Abwägung zu ungunsten der Steroide.

Die Gaben von Vitaminen oder sogenannten Lebercocktails scheinen wirkungslos.

Symptome wie Übelkeit, Appetitlosigkeit oder Erbrechen können symptomatisch behandelt werden.

Bei heftigem, progressivem Verlauf erfolgt Behandlung nur unter intensivmedizinischen Maßnahmen im stationären Bereich.

Passive Immunisierung: Passiv zugeführte Antikörper haben einen Impfschutz von 3 - 6 Monaten. Nebenwirkungen sind dabei harmloser Natur (Urtikaria, Arthralgien, Fieber).

Kontraindikation: Bei Personen mit IgA-Antikörpern.

Homöopathische Therapie

Grundsätzlich sind die Allgemeinmaßnahmen wie Bettruhe und Diät einzuhalten. Im übrigen ist die Anwendung von homöopathischen Mitteln bei selbstverständlicher, sorgfältiger Überwachung des Krankheitsverlaufs indiziert. Sollte eine spezifische Therapie einmal existent werden, so wird dieselbe selbstverständlich den Vorrang haben. Solange keine spezifische Therapie möglich ist, kann die homöopathische Therapie im Vergleich zur konventionellen Therapie als deutlich überlegen betrachtet werden.

Aconitum napellus *(Aconitum)*

D4 - D6 Dil.

Im Anfangsstadium 2stündl. 5 Tr.

Bei hochakutem initialem Fieber mit beginnender Entzündung. Angstvolle Ruhelosigkeit mit Todesfurcht wegen der plötzlich aufgetretenen Symptomatik. Nächte viel schlimmer als Tage. Der Puls ist beschleunigt und hart, es treten schneidende und brennende Schmerzen in der Lebergegend auf. Brennender Durst, Übelkeit und Erbrechen. Berührungsempfindlichkeit des Leberbereiches. Parästhesien der Extremitäten.

Phosphorus

D12 - D30 Dil.
3 - 5 x tägl. 5 Tr.
Im Vordergrund stehen die Brennschmerzen im Bereich des Bauches, besonders im rechten Oberbauch. Starker Durst nach kalten Getränken mit dyspeptischen Stühlen. Phosphor ist besonders geeignet nach Abklingen der akuten Symptomatik als Folgemittel von Aconitum.
Zu beachten die Empfindlichkeit gegen alle äußeren Eindrücke, besonders gegen Gerüche und Geräusche. Hochgradige Schwäche. Nächtliche Verschlimmerung.

Acidum arsenicosum
(Arsenicum album)

D6 - D12 Dil.
3 - 4 x tägl. 5 Tr.
Brennend heiße, trockene Schleimhäute. Viel Durst. Globusgefühl, häufiges Erbrechen, besonders bei Anblick oder Geruch von Speisen, mitunter Durchfälle. Verschlimmerung nachts mit Unruhe, Angst und Zittern. Wadenkrämpfe. Kältegefühl am ganzen Körper, aber innere Hitze.
Besonders geeignet bei einem fulminanten Verlauf der Hepatitis, mit zunehmendem Schlechterwerden des Krankheitsbildes.

Vipera berus

D8 - D12 Dil.
3 x tägl. 5 Tr. oder
parenteral 1 Injektion pro Tag (D30)
Dieses Mittel hat sich besonders bewährt bei Auftreten einer Hepatitis in der Folge einer Enteritis oder Enterokolitis mit fieberhaftem Ikterus und Schmerzen in der Lebergegend, die sowohl zur rechten Schulter als auch zur rechten Hüfte ausstrahlen.
Zunge ist wie geschwollen, Erbrechen und Schweißausbrüche bringen Besserung des subjektiven Empfindens.

Elaterium

D1 - D2 Dil.
2stündl. 5 Tr.
Verschlimmerung des ganzen Zustandsbildes, besonders bei feuchtem Wetter. Durchfälle.
Hat sich bewährt bei sehr hohen Aktivitäten der γ-GT.

Chronische Hepatitis

Krankheitsbild: Die chronische Hepatitis ist im Grunde keine exakte Diagnose, sondern der Hinweis auf ein Krankheitsbild, wenn die Erkrankung der Leber mindestens 6 Monate besteht. Diese Erkrankung kann sowohl eine virale Genese haben, aus einer immunologischen Disposition heraus entstehen oder ätiologisch auf Alkohol oder Medikamente zurückzuführen sein. Wir unterscheiden einmal eine chronisch-persistierende Hepatitis und eine chronisch-aktive Hepatitis.
Beide Formen sind sowohl in der Symptomatologie als auch in der Prognose verschieden.
Diagnose: Die chronisch-persistierende Hepatitis zeigt histologisch eine Struktur der Leberläppchen, die erhalten ist. Das entzündliche Infiltrat ist auf das Portalfeld beschränkt. Grenzlamellen sind intakt.
Bei der chronisch-aktiven Hepatitis ist die Struktur der Leberläppchen nicht mehr erhalten. Das entzündliche Infiltrat greift vom Portalfeld auf das periportale Lebergewebe über und führt zu Nekrosen.
Therapie/Allgemein: vgl. akute Hepatitis S. 143ff.
Bettruhe nur nach dem klinischen Bild erforderlich.

Konventionelle Therapie

Bei der chronisch-persistierenden Hepatitis ist eine medikamentöse Therapie nicht indiziert. Bei der chronisch-aktiven Hepatitis wird 25 - 50 mg Prednison pro Tag gegeben und 2 mg Azathioprin pro kg Körpergewicht und Tag für 4 Wochen, dann langsam reduzierend bis zu einer Erhaltungsdosis von 10 mg pro Tag Prednison und gleiche Dosis Azathioprin bis zur biochemischen und histologischen Remission, etwa 12 bis 16 Monate.
Nach Absetzen der Therapie kann man nach 6 - 12 Monaten mit einem Rezidiv in 50% der Fälle rechnen. Dann wieder gleiche Therapie.
Regelmäßige Kontrolle der Laborparameter und entsprechend dem klinischen Verlauf der Biopsieergebnisse ist notwendig.

Homöopathische Therapie

Auch im Bereich der chronischen Lebererkrankungen steht eine exakte klinische Diagnostik mit allen heutigen Möglichkeiten vor der Therapie, also auch bei der homöopathischen Therapie. Doch sollte man daran denken, daß es im homöopathischen Bereich das Fehlen einer Therapie nicht gibt, da die homöopathischen Arzneimittel und deren Ähnlichkeit mit dem Krankheitsbild uns immer einen Weg zur Therapiemöglichkeit geben.
Sorgfältige Abwägung der Therapie, die die bessere Wirksamkeit verspricht.

Amanita phalloides
(Agaricus phalloides)

D6 Dil.
3 x tägl. 5 Tr.
Besonders geeignet, wenn bei dem Patienten zunächst eine gastrointestinale Durchfallphase bestand, anschließend ein symptomarmes Intervall und schließlich beginnende, fettige Degeneration im Leberbereich. Häufig Schwellung der Lymphknoten im Intestinaltrakt.
Besserung aller Beschwerden durch Wärme, Verschlimmerung durch Kälte, Berührung und Bewegung.

Berberis vulgaris *(Berberis)*

D2 - D4 Dil.
3 - 5 x tägl. 5 Tr.
Neben dem Bestehen chronischer Hepatitis häufig noch harnsaure Diathese. Stechende, wandernde und zum Rücken hin ausstrahlende Schmerzen der rechten Oberbauchseite. Übelkeit schon nach dem Aufstehen. Interessant das Symptom einer Besserung der Bauchbeschwerden durch Überstrecken der Wirbelsäule nach hinten.
Durch Druck und Erschütterung allerdings eine Verschlimmerung. Besserung auch durch Ruhe und Wärme.

Chelidonium majus *(Chelidonium)*

D2 - D4 Dil.
3 x tägl. 5 Tr.
Charakteristisch stechende Schmerzen unter dem rechten Schulterblatt mit Völlegefühl im Bauch, bitterem Mundgeschmack. Die Zunge ist gelblich belegt, mit seitlichen Zahneindrücken. Besserung durch Wärme, Ruhe und warme Getränke.
Verschlimmerung durch Lärm, Berührung und Wetterwechsel.

Lophophytum leandri *(Flor de piedra)*

D3 - D6 Dil.
3 x tägl. 5 Tr.
Hat sich bei der Behandlung chronischer Lebererkrankungen bewährt, wenn große Flatulenz, trockene Schleimhäute mit rechten Oberbauch-Druckbeschwerden und generalisiertem Juckreiz bestehen. Imponierend bei dem Krankheitsbild von Flor de piedra die abendliche Verschlimmerung mit starken Schweißen.

Lycopodium clavatum *(Lycopodium)*

D4 - D6 Dil.
3 x tägl. 5 Tr.
Eindrucksvoll ist der immer vorgealterte Zustand des Patienten. Er ist ärgerlich, reizbar und depressiv. Klagt über heftige Flatulenz und hat einen Heißhunger mit immer schnellem Sättigungsgefühl.
Bei warmer Nahrung kommt es zu einer Besserung der Beschwerden, Verschlimmerung immer durch Ärger, Ruhe und Wärme.

Phosphorus

D8 - D12 Dil.
3 x tägl. 5 Tr.
Dieses Mittel ist indiziert bei chronischer Hepatitis nach einem meist symptomfreien Intervall einer akuten Hepatitis. Die Symptomatik ist ähnlich wie bei Agaricus phalloides. Dazu kommt Übererregbarkeit aller Sinne mit Unruhe und Angst, großer Schwäche.
Wichtige Trias: Besserung durch Ruhe, Schlaf und Essen.

Picrorhiza kurroa

D3 Dil.
3 x tägl. 5 Tr.
Chronische Hepatitis, besonders bei Alkoholschädigung. Erfolgreiche Anwendung in Weinanbaugebieten bei Winzern. Im Tierversuch leberzellschützende Wirkung nachgewiesen.

Silybum marianum *(Carduus marianus)*

D1 - D3 Dil.
3 x tägl. 10 Tr.
Chronische Hepatitis mit heftiger Flatulenz, häufig Hämorrhoiden. Bitterer Mundgeschmack und Obstipation, schwitzt beim Essen.
Leberbeschwerden besser durch Zusammenkrümmen, Wärme und Ruhe.

Stibium sulfuratum nigrum
(Antimonium crudum)

D4 - D6 Tabl.
3 x tägl. 1 Tabl.
Störrige, mißlaunige Patienten mit einer dick weiß belegten Zunge. Ißt zu viel, ißt zu schnell. Saure Speisen bevorzugt, Übelkeit und Erbrechen, das nicht erleichtert, ist ein Leitsymptom.
Warme Anwendungen bessern, ebenso frische Luft. Kalte Anwendungen, Sonne und Wein verschlimmern.

Sulfur

D4 - D8 Dil. Tabl.
3 x tägl. 5 Tr.
Gilt als Reaktionsmittel bei reaktionslosen Gaben anderer Medikamente.
Egozentrische, häufig unsaubere Personen mit morgendlichen Durchfällen. Verlangen nach Süßigkeiten, Abneigung gegen Arbeit. Rötung aller Körperöffnungen. Stuhldrang treibt morgens aus dem Bett. Besserung durch trockene Wärme und durch Schwitzen.
Verschlimmerung durch Bettwärme, Milch. Besserung durch Kälte, Bewegung in frischer Luft.

Leberzirrhose

Krankheitsbild: Die chronische Erkrankung der Leber mit Zerstörung der Leberläppchen-Strukturen durch Fibrose und noduläre Regeneration. Die Ursachen der Leberzirrhose sind
chronische Hepatitis,
chronischer Alkoholkonsum,
Stoffwechselerkrankungen,
Gefäß- und Gallenwegserkrankungen.
Die Prognose der Leberzirrhose ist ungünstig. Sie ist abhängig von der Ätiologie. Am ungünstigsten bei postnekrotischen Zirrhosen, am günstigsten bei kryptogenetischen Zirrhosen.

Die Prognose bei der Alkohol-Zirrhose ist abhängig von der Abstinenz bzw. der Höhe des Alkoholverbrauchs.

Therapie: Konventionelle Therapie bei der Leberzirrhose ist rein symptomatisch. Eine kausale Therapie gibt es nicht. Wichtig ist die Abstinenz von Alkohol bzw. die Beseitigung von Noxen oder leberschädlichen Medikamenten.

Im Bereich der Therapiemaßnahmen ist die Verhinderung von Komplikationen die wichtigste Maßnahme.

Allgemeine Maßnahme: Bettruhe bei akutem Aufflackern oder Komplikationen. Dauer der Bettruhe vom klinischen Verlauf abhängig.

Diätetisch ausgeglichene Kost mit Vermeidung von blähenden Speisen und braunen, zerlassenen Fetten.

Die körperliche Belastung des Patienten muß individuell gestaltet werden in Abhängigkeit vom Aktivitätszustand der Zirrhose.

Homöopathische Therapie

Die Therapie mit homöopathischen Arzneimitteln kann nicht als eine spezifische Therapie angesehen werden, doch gibt es homöopathische Arzneimittel, die entsprechend dem Symptomenbild und dem Ähnlichkeitsprinzip eingesetzt werden können und in vielen Fällen nicht nur eine Besserung der Beschwerden herbeiführen, sondern auch einen Stillstand der Progression des Krankheitsbildes.

Silybum marianum *(Carduus marianus)*

D1 - D2 Dil.
3 x tägl. 10 Tr.

Es ist ein Arzneimittel, das entstauend auf das Pfortadersystem wirkt und als sanftes Diuretikum.

Entsprechende Tierversuche zeigen eine deutliche Schutzwirkung auf das Leberparenchym vor Giften. Eine Besserung der Beschwerden wird erreicht, besonders bei heftigen Schmerzen im rechten Oberbauch, bei Übelkeit, Brechreiz. Die Leber ist vergrößert, schmerzhaft. Der Stuhl hart, hellgelb und trocken. Häufig bestehen ausstrahlende Schmerzen zum rechten Schulterblatt und zur rechten Schulter.

Flatulenz ist groß. Besserung durch Zusammenkrümmen und Wärme. Warme Anwendungen lokal an der Leber werden nicht vertragen.

Phosphorus

D12 Dil.
3 x tägl. 5 Tr.

Das genaue Arzneimittelbild von Phosphorus ist unter *chronischer Hepatitis* nachzulesen.

Zusätzlich, als klinische Indikation, Leberzirrhose mit Aszites.

Aqua quassiae
Aqua nucis vomicae āā

3 - 6 x tägl. 10 Tr.
in etwas Wasser.

Ein bewährtes Arzneimittel bei Leberzirrhose mit Aszites und Ödemen. Wirkt mitunter erstaunlich gut.

(Das Arzneimittel muß nach entsprechenden Vorschriften vom Apotheker selbst hergestellt werden).

Cholezystopathie

Krankheitsbild: Unter diesem Krankheitsbild verstehen wir eine Zusammenfassung aller funktionellen, teilweise mechanisch bedingten Störungen, die mit Völlegefühl, Druck im Oberbauch, mit Übelkeit, mitunter auch mit kolikartigen Bauchschmerzen einhergehen. Es handelt sich dabei fast immer um Entleerungsstörungen der Gallenblase mit oder ohne organischem Befund, weiterhin um Gallensteinerkrankungen der Gallenblase und der Gallenwege, sowie um Entzündungen chronischer Art der Gallenblase.

Diagnose: Sorgfältige Untersuchung mit Ausschöpfung aller Möglichkeiten der Diagnostik im Labor, mit Hilfe von Röntgenstrahlen und mit Sonographie. Weiterführende Diagnostik evtl. mit i.v.-Cholangiographie, bei Verdacht auf Komplikationen Computer-Tomographie, Szintigraphie zum Nachweis der verdickten und entzündeten Gallenblasenwand nur bei besonderen klinisch-diagnostischen Schwierigkeiten.

Therapie: Stationäre Behandlung notwendig bei hohem Fieber, medikamentös nicht beeinflußbaren Kolikschmerzen und Kreislaufschwierigkeiten.

Medikamentöse Maßnahmen bei Entzündungen mit Antibiotika (die Antibiotika erreichen die entzündete Gallenblase auf dem Blutweg und über die Galle). Zu beachten sind die Nebenwirkungen der Breitbandantibiotika.

Schmerzbekämpfung erfolgt durch Kombinationspräparate mit Spasmolytika und Analgetika.

Bei schweren Cholezystitis-Fällen bzw. Gallenkoliken sind starke Analgetika, wie Fortral® oder Dolantin® notwendig.

> Vorsicht bei i.v.-Gaben wegen Gefahr von Blutdruckabfall und Kreislaufkollaps.

Homöopathische Therapie

Die im folgenden genannten Medikamente werden zunächst bei der allgemeinen Cholezystopathie angewandt, wobei einige, die schon in den vorigen Kapiteln genannt worden sind, hier nur noch namentlich angesprochen werden mit Hinweis auf das betreffende Kapitel. Am Ende noch getrennt drei Mittel für die Cholezystitis und Cholangitis.

Atropa belladonna *(Belladonna)*

D3 Dil.
Bei kolikartigen Schmerzen stündl. 5 Tr.
Causa ist Abkühlung nach starker Wärmeanwendung, z.B. Sonne oder Heizkissen. Hohes Fieber, Spasmen und Übererregbarkeit aller Sinne.
Bauchschmerzen bessern sich durch Überstrecken nach hinten. Zu große Wärme, aber auch Kälte lokal und allgemein verschlimmert. Nur Ruhe bringt Besserung.

Berberis vulgaris *(Berberis)*

D3 Dil.
stündl. 5 Tr. bei akuten Beschwerden, sonst
3 x tägl. 5 Tr.
Brennende, schmerzende, drückende, anfallsartige Attacken im rechten Oberbauch zum Rücken strahlend, Berührungsempfindlichkeit.
Wärme und Ruhe bessern.

Citrullus colocynthis *(Colocynthis)*

D3–D4 Dil.
Im Anfall stündl. 5 Tr.,
sonst 3 x tägl. 5 Tr.
Jahrelang bestehender unterschwelliger Ärger mit plötzlichem Ausbruch von krampfartigen Beschwerden im rechten Oberbauch, gebessert durch Wärme und Zusammenkrümmen, Kälte verschlimmert. Schmerzen ziehen ins rechte Bein.

Dioscorea villosa

D4 - D6 Dil.
3 x tägl. 5 Tr.
In Wellen auftretende Schmerzattacken im Bereich der Gallenblase mit ausstrahlenden Schmerzen in die rechte Brust.

Große Flatulenz nach den Mahlzeiten. Die Schmerzen bessern sich durch Ausstrecken, verschlimmern sich durch Zusammenkrümmen. Wärme und Kälte ohne Einfluß.

Mandragora

D4 - D6 Dil.
Im Anfall 2stündl. 5 Tr.,
als Dauermedikation 3 x tägl. 5 Tr.
Leitsymptome: Rechtsseitige Beschwerden im Bereich der Gallenblase, die sich durch Essen bessern. Starkes Verlangen nach pikanten Dingen. Unverträglichkeit von Fett, Alkohol und Kaffee.
Wärme und Bewegung bessert, Kälte verschlimmert.

Silybum marianum
Siehe chronische Hepatitis S. 145f

Taraxacum officinale *(Taraxacum)*

D2 Dil.
3 x tägl. 20 Tr.
Intervallmittel bei chronischer Cholezystopathie mit nächtlichen Beschwerden, Appetitlosigkeit und Obstipation. Landkartenzunge, Kopfschmerzen. Keine Wärmemodalitäten.

Gallenkolik

Homöopathische Therapie

Eine akute Gallenkolik läßt sich mit homöopathischen Mitteln beherrschen. Mir hat sich in jahrzehntelanger Praxis folgendes Routinemittel immer bewährt:

Kombinationstherapie
Chelidonium majus D2 - D3 Dil.
und
Silybum marianum, D2 Dil.
Alle 5 Minuten 5 Tr. im Wechsel direkt auf die Zunge. Wegen des Brechreizes so lange wie möglich im Mund belassen und nicht gleich hinunterschlucken.
Unterstützend feucht-warme Umschläge auf die Leber, auf das feuchte Tuch (lokal!)
Hydrastis canadensis Ø oder
Taraxacum officiniale Ø.
Vor dem Umschlag 20 Tr. auf die Haut.
Eine andere Methode ist die Quaddelung im Bereich der Gallenblase und im Bereich des rechten Schulterblattwinkels mit einer Mischung aus
Chelidonium majus D3 und
Taraxacum officiniale D2.

Cholangitis

Krankheitsbild: Die Entzündung der Gallenwege ist praktisch immer bakterieller Natur und fast immer die Folge eines Abflußhindernisses. In der gestauten Gallenflüssigkeit können sich die Bakterien schnell vermehren.
Diagnose: Charakteristische Symptome sind Schmerzen unterhalb des rechten Rippenbogens, Ikterus, Fieber, Leukozytose, Erhöhung der alkalischen Phosphatase, erhöhte Transaminasen.
Therapie/Allgemein: Ziel der Behandlung ist immer die Beseitigung eines möglicherweise vorhandenen Abflußhindernisses. Da die Gefahr einer Sepsis mit Komplikationen besteht, sollte eine akute Cholangitis immer stationär behandelt werden.

Konventionelle Therapie

Bei vorhandenem Abflußhindernis wird sie in einer chirurgischen Behandlung bestehen, da medikamentöse Therapie, auch homöopathische Therapie, das Abflußhindernis nicht beseitigt. Erst danach antibiotische Behandlung. Dabei muß die Niereninsuffizienz, falls vorhanden, beachtet werden (wegen der Toxizität verschiedener Kombinationen von Antibiotika).

Homöopathische Therapie

Diese Therapie hat nur einen Sinn, wenn kein Abflußhindernis vorhanden ist (vgl. oben):
Bryonia cretica
Chelidonium majus
Silybum marianum und
Taraxacum officinale.
In der Behandlung hochfieberhafter, bakterieller Entzündung der Gallenblase und der Gallenwege ohne Abflußhindernis empfiehlt sich neben den durch ihre Symptomatik indizierten Arzneimitteln folgende Kombination:

Kombinationstherapie
Mischinjektion
parenteral, i. m. oder i. v.
Pyrogenium-Nosode D30, 1,0 ccm
Echinacea angustifolia D4, 1,0 ccm
Täglich 1 Injektion, bis die Temperatur abgesunken ist.

Auch in diesem Fall sind sorgfältig die Grenzen der chirurgischen Indikation zu beachten.

Postcholezystektomie-Syndrom

Krankheitsbild: Unter dieser Bezeichnung werden alle nach einer Cholezystektomie auftretenden Beschwerden zusammengefaßt. Es handelt sich dabei also nicht um ein exaktes Krankheitssyndrom, sondern um eine Zusammenfassung von vielen Symptomen unterschiedlicher Ursache. In vielen Fällen kann man durch subtile diagnostische Untersuchungen (Gallengangsdarstellung) einen organischen Befund nachweisen. Es sind meist Steinchen in den Gallengängen oder Narbenstrikturen, mitunter auch duodenale Beschwerden. Bei allen anderen Patienten können wir funktionelle Beschwerden annehmen.
Therapie/Allgemein: Regelmäßige Lebensweise und Diät.
Sorge für Stuhlgang und streßfreies Leben.

Konventionelle Therapie

Es können Spasmolytika versucht werden, mitunter in Verbindung mit leichten pflanzlichen Sedativa. Intensive Gesprächstherapie zur Vermeidung von Neurosen ist erforderlich.

Homöopathische Therapie

Bryonia cretica *(Bryonia)*

D3 Dil.
3 x tägl. 5 Tr.
Ursache häufig feuchte Kälte nach Erhitzen im Sommer.
Schmerzen sind stechend, krampfend. Alles bessert sich durch Liegen auf der kranken (rechten) Seite. Sehr großer Durst auf kalte Getränke, die gut vertragen werden und keine Verschlimmerung verursachen.
Neigung zur Hitzigkeit und Ärgerlichkeit mit konsekutiver Verschlimmerung der Beschwerden.
Warme Umschläge verschlimmern.

Chelidonium majus *(Chelidonium)*

D4 Dil.
3 x tägl. 5 - 10 Tr.
Traurige, träge, ängstliche Patienten mit Beschwerden als Folge von Ärger. Schmerzen im Gallenblasenbereich mit Ausstrahlung in den rechten Schulterblattwinkel. Meteorismus, Besserung der Beschwerden durch feuchte Wärmeanwendungen und allgemeine Wärme.

Taraxacum officinale *(Taraxacum)*

D2 Dil.
3 x tägl. 10 Tr.
Stauungen im Pfortadersystem.
Landkartenzunge mit Appetitlosigkeit und allgemeiner Kraftlosigkeit, mitunter Kopfschmerzen. Neigung zu Obstipation, Beschwerden besonders nachts. Keine Temperaturmodalitäten.

Pankreaserkrankungen

Krankheitsbild: Wir unterscheiden die akute/akut-rezidivierende Pankreatitis und die chronisch-rezidivierende Pankreatitis. Daneben bestehen noch endokrine Pankreastumoren; eine homöopathische Behandlung ist nicht angezeigt.
Die beiden Gruppen entzündlicher Erkrankungen äußern sich in kurzdauernden Schmerzattacken mit passagerer Enzymentgleisung und vorübergehender Pankreasinsuffizienz mit voller Wiederherstellung biochemischer und klinischer Veränderungen. Die chronischen Formen verlaufen mit und ohne Verkalkung.
Ursachen: Bei den akuten Bildern in etwa 70% der Fälle Erkrankung der Gallenwege. Als weitere Ursache für akute Entzündungen kommen in Frage: Virusinfekte (Hepatitis), Salmonellen, verschiedene Medikamente, Stoffwechselstörungen, vaskuläre Erkrankungen und hereditäre Faktoren. Außerdem, in seltenen Fällen, postoperative und allergische Entzündungen.
Diagnose: Es werden drei verschiedene Stadien unterschieden:
- die akute, ödematöse Entzündung
- die hämorrhagische Entzündung mit Teilnekrose des Pankreas
- die Totalnekrose des Pankreas mit ausgedehnten peripankreatischen Nekrosen.

Es werden folgende diagnostischen Kriterien für die Zuordnung zu den genannten drei Stadien angegeben:
☐ Abwehrspannung
☐ Tastbare Resistenz
☐ Leukozyten über 12000/mm^3
☐ Blutzucker 140 mg/dl
☐ Kalzium unter 4,2 mval/l
☐ Kreatinin über 1,4 mg/dl
☐ Reststickstoff über 24 mg/dl
☐ Basendefizit über 2 mval/l.
Wenn mehr als vier dieser Kriterien positiv sind, liegt eine hämorrhagische Pankreatitis vor, also eine Erkrankung im II. Stadium. Sind mehr als 6 Parameter positiv, so besteht eine Totalnekrose, also das III. Stadium.
Werden diese Kriterien sorgfältig beachtet, so lassen sich im allgemeinen tödlich verlaufende Komplikationen vermeiden. Es sind dies: Kreislaufversagen, Nierenversagen, paralytischer Ileus, Blutungen, Elektrolytverschiebungen, Diabetes mellitus, respiratorische Insuffizienz und Enzephalopathie.
Therapie: Die Basistherapie bei akuter Pankreatitis ist praktisch nur in der *Klinik* durchzuführen und besteht in genauer Überwachung des Patienten bei Nulldiät mit Magenverweilsonde und Flüssigkeitszufuhr auf parenteralem Wege. Zur Schmerzbekämpfung sind mitunter starke Mittel, wie zum Beispiel Fortral® oder Valoron® notwendig. Antibiotika nur bei biliär bedingten Entzündungen der Bauchspeicheldrüse. Des weiteren werden Carboanhydrasehemmer zur

Hemmung der Pankreassekretion ebenso wie Calcitonin empfohlen. Umstritten ist der Einsatz von Enzyminhibitoren. Bei Niereninsuffizienz und Ansteigen der Kreatininwerte über 5,0 mg/dl ist eine Hämodialyse indiziert.
Nach Abklingen des akuten Schubes: Nach 1 - 2 Wochen, gerechnet vom Beginn der Erkrankung her, kann der Kostaufbau beginnen unter genauer Beachtung der abdominalen Symptomatik und der Amylase. Zunächst Kohlenhydrate, später Eiweiß und zuletzt erst geringe Mengen Fett. Die Kost sollte nicht stark gewürzt, aber auch nicht salzarm sein. Nach drei bis vier Wochen Übergang auf eine fettarme und ballastarme Diät.

Homöopathische Therapie

Bei allen Erkrankungen der Bauchspeicheldrüse muß die sorgfältige Diagnostik eingehalten werden. Eine homöopathische Therapie ist erst nach Abklingen der akuten Erscheinungen angezeigt und als begleitende Therapie bei strenger Diät durchzuführen.
Gerade bei den Pankreasmitteln ist die Symptomatik sehr wechselhaft, so daß die richtige Auswahl des richtigen Arzneimittels mitunter sehr schwer ist. Im folgenden sind die wichtigsten Arzneimittel zur Behandlung der abklingenden akuten Entzündungen sowie der chronisch-rezidivierenden Entzündungen mit ihren wichtigsten Symptomen aufgeführt:

Carbo vegetabilis

D6 Tabl.
3 - 6 x tägl. 1 Tabl.
Ursache: Venöse Stauungen, abklingende Pankreatitis mit Kreislaufstörungen. Der Körper ist blaß, zyanotisch und eiskalt. Reichliches Aufstoßen, heftiger Meteorismus. Eiskalte Hände und Füße, aber Verlangen nach kühler Luft. Stomatitis aphthosa. Abneigung gegen Milch und Fett.
Besserung: Durch Kälte, Bewegung und Blähungsabgang.
Verschlimmerung durch Wärme, Ruhe und fette Speisen.

Chionanthus virginicus

D4 - D12 Dil.
3 - 6 x tägl. 5 Tr.
Abklingende Pankreatitis oder rezidivierende Pankreatitis. Völliger Verlust des Appetites, bitteres Aufstoßen.
Erbrechen von dunkelgrüner Galle mit kalten Schweißausbrüchen. Stuhlgang dunkel, übel stinkend. Harn auch übel riechend.
Besserung: In Ruhe, im Liegen und nach dem Essen.
Verschlimmerung durch Kälte und Bewegung.

Cinchona succirubra (China)

D3 - D12 Dil.
3 - 6 x tägl. 5 Tr.
Beim Abklingen einer akuten Pankreatitis, häufiger bei der chronischen Pankreatitis. Völlegefühl nach dem Essen mit Blähsucht und Aufstoßen ohne Besserung. Bitterer Geschmack im Munde. Großes Verlangen nach Süßigkeiten. Milch und Hülsenfrüchte werden nicht vertragen.
Besserung durch Wärme und Ruhe.
Verschlimmerung durch Kälte, Bewegung, Berührung und Obst.

Eichhornia crassipes (Eichhornia)

D2 Dil.
4 x tägl. 5 Tr.
Indiziert bei der chronischen Pankreatitis. (Organotrope Pankreaswirksamkeit pharmakologisch nachgewiesen).

Intermittierende Oberbauchschmerzen mit Obstipationsneigung. Gute Erfahrungen bei chronischer Pankreatitis bei Cholezystektomie-Syndrom.

Veronica virginica *(Leptandra)*

D4 Dil.
4 - 5 x tägl. 5 Tr.
Indikation besonders bei der chronischen Pankreatitis (II. Stadium). Verdauungsinsuffizienz, vergesellschaftet mit Gallenblasenentzündungen. Neigung zu Durchfällen. Fettunverträglichkeit.
Besserung durch Wärme und Bauchlage.
Verschlimmerung durch Berührung.

Quassia amara *(Quassia)*

Ø Dil.
3 x tägl. 10 Tr.
Bewährt bei chronischen Pankreasaffektionen im Zusammenhang mit Leberschäden und Aszites. Mitunter Ödeme der unteren Extremitäten.
Großer Appetitverlust.
Besserung durch Wärme und Strecken der Wirbelsäule.
Verschlimmerung durch Kälte und Alkohol.

Dumping-Syndrom

Krankheitsbild: Dieses Syndrom tritt bei Patienten mit einer Magenresektion auf. Es beginnt immer in den ersten zwei Stunden, mitunter schon wenige Minuten nach einer Mahlzeit.
Es geht einher mit einer erheblichen Hypoglykämie, dazu kommt Tachykardie, Hypotonie und Tachypnoe. Aufgetriebener Leib, mitunter Stuhldrang. Bei Nahrungsaufnahme im Liegen deutlich geringere Beschwerden.
Erklärlich ist das Syndrom durch schnellen Übertritt der Speisen vom Restmagen in den Darm.
Diagnose: Hier kann man sich allein auf die vom Patienten geschilderten Symptome stützen. Ergänzend Magen-Darm-Passage mit Beobachtung und Messung der Passagezeit aus dem Magen. Glukose-Belastungs-Test ist erforderlich zur Abklärung diabetischer Stoffwechselstörung bzw. Spät-Dumping.
Therapie: Im Verlauf der Behandlung ist die regelmäßige Gewichtskontrolle sehr wichtig. Es ist eine der wenigen Kontrollmöglichkeiten eines Therapie-Effektes.

Konventionelle Therapie

Sie richtet sich nach der Schwere der Symptome. Im Vordergrund sollte dabei ein ausführliches Gespräch geführt werden über die Essensgewohnheiten, aber auch über den psychischen Anteil dieser Beschwerden am Gesamtbild. Zustand der Zähne, Kaubelastung, Lebensführung, Schlafgewohnheiten, alles ist dabei zu beachten. Besonders sollte man darauf achten, daß Patienten bei den Mahlzeiten zuerst essen und dann trinken, nicht umgekehrt. Nahrungsaufnahme auf viele kleine Mahlzeiten verteilen!
Medikamentös wird Paspertin® verwendet, zusätzlich mitunter auch ein Beruhigungsmittel wie Diazepam 2 - 5 mg.
Bei langfristigem Versagen der konservativen Therapie sollte nach etwa zwei Jahren ein operativer Umwandlungseingriff ins Auge gefaßt werden.
Es gibt dabei verschiedene technische Varianten.

Homöopathische Therapie

In der Homöopathie existiert ein Medikament, das in seinem Arzneimittelbild dem Symptomenbild des Dumping-Syndroms sehr ähnlich ist und in jedem Falle versucht werden soll.
Verf. hat einige Fälle mit gutem Erfolg behandelt mit:

Nicotiana tabacum *(Tabacum)*

D4 - D6 Dil.
3 x tägl. 5 Tr.
Anfallsweiser Schwindel mit Übelkeit und kaltem Schweiß, kollapsigen Zuständen und niedrigem Blutdruck kurz nach den Mahlzeiten. Am ganzen Körper Kältegefühl, will sich aber nicht zudecken. Die Zustände können bis zur Bewußtseinstrübung führen und mit Präkordialangst und Herzsensationen einhergehen. Bewegung verschlimmert dann, es kommt zu Ohrensausen und auch Sehstörungen. Parästhesien an den Extremitäten. Im Liegen sind alle Beschwerden besser.

Anmerkung

Besonders die hochakuten, mit Komplikationen belasteten Erkrankungen der Bauchspeicheldrüse, der Gallenblase, der Leber und des Dickdarmes gehören nötigenfalls in intensivklinische Behandlung. Eine sorgfältige Diagnostik des klinischen Krankheitsbildes ist dringend notwendig. Erst nach abgeschlossener Diagnostik kann der behandelnde Arzt entscheiden, ob hier eine Erkrankung vorliegt, die homöopathisch behandelt werden kann.
Sämtliche Formen der Gastritis, aber auch des Magengeschwürs, einfache Durchfallserkrankungen und Obstipationen, Folgen von Alkoholmißbrauch, Abführmittelmißbrauch, allgemeine Leberstörungen, Zustände nach akuter Hepatitis und chronischer Hepatitis sind in jedem Falle - nach Ausschaltung aller maligner Prozesse -, homöopathisch wesentlich gezielter und erfolgreicher zu behandeln.

Erkrankungen der Harn- und Geschlechtsorgane

Zystitis

Krankheitsbild: Vorwiegend bakterielle und spezifische Entzündungen der Harnblase, oft schon kombiniert mit analogem Prozeß in der Harnröhre.

Ätiologie: Erreger im wesentlichen wie bei der Pyelonephritis mit Abstand am häufigsten die Koligruppe. Der wichtigste Infektionsmodus ist die Keimaszension vom äußeren Genitale über die Urethra in die Blase. Beim weiblichen Geschlecht besteht infolge der kurzen Harnröhre eine besondere Disposition. Lokale Irritationen, wie Durchnässung, Abkühlung, Manipulationen, Reinigungsverfahren, sexuelle Techniken usw. sowie Abflußbehinderungen und entzündliche Prozesse der Nachbarschaft haben eine große Bedeutung dabei. Dazu kommen noch Dispositionsfaktoren, wie Diabetes mellitus, Gravidität u.ä., die leicht zu solchen Entzündungen führen. Abgrenzung zu oberen Harnwegsinfekten, z.B. der Pyelonephritis, ist in der Praxis sehr schwierig, aber von großer Bedeutung.

Das ***klinische Bild*** zeigt im Vordergrund einen häufigen Harndrang mit Entleerung kleiner, mitunter auch kleinster Portionen (auch nachts sehr häufiges Wasserlassen), Schmerzen und Brennen beim Wasserlassen sowie Druckschmerz oberhalb der Symphyse. Im Urin reichlich Leukozyten, Epithelien, Bakterien und andere Bestandteile. Urin bald nach Entleerung untersuchen, da sonst nach längerem Stehen wegen des Ureasegehaltes vieler Keime eine rasche Zersetzung des Harnstoffes unter Bildung von NH_3 stattfindet. Bei Beschleunigung der Blutsenkungsgeschwindigkeit stets an obere Harnwegsinfekte (Pyelonephritis) denken.

Diagnose: Beschwerden und Urinbefunde sind so typisch, daß keine Schwierigkeiten bei der Diagnose auftreten. Larvierte Verlaufsformen treten bei älteren Menschen auf, besonders bei Frauen.

Bei häufig rezidivierenden Harninfekten immer den Fachmann zu Rate ziehen, um zu vermeiden, daß in den oberen harnableitenden Wegen chronische Entzündungen ablaufen oder entstehen. Bei Frauen auch den Frauenarzt hinzuziehen, um den Einfluß von Trichomonaden auszuschließen.

Konventionelle Therapie

Bettruhe bis zum Abklingen der frischen, entzündlichen Erscheinungen.

Reichlich Flüssigkeit, z.B. *Wildunger* und *Fachinger* Wasser oder Kamillen- oder Fliedertee, später Obstsaft. Auch Bärentraubenblättertee, aber nur, wenn keine medikamentöse Desinfektion durchgeführt wird. Lokale Wärme, feuchte Packungen in der Blasengegend, mehrmals täglich.

Bei Bedarf Analgetika bzw. Spasmolytika.

Bei leichten, unkomplizierten unteren Harninfekten reichen die auch schon früher verwendeten Urindesinfizienzien wie z.B. Hexamethylentetramin, oder Mandelsäure (Arctuvan®). In vielen Fällen reicht auch schon Urologikum-Tee.

Um bei *akuten Formen* jeden Verdacht auf Komplikationen und weitere Keimaszension auszuschließen, wirksame Maßnahmen sofort einleiten: Testgerechte Antibiotika. Vor Beginn Differenzierung und Testung der Keime (Mittelstrahlurin!). Ein Antibiogramm ist vor allen Dingen bei Problemkeimen (Proteus, Pseudomonas, und Aerobacter) durchzuführen, besonders dann, wenn die

Beschwerden nicht völlig verschwinden. Langdauernde antibakterielle Therapie nur unter Hinzuziehung eines Urologen. *Nach Abklingen* der entzündlichen Zeichen sind zur Rezidivprophylaxe folgende Allgemeinmaßnahmen zu beachten:
Warme Unterkleidung, Unterkühlung vermeiden. Bei Frauen Reinigen der äußeren Genitalien nicht nur mit Waschlappen, sondern unter Zuhilfenahme von Waschschüsseln (Bidet). Säuberung stets analwärts durchführen. Sofern nicht kontraindiziert (Nephrosklerose, chronische Pyelonephritis),grundsätzlich mehr Flüssigkeit als dem Durst entspricht. Das ist sehr wichtig bei älteren Menschen, bei denen das Durstgefühl oft vermindert ist.

Homöopathische Therapie

Beim Krankheitsbild der akuten Zystitis sollte man, wenigstens bei ganz frischen Fällen, bevor man zu Chemotherapeutika greift, Homöopathika einsetzen. Hier sind besonders die einzelnen Modalitäten entscheidend für die Wahl des Arzneimittels.

Capsicum annuum *(Capsicum)*

D3 - D4 Dil.
2stündl. 5 Tr.
Brennen der Schleimhäute wie bei Pfeffer. Mangelnde Körperwärme, spastische Schmerzen.
Wärme bessert, Kälte verschlimmert und Ruhe bessert.

Eupatorium purpureum

D2, D4, D6 Dil.
2stündl. 5 Tr.
Akute und subakute Zystitis mit Zerschlagenheitsgefühl.
Leitsymptom ist das Gefühl, als sei die Urethra verstopft. Die häufig bei der Schwangerschaft auftretende Zystitis kann günstig beeinflußt werden. Auch zwischenzeitlich besteht eine Reizblase. Kälte verschlimmert den Zustand, Ruhe bessert. Wärme wirkt nicht unbedingt bessernd.

Hydrargyrum bichloratum
(Mercurius sublimatus corrosivus)

D4 - D6 Tabl.
3 x tägl. 1 Tabl.
Alle Symptome sind heftiger als bei anderen Quecksilberarzneimitteln, die Schleimhautentzündung ist sehr heftig, meist eitrig. Übelriechender Urin, Drüsenschwellung, fast ununterbrochener Harndrang unabhängig von der Miktion. Die Leitsymptome sind Schwäche, Zittern, Nachtschweiße und Tenesmen.
Verschlimmerung vor allen Dingen im Bett, wenn es warm ist und in der Nacht.

Lytta vesicatoria *(Cantharis)*

D3 - D6 Dil.
2stündl. 5 Tr.
Harnwege mit brennenden und schneidenden Schmerzen wie von einem scharfen Messer beim Wasserlassen. Patient hat das Gefühl, als sei die Blase innen mit rohem Fleisch ausgekleidet. Patient ist überempfindlich und dabei sexuell übererregbar.
Zusammenkrümmen, Wärme und heiße Anwendungen zeigen Besserung, kalte Getränke und Kaffee verschlimmern.

Petroselinum crispum *(Petroselinum)*

D2 - D4 Dil.
2stündl. 5 Tr.
Akute, subakute Zystitis, bei normaler Harnmenge sehr häufiges Wasserlassen, besonders bei Katheter-Zystitis und -Urethritis sehr geeignet. Enuresis ist auch eine Indikation für Petroselinum. Es besteht Juckreiz am After.

Pyelitis

Krankheitsbild: Es handelt sich um eine ein- oder doppelseitige, unspezifische bakterielle Entzündung im Bereich des Nierenbeckens. Am häufigsten sind es Keime der Koligruppe, seltener Enterokokken, Proteus und Pseudomonas. Die beiden letztgenannten sind häufig nach instrumentellen Eingriffen zu finden. Der mit Abstand wichtigste Infektionsmodus ist die Aszension der Keime von der Blase aus. Dem Eindringen der Keime in die höher gelegenen Kelchnischen des Nierenbeckens bis ins Parenchym stehen keine wesentlichen Hindernisse im Wege, deswegen ist eine Pyelitis in den meisten Fällen eine Pyelonephritis. Klinisch werden die beiden Begriffe heute praktisch gleichgesetzt.

Diagnose: Durch Urinbefund und durch das Beschwerdebild in den meisten Fällen verhältnismäßig leicht. Wir müssen aber daran denken, daß eine Pyelitis unter Umständen, besonders im rezidivierenden chronischen Fall, ohne besondere Symptome abläuft. Abflußhindernisse, Mißbildungen usw. sind selbstverständlich auszuschließen, differentialdiagnostisch notfalls durch den Urologen abzuklären.

Therapie: Allgemeinmaßnahmen vor allem Bettruhe, reichlich Flüssigkeit, etwa ein bis zwei Liter mehr als dem Durst entspricht. Bettruhe, solange Fieber besteht. Die Wärme im Bett ist nicht zu unterschätzen. Besondere Diät mit Eiweiß- und Natriumrestriktion ist nicht unbedingt notwendig, aber sicher von Vorteil. Dringend indiziert ist die gezielte Chemotherapie. Wahl des Mittels allerdings erst nach Erregerbestimmung.

Konventionelle Therapie

Das Ergebnis der Resistenzprüfung, wie auch die Schwere der Krankheit werden den Arzt vorrangig zu sehr wirksamen bakteriziden Mitteln greifen lassen. Dazu gehören Binotal®, Amblosin®, aber nie kürzer als 10 Tage lang. Chloramphenicol sollte wegen des Risikos einer Knochenmarkschädigung in der Regel nur noch bei Resistenz der Erreger gegen andere Antibiotika eingesetzt werden.

Nach der Initialtherapie und einem erneuten Antibiogramm gibt man zweckmäßigerweise Furadantin®, unter Umständen auch intermittierende Langzeitbehandlung. Statt Furadantin® sind auch testgerechte Antibiotika möglich.

Bei Schwangerschaftspyelonephritis können **keinesfalls** Tetrazykline, Streptomycin oder Sulfonamide gegeben werden.

Homöopathische Therapie

Bei der Therapie der Pyelitis ist die Homöopathie heute in den Hintergrund getreten, denn hier haben sich die spezifischen Chemotherapeutika nach entsprechendem Antibiogramm durchsetzen können.

Trotzdem hat die Homöopathie noch einen Platz in der Behandlung der Pyelitis. Wenn immer wieder Rezidive auftreten und eine Unverträglichkeit gegen die meisten Medikamente bei Dauerbehandlung auftritt, kann man sehr gut im chronischen Verlauf, aber auch bei der akuten Pyelitis etwas erreichen. Ein Teil der hier in Frage kommenden Medikamente sind entsprechend dem Arzneimittelbild bereits bei der Zystitis abgehandelt.

Hier kommen noch weitere homöopathische Mittel dazu. Bei der Arzneimittelwahl geht die Ursache, d.h. die Causa, im

homöopathischen Sinn dem Symptomenbild voran. Bei Folgen von Durchnässung und Unterkühlung:
Solanum dulcamara
oder
Rhus toxicodendron.

Wenn die kalten Füße eine Ursache sind und gleichzeitig venöse Stase vorhanden ist, kommt
Pulsatilla patens
in die engere Wahl, besonders bei Fettunverträglichkeit usw... Solche Mittel sind in den Konstitutionsmitteln noch herauszufinden.
Entsprechend dem Symptomenbild können wir noch folgende Mittel einsetzen:

Acidum benzoicum e resina

D2 - D6 Dil.
2stündl. 5 Tr.
Harnsaure Diathese. Leitsymptom: Urin riecht wie Pferdeharn! Der Urin ist also alkalisch. Schwäche und Schweiße gehören dazu. Dumpfe Schmerzen in der Nierengegend, außerdem häufig Beschwerden aus dem rheumatischen Formenkreis, Gelenkerkrankung, Sehnenentzündungen, auch Gicht.
Wärme bessert, Kälte verschlimmert, Bewegung verschlimmert.

Balsamum peruvianum

D3 Dil.
2stündl. 5 Tr.
Ein Arzneimittel, das aus Erfahrung gerade bei chronischen Pyelitiden einen sehr guten Einfluß hat.
Leitsymptom: Der Urin hat einen Geruch wie Vanille.

Chimaphila umbellata

D4 Dil.
5 x tägl. 5 Tr.
Nierenbeckenentzündung mit spärlichem Harn, in dem dicker, fadenziehender Schleim enthalten ist. Urethra bei Miktion sehr schmerzhaft.
Besserung beim Gehen, d.h. also auch bei Bewegung, Verschlimmerung durch feuchte Kälte.

Copaifera off.

D3 Dil.
2stündl. 5 Tr.
Der Urin riecht wie Veilchen, Schmerzen beim Wasserlassen brennend, stechend, juckend, Juckreiz in der Urethra, Schmerzen in der Nierengegend.

Terebinthinae aetheroleum rectificatum
(Oleum Terebinthinae)

D3 - D4 Dil.
2stündl. 5 Tr.
Blasses Gesicht, Zunge ist trocken, glatt rot und glänzt. Brennende Schmerzen beim Wasserlassen mit etwas blutigem Urin, dumpfe Schmerzen in der Nierengegend und äußerste Klopfempfindlichkeit der Nierenlager. Harn läuft spärlich und ist dunkel. Kalte Schweiße an den unteren Extremitäten.
Ruhe und Kälte zeigen keine Modalitätsreaktion.

Thuja occidentalis *(Thuja)*

D3 - D6 - D12 Dil.
1 - 3 x tägl. 5 Tr.
Es sind frostige empfindliche Patienten. Die Pyelitis tritt auf als Folge von Infektionen, manchmal auch nach Impfungen. Es besteht häufig eine Symptomatik des rheumatischen Formenkreises.
Leitsymptom: Verschlimmerung durch Nässe und Kälte. Schweiße nur an unbedeckten Stellen.

Potenzierter Eigenurin. Bei längjährig rezidivierenden und therapieresistenten Zystopyelitisfällen habe ich mit gutem Erfolg potenzierten Eigenurin verordnet.

Technik der Herstellung
Will man Eigenurin bis zu C12 potenzieren, braucht man 13 10 cm^3-Fläschchen mit Tropfeinrichtung und außerdem 25–30%igem Alkohol. In jedes Fläschchen werden 100 Tropfen Alkohol 30% abgezählt. Jetzt gibt man in das erste Fläschchen einen Tropfen Patientenurin, schüttelt *zehnmal* gut durch (= C1) und gibt von dieser Mischung einen Tropfen in das zweite Fläschen (= C2), schüttelt 10 mal durch und gibt einen Tropfen in das dritte Fläschen (= C3) und verfährt weiter so, bis man die gewünschte Potenz erreicht hat. Die Fläschchen werden mit Etiketten versehen, sowohl mit der Höhe der Potenz beschriftet, als auch mit dem Namen des Patienten.
Die Verordnung erfolgt entsprechend der Erkrankung und ist bei den einschlägigen Krankheiten nachzulesen.

Verordnungsschema
1. Woche: 3 x tägl. C5
2. Woche: 2 x tägl. C7
3. Woche: 1 x tägl. C9
4. Woche: 2 x wöchent. C9

Sind die Beschwerden deutlich besser, wird im Abstand von zwei Wochen jeweils 5 Tr. C9 gegeben. Bestehen Resterscheinungen, wird wieder von vorne (1. Woche) begonnen.

Beschriftung und Bezeichnung der Arznei **»Eigennosode« (nicht Eigenurin)!**

Glomerulonephritis

Krankheitsbild: Die typische Form ist eine, nach bestimmten Infekten auftretende, nicht eitrige und zwar auf dem Blutwege zustande kommende Krankheit, die bei den Nieren und hier alle bzw. fast alle Glomeruli befällt. Die Krankheit tritt hauptsächlich bei Kindern zwischen dem 3. und 7. Lebensjahr auf, aber auch bei jüngeren Erwachsenen. Je älter der Patient wird, desto seltener wird diese Erkrankung, heute ist sie relativ selten. Aus unbekannten Tatsachen deutliches Überwiegen des männlichen Geschlechts.
Die Krankheit beginnt nach Ablauf einer Latenzperiode nach einem Infekt, teils akut und stürmisch innerhalb weniger Stunden, mitunter auch symptomarm und schleichend. Als Allgemeinerscheinung Übelkeit, Appetitlosigkeit, Schwäche und Kopfschmerzen, gelegentlich Rückenschmerzen mit dumpfem Druckgefühl in der Lendengegend, sowie die rötlich-braune Verfärbung des Urins. Initial besonders typisch sind Ödeme im Gesicht, Lidödeme (das Gesicht wirkt dadurch blaß und wächsern), Hypertonie mäßigen Grades mit Erhöhung des diastolischen Druckes. Es besteht Proteinurie.
Es stehen also hier im Vordergrund Symptome von seiten des Kreislaufs (Hochdruck), des Mineral- und Wasserhaushalts (Ödeme) und der Nieren (Hämaturie, Proteinurie).
Als Komplikationen kann es zu Kreislaufversagen kommen, das mit Erscheinungen wie bei einem ausgeprägten Hirnödem auftritt. Schließlich, in 2 – 3 Prozent der Fälle, Übergang der initialen Oligurie über eine persistierende Oligurie bzw. Anurie zum Nierenversagen. Prognose: Selbst beim Anwenden von Dialyseverfahren schlecht.

Therapie/Allgemein: Die Therapie hat so früh wie möglich einzusetzen. Grundlage ist stets:
Bekämpfung der verantwortlichen Erreger, Bettruhe und Diät.

Konventionelle Therapie

Das Mittel der Wahl ist das Penicillin, in der ersten Krankheitsphase etwa 1 ME i.m. pro Tag, 2 Wochen lang. Unter Umständen Rachenabstrich zur Keimdifferenzierung und Resistenzbestimmung. Nur bei Penicillinallergie andere Antibiotika z.B. Cephalotin®. Je nach klinischem Verlauf Fortsetzung der Penicillingabe peroral 3 x tägl. 400 000 Einheiten (Baycillin®, Fokalsanierung dürfte notwendig sein, unter entsprechendem Antibiotikaschutz. Tonsillektomie nicht durchführen bei Retention harnpflichtiger Substanzen. Hier ist die Entscheidung von gebietsärztlicher Seite durchzuführen.
Wesentlich ist die Durchführung einer Diät. Flüssigkeitszufuhr nach heutigen Bilanzregeln 400 - 600 ml pro Tag + 24 Stunden Harnmenge + Flüssigkeit entsprechend der zusätzlichen Verluste. In den ersten Tagen allerdings bei Ödemen bis zum Ingangkommen der Diurese eher etwas weniger, notfalls auch Dursttage, jedoch nur kurzfristig, höchstens 2 bis 4 Tage. Starke Einschränkung von Kochsalz- und Eiweißzufuhr bei Dekkung des Kalorienbedarfs durch Kohlenhydrate. Als Basis Reis- und Kompott-Diät und Zwieback, Butter, Marmelade, Grieß. Nach Abklingen der Oligurie, meistens nach 8 - 10 Tagen, allmähliche Zulage von Eiweiß in hochwertiger Form als Fisch, Eier, Fleisch. Lockerung der Salzrestriktion erst bei normalem Blutdruck und nachdem die Neigung zur Flüssigkeitsretention verschwunden ist. Latente Ödeme werden durch Gewichtskontrolle erfaßt; Kochsalzrestriktion beachten!
Behandlungen von Komplikationen möglichst im Krankenhaus, besonders bei Dekompensation und Anurie.

Homöopathische Therapie

Eine akute Glomerulonephritis kann auch homöopathisch behandelt werden, *wenn* keine Sicherheit über die Ursache durch entsprechende Erreger besteht und wenn ein deutliches Krankheitsbild auf ein Arzneimittel hinweist.

Apis mellifica

D3, D4, D6 Dil.
2stündl. 5 Tr.
Akuter Beginn mit Ödemen, erheblicher Durstlosigkeit, stechend-brennenden Schmerzen in der Lendengegend, Schwellungen am ganzen Körper.
Deutliche Verschlimmerung durch Wärme und Berührung, Besserung durch Kälte, Ruhe und frische Luft.

Atropa belladonna *(Belladonna)*

D3 - D4 Dil.
5 x tägl. 5 Tr.
Causa ist die Abkühlung, besonders nach zuviel Sonneneinstrahlung, Ärger. Übererregbarkeit aller Sinne, plötzlicher Beginn. Die Schleimhäute sind trocken. Zunächst großer Mangel an Schweiß, die Harnabsonderung versiegt fast ganz.
Großes Verlangen nach Wärme, aber Wärme bessert nicht.

Berberis vulgaris *(Berberis)*

D3 - D4 Dil.
5 - 7 x tägl. 10 Tr.
Schmerzen in der Nierengegend bis in den Harnleiter ausstrahlend. Auch im rechten Oberbauch Beschwerden. Urin ist sehr gelb bis rot.
Ruhe bessert die allgemeinen Erscheinungen, Erschütterung verschlimmert.

Solidago virgaurea

D4 Dil.
5 x tägl. 10 Tr.
Das beste Nierenfunktionsmittel, besonders, wenn die Nierengegend schmerzhaft ist. Beim Druck und beim Harnlassen Erschwerung mit starken Schmerzen auch in der Harnröhre. Eine Besserung erfolgt nach Urinabgang. Dieses Mittel ist besonders indiziert beim Abklingen der akuten Erscheinungen und nur bei leichten, objektiven Symptomen, subjektiv nur die oben angeführte Symptomatik.
Bei mehr subchronischen und chronischen Fällen einer Glomerulitis empfiehlt sich

Acidum nitricum

D6 Dil.
3 x tägl. 5 Tr.
Körperlich schwache Patienten mit gereiztem Nervensystem, abgemagert. Sekrete übelriechend. Besonders bei subakuter Glomerulonephritis wirksam. Der Urin ist übelriechend wie bei Pferdeharn, aber noch schärfer, außerdem enthält er eiweißhaltige Zylinder und sehr viele Erythrozyten. Vielfach Entzündungen an der Glans penis.
Warme Anwendungen bessern die Beschwerden.

Cuprum arsenicosum

D12 Dil.
3 x tägl. 10 Tr.
Das Mittel der chronischen Glomerulonephritis mit Krämpfen, Übelkeit, Zyanose, heftiger Müdigkeit. Es ist das Mittel, das an der Grenze zur Urämie angewendet werden kann, bei Blässe, Kälte der Glieder, bei Neigung zu übelriechenden Darmkatarrhen, bei beginnenden urämischen Krämpfen. Es hat sich in jahrelanger Anwendung sehr bewährt und kann eine fortschreitende Urämie über lange Zeit im Gleichgewicht halten.
Wärme und Ruhe bessern den Zustand, Kälte und Berührung verschlimmern.

Helleborus niger *(Helleborus)*

D6 Dil.
3 x tägl. 10 Tr.
Es ist das Mittel bei der Nephrosklerose. Alles am Patienten ist verlangsamt, Schwäche, Depression. Er ist sehr gehemmt. Viele Schwellungen und Ödeme am ganzen Körper. Kopfschmerzen, Exsudate in den Körperhöhlen.
Deutliche Besserung durch Wärme, aber Verschlimmerung durch Kälte.

Lespedeza

D3 Dil.
3 x tägl. 10 Tr.
Dieses Mittel ist klinisch bewährt bei leichter bis mittelschwerer chronischer Nephritis mit erhöhten Blutdruckwerten und erhöhten harnpflichtigen Substanzen.

Nephrolithiasis

Krankheitsbild: Es gibt im Bereich der ableitenden Harnwege mehrere Arten von Steinen: Oxalatsteine, Kalziumphosphatsteine, Uratsteine, äußerst selten Cystinsteine.
Wir unterscheiden aseptische und septische Steinbildung. Aseptische Steine entstehen aufgrund von Störungen der Elektrolythaushalte, wahrscheinlich auch bei neurovegetativen, krisenhaften Regulationsstörungen im Bereich der Niere, sowie bei Stoffwechselstörungen. Weitere bekannte Ursachen sind häufig Traumen, Lähmungen und die Folge langer Immobilisation mit dynamischen Entleerungsstörungen und Harnwegsinfekten.
Die meisten Steine entstehen in der Niere, dort können sie liegenbleiben oder später in den Harnleiter gelangen, (oder

als Harnleitersteine steckenbleiben), und in die Blase gelangen und diese auf natürlichem Weg verlassen. Falls eine Harnentleerungsstörung vorliegt, bleibt der Stein als Blasenstein liegen und kann sich dort weiter vergrößern. Es gibt aber auch primäre Blasensteine bei Prostataadenom, bei Harnleiterstenosen oder -strikturen.

Therapie/Allgemein: Steine, die spontan abgehen können (in der Regel bis zur Erbsgröße), sollen, wenn möglich, konservativ zum Abgang gebracht werden.

Konventionelle Therapie

Nicht abgangsfähige Steine sollten in der Regel operativ entfernt werden. Eine Harnstauung macht die operative Steinentfernung dringend, besonders bei begleitender fieberhafter Infektion.

Steinrezidive müssen konservativ behandelt werden. Uratsteine lassen sich durch orale Medikation verhüten, zuweilen auch auflösen. Sorgfältige pH-Wert-Kontrollen unter Vermeidung von Werten über 6,8 sind notwendig, um Kalziumsteinbildung zu vermeiden.

Voraussetzung für alle vorbeugenden Maßnahmen bei Steinen ist die Steinanalyse sowie, unabhängig davon, reichlich Flüssigkeitszufuhr von 2 bis 2 1/2 Litern täglich. Bei kalziumhaltigen Steinen Einschränkung der Kalziumzufuhr, d.h. also von Milch und Milchprodukten. Bei Oxalatsteinen Vermeidung von Rhabarber, Spinat, Tomaten, Schokolade, Tee, Kakao, bei erhöhtem Harnsäurespiegel purinfreie Diät und Hyperurikämie behandeln.

Bei Oxalatsteinen alkalisierende Mineralwässer. Bei Phosphatsteinen säuernde Wässer.

Homöopathische Therapie

Im homöopathischen Bereich bleibt uns zur Behandlung wie immer das gesamte Symptombild nicht nur der Krankheit, sondern des ganzen Menschen mit all seinen Modalitäten.

Zeit, Temperament, Gewohnheit und Abhängigkeiten von Wetter, Nahrung und Ausscheidung.

Behandlung der akuten Kolik
ist schwierig, aber homöopathisch möglich. Es empfiehlt sich dabei
Berberis vulgaris
D3 Dil.
und
Atropa belladonna
D3 Dil.
Alle 5 Minuten 5 Tr. im Wechsel oder jeweils 1 ccm i.v.

Man kann so in den meisten Fällen eine Kolik unterbrechen und auch den Steinabgang beschleunigen. Die hier im weiteren angeführten Mittel sind im Intervall wichtig, um weitere Koliken zu vermeiden oder auch, um Steine auszutreiben. Bei kleinen, vorhandenen Steinen kann man die Austreibung von Grieß genauso vornehmen:

Berberis vulgaris *(Berberis)*

D30, eine Gabe und danach
alle halbe Stunde D3
mit großen Mengen Flüssigkeit (sollte aber **keine** Kohlensäure enthalten).

Intervalltherapie von Nierenkoliken
Die folgenden Mittel kommen in Frage:

Acidum formicicum

D2 - D6 Dil. Tabl.
3 x tägl. 5 Tr. 1 Tabl.
Besonders bei Rheumatikern geeignet mit starker Kälteempfindlichkeit und mit gichtigen Gelenk- und Muskelschmerzen, die sehr plötzlich auftreten, aber auch wieder verschwinden. Auch bei Schmerzen, die von Nierensteinen verursacht werden und bei Wetterwechsel und Föhn auftreten. Wärme gibt deutliche Besserung, Kälte verschlimmert den Zustand. Bettwärme verschlimmert auch. Der Patient hat das Gefühl, als müsse er die Decke wegnehmen, weil sonst die Beschwerden schlimmer erscheinen.

Berberis vulgaris *(Berberis)*

D3, D6, D12 Dil.
3 x tägl. 5 Tr. im Intervall
im Anfall alle 5–10 Minuten 5–10 Tr.
Das Mittel ist bereits oben erwähnt als das wichtigste Mittel bei der Austreibung von Nierensteinen, aber auch bei der Behandlung von akuten Ureter-Koliken. Besserung durch Wärme und Ruhe steht im Vordergrund. Die linke Seite ist bevorzugt.

Lycopodium clavatum *(Lycopodium)*

D4 - D6 Dil.
3 x tägl. 5 Tr.
Ein wichtiges Mittel im Intervall, immer dann, wenn dauernd übelriechende Urine ausgeschieden werden mit einem roten Sediment. Brennen während des Wasserlassens mit Ausstrahlung in die Nierengegend. Das sind Menschen, die keinen Widerspruch vertragen, sie sind reizbar, aber auch depressiv, oft Intellektuelle.
Wärme verschlimmert deutlich, und auch Ruhe verschlimmert. Es sind Menschen, die immer in Bewegung sind, die Bewegung tut ihnen gut, eine Abkühlung allgemein bessert den Zustand.

Lytta vesicatoria *(Cantharis)*

D4 - D2 Dil.
3 x tägl. 5 Tr.
Im Intervall wirksam, wenn brennende Schmerzen beim Wasserlassen, starker Harndrang und auch Tenesmen auftreten. Im Urin häufig Schleim und Blut. Großer Durst, aber trinken mögen diese Patienten nicht. Das Mittel soll nicht länger als 3 Wochen angewendet werden, um Reizzustände in der Schleimhaut der ableitenden Harnwege zu vermeiden.

Prostataadenom

Krankheitsbild: Das Adenom der paraurethralen Drüsen ist eine Alterserkrankung des Mannes. Nicht jedes rektal tastbare Adenom verursacht schon subjektive oder objektive Störungen. Die Harnentleerungsstörung durch ein Prostataadenom kann man in drei Stadien einteilen:
I: Pollakisurie, Nykturie erschwerte oder verzögerte Miktion).
II: Beschwerden wie bei I, aber Restharn über 30 ml.
III: Chronischer kompletter Harnverhalt mit Überlaufblase. Maximale Füllung der Harnblase mit ständigem, unwillkürlichem, Harndrang.
In Stadium I und II kann jederzeit ein akuter Harnverhalt auftreten. Das Leiden kann in diesen Stadien verharren. Im späteren Stadium kommt es meist zu Harnwegsinfektionen und zur Entstehung von Steinen, schließlich kommt es zu Rückstau und Schädigung der Nieren, vorwiegend zu tubulärer Insuffizienz, Polyurie mit vermehrtem Durstgefühl, Kreatinin-Anstieg und Nierenversagen.
Differentialdiagnostisch ist das Prostatakarzinom von urologischer Seite auszuschließen. Notfalls muß eine Zystoskopie Auskunft über endovesikale Ausdehnung des Adenoms geben.

Konventionelle Therapie

Wichtig ist zunächst einmal die Behandlung einer Herzinsuffizienz, da venöse Stauung bei vorhandenem Adenom akute Harnretention verursachen kann. Weiterhin prophylaktische Maßnahmen zur Vermeidung von Blasenüberfüllung. Man vermeide kalte Getränke, vor allem kaltes Bier, Kälte- und Nässeeinflüsse. Depostat®-Injektionen können die subjektiven Beschwerden lange Zeit in Grenzen halten. Im zweiten Stadium nach Möglichkeit Prostatektomie oder Elektroresektion der Prostata. Bei Niereninsuffizienz Entlastung der Nieren durch Dauerkatheter, wenn Operabilität nicht erreicht werden kann.

Im dritten Stadium schrittweise Entlastung durch Katheterismus oder Dauerkatheter.

Phytotherapeutika, von Kürbiskernen angefangen bis zum Brennesselsamen, sind auf dem Markt und teilweise auch mit gutem Erfolg gegeben worden.

Homöopathische Therapie

Behandlungsschema
1. Monat, also vier Wochen lang:

Serenoa repens *(Sabal serrulatum)*
D4 Dil.
3 x tägl. 10 Tr.

2. Monat:
Conium maculatum
D4 Dil.
3 x tägl. 10 Tr.

3. Monat:
Populus tremuloides
D4 Dil.
3 x tägl. 10 Tr.

Danach fortfahren mit dem Mittel oder den zwei Mitteln, die dem Patienten am besten getan haben.

Außerdem alle 4 Wochen
1 x ***Medorrhinum-Nosode***
D200 Dil.
5 Glob. auf die Zunge
Bei alten Patienten zusätzlich abends
Magnesium fluoratum
D12 Tbl.
1 Tbl. vor dem Schlafengehen

Mit dieser Medikation ist in den meisten Fällen ein guter Erfolg zu erzielen und es kann bei nicht zu weit fortgeschrittenem Adenom dem Patienten die Operation erspart bleiben.

Prostatitis

Krankheitsbild: Unter Prostatitis versteht man die Entzündung von Prostata und Samenblasen, oft in Verbindung mit ein- oder beidseitiger Epididymitis. Die Entstehung ist häufig hämatogen von einem Fokus ausgehend, aber auch urogen, besonders von entzündlichen Prozessen der hinteren Harnröhre, wie z.B. bei einer alten Gonorrhoe, bei entzündlichen oder traumatischen Strikturen oder als Folge eines Dauerkatheters. Sie kommt aber auch vor als primär chronische Form oder im Anschluß an eine akute Prostatitis.

Als sogenannte Kongestionsprostatitis wird eine abakterielle Form bezeichnet, in ihrer Genese nicht immer klar, die zuweilen aber auf nicht vollständig abgelaufenen Koitus zurückzuführen ist. Aber auch sexuelle Exzesse können dafür ursächlich sein. Es gibt von der echten akuten Prostatitis Übergänge bis zu einer, bei vegetativen Dystonikern vorkommenden, echten Prostataneurose.

Konventionelle Therapie

Antibiotische Behandlung bei akuter Prostatitis, Kataplasmen, bei Einschmelzung und Abszeßbildung Inzision, bei Harnverhaltung Dauerkatheter.
Die chronische Prostatitis ist in ihrer Behandlung sehr undankbar. Sulfonamide und Antibiotika haben kaum eine Wirkung, es müssen unspezifische Reizkörpertherapien durchgeführt werden: Hydrotherapien, Moorbäder. Spasmolytika, nicht zu vergessen eine leichte Kost und Psychotherapie. Nach Möglichkeit sollten diese Patienten an ihre Krankheit nicht zu sehr gebunden werden, um zu vermeiden, daß sie sich selbst schwer krank fühlen.
Die Behandlung einer *akuten Prostatitis* wird je nach Genese eher mit antibakteriellen Mitteln durchgeführt.

Homöopathische Therapie

- **Chronische Prostatitis:**

Atropa belladonna *(Belladonna)*

D 12 Dil.
4 x tägl. 5 Tr.
Wenn klopfende Schmerzen und Berührungsempfindlichkeit vorhanden sind. Auch eine kurze Abkühlung nach zu starker Sonneneinstrahlung kann unter Umständen als auslösende Ursache in Frage kommen.

Solanum dulcamara *(Dulcamara)*

D 4 Dil.
4 x tägl. 5 Tr.
Mittel ist geeignet, wenn die Ursache Abkühlung bzw. Unterkühlung und Durchnässung ist.

Pulsatilla patens *(Pulsatilla)*

D 6 Dil.
4 x tägl. 5 Tr.
Mittel der Wahl bei kalten Füßen, venösen Stauungen und Abneigung gegen Fett.

- **Prostatakongestion ohne Entleerungsstörungen:**

Chimaphila umbellata *(Chimaphila)*

D 6 Dil.
4 - 6 x tägl. 5 Tr.
Symptomatik ist das Gefühl, wie wenn eine Kugel im Damm wäre; immer wieder fadenziehender Schleim im Urin.

- **Prostatakongestion mit deutlichen Entleerungsstörungen:**

Ferrum picrinicum

D 12 Dil.
2 x tägl. 10 Tr.
Entleerungsstörungen besonders abends und in der Nacht, außerdem eine sehr starke Erschöpfung und schließlich noch allgemeine Reizbarkeit mit erhöhter sexueller Erregung.

Balanitis

Krankheitsbild: Durch Zersetzung vom Smegma im Präputium stark schmerzhafte, eitrige oder erosive Entzündung mit reichlich eitriger Absonderung (die nicht aus der Harnröhre kommt) und oft erheblicher Vorhautschwellung, besonders häufig und besonders schwierig bei Phimose und Vorhautverklebungen.
Differentialdiagnose: Soor, häufig Lymphknotenschwellungen, die meist nicht schmerzen (Verwechslung mit luetischem Primäraffekt möglich).
Therapie/Allgemein: Allgemeintherapie besteht in Reinigung und Trockenhaltung, Bäder mit Kaliumpermanganat in Lösung, warme Seifenwaschung.

Konventionelle Therapie

Unter Umständen Touchierung mit 2%iger Argentum-nitricum-Lösung oder mit Gentianaviolett 1%ig als wäßrige Lösung.
Sehr bewährt hat sich die Behandlung mit antibiotikahaltigen Steroidsalben. Antibiotikazusatz. Bei Candida-Infekt Nystatin gegeben.

Homöopathische Therapie

Apis mellifica

D3 - D6 Dil.
2stündl. 5 Tr.
bei akuten Zuständen,
später 3 x tägl. 5 Tr.
Äußerste Berührungsempfindlichkeit mit Verlangen nach kühlen und feuchtkalten Auflagen, große nervöse Unruhe und Betriebsamkeit. Starker Juckreiz, heftiges Brennen und Wundheitsgefühl, auch beim Wasserlassen. Heftige Schmerzen entlang der Samenstränge, häufig Ödem.
Leitsymptom ist die Durstlosigkeit, die besteht.

Atropa belladonna *(Belladonna)*

D3 - D6 Dil.
3 - 5 x tägl. 5 Tr.
Pulsierende, periodisch wiederkehrende Schmerzen in den Samensträngen, häufiger Harndrang und Harnzwang. Die befallenen Teile sind sehr heiß, sehr rot. Es bestehen kalte Extremitäten und heiße Schweiße. Überempfindlichkeit der Sinne.

Pulsatilla patens *(Pulsatilla)*

D3 bis D6 Dil.
5 x tägl. 5 Tr.
Überempfindliche, zaghafte Menschen, mit Abneigung gegen fette Speisen. Sie haben kalte Extremitäten, weinen leicht. Die Entzündung macht rahmige Sekrete, etwas übelriechend, der ganze Körper ist sehr warm, die Extremitäten kalt.
Auch Wärme verschlimmert, Kälte bessert; Bewegung an der frischen Luft bessert.

Epididymitis und Orchitis

Krankheitsbild: Plötzlich auftretende, febrile, schmerzhafte Schwellung der Nebenhoden, gleichzeitig ödematöse Schwellung der gleichseitigen Hodensackhälfte, entzündliche Rötung auch am Skrotum. In diesem Stadium läßt sich der Nebenhoden nicht palpatorisch abgrenzen. Starke Schmerzhaftigkeit entlang des Samenstranges bis in die Leistenbeuge, manchmal sogar in die Niere ausstrahlend. Abszedierung ist möglich, häufig Übergang in das chronische Stadium. Ätiologisch kann die Erkrankung auf dem Blutweg entstehen, oft aber ist sie Folge einer akuten oder chronischen Harnröhren- oder Prostataentzündung.
Differentialdiagnose: Tuberkulose, Gonorrhö, Harnröhrenkatheterismus (bei Dauerkatheter und nach Operation der unteren Harnwege) sind zu beachten. Die Orchitis entsteht auf dem Weg über Harnröhre, Blase und Ductus deferens, häufiger aber hämatogen, (Pyämie, Typhus, Parotitis). Häufig ist eine symptomatische Hydrozele vorhanden (heftige Schmerzen und Fieber!). Der Hoden ist geschwollen und druckschmerzhaft, der häufig mitentzündete Nebenhoden ist tastbar, auch hier ist Abszedierung möglich.
Therapie/Allgemein: Hochlagerung des Hodens, feuchte Umschläge; reizlose Diät, milde Abführmittel.

Konventionelle Therapie

Novocain®-Infiltrationen des Samenstranges in der Leistenbeuge. Sulfonamide, Antibiotika hochdosiert.
Bei Abszedierung: Inzision. Bei Einbruch eines Abszesses in den Hoden: Entfernung des Hodens. Reizlose Diät, milde Abführmittel sind empfehlenswert.

Homöopathische Therapie

Aurum jodatum

D3 - D6 Tabl.
5 x tägl. 1 Tabl.
Entzündungen mit starker Schwellung und Rötung, Hitzegefühl und Blutandrang in den befallenen Körperteilen.
Ständiger Harndrang mit drückenden und spannenden Schmerzen in Penis und Hoden. Wärme und Bewegung bessern, Kälte und Ruhe verschlimmern. Verschlimmerung besonders nachts und bei Berührung.
Häufig spielen Kummer, Enttäuschung und Depressionen eine Rolle dabei.

Rhododendron

D4 - D6 Dil.
5 x tägl. 5 Tr.
Sehr schmerzhafte Schwellung von Hoden und Nebenhoden, auch als Folge wundspezifischer Urethritis. Äußerste Empfindlichkeit gegenüber »atmosphärischen Spannungen«. Wärme bessert den Befund, Kälte verschlimmert. Bewegung bessert, Berührung verschlimmert.

Sulfur jodatum

D4 - D6 Tbl.
5 x tägl. 1 Tabl.
Entzündung der befallenen Teile mit deutlicher Lymphdrüsenschwellung. Die Entzündung ist reaktionsarm, es zeigt sich ein Jucken und Brennen. Nächtlich deutliche Verschlimmerung.
Mitunter starker Juckreiz, hier *verschlimmert Wärme,* Kälte bessert, Bettwärme verschlimmert, Patient möchte immer wieder aufstehen.

Thuja occidentalis (*Thuja*)

D6 - D12 Dil.
3 x tägl. 5 Tr.
Als Folge von spezifischer, aber auch unspezifischer Urethritis, chronischer Entzündung und Schwellung mit deutlicher Kälte- und Nässeverschlimmerung, dabei deutliche Verschlimmerung durch Ruhe, Besserung durch Bewegung. Bettwärme verschlimmert. Nicht selten an anderen Stellen am Körper Warzen.

Herpes simplex

Krankheitsbild: Akut aufschießende, in Gruppen stehende Bläschen auf gerötetem Grund, bald zu Krusten eintrocknend und ohne Narbenbildung abheilend. Lokalisiert meist an der Haut-Schleimhautgrenze. Rezidiviert gern. Oft nach fieberhaften Infekten.
Therapie/Allgemein: Im Beginn kann der Versuch gemacht werden, mit Kryotherapie oder auch Novocain-Anästhesie. Differentialdiagnostisch auf Lues achten. Magen-Darm-Störungen beseitigen.

Konventionelle Therapie

1–2%iger Salizylspiritus, Rivanol®-Paste, 1%ig. In die Kranzfurche Zinksulfonamid oder Chloromycetin®-Puder. Nässende Erosionen mit Argentum nitricum-Lösung 1–2%ig betupfen. Bei rezidivierendem Herpes Versuch einer Umstimmung mit Eigenblut.
Lokal Virunguent® oder Viru-Merz®. Zovirax® (nur 5 Tage!).

Homöopathische Therapie

Natrium chloratum
(Natrium muriaticum)
D4 - D12 Dil.
3–4 x tägl. 5 Tr.
Rezidivierender Herpes. Folge von Ekel, aber auch Folge von Kummer und Liebesverlust. Haut und Schleimhäute sind sehr trocken, es besteht großer Durst und Verlangen nach Kochsalz.

Rhus toxicodendron
D4 - D6 Dil.
3 - 4 x tägl. 5 Tr.
Besonders schmerzhaft, vor allem in Ruhe; daneben häufig rheumatische Gelenkerkrankungen.

Zystozele

Grundsätzlich soll man bei der Diagnose einer Zystozele oder einer Hydrozele eine gebietsärztliche urologische Untersuchung durchführen lassen, um eine Tuberkulose oder Tumoren auszuschließen. Erst dann kann ein Versuch mit homöopathischen Arzneimitteln möglich sein.
Therapie: Chirurgische Eingriffe, evtl. zuvor Punktion, die aber selten befriedigenden Erfolg bringt!

Homöopathische Therapie

Apis mellifica
D3 - D6 Dil.
3 x tägl. 5 Tr.
Akute Entzündungen mit Ödemen, allgemeine nervöse Unruhe. Die Hydrozele, besonders rechtsseitig lokalisiert, ist häufig mit einem Testishochstand vergesellschaftet. Es besteht große Berührungsempfindlichkeit, Verlangen nach kühlen Umschlägen. Leitsymptom ist Durstlosigkeit.

Artemisia abrotanum *(Abrotanum)*
D3 Dil.
5 x tägl. 5 Tr.
Die Hydrozele, besonders bei Kindern mit deutlicher Auszehrung, hervorstechend an den Beinen sichtbar.
Der Appetit ist gut, trotzdem Gewichtsabnahme.
Große Empfindlichkeit der befallenen Körperteile. Psychisch auffällig, Verlangen, besonders bei Kindern, grausame Handlungen an anderen zu begehen, auch an Tieren.

Rhododendron
D4 - D6 Dil.
3 - 6 x tägl. 5 Tr.
Die Hydrozele besteht meist auf beiden Seiten, ist schmerzhaft bei Berührung und Druck.
Die Schmerzen haben deutliche Beziehung zum Wetter (Wetterumschlag).

Sulfur
D4 - D12 Tabl.
1 - 2 x tägl. 1 Tabl.
Eignet sich besonders dann, wenn andere Arzneimittel wirkungslos geblieben sind. Man sollte etwa eine Woche lang dieses Mittel eingeben, meist 1 x tägl. 1 Tabl. D12 und dann zu dem anderen passenden Arzneimittel wechseln. Immer daran denken: Antibiotikagaben im Vorfeld?

Sulfur jodatum
D6 Tabl.
3 x tägl. 1 Tabl.
Abgemagerte, geschwächte Menschen, mit sehr gutem Appetit. Die Entzündung der befallenen Teile geht immer einher mit einer häufig *schmerzlosen* Lymphdrüsenschwellung (Cave: Verwechslung mit Lues). Die Entzündung ist reaktionsarm und zeigt Brennen und starkes Jucken. Nächtliche Verschlimmerung.

Störungen der männlichen Sexualfunktion

s.a. S. 240ff

Krankheitsbild: Erregbarkeit und Funktionsfähigkeit der Geschlechtsorgane des Mannes sind, wie Untersuchungen zeigen, auch von ganz anderen als hormonellen Einflüssen steuer- bzw. irritierbar. So können wir auch die Wahrnehmung der Libido als Funktion »psychischer Ausführungsorgane« ansehen, deren Qualität aber nicht proportional der Keimdrüsenhormonproduktion ist. Gerade im psychosexuellen »Energie«-Bereich ist die ganzheitsmedizinische Behandlung mit homöopathischen Arzneimitteln im allgemeinen sinnvoller als Hormonsubstitution, Aphrodisiaka oder auch als Psychotherapie.

Konventionelle Therapie

Wird entsprechend der vorhandenen Laborparameter durchgeführt, d.h., nach einem Spermiogramm und nach Hormonuntersuchung wird entsprechende Behandlung durchgeführt.

Homöopathische Therapie

Acidum phosphoricum

D3 - D6 Dil.
3 - 4 x tägl. 5 Tr.
Schwäche nach Säfteverlust und Anstrengung, geistige und körperliche Schwäche bis zur Apathie, dabei besteht sexuelle Erregbarkeit bei mangelnder Erektion. Folge von Anstrengung, Folge von zu viel Arbeit, von Aufregung, auch Folge von sexuellen Exzessen.

Dieffenbachia seguine *(Caladium seguinum)*

Ø-D2 Dil.
3 - 4 x tägl. 5 Tr.
Impotentia coeundi bei sexueller Übererregung, Genitalpruritus, allgemeine Gefühlskälte, Ejaculatio praecox, manchmal auch abgeschwächte Libido. Bei Wärme tritt Verschlimmerung auf, auch bei Berührung (Bewährtes Arzneimittel).

Delphinium staphisagria *(Staphisagria)*

D3 - D6 Dil.
3 x tägl. 5 Tr.
Ursache häufig in Ärger, Gram und Kummer; oft hypochondrische Reaktion auf häufige Masturbation, auch Folgen sexueller Anstrengung. Dauerndes Nachdenken über geschlechtliche Dinge, Überempfindlichkeit der Genitalzone.

Panax quinequefolius *(Ginseng)*

Ø-D2 Dil.
3 x tägl. 5 - 10 Tr.
Allgemeine Schwäche, häufig Folge von »Superstreß«, es besteht dann sogar Libidomangel und eventuell Ejakulation ohne Erektion.

Selenium

D3 - D6 Tabl.
3 x tägl. 1 Tabl.
Sexualneurasthiker. Erhebliche erektile Insuffizienz, dabei unwillkürlicher Samenabgang bei Reizzuständen.

Turnera diffusa *(Damiana)*

Ø - D2 Dil.
3 x tägl. 5–10 Tr.
Sexuelle Schwäche, erektile Impotenz, mangelnde Libido, Ejaculatio praecox.

Vitex agnus-castus *(Agnus castus)*

D3 - D6 Dil.
3 - 5 x tägl. 5 Tr.
Allgemein depressive Stimmung und damit zusammenlaufende sexuelle Schwäche, allgemeine Nervenschwäche, sexuelle Erschöpfung, Impotentia coeundi.

Traumen der männlichen Geschlechtsorgane

Stumpfe Traumen ereignen sich häufiger, als im allgemeinen angenommen wird. Meist entstehen sie bei Sport und Spiel; mitunter führen sie durch ihre andauernde Schmerzhaftigkeit den Patienten zum Arzt. Denken Sie bitte an den so schnellen Tennisball, an den Fußball, an Unfälle an Geräten oder bei Mannschaftsspielen.

Konventionelle Therapie

Im allgemeinen abschwellende Maßnahmen, Ruhigstellung bzw. bei Verletzung chirurgische Versorgung. Letztere ist selbstverständlich auch bei homöopathischer Behandlung notwendig, doch stehen hier nur die *stumpfen Traumen*, die keine chirurgische Behandlung erfordern.

Homöopathische Therapie

Acidum sulfuricum

D3 - D6 Dil.
3 x tägl. 5 Tr.
Durch stumpfes Trauma ausgelöste Suggilation mit blasser, ödematöser Schwellung der betroffenen Region, dabei besteht ein libidinöser Reizzustand, häufig aber auch Erektion und Pollution ohne Lustgefühl.
Heftige Berührungsempfindlichkeit mit Besserung durch Wärme und Verschlimmerung durch Kälte. Verschlimmerung auch durch Bewegung, besonders in den Morgenstunden.

Arnica montana *(Arnica)*

D3 - D12 Dil.
3 x tägl. bis 2stündl. 5 Tr.
Körperliches (aber auch seelisches) Trauma mit Zerschlagenheitsgefühl am ganzen Körper. Stumpfes Trauma der Geschlechtsorgane mit Blutergüssen, mitunter auch kleinen Gewebsdefekten. Die Zerschlagenheit am ganzen Körper ist ein wichtiges Symptom auch für diese lokale Verletzung.
Besserung durch Wärme, Verschlechterung durch Kälte, Besserung durch Ruhe und Verschlimmerung durch Bewegung, Berührungsempfindlichkeit und Erschütterungsempfindlichkeit ist sehr groß.

Hypericum perforatum *(Hypericum)*

D3 - D6 Dil.
3 - 6 x tägl. 5 Tr.
Wichtigstes Mittel bei allen Verletzungen der an Empfindungsnerven reichen Körperteile (Finger, Zehen, Nagelbett, Schädel, Fußsohlen, Geschlechtsteile), vorrangiges und erfolgreichstes Mittel bei anhaltenden Schmerzen nach Verletzungen der Genitalorgane.
Kälte bessert allgemein, auch Ruhe, während Bewegung und Berührung verschlechtern. Verschlimmerung auch durch den Schlaf. Früh sind die Beschwerden stärker, nicht selten besteht ein depressiver Allgemeinzustand.

Erkrankungen der Haut und der Hautanhangsgebilde

Hauterkrankungen sind in keinem Fall nur Organerkrankungen, sondern spielen sich immer ab im Rahmen des lebendigen Parameters Mensch. Das heißt, daß sowohl andere Organsysteme als auch hormonale, mechanische und ähnliche Veränderungen und Noxen eine Rolle bei allen Hauterkrankungen spielen. Nicht zuletzt spielt auch die genetische Information eine Rolle. Grundsätzlich geht die homöopathische Therapie, im Gegensatz zu den meist geübten konventionellen Therapierichtungen davon aus, die Konstitution, Diathese und die Disposition zu behandeln und nicht das lokale Geschehen. Konstitution und Diathese bilden das Raster der Person, so daß wir bei der Therapie der Hauterkrankungen in einem großen Prozentsatz der Fälle personotrop behandeln.

Abszesse und Furunkel

Krankheitsbild: Es handelt sich bei den genannten Erkrankungen um Entzündungen der Haarfollikel, ausgelöst durch Staphylokokken oder Streptokokken. Dabei entstehen stecknadelkopfgroße Pusteln mit einem roten Hof um das zentrale Haar. Der Verlauf der Erkrankung ist meist chronisch rezidivierend. Auftreten an allen haartragenden Körperoberflächen. Bei den Schweißdrüsenabszessen handelt es sich um Entzündungen der Schweißdrüsen durch aszendierenden Befall über die Drüsenausgänge.

Therapie/Allgemein: Lokale Therapie besteht in der Anwendung desinfizierender, meist alkoholischer Lösungen. Salben, auch antibiotische Salben, werden im allgemeinen akuten, jedoch keinen dauerhaften Erfolg bringen, was auf mangelhafte Gewebsabwehr und verhinderte Immunitätsbildung der Haut zurückgeführt werden muß. Hygienische Maßnahmen - sorgfältige Reinigung der häufig zu wechselnden Wäsche und Wechsel der Hygieneartikel, beginnend von der Seife bis zum Rasierwasser - können mitunter erfolgreich sein.

Man kann bei rechtzeitiger homöopathischer Behandlung chirurgische Eingriffe vermeiden. Als Naturheilverfahren empfehlen sich bei großflächigen Entzündungen Anwendungen von Leinsamen-Kataplasmen oder Auflage von heißen, gestampften Kartoffeln, aber auch von frischem Quark.

Echinacin-Umschläge wirken schmerzlindernd, bei chronischem Verlauf Schwefelbäder, verbunden mit Eigenblutinjektion. Diese in Verbindung mit Echinacin-Injektionen.

Homöopathische Therapie

Apis mellifica

D3 - D6 Dil.

4 - 5 x tägl. 5 Tr.

Sehr empfindlich gegen Berührung, stechende Schmerzen, zunehmende ödematöse Infiltration. Kühle Umschläge lindern die Schmerzen.

Sulfur jodatum

D4 Tabl.

2stündl. 1 Tabl.

Brennende Schmerzen, verstärkte Schweißneigung. Berührungsempfindlichkeit. Wäscht sich nicht gern.

Sulfur

D6 Tabl.
2stündl. 1 Tabl.
Akute, mit brennenden Schmerzen, Rötung und Jucken einhergehende Erkrankung, auch im Intervall wirksam. Abscheu gegen kaltes Wasser.

Mercurius solubilis Hahnemanni

D4 - D6 Tabl.
ständl. 1 Tabl.
Entzündungen mit Lymphangitis und regionaler Lymphadenitis. Sehr schmerzhaft.
Nächtliche Verschlimmerung mit Schwitzen.

Virola sebifera *(Myristica sebifera)*

D3 Dil.
stündl. 5 Tr.
Das »homöopathische Messer«: bringt Abszesse und Furunkel zur Eröffnung.

Hepar sulfuris

kurz vor der Reifung stehende Abszedierung
D3 Tabl.
2stündl. 1 Tabl.
Kann zur Spontaneröffnung führen.
Mangelnde Reifungstendenz.
D30 Tabl.
2 x tägl. 1 Tabl.
Kann zur Resorption führen.

Acidum silicicum *(Silicea)*

D6 Tabl.
3 x tägl. 1 Tabl.
Wichtigstes Mittel bei chronischen Eiterungen, aber auch bei Fistelbildung nach Furunkulose und Abszessen.
Große Frostigkeit und Kälteempfindlichkeit, kalte Füße.

- **Chronischer Verlauf einer sog. Furunkulose.**

Konstitutionsmittel unterbinden allgemein die Neigung zu Rezidiven; sie werden in Hochpotenzen gegeben.

Arnica montana D30
Acidum arsenicosum D30
Calcium carbonicum D30
Graphites D30
Phosphorus D30.
Sulfur D30
Acidum silicicum D30

Mykosen

Krankheitsbild: Die Pilzerkrankungen der Haut, die in den früheren Jahrzehnten lediglich eine Randerscheinung der Hautkrankheiten waren, sind heute sehr stark in den Vordergrund gerückt. Dabei sind bestimmte Pilze durch den Befall der menschlichen Haut sehr vordergründig, wie z.B. der Candida-albicans-Befall. Für Mykosen-Befall ist eine Disposition erforderlich, die teilweise bestimmt ist durch den ph-Wert der Haut und eine Dysbiose der Darmflora. Aber auch als Begleiterscheinung schwerer Erkrankungen mit Stoffwechselanomalien tritt die Mykose auf. Es gibt oberflächliche Dermatomykosen, aber auch tiefere Mykosen, die sich nicht nur im subkutanen Gewebe ausbreiten, sondern auch mitunter in andere Organe reichen.
Therapie/Allgemein: Unbedingte Einhaltung einer strengen Eigen- und Umgebungshygiene: Desinfektion der Strümpfe und Schuhe, regelmäßiges Lüften bzw. Auskochen der Kleidung und Wäsche. Bei dieser rezidivfreudigen Erkrankung ist die Prophylaxe die wichtigste Therapie.

Außerordentlich relevant ist die Suche nach Grunderkrankungen (periphere Durchblutungsstörungen und endokrine Störungen, z.B. Diabetes). Daneben sollten Nahrungsgewohnheiten völlig umgestellt werden, um den Parasiten das Terrain für ihre eigene Lebensqualität zu entziehen.

Konventionelle Therapie

Eine Vielzahl zuverlässiger Antimykotika in flüssiger Form, aber auch in Puder- und Salbenform. Antimykotika für lokale Badeanwendungen sind auf dem Markt. Es sollte auf jeden Fall eine Resistenztestung des Keimes in Verbindung mit üblichen Antimykotika durchgeführt werden.
Das orale Antimykotikum Griseofulvin, das zu guten Wirkungen führt, ist aber mit Vorsicht anzuwenden.
Amphotericin ist geeignet zur Behandlung von Spätformen der Candida-Infektionen.
Nystatin hat sich für die lokale Behandlung der Haut- und Schleimhautmanifestationen, besonders bei Candida-albicans bewährt.
Am wichtigsten ist die Behandlung des Terrains und der Disposition.

Homöopathische Therapie

Die Therapie mit einem Mittel sollte zeitlich begrenzt bleiben, da bei dem richtigen Mittel sehr schnell das Terrain verändert wird und die Mykose verschwindet. Die wichtigsten Mittel sind auch hier wieder Konstitutionsmittel.

Konstitutionsmittel

Sulfur
D30 Tabl.
1 x wöchentl. 1 Tabl.
Psorinum-Nosode
D30 Tabl.
1 x wöchentl. 1 Tabl.
Calcium carbonicum Hahnemanni
D30 Tabl.
1 x wöchentl. 1 Tabl.
Tuberculinum GI
D30, Tabl.
1 x wöchenl. 1 Tabl.
Alle anderen Konstitutionsmittel kommen bei entsprechender Simile-Qualität auch in Frage.

Zur hormonellen Umstellung haben sich bewährt:
Sepia officinalis D30
Lachesis muta D30,
Selenium D30
Cimicifuga racemosa D30

- **Bei Terrainveränderung**

Cina

D3 Dil., 3 x tägl. 5 Tr.

- **Bei starkem nächtlichem Juckreiz**

Acidum arsenicosum

D6 Dil., 3 x tägl. 5 Tr.

Acidum hydrofluoricum

D6 Dil., 3 x tägl. 5 Tr.

Helianthemum canadense

D3 Dil., 5 x tägl. 5 Tr.

Cinchona succirubra

D12 Dil., 2 x tägl. 5 Tr.

Viruserkrankungen, allgemein

Krankheitsbild: Die Viruserkrankungen der Haut sind verhältnismäßig selten. Es sind im wesentlichen nur zwei Erkrankungen, die für die Therapie im homöopathischen Sinn in Frage kommen. Das ist der Herpes simplex labialis und der Herpes zoster.

Herpes simplex labialis

Krankheitsbild: Es handelt sich um stecknadelkopfgroße Bläschen und Pusteln, wobei die Haut mitunter leicht entzündet ist und die regionalen Lymphdrüsen geschwollen sind. Die Bläschen trocknen nach einigen Tagen ein und heilen unter Krustenbildung ab. Entsprechend der Lokalisation sprechen wir von Herpes labialis, genitalis oder gestationis. Der Herpes neigt häufig zu Rezidiven.

Konventionelle Therapie

Puderbehandlung. Lokale Behandlung mit Breitbandantibiotika. Echinacin®-Salbe.

Homöopathische Therapie

- **Bei akuten Zuständen**

Natrium chloratum
(Natrium muriaticum)

D 6 Dil.
ständl. 5 Tr.

- **Anschließend**

Natrium chloratum
(Natrium muriaticum)

D 12 Dil.
1 x wöchentl. 5 Tr.

- **Im Intervall**

Variola bovina
D 30
1 x monatl., ein halbes Jahr lang.

Herpes zoster

Krankheitsbild: Es handelt sich um eine Viruserkrankung, deren Erreger wohl derselbe ist wie der Erreger der Windpocken. Durch massive Reinfektion oder Aktivierung latent im Organismus verbliebener Viren kommt es bei Störung der körpereigenen Abwehr zur auf ein Dermatom begrenzten Eruption von dichtstehenden Bläschen mit leicht möglicher Sekundärinfektion.
Prophylaxe mit Hilfe einer aktiven Impfung mit Lebendviren für Patienten mit Immundefizienz und bei Patienten unter Immunsuppression ist in klinischer Erprobung.

Konventionelle Therapie

Symptomatisch: Ingelan®-Puder und juckreizstillende Medikamente *(Antihistaminika).* Tritt die Erkrankung unter Zystostatika auf, müssen diese abgesetzt werden.
Eine spezifische Therapie mit *Zoster-Immunglobulin* ist sinnvoll nur in den ersten 72 Std. nach Exposition. Bei schweren, generalisierten Zoster-Erkrankungen ist eine Behandlung mit Zovirax® wirksam.

Homöopathische Therapie

Daphne mezereum *(Mezereum)*

D 3 Dil.
2ständl. 5 Tr.
Das beste Mittel, sowohl gegen lokale Erscheinungen, als auch gegen die Schmerzen und zum Vorbeugen gegen konsekutive Neuralgien.

Rhus toxicodendron

D4 - D6 Dil.
2stündl. 5 Tr.
Entspricht im wesentlichen den Modalitäten des Herpes zoster, besonders bei Verschlimmerung durch Wettereinfluß.

Warzen

Krankheitsbild: Die umschriebenen, tumorähnlichen, gutartigen Neubildungen der Haut sind sehr derb und von einer dicken, zerklüfteten Hornschicht bedeckt. Erreger: DNA-Virus.
Die Großzahl aller Warzen muß nicht behandelt werden, da die spontane Abheilungsrate verhältnismäßig groß ist.
Therapie: Spezifische Behandlung ist nicht bekannt. Suggestion, auch mit Hilfsmitteln, kann zum Verschwinden führen.

Konventionelle Therapie

Medikamentös werden Keratolytika (Salizylsäure 60%ig) lokal durch Zytostatika (Verrumal®) verordnet. Kryotherapie, sehr schmerzhaft. Chirurgische Therapie nur bei langwierigen, sonst therapieresistenten Fällen.
Strahlentherapie mit *Bucki*-Strahlen nur empfehlenswert bei dichtbesiedelten Flächen mit Verrucae planae juveniles.

Homöopathische Therapie

Thuja occidentalis *(Thuja)*
D6 - D12 Dil.
2–3 x tägl. 5 Tr.
Hauptmittel, besonders bei den weichen und gestielten Formen.

Causticum Hahnemanni

D6 Tabl.
3 x tägl. 1 Tabl.
Bei leicht blutenden Warzen mit stechenden Schmerzen, besonders Lokalisation im Bereich der Fußsohlen.

Stibium sulfuratum nigrum
(Antimonium crudum)

D4 Tabl.
3 x tägl. 1 Tabl.
Breite und harte Warzen an den Fingern und an den Fußsohlen mit Schwielen.

Ferrum picrinicum

D4 - D6 Tabl.
3–4 x tägl. 1 Tabl.
Ein bewährtes Mittel bei Mädchen in den Entwicklungsjahren.

Thuja-Tinktur äußerlich.
Chelidonium-majus-Tinktur äußerlich.

● **Äußerliche Anwendung (Pinselung)**
Hilfreich ist auch die Pinselung mit Euphorbium-Tinktur.
Der frische Saft vom Schöllkraut kann 1 bis 2 x tägl. auf die Warzen aufgebracht werden und sollte dort eintrocknen; hilft sehr rasch.

Acne vulgaris

Krankheitsbild: Die Talgdrüsen der Haut zeigen mitunter anormale Funktionen. Wir sprechen von Seborrhö, wenn die Sekretion der Talgdrüsen übermäßig ist. Bei einem zeitweiligen Verschluß der Öffnung der Talgdrüsen sprechen wir von Komedonen, Acne vulgaris, und bei einem dauernden Verschluß von Milium oder von Atheromen.
Bekannt ist die Beziehung zwischen Akne und hormoneller Funktion. Unter diesem Gesichtspunkt finden wir auch Spontanheilung nach Eintritt der Pubertät, nach Schwangerschaften und im Klimakterium.

Die Abhängigkeit der Seborrhö, der Hormonproduktion und der Bildung von Akne ist ein sehr komplexer Vorgang unter Beteiligung mehrerer endogener Drüsen. Die Hormonbehandlung der Akne ist noch unbefriedigend.
Therapie: Die Behandlungserfolge bei der Akne, insbesondere im Bereich der Phytotherapie und der Homöopathie, sind im wesentlichen zurückzuführen auf solche Medikamente, die nicht nur das lokale Geschehen beeinflussen, sondern auch imstande sind, das Hormonsystem zu stimulieren.

Konventionelle Therapie

Die Therapie der Acne vulgaris ist mehrschichtig und entspricht im wesentlichen der Grundbehandlung einer Seborrhö. Bei Frauen Regulierung der hormonellen Komponente.
Die ***Allgemeintherapie*** bei der Akne richtet sich besonders auf die Regelung der Verdauung und auf die Sanierung der Kost. Nahrungsmittel, wie z.B. Schweinefett, Zucker und Schokolade, sowie Alkohol sollten auf jeden Fall gemieden werden.
Lokale Therapie: Durch Waschen mit kalk- und natronfreier Seife, Anwendung einfacher Gesichtswässer und schließlich langfristige Behandlung mit *Breitbandantibiotika.*
Bei langfristiger Anwendung von Antibiotika sorgfältige Beachtung der Nebenwirkungen notwendig.

Homöopathische Therapie

Pulsatilla patens *(Pulsatilla)*
D6 Dil.
3 x tägl. 5 Tr.
Akne, besonders während der Regelzeit, verschlimmert Pubertät.

Sepia officinalis *(Sepia)*
D6 Dil.
3 x tägl. 5 Tr.
Regelanomalien, Obstipation, Hypotonie, Essensabhängigkeit.
Graphites
D6 Tabl.
3 x tägl. 1 Tabl.
Fett, faul, verstopft und riecht unangenehm.

Natrium chloratum
(Natrium muriaticum)
D6 Dil.
3 x tägl. 5 Tr.
Anämische Patienten mit Magen-Darm-Belastung.

Bei Acne punctata
Acidum nitricum
D6 Dil.
3 x tägl. 5 Tr.

Akne am Rücken
Atropa belladonna
D6 Dil.
3 x tägl. 5 Tr.

Kinn-Mund-Nase
Kalium bromatum
D3 Dil.
3 x tägl. 5 Tr.

Wenn verhärtete Knötchen vorhanden sind.
Selenium
D12 Tabl.
2 x tägl. 1 Tabl.
Bei fetter, schwitziger Aknehaut mit fetten Haaren bei pubertierenden Knaben.

Juglans regia
D3 Dil.
4 x tägl. 5 Tr.

Ekzeme

Krankheitsbild: Befallen sind Kutis und Epidermis, die anschwellen, zur Rötung führen, schließlich nässen und auch Bläschen bilden, später im Sekundärstadium Abschuppungen zeigen und Krusten bilden. Das klinische Bild des Ekzems kann monomorph sein, aber auch polymorph. Es ist von Fall zu Fall makulös, papulös, pustulös und retikulös, aber auch gemischt in allen Formen.
Die Sekundär-Effloreszenzen sind krustös, aber auch hyperkeratotisch bis squamös. Die Lokalisation kann symmetrisch und auch unsymmetrisch sein, sämtliche Körperstellen können befallen sein. Es tritt aber auch generalisiert auf.
Der Boden, auf dem sich das Ekzem entwickelt, ist die Disposition des Patienten und seine Konstitution. Hier spielt die Übererregbarkeit des Gefäß-Nerven-Systems eine große Rolle. Während früher die Allergie als alleinige Ursache des Ekzems angesehen wurde, weiß man heute, daß gewisse Stoffwechselentgleisungen, metabolische Veränderungen neben der Allergie eine Rolle spielen.
Therapie/Allgemein: Allergenfreie Diäten (nach Austesten) können notwendig werden. Unverträglichkeit von angewandten Medikamenten sollte die therapeutische Entscheidung herbeiführen, diese Medikamente abzusetzen. Nahrungsmittel-Anamnese genau beachten. Umstellung neurovegetativ stigmatisierter Patienten.

Konventionelle Therapie

Die perorale medikamentöse Therapie besteht im wesentlichen aus der Gabe von Antibiotika oder Teerpräparaten, der Substitution von Zink und anderen Elementen, sowie Vitaminen und der Verabreichung von Hefen. Bleiben im Bereich der Dermatika nur noch Antihistaminika, die aber keine spezifische Rolle bei Hauterkrankungen, sondern nur bei allgemein allergischen Erkrankungen spielen.
Bei *Antihistamin-Behandlung,* besonders im Schulkindalter, müssen an die Therapie besondere, wesentliche Anforderungen gestellt werden, damit die Schulleistungen nicht infolge der sedativen Nebenwirkungen negativ beeinflußt werden.
Die Therapie mit *Kortison*-Präparaten ist bei deren teilweise sehr heftigen Nebenwirkungen nur in den äußersten Notfällen angezeigt und erfordert vom Arzt gute Kenntnis dieser Medikamente. Aber auch die Kortikoid-Therapie in Salbenform, wie sie bei akuten Schüben, selbst bei ärztlicher Zurückhaltung, wegen des unerträglichen Juckreizes, häufig geübt werden muß, zeigt viele Nebensymptome. Aus diesem Grund ist die im folgenden beschriebene homöopathische Therapie als medikamentöse Therapie in jedem Fall vorzuziehen: Einmal wegen der bei richtiger Mittelwahl ausgezeichneten Erfolge, zum zweiten wegen des Ausbleibens der schwerwiegenden Neben- und Nachwirkungen.

Homöopathische Therapie

Allgemein: Biologische Umstimmungsverfahren bilden eine wesentliche Therapiemaßnahme. Hierzu gehören Eigenblutbehandlung und Eigen-Harnbehandlung, Fiebertherapien mit Echinacin oder Mistelpräparaten, sowie Schlangengifte; schließlich eine sorgfältig ausgearbeitete Diät.
Die Homöotherapie ist im wesentlichen auszurichten nach der Lokalisation des Krankheitsbildes und nach Art und Form der Effloreszenzen.
Bei entsprechender Anamnese wird bei initialer Behandlung eines Ekzems häufig die Erstgabe einer hochpotenzierten

Gabe von *Tuberculinum* eine sehr günstige Umstimmung herbeiführen, die meist in Form einer Erstverschlimmerung die Richtigkeit der Therapie bestätigt.
Im folgenden teilen wir die am häufigsten gebrauchten homöopathischen Arzneimittel ein nach den vier Stadien von *Stauffer* beim akuten Ekzem, und führen bei jedem einzelnen Stadium entsprechende Arzneimittel auf.

I. Stadium:

- **Rötung, Schwellung und Ödem. Juckreiz.**

Aconitum napellus (*Aconitum*)

D6 Dil.
2stündl. 5 Tr.
Akutes Auftreten, große Hitze, brennende Schmerzen mit Juckreiz. Aussehen einer Entzündung. Hyperästhesie der Haut. Rotfleckige Effloreszenzen.

Atropa belladonna (*Belladonna*)

D6 Dil.
2stündl. 5 Tr.
Heftige Rötung, große Hitze, schmerzhafte Schwellung mit starkem Juckreiz, Schweiße, hochrotes Gesicht, aber kalte Extremitäten.

Apis mellifica

D3 - D6 Dil.
2stündl. 5 Tr.
Hochakute Rötung mit starker, ödematöser Anschwellung. Heftiges Brennen und Jucken mit Stechen. Verlangen nach Abkühlung, sehr empfindlich gegen Berührung.

Okoubaka aubrevillei (*Okoubaka*)

D2 - D6 Dil.
stündlich 5 Tr.
Besonders bei akutem Auftreten von Ekzemen nach Arzneimittel- oder Nahrungsmittelunverträglichkeit.

Acidum formicicum

D200 Amp.
1 ccm intravenös
Heftiges Jucken und Brennen, generalisiertes Auftreten von Hauterscheinungen, kaltes Überrieseln, Nachtschweiße an den Beinen.
Hilft erfahrungsgemäß bei akutem Auftreten heftiger, generalisierter Ekzeme im I. Stadium.

II. Stadium:

- **Bläschenbildung.** Cave: Äußerliche Behandlung! Erfahrungsgemäß kommt es dabei immer zu Verschlimmerungen. Daher folgen hier nur Mittel zur inneren Behandlung.

Lytta vesicatoria (*Cantharis*)

D4 - D12 Dil.
2stündl. 5 Tr.
Ausgebreitete Bläschenbildung, stärker brennend als juckend. Häufig findet sich dabei eine unverständliche Pollakisurie.

Croton tiglium

D3 - D6 Dil.
2stündl. 5 Tr.
Überempfindliche Haut, Bläschenbildung mit starkem Jucken, Brennen und Stechen. Daneben bestehen spontane Durchfälle.

Rhus toxicodendron

D6 - D12 Dil.
2stündl. 5 Tr.
Ausgedehnte Bläschenbildung am ganzen Körper mit heftigem Juckreiz. Juckreiz wird nicht besser durch Kratzen. Später Auftreten von starkem Nässen.

Sepia officinalis (*Sepia*)

D6 - D30 Dil.
2stündl. 5 Tr.
Bläschenausschlag auf intensiv rotem Grund. Über den ganzen Körper verteilt.

Juckreiz sehr heftig. Besonders in den Wechseljahren. Sauer riechender Schweiß an Füßen und Genitalien.

III. Stadium:

● **Sekretion von seröser Flüssigkeit.**

Keine Maßnahmen zur Austrocknung dieser Ausscheidungsperiode, da sonst die Selbstheilung nach den Gesetzen der Naturheilverfahren verdrängt wird, und zwar auf innere Organe. Also keine eingreifende äußere Behandlung. Zur inneren Behandlung entsprechend dem Arzneimittelbild.

Acidum arsenicosum

(Arsenicum album)

D6 - D12 Dil.
3–6 x tägl. 5 Tr.
Nässendes Ekzem mit scharfem Sekret, heftigem Brennen und Jucken.
Alles ist nachts verschlimmert. Kratzen bis zur Blutung und weiterer Verschlimmerung. Häufig Bildung von Krusten, Schorfen und Geschwüren mit übelriechendem Sekret. Nächtliche Unruhe mit Durst und Kälteempfindlichkeit.

Graphites

D4 - D12 Tabl.
3 x tägl. 1 Tabl.
Hautausschläge mit sehr übelriechendem, klebrigem, honigartig verkrustetem Sekret.
Lokalisation besonders zwischen den Fingern, Zehen, hinter den Ohren, sowie an Ellbogen und Handgelenken. Rissige, trockene Haut. Verschlimmerung durch Wärme. Häufig Obstipation.

Daphne mezereum *(Mezereum)*

D6 Dil.
2stündl. 5 Tr.
Stark juckende, nässende Ausschläge mit Borkenbildung, besonders am Kopf lokalisiert, aber auch an anderen Körperteilen. Verschlimmerung bei offenem Feuer, besonders in Bettwärme.

Viola tricolor

D3 Dil.
2stündl. 5 Tr.
Besonders bei kindlichen Ekzemen mit nächtlichem Brennen, häufig hinter dem Ohr lokalisiert. Reichliches Sekret, aber nicht stinkend.

IV. Stadium:

● **Abschuppung und Krustenbildung.**

In diesem Stadium ist das akute Ekzem in der Rückbildung begriffen. Die Reizerscheinungen sind geringer geworden, äußere Anwendungen sind symptomabhängig angebracht. Zwei Mittel empfehlen sich besonders:

Sulfur

D12 Dil.
1 x tägl. 5 Tr.
Die Haut ist jetzt trocken, schmutzig, brennt und juckt erheblich. Kratzen führt häufig zu Blutungen.
Verschlimmerung besonders im Bett und nach Wasseranwendungen (mit kaltem Wasser).

Sufur jodatum

D3 - D4 Tabl.
3 x tägl. 1 Tabl.
Gleiche Modalitäten wie bei Sulfur, nur fällt hier eine große Freßlust auf, mit heftiger Unruhe neben dem Hitzegefühl. Häufig Drüsenschwellungen.
Kommt es zur Verschlimmerung nach Sulfur, gehe man mit der Potenz nach D4 oder D3 zurück.

Chronisches Ekzem

Das chronische Ekzem tritt dann auf, wenn die akuten Formen abgeklungen sind und keine Ausheilung verzeichnet werden kann. Hierher gehören Ekzeme konstitutioneller Grundlage, berufliche Ekzeme. Da ein Großteil dieser Ekzeme zurückzuführen ist auf eine entsprechende Konstitution, wird man einen wirklichen Erfolg nur bei Anwendung von Konstitutionsmitteln haben.

Calcium carbonicum Hahnemanni
D30–D200
Sulfur D30–D200
Graphites D30–D200
Acidum silicicum D30–D200
Stibium sulfuratum nigrum
D30–D200
Acidum arsenicosum D30–D200
Carbo vegetabilis D30–D200
Hydrargyrum metallicum D30–D200
Natrium chloratum D30–D200
Sepia D30–D200

Die obengenannten Arzneimittel sind auszuwählen nach den Konstitutionsmerkmalen, wie sie im Kapitel »Konstitutionsmittel« nachzulesen sind. Daneben sind, wenn auch seltener, alle anderen Konstitutionsmittel und Polychreste anwendbar.

Drainagemittel bei Therapieresistenz

- bei Nierenbeteiligung
Berberis vulgaris
D3 - D6
oder

Solidago virgaurea
D2 - D4

- bei Leberbelastung
Silybum marianum
D2

Chelidonium majus
D4

- bei Kreislaufbelastung
Crataegus
D2

- bei Schleimhautbelastung
Hydrastis canadensis
D3
Ist keines der vier Ausscheidungsorgane sichtbar vordergründig belastet, empfiehlt sich folgende Rezeptur:

Crataegus D4
Chelidonium majus D4
Berberis vulgaris D4
oder
Solidago virgaurea D4
Hydrastis canadensis D3 aa 20,0
M.D.S. 3 x tägl. 20 Tr.
etwa 2 Wochen lang.

Neurodermitis

Nehmen wir bei den dermatologischen Erkrankungen eine Klassifikation vor, so gehört die Neurodermitis zwar zu den dermatologischen Erkrankungen, dürfte aber nach Ursachen und Art mehr im Bereich der neurologischen Stoffwechselerkrankungen zu suchen sein.
Wenn wir die allergischen Reaktionen des Soforttyps eines Ekzems und des verzögerten Typs als ein umrissenes Krankheitsbild betrachten, so finden wir dazwischen ein Krankheitsbild, das auch als *konstitutionelles Ekzem* betrachtet werden kann. Die Bezeichnungen führen von der Neurodermitis über das endogene Ekzem bis zur atopischen Dermatitis. Wir haben bei diesem Krankheitsbild sowohl eine konstitutionelle Basis, als auch eine entsprechende Diathese oder auch Disposition.

Wir sollten uns bei der Therapie dieser Erkrankung unbedingt daran erinnern, daß das Nervensystem und die Haut aus derselben Keimschicht entstehen, nämlich dem Ektoderm. Sie haben also eine gemeinsame Herkunft. Nur bei solchem Denken werden wir bei der Vielfältigkeit und Reichhaltigkeit des Formenkreises einer solchen Dermatitis erst verstehen, daß hier nicht nur äußere Einflüsse auf die Haut eine Rolle spielen, sondern vor allem auch psychische Vorgänge, die zwischen Angst und Scham, sowie zwischen Wut und Zorn und anderen emotionellen Faktoren liegen. So betrachtet, ist die Neurodermitis mit Sicherheit kein lokales Übel, sondern sie ist eine auf der Haut sichtbare Störung, die ohne innere Ursachen nicht vorstellbar ist. Man kann dabei sogar über die psychosomatische Schwelle hinwegschreiten in ein Gebiet, das in seinem Entstehungsmechanismus wohl noch tiefer liegt.

Das Terrain spielt dabei eine sehr große Rolle. Hier ist der Ansatzpunkt aller therapeutischen Möglichkeiten. Wir können z. B. durch homöopathische Arzneimittel das Terrain anregen oder dämpfen. Ein gestörtes Terrain als Folge von Vergiftung, Lebensmittelschädigungen, Impfungen und anderen Umweltfaktoren, kann wiederum in einen Zustand gebracht werden, bei dem dann die äußeren Erscheinungen an der Haut verschwinden.

Als *erste Stufen* einer solchen Erkrankung finden wir meist im 1. bis 6. Lebensmonat die Ekzema infantum oder auch »Milchschorf«. Später kommt es zu symmetrischen Hautveränderungen in Schüben, die unterbrochen sind durch verschieden lang dauernde freie Intervalle.

Die *wichtigsten Manifestationsphasen* erleben wir im Schulalter und in der Pubertät.

Beim *Terrain* müssen wir die hereditären Faktoren und die durch Antigene ausgelösten Sofortreaktionen unterscheiden. Kommt eine neurotische Komponente hinzu, kompliziert sich das Bild dieser Erkrankung sehr wesentlich, aber auch die Therapie wird erheblich schwieriger.

Therapie/Allgemein: Die Therapie kennt eine Reihe von Möglichkeiten, entsprechend dem individuellen Verlauf der Erkrankung, aber auch der wechselhaften Zustände mit verschiedenen Modalitäten. Der unerträgliche Juckreiz, die kosmetisch unschönen Hauteffloreszenzen führen zu einer sehr bedeutsamen Kontaktverarmung. Der behandelnde Arzt greift in manchen Fällen auch zu Kortison-Präparaten.

Konventionelle Therapie

Im dermatologischen Bereich wird vorwiegend symptomatisch behandelt, entsprechend dem lokal vorhandenen Befund. Als konservative Behandlung werden noch Teerpräparate verwendet, trotz verschiedener Vorbehalte.

Im Bereich der Naturheilverfahren haben verschiedene Behandlungsmethoden Bedeutung erlangt, und zwar in Richtung einer unspezifischen Umstellung, im klimatischen Bereich wird eine Thalassotherapie oder eine Klimatherapie im Hochgebirge versucht.

Spezifische Desensibilisierung schlägt meist fehl: Die Hauttestverfahren bringen negative Ergebnisse. Biologische Umstimmungsverfahren werden mitunter erfolgreich angewandt. Hierzu gehören die Eigenblut- und Eigenharnbehandlungen, Fiebertherapien mit Echinacin®, Plenosol®, aber auch mit Schlangengiften. Bei dieser Therapie sollte man auf die entsprechende Konstitution des Patienten achten und entsprechend stärkere oder schwächere Dosen geben.

Diätetik kann eine sehr gute Hilfe sein, wobei eine Fastenkur im Beginn (auch im Wiederholungsfall) sehr häufig völlige Ausheilung bringt.
Die Umstellung der Darmflora mittels Symbioselenkung und damit Umstimmung der bestehenden Dysbakterie-Probleme ist ein wichtiger Faktor im Behandlungsbereich.
Bei bestehender oder auch vorausgegangener Kortison-Behandlung, ist eine solche Umstimmung geradezu eine Conditio sine qua non, um die Haut reaktionsfähig zu machen.

Homöopathische Therapie

Die Homöotherapie richtet sich neben den konstitutionellen Betrachtungen im homöopathischen Sinn vor allem nach den kausalen Modalitäten. Daneben ist die Symptomatik der lokalen Hauterscheinungen und die gesamte Symptomatik von Soma und Psyche zu erfassen.

Calcium carbonicum Hahnemanni

D 12 Tabl.
2 x tägl. 1 Tabl.
Hauptmittel bei der Behandlung der Neurodermitis, besonders, wenn es sich um Calcium-carbonicum-Konstitutionen handelt bei lymphatischer Diathese. In der Kindheit immer Milchschorf. Starke Schweißneigung bei geringster Anstrengung und nachts.
Hautausschläge stark brennend, zur Eiterung neigend (Akne). Feuchte, kalte Hände und Füße bei nicht selten heißem Kopf.
Besserung durch trockenes Wetter.
Verschlimmerung durch Kälte, Feuchtigkeit, durch Arbeit und bei Vollmond.

Acidum arsenicosum

(Arsenicum album)

D 6 Dil. 3 x tägl. 5 Tr.
Besonders bewährt bei vikariierenden, allergischen Erscheinungen zwischen Ekzem und Asthma. Dieses Mittel hat in homöopathischer Dosierung zwischen Endoderm- und Ektoderm-Keimblatt-Wechselerkrankungen eine enge Beziehung. Besonders bei Verschlimmerung durch Kälte. Nächtliche Unruhe durch heftigsten Juckreiz, Brennschmerzen nach Kratzen deutlich schlimmer und das eigenartige Durstphänomen: Großer Durst, kann aber nur kleine Schlucke nehmen.
Besserung durch Wärme, in frischer Luft und bei Bewegung.
Verschlimmerung um Mitternacht, durch Kälte und Anstrengung.

Daphne mezereum *(Mezereum)*

D 4 - D 12 Dil.
3 x tägl. 5 Tr.
Wichtiges Mittel bei der Causa: Auftreten erstmalig nach Impfung. Unerträglicher Juckreiz, Bettwärme verschlimmert. Offenes Feuer verschlimmert.
Eigenartiges Symptom: Schmerzen in den großen Röhrenknochen.

Natrium chloratum

(Natrium muriaticum)

D 6 - D 30 Dil.
2–3 x tägl. 5 Tr.
Causa: Frühkindliche Isolationserlebnisse (Waisenkind, Brutkasten) mit Folgeerscheinungen. Daneben Aggression und Frustration. Besonders geeignet nach Kortison-Behandlung.
Mag keine regelmäßigen Mahlzeiten, ißt aber sehr gut, nimmt trotzdem ab. Folgen von Schreck, Ärger und Kränkung.
Besserung durch Kälte und Ruhe.
Verschlimmerung durch Wärme und Bewegung.

Sepia officinalis *(Sepia)*

D 6 - D 30 Dil.
1–3 x tägl. 5 Tr.
Paßt für Patienten, die ihr vom Schicksal auferlegtes Kreuz tragen, bis ihnen der Kragen platzt, und denen alles zuviel wird, dabei somatisches Auftreten symmetrischer Hauteffloreszenzen.
Depréssion, Opposition und Resignation.
Besserung durch Wärme und Ruhe.
Verschlimmerung durch Kälte und Bewegung.

Rhus toxicodendron

D 4 - D 12 Dil.
3 x tägl. 5 Tr.
Schlimme Folgen von Durchnässung, besonders nach Erhitzung und Anstrengung. Effloreszenzen haben Bläschencharakter. Ruhelosigkeit und Ängstlichkeit, Empfindlichkeit gegen Zugluft. Asthma-Vikariation.
Besserung bei Wärme und Bewegung.
Verschlimmerung bei Kälte und Ruhe.

Thuja occidentalis *(Thuja)*

D 6 - D 30 Dil.
1–3 x tägl. 5 Tr.
Auftreten von Hauterscheinungen immer nach Impfungen, mit deutlicher Verschlimmerung durch Bettwärme und nach Durchnässung.
Schlafmittel verschlimmern. Früher häufig Warzen.
Ausschläge nur an bedeckten Körperstellen, Schweiß nur an unbedeckten.
Besserung durch Wärme und Bewegung.
Verschlimmerung durch Kälte und Ruhe.

Graphites

D 4 - D 30 Tabl., ab D 8 Dil.
3 x tägl. 1 Tabl. oder 5 Tr.
Sehr große Kälteempfindlichkeit.
Faul, fett, verfressen, verstopft.
Klebrige Hautausschläge mit unangenehmem Geruch.
Ekzeme hinter den Ohren.
Besserung durch Wärme und Bewegung,
Verschlimmerung durch Kälte und Ruhe.

Strychnos ignatia *(Ignatia)*

D 4 - D 30 Dil.
1–3 x tägl. 5 Tr.
Hautausschläge infolge von Liebeskummer und Partnerverlust. Unberechenbare, widersprüchliche, mitunter hysterische Reaktionen.
Tabak, Kaffee und Alkohol werden nicht vertragen.
Jede geringste Anstrengung, Kränkung und seelische Belastung macht Verschlimmerung.
Besserung durch Wärme und Bewegung.
Verschlimmerung durch Kälte und Ruhe.

Zwei Arzneimittel sollen hier noch genannt werden. Sie sind bei allen Neurodermitis-Fällen mit großer Vorsicht und nur nach reichlicher Überlegung und langjähriger Erfahrung anzuwenden: *Sulfur* und *Phosphor.*
Beide Mittel haben die Eigenschaft, daß sie bei nicht sachgemäßer Anwendung, und das selbst bei als Simillimum, erhebliche Verschlimmerung bringen können bzw. ein langsam ruhig werdendes Krankheitsbild deutlich aufflackern lassen. Es sind zwei sehr große Arzneimittel, die nur in der Hand des Könners einen guten Erfolg bringen können. Interessant ist in diesem Zusammenhang die alte griechische Bedeutung dieser beiden Arzneimittel:
Sulfur = to theion = das Göttliche
Phosphor = Luzifer = Lichtträger = der Teufel. Beide leisten mirakulöse Besserung - aber auch das Gegenteil!
Nach meiner Erfahrung sind die besten Erfolge mit homöopathischer Konstitutionstherapie zu erreichen.

Urtikaria

Krankheitsbild: Die Urtikaria ist eine Erscheinungsform der allergischen Überempfindlichkeit der Haut und Schleimhaut. Als Sofortreaktion in Form eines toxisch-allergischen Exanthems auf exo- oder endogene Reize (Fremdeiweiß) – tierische und pflanzliche Stoffe, Arznei- und Nahrungsmittel sowie auch auf physikalische Reize! Gewöhnlich wird die Urtikaria durch Nahrungsmittel oder Medikamente hervorgerufen, doch auch Insektengifte oder andere Tierorgane oder Organsubstrate können bei Hautkontakt eine Urtikaria auslösen. Neben der Schwellung und dem typischen Bild kommt es zu einem heftigen Juckreiz.

Ursache: Die Mastzellen der Haut sind mit IgE-Antikörpern gegen die Antigene von Nahrungsmitteln, Medikamenten oder Insektengiften sensibilisiert. Bei einem erneuten Hautkontakt mit den spezifischen Allergenen setzen sie Histamin frei. Es kommt zu dem bekannten Krankheitsbild.

Neben den obengenannten Noxen gibt es auch Fälle von Kälte-, Sonnen- und Wasser-Allergie.

Therapie/Allgemein: In allen Fällen von medikamentenabhängiger Urtikaria ist das Absetzen dieser Medikamente notwendig. Bei Nahrungsmittel-Urtikaria ist das Austesten mitunter sehr schwierig, doch läßt sich in den meisten Fällen das Nahrungsmittel mit dem entsprechenden Antigen herausfinden. Einzige Möglichkeit ist dann die Enthaltsamkeit von dem entsprechenden Nahrungsmittel.

Aspirin® und nichtsteroidale, entzündungshemmende Medikamente können die Urtikaria über unspezifische Mechanismen verstärken. Auch Alkohol, besonders Bier, zeigt gelegentlich den gleichen Effekt.

Manche Infektionen erhöhen das Risiko einer allergischen Arzneimittelreaktion, z. B. auf Antibiotika.

Konventionelle Therapie

Bei dem floriden Prozeß einer akuten Urtikaria, gleich welcher Genese, sind *Antihistaminika* die Medikamente der Wahl, wobei es gelegentlich notwendig sein dürfte, Antihistaminika parenteral anzuwenden.

Lokale Anwendung von Antihistaminika bringen zumindest den Juckreiz sehr rasch zum Verschwinden. Bei einer generalisierten Urtikaria kommen unter Umständen Gaben von *Kortikosteroiden* in Frage.

Bei Kindern kann sich im Zusammenhang mit einer zusätzlichen Nahrungsmittel-Allergie eine Urtikaria verschlimmern, so spielen z. B. bei bestehender, erster Allergie Milch, Eier, Fisch oder andere *Nahrungsmittel* eine Rolle.

Homöopathische Therapie

Apis mellifica

D 4 - D 6 Dil.
1 bis 2stündl. 5 Tr.
Wärme verschlechtert, Kälte und Bewegung bessert. Kalte, nasse Umschläge bessern. Juckreiz ist brennend und stechend.

Acidum formicicum

D 6 Dil.
3 x tägl. 5 Tr.
bei hochakuter Urtikaria
D 12–D 30 i. v.
Reiben und Druck bessert, der Juckreiz wandert. Besserung bei Wärme, Verschlimmerung bei Kälte (Kälte-Urtikaria).

Urtica urens

D2 - D6 Dil.
1 bis 2stündl. 5 Tr.
Brennendes Jucken, Verschlimmerung durch Nässe.
Besserung durch Kälte, Verschlimmerung durch Wärme.

Okoubaka aubrevillei *(Okoubaka)*

D2 - D3 Dil.
2 bis 3stündl. 5 Tr.
Besonders bei Nahrungsmittel und Medikamentenallergie.

Natrium chloratum
(Natrium muriaticum)

D6 Dil.
2stündl. 5 Tr.
Verschlimmerung durch Hitze, Sonne, Besserung durch kalte Anwendungen.

Sonnenallergie

Natrium chloratum
(Natrium muriaticum)

D12 - D30 Dil.
1–2 x tägl. 10 Tropfen
in ein Glas Wasser, dann alle Stunden
1 Schluck

Insektenstiche

Ledum palustre *(Ledum)*

D6 Dil.
1 bis 2stündl. 5 Tr.
Kälte und Nässe bessert,

Apis mellifica

D1 **lokal** aufzupinseln
D3 Dil., alle 10 Min. 5 Tr.

Pruritus

Der Juckreiz ist im pathophysiologischen Sinn ein unterschwelliger Schmerzreiz. Er entsteht wahrscheinlich dadurch, daß eine schwache Erregung oberflächlicher, schmerzempfindlicher Nervenendigungen der Haut stattfindet. Dabei kommt es zur Freisetzung von Histaminen.
Vor der Therapie eines Pruritus muß eine sorgfältige ***Diagnostik*** durchgeführt werden, denn es gibt den Pruritus nicht als eigenständige Krankheit. Wir unterscheiden bei jedem Pruritus innere Ursachen (Allergien, Diabetes mellitus, Ikterus, Krankheiten des lymphatischen Systems, Lebererkrankungen, Medikamentenüberempfindlichkeit, Nierenkrankheiten, Vitaminmangelzustände, Schwangerschaft, hormonelle Funktionsstörungen und Klimakterium) und äußere Ursachen (Hauttrockenheit, Altersveränderungen der Haut, Unverträglichkeit gegen Kosmetika und Kleidung, Textilien-, Schmuck- bzw. Metallunverträglichkeit, Kontaktallergien, parasitäre Hauterkrankungen.)
Eine Mischung beider Ursachen ist möglich. Der Pruritus vulvae als Sonderform des Juckreizes kann zu unausstehlicher Qual für die Patientin werden. Auch hier gelten die bereits o.a. Ursachen. Hinzu kommen noch einige besondere Aspekte: Intimsprays, mechanische Reizung durch eng anliegende Kleidung, Trichomonaden und Pilze, senil-atrophische Hautveränderungen.
In vielen Fällen hilft die Homöopathie, selbstverständlich nach Abklärung der Grundkrankheit.

Konventionelle Therapie

Grundsätzlich Therapie der Grundkrankheit. Vermeidung von intensiver Sonnenbestrahlung. Keine Detergentien verwenden, häufige Seifenwaschungen vermeiden, statt dessen Waschungen mit säurehaltigem Wasser (Badesäure).
Lokal: *fettende Salben* (wie Lanolin®,

Unguentum molle, Eucerin anhydricus) mit pH-Wert unter 6. Systemisch: Bei starkem Juckreiz Gaben von *Antihistaminika.* (z.B. Tavegil®, Atosil®, Fenistil®).

Homöopathische Therapie

● Lokaler Juckreiz

Acidum nitricum

D6 Dil.
3 x tägl. 5 Tr.
Besserung bei Wärme, Verschlimmerung bei Kälte. Nervös, gereizt, besonders Stirn-Haar-Grenze, Gesicht, Lippen.

Calcium fluoratum

D6 Tabl.
3 x tägl. 1 Tabl.
Besserung bei Wärme und Bewegung, Verschlimmerung bei Kälte und Ruhe, Schweißneigung, feuchte Hände und Füße.

Petroleum

D6 Dil.
3 x tägl. 5 Tr.
Besserung bei Wärme und Ruhe, Verschlimmerung bei Kälte und Bewegung, Schweißneigung; unangenehmer Geruch aller Absonderungen.

Sulfur

D6 Dil.
3 x tägl. 5 Tr.
Verschlimmerung bei Wärme und Ruhe. Besserung bei Kälte und Bewegung. Schweißneigung, Abneigung gegen Waschen und kaltes Wasser.

● Pruritus der Analgegend

Collinsonia canadensis

D4 Dil.
3 x tägl. 5 Tr.
Chronisch-venöse Stauungen der unteren Extremitäten und im kleinen Becken. Verschlimmerung bei Wärme und Ruhe, Besserung bei Kälte und Bewegung.

Graphites

D6 Tabl.
3 x tägl. 1 Tabl.
Juckende Haut an Übergangsstellen von Haut und Schleimhaut, Fingernägel rissig und verkrümmt.
Besserung bei Wärme und Ruhe, Verschlimmerung bei Kälte und Bewegung. Faul, fett, verstopft, gefräßig.

Lycopodium clavatum *(Lycopodium)*

D6 Dil.
3 x tägl. 5 Tr.
Hypochondrische Choleriker, temperamentvoll, sehr intellektuell. Verschlimmerung bei Wärme und Ruhe, Besserung bei Kälte und Bewegung.
Trockene Haut mit altem Aussehen; Neigung zu Intertrigo.

Sulfur

D6 Dil.
3 x tägl. 5 Tr.
Eigenbrötlerischer, philosophierender Sektierer, lustlos, ohne Entschlußkraft. Juckreiz, besonders an den Haut-Schleimhautgrenzen. Juckreiz beim Ausziehen. Wäscht sich nicht gern, mag kaltes Wasser nicht.
Besserung bei Kälte und Bewegung, Verschlimmerung bei Wärme und Ruhe.

● Bei älteren Menschen

Aluminium oxydatum *(Alumina)*

D6 Tabl.
3 x tägl. 1 Tabl.
Passive, langsame, geistig und körperlich träge Menschen mit Mangel an Eigenwärme. Extreme Trockenheit der Haut mit Kälteempfindlichkeit. Jucken ist unerträglich.

Kratzen bessert, Wärme: Besserung. Kälte: Verschlimmerung.

Daphne mezereum *(Mezereum)*

D6 Dil.
3 x tägl. 5 Tr.
Sehr empfindliche Haut mit Kältegefühl an den juckenden Körperstellen.
Verschlimmerung nachts in Bettwärme und bei Berührung.
Kratzen verschlimmert. Ruhe bessert, Bewegung verschlimmert.

Stibium sulfuratum nigrum
(Antimonium crudum)
D6 Tabl.
3 x tägl. 1 Tabl.
Mürrische, abweisende, alte Plethoriker mit stark weiß belegter Zunge. Die Haut ist empfindlich gegen kaltes Wasser.
Hornhaut- und Schwielenbildung.
Wärme- und Kälteverschlimmerung; Ruhe bessert.

Kreosotum

D6 Dil.
3 x tägl. 5 Tr.
Weinerlicher, durch nichts zu befriedigender Patient mit Juckreiz nach Aufregungen.
Bettwärme verschlechtert, allgemeine Wärme bessert. Kälte verschlimmert.

● **Juckreiz beim Ausziehen**

Daphne mezereum

D6 Dil.
3 x tägl. 5 Tr.

Magnesium sulfuricum
D6 Dil.
3 x tägl. 5 Tr.

Rumex crispus *(Rumex)*
D4 Dil.
3 x tägl. 5 Tr.

Modalität:
Kratzen bessert den Juckreiz

Aluminium oxydatum
D6 Tabl., 3 x tägl. 1 Tabl.

Calcium fluoratum
D6 Tabl., 3 x tägl. 1 Tabl.

Graphites
D6 Tabl., 3 x tägl. 1 Tabl.

Mercurius
D6 Tabl., 3 x tägl. 1 Tabl.

Ledum palustre
D6 Dil.,3 x tägl. 5 Tr.

Natrium sulfuricum
D6 Dil., 3 x tägl. 5 Tr.

Delphinium staphisagria
D6 Dil., 3 x tägl. 5 Tr.

Modalität: *Kratzen verschlimmert den Juckreiz*

Kreosotum
D6 Dil., 3 x tägl. 5 Tr.

Petroleum
D6 Dil., 3 x tägl. 5 Tr.

Semecarpus anacardium
D6 Dil., 3 x tägl. 5 Tr.

Sulfur
D6 Dil., 3 x tägl. 5 Tr.

Pruritus vulvae

Besonders bei dieser Symptomatik ist regelmäßige Konsultation eines Gynäkologen notwendig, um Veränderungen in diesem Bereich zu malignen Erkrankungen rechtzeitig zu erkennen.

Ambra grisea *(Ambra)*

D3 Dil. 3 x tägl. 5 Tr.
Affektlabilität im Senium. Verschlimmerung aller Beschwerden in Anwesenheit anderer.
Verschlimmerung aller Beschwerden bei geringster Nervenbelastung und durch Wärme.

Dieffenbachia seguine
(Caladium seguinum)

D3 Dil.
3 x tägl. 5 Tr.
Erheblicher Pruritus der Genitalsphäre mit Frigidität.
Verschlimmerung bei Wärme, Besserung bei Ruhe.

Delphinium staphisagria *(Staphisagria)*

D6 Dil.
3 x tägl. 5 Tr.
Reizbare, beleidigte, ärgerliche Menschen. Keine Freude am Dasein. Denkt dauernd an sexuelle Dinge, äußerste Überempfindlichkeit der Genitalien bei Berührung.
Folge von sexueller Überaktivität.
Besserung bei Wärme und Ruhe.

Platinum metallicum

D6 Tabl.
3 x tägl. 1 Tabl.
Unerträglicher Pruritus mit deutlich vermehrtem Geschlechtstrieb, aber Angst vor Berührung. Tetanoide Krampfzustände und Vaginismus.
Verschlimmerung bei Ruhe,
Besserung bei Bewegung.

Rhus toxicodendron

D6 Dil.
3 x tägl. 5 Tr.
Alle Beschwerden schlimmer in Ruhe.
Besserung durch Bewegung und Wärme, Verschlimmerung durch Kälte.
Haut ist empfindlich gegen kalte Luft.

Sepia officinalis *(Sepia)*

D6 Dil.
3 x tägl. 5 Tr.
Depressive, ängstliche Patienten mit deutlichem Stimmungswechsel, gleichgültig gegen Verpflichtungen. Erhebliche Pruritus-Erscheinungen, die bei Wärme und Bewegung sich bessern. Widerwillen gegen Milch und Fleisch.

Viola tricolor

D4 Dil.
3 x tägl. 5 Tr.
Pruritus, auch bei jungen Mädchen und Kindern ohne besondere Modalitäten von Wärme und Bewegung.

Alopezie

Krankheitsbild: Haarausfall oder Alopezie kommt als anlagebedingte Erkrankung vor, ist angeboren oder tritt auf i. Sinne einer Alterserscheinung. Der Haarschwund in jüngeren Jahren ist eine Konstitutionsanomalie, häufig vererbt, mitunter eine Ernährungsanomalie, aber häufig auch eine Folge von schweren Infektionen. Besonders bei älteren Menschen sind Gefäßstörungen eine häufige Ursache des Haarschwundes. Auch an eine Anämie ist zu denken. Selten sind Unterernährung oder Vitaminmangel ursächlich.
Bei Männern sollte der Testosteron-Spiegel (Testoviron®-Behandlung) bestimmt werden.
Mangelnde Haarhygiene mit Verfilzung der Haare und des Haarbodens können eine weitere Ursache darstellen, ferner kontagiöse Erkrankungen.
Therapie/Allgemein: Zur Behandlung des Haarausfalles sollten die einzelnen Ursachen deutlich abgegrenzt werden, um die notwendige Substitution durchzuführen. Für Haarhygiene, peinliche Reinlichkeit und luftdurchlässige Kopfbedeckung ist Sorge zu tragen.
Zur äußeren Behandlung infektiöser oder parasitärer Alopezien eignen sich Alkoholwaschungen oder Anwendung entsprechender Antimykotika.

Konventionelle Therapie

Sie beschränkt sich auf Substitution bzw. Symptomatika.

Homöopathische Therapie

Die Erfolge bei Haarausfall sind nicht besonders groß, doch sollte man bei entsprechendem Simile des Gesamtkrankheitsbildes zum Arzneimittelbild folgende homöopathische Arzneimittel versuchen.

Acidum hydrofluoricum

D6 Dil.
3 x tägl. 5 Tr.
Große körperliche und geistige Aktivität mit kleinem Durchhaltevermögen: »möchte gern, kann aber nicht.«
Häufig Hypokalzämie. Haare gespalten, leicht abbrechend. Schwitzt.
Verschlimmerung durch Wärme, Besserung durch Kälte.

Graphites

D4 Tabl.
3 x tägl. 1 Tabl.
Faul, fett, frostig, verstopft. Vielfraß.
Trockene Haut. Alles heilt schlecht. Übelriechende Sekrete. Schuppen der Kopfhaut - Abneigung gegen Fleisch und warme Getränke.
Besserung durch Wärme und warme Speisen.
Verschlimmerung durch Kälte und Feuchtigkeit.

Natrium chloratum
(Natrium muriaticum)

D4 - D6 Tabl.
3 x tägl. 1 Tabl.
Allgemeine Demineralisation, trockene Haut, großer Durst. Verlangen nach Salz, weint leicht, will keinen Zuspruch. Verschlimmerung durch große Wärme und durch Kälte. Besserung durch kaltes Baden. Frische Luft bessert.

Selenium

D6 Tabl.
3 x tägl. 1 Tabl.
Erschöpfter Patient. Sexualneurasthenie. Verlangen nach Alkohol, der verschlimmert, Depressiv. Fettige Haut.
Besserung gegen Abend, Verschlimmerung in der Wärme, nach dem Schlaf, nach dem Essen und nach jeder Anstrengung.

Thallium sulfuricum

D6 Tabl.
3 x tägl. 1 Tabl.
Haarausfall, besonders nach schweren Krankheiten. Neuralgien, brennendes Durstgefühl. Hysteriforme Reaktionen. Zustand verschlimmert sich durch Berührung.

Thuja occidentalis *(Thuja)*

D4 Dil.
3 x tägl. 10 Tr.
Patient ist mager, bleich und erschöpft. Häufig Warzen an der Haut.
Verschlimmerung durch Kälte, auch durch Bettwärme. Verschlimmerung nach Gewürzen und Genußmitteln, Haarausfall nach Impfungen.
Warme und frische Luft bessert.

Pel talpae

D3 Tabl.
3 x tägl. 1 Tabl.
Von *Mezger* als Symptomatikum bei Haarausfall empfohlen.

Erkrankungen der Nägel

Krankheitsbild: Bei Nagelerkrankungen kennen wir Nagelhypertrophie, die Nagelatrophie, Nagelverunstaltungen und Nagelspaltungen in der Folge von trophischen Störungen. Luetische Formen der Nagelveränderungen.

Im folgenden werden alle diese o.a. Nagelerkrankungen in den homöopathischen Behandlungsplan einbezogen, wobei darauf zu achten ist, daß notwendige Substitutionen, wie z.B. Eisen, durchgeführt werden.

Therapie/Allgemein: Unterstützend für alle die o.a. Erkrankungen der Nägel sollten die Nägel regelmäßig mit einer feinen Feile gefeilt werden, besonders nach groben Hausarbeiten. Dadurch werden feine Einrisse beseitigt.

Prophylaktisch sollte man den Kontakt der Nägel, besonders an den Fingern, mit ätzenden oder anderen hornangreifenden Substanzen vermeiden. Bequemes Schuhwerk ist bei den meist mechanisch bedingten Nagelveränderungen der Zehen Grundvoraussetzung für eine erfolgreiche Behandlung.

Selbstverständlich müssen vor einer speziellen Therapie alle möglichen Ursachen, wie parasitäre Erkrankungen, Lues, Anämie u.a. behandelt werden.

Konventionelle Therapie

Sie kennt nur symptomatische Behandlungen oder Behandlungen der Grundkrankheit.

Homöopathische Therapie

Acidum hydrofluoricum

D6 Dil.
3 x tägl. 5 Tr.
Große körperliche und geistige Aktivität ohne Durchhaltevermögen. Mag mehr als er kann. Demineralisation. Die Nägel wachsen sehr schnell, reißen aber leicht ein. Nägel sind brüchig, weich und deformiert, viele Streifen in den Nägeln. Besserung durch Kälte, Verschlimmerung durch Wärme.

Acidum silicicum (*Silicea*)

D3 - D6 Tabl.
3 x tägl. 1 Tabl.
Erfolgreiches Mittel. Magerer Patient mit Mangel an Vitalität. Demineralisation. Nägel brüchig mit vielen weißen Flecken. Wärme bessert, Kälte verschlimmert. Alkohol verschlimmert. Häufig bei Trinkern.

Calcium fluoratum

D3 - D6 Tabl.
3 x tägl. 1 Tabl.
Erfolgreiches Mittel.
Körperliche und geistige Schwäche, schnelles Wachstum des Körpers, Demineralisation.
Besserung durch Wärme, aber kalte Anwendungen.
Verschlimmerung durch Kälte, aber warme Anwendungen.

Natrium chloratum
(*Natrium muriaticum*)

D6 Tabl.
3 x tägl. 1 Tabl.
Müder, blasser Patient. Demineralisation. Nägelerkrankungen als Kummerfolge.
Großer Durst. Weint leicht, lehnt Zuspruch ab.
Frische Luft und Ruhe bessern.

Selenium

D4 - D6 Tabl.
3 x tägl. 1 Tabl.
Erschöpfte und schwache Patienten mit Sexualneurasthenie. Nägel atrophisch, brüchig, unregelmäßiges Wachstum, Längs- und Querrillen.
Verlangen nach Alkohol, der verschlimmernd wirkt.

Thuja occidentalis *(Thuja)*

D4 Dil.
3 x tägl. 5 Tr.
Magerer und erschöpfter Patient, häufig Warzen an den Händen. Nägel sind spröde, rissig und brechen leicht ab. Schweiß an unbedeckten Körperstellen. Erkrankungen des rheumatischen Formenkreises.

Ustilago zeae *(Ustilago maydis)*

D4 - D6 Dil.
3 x tägl. 5 Tr.
Sexuelle Schwäche des Mannes. Klimakterium der Frau. Nägel brüchig und gespalten.
Abbrechen und Ausfallen von Nägeln und Nagelteilen.
Keine Wärme- und Kältemodalitäten.

Mechanische Verletzungen der Haut

Krankheitsbild: Die Verletzungen der Haut sind sehr vielfältig und je nach auslösender Noxe als Stich, Schnitt, Zerreißung, Quetschung oder Prellung anzusehen, außerdem werden in diesem Bereich auch operative Verletzungen der Haut behandelt, sowie thermische Noxen, Erfrierung und Verbrennung. Auch die Lichtdermatosen gehören hierher.
Therapie/Allgemein: Es ist eine selbstverständliche Forderung, daß Wunden und Verletzungen der Haut primär chirurgisch behandelt werden müssen. D.h., es ist eine lege-artis-Versorgung der entstandenen Verletzungen durchzuführen, selbstverständlich unter sterilen Kautelen. Des weiteren ist auch auf Tetanus-Prophylaxe zu achten und auf sorgfältigen Verbandswechsel.

Homöopathische Therapie

Genaue Diagnostik und exakte Wundversorgung sind unabdingbare Voraussetzung. Notwendige Röntgenaufnahmen und danach eine klare Entscheidung darüber, ob der Patient in stationäre Behandlung gehört oder nicht. Fällt die Entscheidung für ambulante Therapie, so ist nach steriler Wundversorgung, am besten mit dem fachlichen Gebietsarzt, die Entscheidung zu fällen, ob eine homöopathische Therapie notwendig oder hilfreich ist.
Die Erfahrung lehrt, daß bei dem Einsatz homöopathischer Medikamente neben exakter chirurgischer Versorgung der Wundheilungsprozeß auch an den Knochen viel schneller vonstatten geht, die Entstehung von infektiösen Komplikationen viel leichter zu verhindern ist und vor allem das subjektive Empfinden des Patienten (Schmerzen, Schwindel und allgemeines Zerschlagenheitsgefühl) sehr deutlich zum Besseren zu beeinflussen ist.

Arnica montana *(Arnica)*

D4 - D6 Dil.
2stündl. 5 Tr, später 3 x tägl. 5 Tr.
Stumpfes Trauma, heftige Schmerzen, große Erschöpfung, große Hämatome. Besserung bei Wärme, Verschlimmerung bei Bewegung.

Bellis perennis

D3 Dil.
2–3stündl. 5 Tr, später 3 x tägl. 5 Tr.
Stumpfes Trauma, mäßige Schmerzen, allgemeine Erschöpfung. Ekchymosen. Besserung bei Wärme und Ruhe.

Calendula officinalis *(Calendula)*

D3 - D4 Dil. 2stündl. 5 Tr.
Auch in Form von Salben und Tinktur zur äußerlichen Anwendung. Gewebs-

defekte, sehr starke Schmerzen, Blutungen. Wärme verschlimmert, Bewegung verschlimmert.
Kälte bessert, Ruhe bessert.

Hamamelis virginiana *(Hamamelis)*
D2 - D3 Dil.
5 x tägl. 5 Tr.
Stumpfe Verletzungen mit kleinen venösen Blutungen, sehr starke Schmerzen, Stauungserscheinungen.

Hypericum perforatum *(Hypericum)*
D4 - D6 Dil.
3 x tägl. 5 Tr.
Quetschungsverletzungen und Schußverletzungen mit *Nerven*beteiligung. Sehr starke Schmerzen.
Bei Nervenverletzungen hat sich Hypericum-Öl zur äußerlichen Anwendung sehr gut bewährt.

Rhus toxicodendron
D4 - D6 Dil.
2stündl. 5 Tr.
später 3 x tägl. 5 Tr.
Verletzungen und Überanstrengung des Skelettsystems und der Muskulatur (Sport) mit heftigen Schmerzen und Muskelkater in der Folge.
Wärme bessert, Kälte verschlimmert;
Bewegung bessert, *Ruhe verschlimmert.*

Ruta graveolens *(Ruta)*
D3 - D6 Dil.
3 x tägl. 5 Tr.
Distorsionen, Tendovaginitis, Knochenprellungen mit starken Schmerzen.
Wärme bessert, Kälte verschlimmert; Ruhe verschlimmert.

Delphinium staphisagria *(Staphisagria)*
D6 - D12 Dil.
3 x tägl. 5 Tr.
Alle Folgen von Schnittverletzungen, also auch Operationen.
Sehr ärgerliche Menschen.

Symphytum officinalis *(Symphytum)*
D4 - D6 Dil.
3 x tägl. 5 Tr.
Knochenverletzungen mit heftigen Schmerzen.
Wärme bessert, Ruhe bessert.

Ledum palustre *(Ledum)*
D3 - D6 Dil.
5 x tägl. 5 Tr.
Folgen von Stichverletzungen, auch *Folgen von Injektionen.* Kleines Hämatom.
Kälte bessert, Wärme verschlimmert.

Verbrennungen (vgl. S. 214f)

Therapie/Allgemein: Versorgung der verbrannten Hautoberfläche nach chirurgischen Grundsätzen. Insbesondere bei großen Verbrennungen sei erinnert an die Schockbehandlung und an die Behandlung des eintretenden Wärmeverlustes mit der entsprechenden Belastung der Schockorgane, besonders der Niere. Die lokale Behandlung entsprechend den chirurgischen Grundsätzen.

Homöopathische Therapie

Lytta vesicatoria *(Cantharis)*

D2 - D3 Dil.
3 x tägl. 5 Tr.
Bei Verbrennungen 1. und 2. Grades, besonders, wenn der brennende Schmerz an den befallenen Körperteilen sehr heftig ist.

Acidum arsenicosum
(Arsenicum album)
D6 - D12 Dil.
2stündl. 5 Tr.
Großes Brennen, großer Durst auf kleine Schlucke, erhebliche Verschlimmerung um Mitternacht. Allgemeine Kälte-

empfindlichkeit. Besonders geeignet in der Folge von Schockerscheinungen.

Rhus toxicodendron

D4 - D12 Dil.
5 x tägl. 5 Tr.
Leitsymptom ist eine ungeheuere Unruhe, die den Patienten dauernd in Bewegung setzt. Starkes Brennen mit Blasenbildung. Sehr gut bei Verbrennungen 2. Grades.

Lichtdermatosen, Sonnen- und Gletscherbrand

Sind Verbrennungen 2. Grades etwa gleichzustellen. Diese, an sich als Photoallergie zu bezeichnende Hautreaktion tritt nach starker Lichtexposition auf. Die Haut zeigt zunächst eine Rötung, später auch Bläschenbildung. Es kommt zu den gleichen subjektiven Erscheinungen wie bei Verbrennungen anderer Ursachen.

Atropa belladonna *(Belladonna)*

D3 Dil.
3 x tägl. 5 Tr.
Hauptmittel bei Sonneneinflüssen.

Euphrasia officinalis *(Euphrasia)*

D2 - D4 Dil.
3 x tägl. 5 Tr.
Bei Konjunktivitis durch Sonneneinfluß. Die gleiche Behandlung gilt auch bei Schäden durch Lichteinwirkung, z.B. beim Schweißen.

Natrium chloratum
(Natrium muriaticum)

D12 - D30 Dil.
1 x tägl. - 1 x wöchentl. 5 Tr.
Das beste Mittel bei Sonnenallergie.

Nitroglycerinum *(Glonoinum)*

D4 - D6 Dil.
2stündl. 5 Tr.
Bei Sonneneinstrahlung mit starker Rötung der Haut und Pulsieren unter der Haut. Ist immer dann angezeigt, wenn neben den Hauterscheinungen auch geringe meningeale Reizerscheinungen vorhanden sind, wie Kopfschmerzen, Übelkeit, Erbrechen.
Lokal hat sich Populus-cp-Salbe (ISO) sehr gut bewährt.

Rhus toxicodendron

D4 - D6 Dil.
2stündl. 5 Tr.
Starke Rötung und Blasenbildung mit Brennen und Juckreiz. Durch Ruhe und nachts erhebliche Verschlimmerung.

Acidum arsenicosum
(Arsenicum album)

D6 Dil.
5 x tägl. 5 Tr.
Starke Rötung mit heftigem Brennen und Jucken. Geplatzte Blasen mit heftigem Nässen. Große Angst und großer Durst. Nächtliche Verschlimmerung.

Erfrierungen (vgl. S. 215)

Erfrierungen I. Grades sind für den Patienten unangenehm und machen schmerzhafte Sensationen, besonders beim Übergang von Wärme zu Kälte. Es nützen dann Salzwasserwaschungen und Einreibungen mit Isofrost® oder auch Causticum-Salbe. Auch Petroleum- und Abrotanum-Salbe haben sich bewährt. Wichtig ist die Vermeidung von zu engen Schuhen oder Handschuhen.

Homöopathische Therapie

Amanita muscaria *(Agaricus)*

D4 - D6 Dil.
5 x tägl. 5 Tr.
Bei heftigem Jucken und Beißen der befallenen Hautpartien mit Brenngefühl. Charakteristisch für dieses Mittel ist das Eisnadelgefühl unter der Haut.

Pulsatilla patens *(Pulsatilla)*

D3 - D6 Dil.
5 x tägl. 5 Tr.
Bei Frostbeulen an Händen und Füßen, vor allem dann, wenn allgemeine Frostigkeit besteht sowie venöse Stauungen der Beine.

Artemisia abrotanum *(Abrotanum)*

D2 Dil.
5 x tägl. 5 Tr.
Bei langwierigen und therapieresistenten Fällen.

Acidum arsenicosum
(Arsenicum album)

D6 Dil.
3 x tägl. 5 Tr.
Bei langwierigen Frostschäden mit Geschwürbildung und Gangrän, besonders bei starken Schmerzen nach Erfrierungen, die um Mitternacht unerträglich werden.

Acidum nitricum

D6 Dil.
3 x tägl. 5 Tr.
Leicht blutende Schrunden und Frostschäden mit Stechen.

Dekubitus

Krankheitsbild: Es handelt sich um Geschwüre von Körperteilen, die aufliegen und aus diesem Grunde Durchblutungsstörungen erleiden, die wiederum zu reaktionslosen, ausgedehnten, mitunter brandigen Hautdefekten führen.
Therapie/Allgemein: Exakte Pflege, entsprechende Förderung der Durchblutung befallener Körperteile durch tägliche Streichmassage in der Umgebung. Man kann für diese Streichmassagen durchblutungsfördernde Maßnahmen benutzen (Arnica-, Calendula- oder Hypericum-Salbe). Ständiger Lagewechsel ist vorzunehmen, evtl. Lagerung im Wasserbett.
Lokale Behandlung mit Einreibungen, aber auch mit geschlagenem Hühnereiweiß.

Homöopathische Therapie

Intensive Pflege, ausgewählte Diätkost.

Cinchona succirubra *(China)*

D3 Dil.
3 x tägl. 5 Tr.
Allgemeine Schwäche, Meteorismus, Anämie. Abgemagert, Reizbarkeit. Folgen von Säfteverlusten. Überempfindlichkeit gegen geringste Berührung.

Chininum arsenicosum

D4 Dil.
3 x tägl. 5 Tr.
Modalitäten wie bei China, außerdem Verschlimmerung bei Nacht mit großer Unruhe und Angst.

Sulfur

D30 Dil.
1 x tägl. 1 Tabl.
Reaktionsmittel bei mangelnder Reaktion auf Therapie.

Acidum silicicum *(Silicea)*

D6 Tabl.
3 x tägl. 1 Tabl.
Frostige Patienten. Erschöpft durch chronische Eiterungen. Fistel?

Narbenkeloid

An größeren Narben bilden sich häufig gutartige Erhebungen, weiß bis rosarot, mit Verhornungstendenz und Vergrößerung über das Hautniveau. Von der

Funktion her und auch kosmetisch unangenehm. Im Bereich der *konventionellen Therapie* chirurgische Nachbehandlung mit der Aussicht auf das gleiche Resultat wie vorher.

Homöopathische Therapie

Graphites

D3 Tabl.
3 x tägl. 1 Tabl.
Je nach akutem oder chronischem Stadium. Hauptmittel, wirksam auch bei Narbenkontrakturen.

Acidum hydrofluoricum

D6 Dil.
3 x tägl. 5 Tr.
Besonders bei destruktiver, rhagadiger Veränderung der Verhornungsschicht.

Acidum nitricum

D6 Dil.
3 x tägl. 5 Tr.
Besonders bei Schmerzen an der Narbe mit Splittercharakter.

Schwielenbildung und Hühneraugen

Allgemeine Therapie: Zur Aufweichung warme Fußbäder und Abhobeln der Schwielen. 2%ige Salizylsalbe oder Salizylspiritus. Bei Hühneraugen Druckausgleich durch Hühneraugenringe.

Homöopathische Therapie

Stibium sulfuricum nigrum
(Antimonium crudum)

D4 Tabl.
3 x tägl. 1 Tabl.
Hauptmittel bei Schwielenbildung, besonders an den Fersen, mit harten, krustigen Rändern, an denen auch Rhagaden entstehen können. Häufig Verdauungsstörungen.

Causticum crudum

D4 Tabl.
3 x tägl. 1 Tabl.
Im Wechsel mit **Stibium sulfuricum nigrum** Guter Einfluß bei Hühneraugen. Ursächlicher Druck muß beseitigt werden (Schuhwerk).

Intertrigo

Entsteht durch Reibungsreize bei meist schwitziger Haut bei Patienten, die ihre eigene Körperhygiene etwas vernachlässigt haben.
Körperhygiene. Abklärung, ob mykotische Erkrankungen im Spiel sind.

Homöopathische Therapie

Acidum sulfuricum

D12 Dil.
2 x tägl. 5 Tr.
Besonders bei vermehrter Schweißsekretion mit übelriechendem Schweiß.

Sanguinaria canadensis *(Sanguinaria)*

D4 - D12
Bei Intertrigo als Folge klimakterischen Schweißes.

Chamomilla recutita *(Chamomilla)*

D3 - D6
Bei wilden, aufgeregten Kindern mit Intertrigo sehr hilfreich.

Salvia officinalis

D4 Dil.
und
Pilocarpus D4 Dil.
zusammen oder im Wechsel:
3 x tägl. 5 - 10 Tr.
zur palliativen Minderung der Schweißneigung.

Erkrankungen des Bewegungsapparates

Unter den Erkrankungen des Bewegungsapparates verstehen wir im Rahmen dieses Buches alle Erkrankungen der Wirbelsäule, der Weichteile, der Knochen und der Gelenke, entzündlicher und degenerativer Art.

Akute Gelenkentzündung – symptomatische Arthritis

Krankheitsbild: Bei einer Reihe von immunologischen oder infektiösen Erkrankungen ist die akute Arthritis, manchmal nur eine Arthralgie, einziges, führendes oder begleitendes Symptom. Häufig finden wir eine solche Arthritis (an einem oder mehreren Gelenken als rheumatoid) bei Unterkühlung, Durchnässung, auch bei hochfieberhaften Erkältungskrankheiten. Gelegentlich bei Arzneimittelallergien, auch bei Colitis ulcerosa.

Diagnose: Eine akute, symptomatische Arthritis sollte diagnostisch voll abgeklärt werden, sowohl mit immunologischen Tests als auch mit Blutuntersuchungen bezüglich der Art der Entzündung. Gebietsärztliche Diagnostik durch den Röntgenologen und Orthopäden ist wichtig.

Therapie/Allgemein: Im Vordergrund steht die Therapie der Grundkrankheit. Die Therapie der begleitenden, symptomatischen Arthritis richtet sich nach ihrer Schwere. Wobei bestimmte, im folgenden aufgezeichnete Allgemeinmaßnahmen zu beachten sind:

Physikalische Therapie: Sowohl die Anwendung von Kälte (Kryotherapie) als auch von Wärme (Thermotherapie) sind uralte Therapiegrundlagen. Häufig werden bei der gleichen Erkrankung die Anwendung von Kälte und Wärme von dem einzelnen Patienten völlig unterschiedlich ertragen. Es ist deswegen zur feststehenden Regel geworden, daß in diesem Zwischenbereich im Einzelfall die Methode mit der besseren Wirksamkeit, die nicht vorhersehbar ist, von dem subjektiven Empfinden des Patienten abhängig gemacht werden muß.

Kältebehandlung: Kühle Umschläge, Eisbeutel und Tiefkühl-Gelbeutel. Bewirkt Schmerzlinderung, Ödemhemmung. Antiphlogistische Wirkung läßt sich nur bei langer Anwendung erzielen. Kurzfristige Kältereize können durch überschießende, kompensatorische Hyperämie Wirkungen entfalten, nicht vorhersehbar und für den Patienten sehr unangenehm.

Thermotherapie: Bäder, Wickel, Fango, Paraffin, ferner Hochfrequenz- und Ultraschalltherapie. Die Infrarot-Bestrahlung kann besonders durch Schweißbildung auf der Haut zur gegenteiligen Wirkung führen.

Krankengymnastik: Passive und aktive Bewegungsübungen zur Wiederherstellung der Gelenkfunktionen. Patienten müssen eine auf ihren Fall speziell abgestimmte Übung erlernen und regelmäßig selbst durchführen. Es geht dabei um funktionsgerechte Bewegungsabläufe. Das Programm richtet sich nach den befallenen Gelenken, unter Berücksichtigung der davon abhängigen Folgen der Muskulaturweichteile. Gerade bei entzündlichen Gelenkerkrankungen ist eine Anpassung an das jeweilige Stadium der Erkrankung erforderlich. Weitere Berücksichtigung erfordern Kreislauf, Alter und Trainingszustand.

Manuelle Therapie: Chirotherapie, Bindegewebs- und Reflexzonenmassage. Chirotherapie ist nur von Fachleuten durchzuführen, ebenso auch die Reflexzonenmassage und die Bindegewebsmassage von entsprechend ausgebildeten Physiotherapeuten.

Hinweis: Bei bettlägerigen Patienten ist auf eine Lagerung zu achten, die die Gelenkfunktion erhält. Entzündliche Gelenke sollten nur nachts ruhiggestellt werden, um Kontrakturen oder Fehlstellungen vorzubeugen.

Operative Behandlung in fachorthopädischen Kliniken.

Konventionelle Therapie

Die Therapie der symptomatischen Arthritis richtet sich nach ihrer Schwere. Es werden nicht-steroidale Antirheumatika gegeben, Kortikosteroide. Zu beachten ist dabei das Auftreten von Nebenwirkungen mit den für den Patienten zunächst subjektiv sehr unangenehmen Symptomen, später aber auch, bei entsprechend vorgeschädigten Patienten (Ulcus ventriculi), eine Gefährdung in Richtung Exazerbation und Perforation.

Homöopathische Therapie

Die homöopathische Behandlung der akuten Gelenkentzündung hat grundsätzlich nach streng homöopathischen Gesichtspunkten zu erfolgen. Gerade bei dieser Erkrankung ist es ungeheuer wichtig, eine homöopathische Causa herauszufinden, da gerade bei dieser Erkrankung schon aufgrund der Causa eine genaue Arzneimitteldiagnose gestellt werden kann. Die wichtigsten für eine akute Arthritis in Frage kommenden Kausalitäten sind: Kalter Wind, Luftzug, Fokus, Unterkühlung und Durchnässung, Unterdrücktes Ekzem, Hyperurikämie, allgemeine Immunitätsschwäche, Anstrengungen, Übermüdungen und Traumata. Ferner sind die thermischen Modalitäten zu beachten (Wärme und Kälte) sowie die Wertigkeit von Bewegung und Ruhe und schließlich die Berührungsempfindlichkeit. Auch die Konstitution sollte bedacht werden.

Acidum benzoicum e resina

D3–D6 Dil.
3 - 6 x tägl. 5 Tr.
- Bei hochakuten Zuständen
  2stündl. 5 Tr.

Leitsymptom: Der Urin riecht wie Pferdeharn! Lokalisation ist an allen Gelenken möglich. Schwellung der Gelenke, besonders aber der kleinen Gelenke an Fingern und Zehen. Es besteht Überempfindlichkeit gegen Berührung. Deutliche Besserung durch Wärme, Verschlimmerung durch Kälte. Patient verlangt nach Ruhe.

Aconitum napellus *(Aconitum)*

D4 - D6 Dil.
3 - 6 x tägl. 5 Tr.
- Bei hochakuten und fieberhaften
  Fällen
  stündl. 5 Tr.

»Causa« ist immer trockene Kälte, meist verbunden mit Schreck, Angst und Unruhe. Es tritt hohes Fieber auf.
Sowohl zu große Wärme als auch zu große Kälte verschlimmert, das einzigste, was bessert, ist Ruhe. Patient will in Ruhe gelassen werden, er hat große Angst. Die Schmerzen kommen und gehen plötzlich und sind unerträglich. Lokalisation an allen kleinen und auch großen Gelenken.

Apis mellifica

D3 - D6 Dil.
3 - 6 x tägl. 5 Tr.
bei akuten Fällen
2stündl. 5 Tr.

Die Gelenke sind hochakut entzündlich verändert, äußerst berührungsempfindlich, zeigen ödematöse, starke Schwellung. Die Schmerzen sind stechend und brennend mit deutlicher Verschlimmerung durch Wärme und Besserung durch kalte Umschläge. Ruhe verschlechtert bei dem Patienten, er will sich dauernd bewegen. Lokalisation in allen Gelenken, immer wieder wechselnd und wandernd von einem Gelenk zum anderen. Der Schmerzcharakter neben Brennen und Stechen auch wund. Interessant bei diesem Arzneimittel ist die Durstlosigkeit.

Atropa belladonna *(Belladonna)*

D3 - D6 Dil.
5 - 6 x tägl. 5 Tr.
- in akuten Fällen
alle 1 - 2 Stunden 5 Tr.
Causa: Plötzliche Abkühlung nach zu viel Sonne oder auch bei plötzlicher Ruhe und kaltem Wind. Ärger kommt mitunter dazu. Das Fieber ist sehr hoch. Sinne sind übererregbar. Lokalisation kann in allen Gelenken stattfinden. Die Schmerzen sind sehr heftig, kommen und verschwinden plötzlich. Interessant, daß weder Wärme noch Kälte vertragen werden. Patient verlangt nur nach Ruhe. Druck auf die entzündeten Gelenke, nicht Berührung, bessert den Zustand. Ist das Zimmer warm, ist der Patient deutlich besser dran.

Bryonia cretica *(Bryonia)*

D3 - D6 Dil.
4 - 5 x tägl. 5 Tr.
bei akuten Zuständen
ständl. 5 Tr.
Causa: feuchte Kälte, besonders Erhitztsein im Sommer mit anschließendem Schwitzen im kalten Wind, alle Schleimhäute, auch die serösen Häute, sind beteiligt. Die Schmerzen sind äußerst stechend und treten praktisch nur bei Bewegung auf.
In Ruhe ist es deutlich besser. Kalte Umschläge bessern den Zustand. Sehr großer Durst.

Colchicum autumnale *(Colchicum)*

D4 - D6 Dil.
3 x tägl. 5 Tr.
- im akuten Zustand
2ständl. 5 Tr.
Überempfindlichkeit gegen Gerüche. Lokalisation von Gelenk zu Gelenk wechselnd. Charakter der Schmerzen ist reißend und ziehend. Äußerste Geruchsempfindlichkeit, harnsaure Diathese.

Phytolacca americana *(Phytolacca)*

D2 - D3 Dil.
5 x tägl. 5 Tr.
Arthritis bei grippalen Infekten. Lokalisation an allen Gelenken, oft wechselnd, im Anschluß an eine Infektionskrankheit. Die Schmerzen strahlen dabei auch entlang der Nerven bis zu deren Enden aus, dazu kommt allgemeine Entkräftung, eine deutliche Immunitätsschwäche. Patient kann nichts Heißes trinken, trotzdem bessert Wärme an den Gelenken, während Kälte verschlimmert.
Bewegung verschlimmert und Ruhe bessert.

Solanum dulcamara *(Dulcamara)*

D3 - D4 Dil.
3 x tägl. 5 Tr.
- in akuten Zuständen
ständl. 5 Tr.
Causa: Unterkühlung und Durchnässung; plötzlich nach wenigen Stunden auftretende Arthritis acuta.
Deutliche Besserung durch Wärme, Verschlimmerung durch Kälte, aber auch Verschlimmerung durch Ruhe. Patient hat das Bedürfnis, sich viel zu bewegen, weil dann die Beschwerden besser werden.

Sulfur

D3 - D6 Tabl.
3 x tägl. 1 Tabl.
- bei Befall der kleinen Gelenke
2stündl. 1 Tabl.
Der Charakter der Schmerzen ist brennend, es gibt ständig Rückfälle. Am beschwerlichsten für den Patienten ist das Stehen.
Leitsymptom: Patient streckt immer seine Füße aus dem Bett heraus.
Bewegung bessert im allgemeinen, und warmes Wetter.

Chronisch rheumatische Gelenkentzündungen

Krankheitsbild: Die chronische Polyarthritis oder rheumatoide Arthritis ist eine systemische Erkrankung des Bindegewebes unbekannter Genese, die sich überwiegend manifestiert an der Synovia der großen Gelenke und in den periartikulären Geweben. Der sehr stark wechselnde, im Grunde aber progredient chronische Verlauf führt zu Gelenkdeformitäten und erheblichen Funktionsausfällen. Eine kausale Therapie ist bisher nicht bekannt. Es muß daher versucht werden, unter Einsatz aller physikalischer, orthopädischer und medikamentöser Maßnahmen die Entstehung der Gelenkdeformitäten zu verhindern.
Wegen des so stark divergenten Verlaufes der einzelnen Fälle ist eine individuell gestaltete Therapie in jedem Fall erforderlich.
Diagnose: Rheumatests sind durchzuführen, am besten von einem Rheumatologen.
Therapie/Allgemein: Der Patient muß über den wechselhaften, progressiven Verlauf seiner Krankheit aufgeklärt werden. Therapie wird medikamentös begonnen, die bereits beschriebenen physikalischen Maßnahmen (S. 197f) sind zu beachten.

Konventionelle Therapie

Die Therapie im Frühstadium beginnt mit der Verabreichung von Antirheumatika nichtsteroidaler Natur. Langsame Dosissteigerung bis zu der Menge, mit der eine Schmerz- und Entzündungsfreiheit erreicht wird, ohne daß Unverträglichkeiten auftreten. Wird das Ziel nicht erreicht, ist ein anderes Antirheumatikum zu versuchen. Ist das auch ohne Erfolg, sollte der Beginn der Therapie mit Basistherapeutika erwägt werden, außerdem wird man sich noch entscheiden können zu einer Frühsynovektomie, besonders bei Befall weniger großer Gelenke. Bleibt eine Basistherapie ohne Erfolg, so sollte man das Mittel wechseln. Bei ansprechender Behandlung Basistherapie ein Jahr lang fortsetzen. Nicht zu versäumen sind heilgymnastische, orthopädische und physikalische Anwendungen, um die Funktion der Gelenke zu erhalten.
Bei all den Behandlungen dieser chronischen Polyarthritiden ist immer darauf zu achten, ob Komplikationen mit vorhanden sind, wie etwa eine *Nephritis* oder eine *Vaskulitis.* Sorgfältig bei all den Therapien ist das Blutbild zu beachten, um gegebenenfalls eine Änderung der Therapie durchzuführen.

Homöopathische Therapie

Genaue Diagnostik auch in diesem Falle notwendig. Ist der Patient vorher mit Antirheumatika oder Steroiden behandelt worden, muß wie folgt verfahren werden:

Entgiftungsphase 1 Woche

Sulfur

D 12 Tabl.
2 x tägl. 1 Tabl.
anschließend Mittelwahl

Arnica montana *(Arnica)*

D 2 - D 6 Dil.
4 x tägl. 5 Tr.
Causa: Körperliche und seelische Traumen mit Zerschlagenheitsgefühl, häufig Plethora. Die häufig nach Traumen auftretenden entzündlichen Gelenkveränderungen sind mit oder ohne Erguß. Patient fühlt sich immer wie erschlagen. Alle Betten, seien sie noch so weich, sind ihm zu hart. Die Muskeln wie geprügelt, Wärme bessert, Kälte verschlimmert, Bewegung auch geringer Art verschlimmert, Anstrengung verschlimmert sehr.

Berberis vulgaris *(Berberis)*

D 3 - D 6 Dil.
3 x tägl. 5 Tr.
Der Patient hat in Ruhe keine Beschwerden, aber bei geringster Bewegung kommt es erneut zu Schmerzen. Interessant, daß der Harn immer einen starken, roten ziegelmehlartigen Sedimentausdruck hat.

Bryonia cretica: siehe akute Arthritis
Solanum dulcamara: siehe akute Arthritis S. 197ff

Rhododendron

D 2 - D 6 Dil.
4 x tägl. 5 Tr.
Wetterwechsel, besonders im Sommer, bringt deutliche Verschlimmerung. Die Gelenk- und Nervenschmerzen sind vor Gewitter und Sturm besonders stark. Meist harnsaure Diathese. Patienten, die *Rhododendron* benötigen, haben eine Besserung bei Bewegung.

Rhus toxicodendron

D 4 - D 12 Dil.
3 x tägl. 5 Tr.
Causa: Überanstrengung plus Durchnässung; häufig waren einmal Hauterkrankungen in der Anamnese oder sind vorhanden, meist bläschenartige Erkrankungen. Es sind chronisch entzündliche Reaktionen an den Gelenken und periartikulär, auch an Bändern und Sehnen. Wärme bessert, Kälte verschlimmert. Ruhe verschlimmert, jede Bewegung bessert.

Harpagophytum procumbens

D 3 - D 4 Amp.
besonders gut als Injektion, (i.v.)
langsam steigernd bis zu 5 ml/Tag
Causa: Fokalintoxikation. Befallen sind besonders die kleinen Gelenke, deutliche Entzündungszeichen, die Schmerzen sind heftig.
Wärme bessert, Ruhe und Kälte verschlimmern, Ruhe bessert. Eine Verschlimmerung gibt es nur bei der ersten Bewegung.

Degenerative Gelenkerkrankungen

Krankheitsbild: Physiologische Alterung findet statt am Bindegewebe, bei dem eine Veränderung in der Zusammensetzung der Zellen vor sich geht. Weiterhin kommt es zu einem Verlust an Elastizität und damit an Widerstandskraft. Alle diese Alterungsprozesse spielen sich gleichermaßen ab am Gelenkknorpel, an den Bandscheiben und am Sehnenapparat. Beschleunigt wird alles durch eine Fehl- oder Überbelastung, durch Traumen und unzählige andere, meist nicht vom Patienten bemerkte Mikrotraumen. Der wichtigste therapeutische Ansatz liegt in der Prophylaxe:

Vermeidung von Überlastung und Verletzungsgefahr. Bei eingetretenem degenerativen Schaden sind lindernde Maßnahmen vorrangig.

Arthrose, Arthrosis deformans, Osteoarthrose

Krankheitsbild: Die genannten Diagnosen bezeichnen ein Krankheitsbild mit Verschleißerscheinungen der Gelenkflächen mit teilweisem oder vollständigem Verlust des Knorpelüberzuges. Die primäre Arthrose tritt im Alter auf, sekundäre Formen aber bereits in jungen Jahren. Traumen und Überlastungen sind ein prädisponierender Faktor, aber auch endokrine und metabolische Störungen. Rezidivierende Gelenkblutungen führen zu frühzeitiger Knorpeldegeneration (z.B. bei Hämophilie). Angeborene, aber auch erworbene Fehlbildungen von Gelenken können zu präarthrotischen und später zu arthrotischen Zuständen führen, deshalb ist frühzeitige Erkennung, aber auch Korrektur, von großer Bedeutung.

Diagnose: Gebietsärztliche Untersuchung mit Röntgenaufnahme und Feststellen der Funktionsstörungen. Nötigenfalls Arthroskopie. Bei der Therapie müssen wir unterscheiden zwischen einer aktivierten manifesten Arthrose, bei der bereits eine Arthrosis deformans besteht, aber nach geringer Traumatisierung ein Erguß und alle Zeichen einer sterilen Entzündung auftreten, und einer latenten Arthrose ohne aktiviertes Stadium mit typischem abnehmendem Laufschmerz und zunehmenden früh einsetzenden Belastungsschmerzen.

Therapie/Allgemein: Die *latente Arthrose* spricht besonders gut an auf Wärmeanwendungen, vielleicht auch wegen der manchmal sehr stark verspannten Muskulatur. Wärme fördert auch die Durchblutung der Gelenkkapsel und verbessert damit die Stoffwechselsituation im Gelenkknorpel. Wärmeanwendung sollte aber auch durch entsprechende Bekleidung sichergestellt sein, d.h., es muß das Kniegelenk unter allen Umständen die gleiche Temperatur haben wie der Unterschenkel und der Oberschenkel. Das gilt besonders für die Übergangsmonate und den Winter: Die Patienten müssen eine Wärmehülle aus Wolle (auch andere Kombinationen) tragen. Belastungen, d.h. Übergewicht vermeiden und sich beim Gehen durch einen Gehstock oder eine Krücke stützen. In sehr schweren Fällen sind entlastende orthopädische Stützapparate erforderlich.

Sehr wichtig ist auch, die Beweglichkeit des geschädigten Gelenkes und die Funktionsfähigkeit der mit diesem Gelenk zusammenhängenden Muskulatur durch Krankengymnastik zu erhalten. Isometrische Übungen werden dabei die beste Hilfe sein.

Kontraindiziert bei der latenten Arthrose ist die Dauerverwendung von antiphlogistisch-analgetischen Arzneimitteln. Sie reduzieren zwar die symptomatischen Schmerzen, hemmen aber die Synthese der Bindegewebsgrundsubstanzen und damit auch reparative Vorgänge im Gelenkknorpel.

Die Therapie der *aktivierten Arthrose* verlangt bis zum Abklingen der akuten Erscheinung Schonung, mitunter sogar Ruhigstellung, Antirheumatika; die medikamentöse Therapie wird günstig durch Kälteanwendungen unterstützt: Nach Abklingen des akuten Schubes krankengymnastische Reaktivierung und Behandlung wie bei latenter Arthrose.

Homöopathische Therapie

Bei der aktivierten, manifesten Arthrose mit Ergüssen und den Zeichen einer Entzündung: Arzneimittel aus dem ersten Abschnitt über Arthritis, entsprechend den Modalitäten, den Leitsymptomen und den Schlüsselsymptomen.

Latente Arthrose

Acidum silicicum *(Silicea)*

D6 Tabl.
3 x tägl. 1 Tabl.
Konstitutionsmittel bei schwachen, blassen Patienten mit fehlender Eigenwärme. Neben den degenerativen Knochen- und Knorpelveränderungen findet sich starke Muskelschwäche.
Leitsymptom: Besserung durch Wärme. Deutliche Verschlechterung durch Kälte.

Calcium fluoratum

D3 - D6 Tabl.
3 x tägl. 1 Tabl.
Destruktive Veränderung an Knorpel und Knochen, besonders bei Patienten mit körperlicher und geistiger Schwäche, die dabei aber trotzdem sehr aktiv sind. Allgemeine Wärme bessert die Beschwerden, Kälte verschlechtert. Dabei aber Leitsymptom, daß kalte Anwendungen am Ort der Krankheit eine Besserung bringen, während warme Anwendungen eine Verschlimmerung bringen, ebenso verschlimmern der Beginn von Bewegung und Alkohol.

Causticum Hahnemanni

D3 - D4 Dil./Tabl.
3 x tägl. 5 Tr. oder 1 Tabl.
Schmerzen und Steifigkeit in den Gelenken mit großer Schwäche. Gehen ist unsicher. Patient stolpert leicht. Erste Bewegung nach Sitzen oder Liegen macht deutliche Schmerzen, ebenso wie Durchnässung.
Wärme bessert im allgemeinen, feuchte Wärme bessert bei Umschlägen.
Leitsymptom: Patient empfindet die Sehne am befallenen Gelenk als zu kurz.

Ammonium phosphoricum

D3 - D6 Dil./Tabl.
3 x tägl. 5 Tr. oder 1 Tabl.
Deformierende Erkrankungen der kleinen Gelenke. Patient ist sehr schmerzempfindlich. An den Fingergelenken Knotenbildungen, ebenso am Handrükken. Wärme bessert den Allgemeinzustand, ebenso Ruhe, Kälte hingegen verschlimmert.
Auch wirksam bei Hyperurikämie mit Befall der kleinen Gelenke.

Acidum benzoicum e resina

D2 - D6 Dil./Tabl.
3 x tägl. 5 Tr. oder 1 Tabl.
Hyperurikämie, allgemeine große Schwäche. Schwitzt leicht. Krepitationen in den Gelenken. Tophi.
Deutliche Verschlimmerung bei Berührung, bei Kälte und bei Wetterwechsel. Verschlimmerung nachts.
Leitsymptom: Urin riecht wie Pferdeharn.

Ledum palustre *(Ledum)*

D2 - D4 Dil./Tabl.
2stündl. 5 Tr. oder 1 Tabl.
Degenerative Veränderung an den Gelenken als Folge von Verletzungen.
Leitsymptom: Patient ist frostig und kalt, hat trotzdem Besserung durch kalte Anwendungen.
Bei Wirbelsäulen-Syndromen Verschlimmerung in der Ruhe. Verschlimmerung bei Bettwärme und lokaler Wärme, Verschlimmerung auch nachts.

Rhododendron

D2 - D6 Dil.
4 x tägl. 5 Tr.
Deformierende Gelenkerkrankungen mit Besserung durch lokale Wärmeanwendungen. Verschlimmerung durch feuchte Kälte und während und vor Gewittern, Verschlimmerung im Frühjahr und Herbst. Allgemeine Bewegung bessert, Berührung verschlimmert.
Beste Jahreszeit ist der Sommer.

Rhus toxicodendron

D4 - D6 Dil.
4 x tägl. 5 Tr.
Chronische, deformierende Gelenkerkrankungen mit einer erheblichen Besserung durch Bewegung und ebensolcher Verschlimmerung in der Ruhe. Damit verbundener, dauernder Lagewechsel, also auch Ruhelosigkeit.
Besserung durch warme Anwendungen, trockenes Wetter und durch Reiten. Verschlimmerung durch Feuchtigkeit, Nebel und Wetterwechsel.
Leitsymptom: Verschlimmerung in Ruhe.

Ruta graveolens *(Ruta)*

D2 - D3 Dil./Tabl.
3 x tägl. 5 Tr.
Degenerative Veränderungen der Gelenke, besonders nach Traumen mit Sehnen- und Periostverletzungen und Schmerzen nach Überanstrengungen.
Trotzdem bessert Bewegung (ohne Anstrengung), Ruhe verschlimmert.

Fersensporn

Im Bereich der konventionellen Medizin findet diese Erkrankung unbekannter Genese keine besondere Therapie. Die Homöopathie bietet ein in Jahrzehnten bewährtes Mittel an, das, verbunden mit der nötigen Geduld des Patienten, in jedem von mir behandelten Fall Erfolg brachte.

Hekla lava

D3 - D6 Tabl.
3 x tägl. 1 Tabl (3-6 Monate).
Dieses Mittel enthält Eisenoxydsilikate, Kalzium, Magnesium und Aluminium.
Die Anwendung ist empirisch und kann beim Fersensporn mit gutem Erfolg verwendet werden. Außerdem bei Exostosen, mitunter auch bei Arthrose, besonders dann, wenn starke proliferative Veränderungen am Knochen zu finden sind.

Weichteilerkrankungen

In diesem Bereich finden wir alle Arten des extraartikulären Rheumatismus, der im homöopathischen Bereich die gleiche Behandlung erfährt, entsprechend dem Symptombild wie die akute Gelenkentzündung. Sie werden entsprechend dem Symptombild unter den akuten Gelenkerkrankungen behandelt und entsprechend den Modalitäten und Symptomen eingesetzt.

Erkrankungen der Sehnenscheiden und Schleimbeutel

Krankheitsbild: Erkrankungen werden meist ausgelöst durch einen latenten degenerativen Schaden oder durch starke Belastung durch äußere Faktoren. Nicht selten spielt eine lokale Unterkühlung oder Dauerunterkühlung eine Rolle bei diesem Krankheitsbild.
Therapie/Allgemein: Schonung der entsprechenden Körperteile, Ruhigstellen mitunter als erste Maßnahme.

Konventionelle Therapie

Nichtsteroidale Antirheumatika, im Beginn in hoher Dosierung. Unter Umständen auch *Kortikoide*, lokal in entsprechender Dosierung. Allgemeine Kälteanwendung zeigt mitunter eine günstige Wirkung.
Wegen der reflektorischen Verspannung der Muskulatur dürfte gezielte Massage den Verlauf der Erkrankung deutlich beeinflussen.
Bei der *Epikondylitis* (Tennisellenbogen) wird meist Massage allein und Ruhigstellung nicht ausreichen, es dürfte dann die Instillation eines Kortikoids zu erwägen sein.
Die *Periarthropathia humeroscapularis* zeigt bursitische oder kapsuläre Formen. Die Therapie besteht zunächst in hochdosierten Antirheumatikagaben bei kurzfristiger Ruhestellung. Lokalinfiltrationen von Lokalanästhetika oder Kortikosteroiden sowie vorsichtige, steigende Mobilisierung unter krankengymnastischer Aufsicht. Bei Therapieresistenz nötigenfalls Röntgenbestrahlung.

Homöopathische Therapie

Acidum formicicum

D4 - D6 Dil./Amp.
3 x tägl. 5 Tr. oder als Injektion D30 sc..
Mit gutem Erfolg anzuwenden, wenn Reiben an den befallenen Stellen gut tut, aber Bettwärme und kalte Anwendungen verschlimmern.

Bryonia cretica *(Bryonia)*

D2 - D4 Dil.
3 x tägl. 5 Tr.
Anzuwenden, wenn Ursache durch Unterkühlung, besonders durch feuchte Unterkühlung, entstand.
Leitsymptom: Alle Schmerzen schlimmer bei geringster Bewegung oder Berührung. **Kalter Umschlag** bessert. Ärgerliche Patienten, mit reizbarer Schwäche, Choleriker.

Ruta graveolens *(Ruta)*

D3 Dil.
3-4 x tägl. 5 Tr.
Besonders nach Überanstrengung oder Traumen. Kann nicht auf der schmerzhaften Stelle liegen, Wärme und Bewegung bessern, Ruhe und Kälte verschlimmern.

Symphytum officinalis *(Symphytum)*

D3 - D4 Dil.
3 x tägl. 5 Tr.
- Im akuten Zustand 2stündl. 5 Tr.
Besserung durch Ruhe, Verschlimmerung durch Bewegung.
Leitsymptom: Folgen von Trauma oder Überanstrengung.

Erkrankungen der Muskulatur

Diagnose: Wie bei allen Erkrankungen ist selbstverständlich auch beim Weichteilrheumatismus eine genaue klinische Diagnose zu erstellen. Es sind entsprechende Ursachen oder auch Herde auszuschließen und eine Terrainbereinigung durchzuführen. Bei der nach entsprechender Diagnose möglichst homöopathischen Therapie wird nicht die Diagnose, sondern, wie immer, das exakte Symptombild des Kranken als Richtschnur genommen, wobei die Modalität und die Causa die wichtigsten Hinweise für das Arzneimittel sind. Leitsymptome und Schlüsselsymptome ergänzen das Gesamtbild. Wichtig bei der Betrachtung der Allgemeinheit der Symptome ist allerdings auch die Gemütsverfassung des Patienten.

Konventionelle Therapie

Kennt nur die Behandlung mit Antirheumatika, unter Umständen mit hochdosierten Kortikoidgaben, daneben wird physikalische Behandlung entsprechend dem Krankheitsbild mehr aktiv oder mehr passiv zum Einsatz kommen. Mitunter Einsatz von Psychopharmaka, da häufig eine larvierte Depression eine Rolle spielt. Neben Tranquilizern kommen auch schwache Neuroleptika in Frage und mitunter Antidepressiva. Sehr wichtig ist es, eine ungestörte Nachtruhe sicherzustellen.

Homöopathische Therapie

Arnica montana *(Arnica)*

D2 - D6 Dil. 3 x tägl. 5 Tr.
Im akuten Fall
2stündl. 5 Tr.
Folge von körperlichen und seelischen Traumen, Folge von Anstrengung.
Die Muskeln schmerzen, als wenn sie geprügelt wären. Der ganze Körper ist wie zerschlagen, das Bett ist zu hart, Wärme bessert, Kälte verschlechtert, Ruhe bessert, Bewegung verschlimmert. Erschütterung und Berührung verschlimmern.

Berberis vulgaris *(Berberis)*

D3 - D6 Dil. 3 x tägl. 5 Tr.
Im akuten Zustand
2stündl. 5 Tr.
Schmerzen der Muskulatur wechseln ständig, sowohl nach ihrer Art als auch nach ihrem Charakter. Die Extremitäten sind wie lahm und steif.
Lokalisation besonders im Rücken, in den Lenden und in den Fingern. Wichtig: Im Urin roter Satz in der Kälte.

Bryonia cretica *(Bryonia)*

D2 - D6 Dil.
3 x tägl. 5 Tr.
Ursache ist feuchte Kälte nach Erhitzen, besonders im Sommer. Alle Muskeln sind beteiligt, aber auch die Gelenke, besonders die großen Gelenke. Größte Beschwerden am Rücken. Auch die Muskulatur ist sehr schmerzhaft.
Starker Druck bessert aber den Schmerz. Lokale Kälte bessert, Wärme verschlimmert.

Rhododendron

D2 - D6 Dil.
3 x tägl. 5 Tr.
Lokalisation besonders an Unterarmen, den Fingern und Unterschenkeln bis zu den Zehen. Schmerzen haben ziehenden und stechenden Charakter.
Wärme bessert, Kälte verschlimmert. Vor Gewitter schlimmer.

Rhus toxicodendron

D4 - D12 Dil.
3 x tägl. 5 Tr.
Im akuten Zustand
2stündl. 5 Tr.
Lokalisation in allen überanstrengten Muskeln. Schmerzcharakter wie verrenkt, wie heftiger Muskelkater. Große Ruhelosigkeit und Bewegungsdrang. Sehr empfindlich gegen kalte Luft.
Wärme bessert, Kälte und Ruhe verschlimmern.
Causa: Durchnässung und Anstrengung, mitunter auch Trauma.

Solanum dulcamara *(Dulcamara)*

D2 - D6 Dil.
3 x tägl. 5 Tr.
In akuten Fällen
2stündl. 5 Tr.
Causa: Unterkühlung und zugleich Durchnässung.

Lokalisation besonders Oberarm und Oberschenkel, Nacken und Rücken. Alle Schmerzen gehen einher mit Kältegefühl. Extremitäten sind kalt, Patient hat die Empfindung, als wären sie eiskalt. Wärme bessert, Kälte verschlechtert, Bewegung bessert und Ruhe verschlechtert.

Osteoporose

Krankheitsbild: Es kommt zu einem Verlust an Knochengewebe, der über das physiologische Maß hinausgeht; die Qualität des Knochens wird nicht verändert. Neben dieser reinen Form der Osteoporose sind Mischbildungen sicher häufig. *Einteilung:* je nach Alter teilt man ein in *juvenile, senile* und *postmenopausale* Osteoporosen. Die Ursachen der primären Osteoporosen sind nicht schlüssig zu erklären. Die sekundäre Osteoporose kann im Gefolge einer Magenresektion auftreten, alimentäre Ursachen (Nulldiät, hohe Phosphorzufuhr) oder metabolische Ursachen (Diabetes mellitus, Hyperthyreose, primärer Hyperparathyreoidismus) haben. Auch eine Niereninsuffizienz kann die Grunderkrankung sein; hier kommt es neben einem Mangel an Knochenmasse oft zu erhöhtem Knochenumbau und eingeschränkter Mineralisation. Auch die iatrogene Medikation (vor allem länger dauernde Steroid-Medikation, daneben auch Diphenylhydantoingaben sowie Barbiturate) muß hier genannt werden.

Konventionelle Therapie

Bei den Therapien müssen berücksichtigt werden der Östrogenmangel oder ein sekundärer Hyperparathyreoidismus. Eventuell notwendiges, vermehrtes Kalziumangebot mit der Nahrung oder Vitamin D-Mangel ausgleichen. Stimulierung der Knochenneubildung.

Natrium fluorid 40 mg/Tag. Die Monotherapie der Osteoporose mit Natriumfluorid hat nicht nur günstige Erfolge gebracht, häufig Körpergrößenabnahme oder über die Norm hinausgehende Mineralverluste. Es kommt durch Fluorid zu einer Stimulation der Knochenneubildung. Diese neugebildete Knochengrundsubstanz muß aber auch mineralisiert werden, und Natriumfluorid bindet im Darm Kalzium, das Kalziumfluorid, das mit den Faeces abgeht. Vorgeschlagen wurde deshalb eine kombinierte Behandlung:

Kalzium. Orale Kalziumzufuhr verbessern, 500 mg Kalzium zusätzlich pro Tag.

Vitamin D, 1000 E/Tag. Zur Vermeidung von Mangelzuständen (häufig bei alten Leuten).

Östrogene 0,6 bis 2,5 mg/Tag. Bei der kombinierten Behandlung muß bedacht werden, daß nicht gleichzeitig Kalzium und Natriumfluorid eingenommen werden.

Der Abstand zwischen den beiden Medikamenten sollte mindestens 6 - 8 Stunden betragen: d.h. *Kalzium, Vitamin D und Östrogen* in den Morgenstunden, *Natriumfluorid* am Abend.

Auch intermittierend kann diese kombinierte Therapie durchgeführt werden. Bei Östrogengaben selbstverständlich Konsultation des Gynäkologen. Natriumfluorid-Therapie sollte nicht länger als insgesamt zwei Jahre durchgeführt werden; andernfalls besteht Gefahr der Fluorose mit vermehrter Knochenbrüchigkeit.

Homöopathische Therapie

Magnesium fluoratum

D 12 Tabl.
tägl. 1 Tabl.
Osteoporose bei erschöpften, müden Patienten mit Verschlimmerung aller Beschwerden morgens, gegen 3 Uhr. Große Rückenschwäche.
Besserung durch Wärme und Bewegung, deutliche Kälteverschlimmerung.
Bewährt hat sich
2 x wöchentlich Quaddelung mit D 12 rechts und links der WS.

Strontium carbonicum

D 12 Tabl.
abends 1 Tabl.
Osteoporose mit heftiger Schwäche im Rücken, aber auch großer allgemeiner Schwäche. Fischwirbelbildung.
Wärme bessert, Bewegung bessert, Kälte und Ruhe verschlimmern, nachts deutliche Verschlimmerung.

Tellurium metallicum

D 12 Tabl.
abends 1 Tabl.
Osteoporose mit Spondylarthrose. Patient friert viel, kann sich kaum bükken, alle Beschwerden werden schlimmer beim Lachen und Husten. Wärme und Bewegung bessern.

Thallium metallicum

D 12 Tabl.
abends 1 Tabl.
Osteoporose bei allgemeiner Abmagerung und großem Kältegefühl.
Knocheneinbrüche. Fußsohlen und Handflächen sind sehr berührungsempfindlich. Wärme und Ruhe bessern, Bewegung verschlechtert!

Natrium fluoratum

D 6 Tabl.
3 x 1 Tabl.
Schmerzen sind hier blitzartig – als ob eine Prellung vorliegt. Ruhe verschlimmert den Allgemeinzustand.

Vermiculite

D 6 Tabl.
4 x tägl. 1 Tabl.
Bei der Osteoporose empirisch hilfreich, hat sehr gute Erfolge, besonders, was die Schmerzen anbelangt. Patienten werden sehr bald beschwerdefrei, trotz der nicht veränderten objektiven Befunde.

Symphytum officinalis *(Symphytum)*

D 6
3 x tägl. 5 Tr. od. 1 Tabl.
Symphytum hat sich in Verbindung mit einem der vorher genannten Mittel bewährt: Beschwerden gehen rasch vorüber, Patient fühlt sich wohl.

Erkrankungen der Wirbelsäule

Krankheitsbild: Die im Laufe des Lebens eintretenden Veränderungen der Bandscheiben führen über die Schmälerung der Wirbelkörperzwischenräume zu einer Destabilisierung der Wirbelsäule mit deutlich schmerzhafter Belastung der Wirbelbogengelenke und reflektorischer Verspannung der Muskulatur. Durch das Fortschreiten der Osteochondrose und der Spondylarthrose wird dann im weiteren Verlauf eine Stabilisierung erreicht, allerdings auf Kosten der Beweglichkeit; die Beschwerden lassen manchmal nach. Die Bandscheibenalterung ist nicht zu therapieren. Aber die durch Traumata, Überlastung, Fehlhaltung oder Stellungsanomalien ausgelösten Veränderungen der Wirbelsäule müssen frühzeitig erkannt werden und entsprechend dem Ausprägungsgrad durch krankengymnastische oder orthopädische Maßnahmen korrigiert werden. Um Folgezustände zu vermeiden, muß die Belastung richtig dosiert werden.

Konventionelle Therapie

Die Behandlungen der Rückenschmerzen hat zunächst einmal mit Schmerzmitteln zu erfolgen, vor allen mit symptomatischen Antirheumatika, die die Muskulatur schmerzfrei machen und damit entspannen. Im weiteren Verlauf müssen wir die Verspannungen und Myogelosen durch entsprechend gezielte Massagen versuchen zu beseitigen, wobei Thermoanwendung unterstützend wirken kann. Sind die Myogelosen sehr schmerzhaft, kann auch mal eine Infiltrationstherapie (1 – 2 ml einer 1%igen Lösung von Lidocain oder Procain) erfolgen. Im weiteren Verlauf ist eine krankengymnastische Behandlung mit isometrischen Übungen notwendig.
Die akuten spondylogenen Reflexsyndrome, Zervikal-, Thorakal- und Lumbalsyndrome (Brachialgien und Neuralgien) werden nach den gleichen Grundsätzen behandelt. Notfalls Ruhigstellung und Schonhaltung, Deblockierung und krankengymnastische Nachbehandlungen. Bei solchen Zuständen eignen sich zur Schmerzbekämpfung paravertebrale oder auch epidurale Infiltrationen von Lokalanästhetika, mitunter mit einem Kortikoid. Entsprechende Lagerung im Bett (Stufenbettlagerung) kann hilfreich sein.

Homöopathische Therapie

Amanita muscaria *(Agaricus)*

D4 - D6 Dil./Tabl.
3 x tägl. 5 Tr. oder 1 Tabl.
Schmerzen mit Steifheit der Wirbelsäule und Lähmungsgefühl in den Beinen, die Haut brennt und juckt, die Schmerzen haben die gleiche Empfindung, wie von Eisnadeln gestochen. Muskelkrämpfe treten auf, Wärme bessert. Kälteverschlimmerung. Schmerzen sind sowohl bei Bewegung als auch in Ruhe vorhanden.

Citrullus colocynthis *(Colocynthis)*

D6 Dil.
3 x tägl. 5 Tr.
Spasmen der Muskulatur mit Neuralgien; dabei Kribbeln und Taubsein. Im Rücken stechende Schmerzen, plötzlich auftretend wie ein Messerstich. Bettwärme und Zusammenkrümmen helfen. Nach dem Essen und nachts sind Beschwerden schlimmer.
Bei Ischiasbeschwerden von der Wirbelsäule ausgehend Ruheverschlimmerung!!

Pseudognaphalium obtusifolium *(Gnaphalium polycephalum)*

D2 - D3 Dil.
3 x tägl. 5 - 10 Tr.
Schmerzen im gesamten Rückenbereich mit Neuralgien, ausstrahlend in die Extremitäten, dabei besteht Taubheitsgefühl. Bei Bewegung Verschlimmerung, in Ruhe eine Besserung, nachts Verschlimmerung, auch beim Sitzen (besonders bei von der Wirbelsäule ausgehenden Neuralgien des Ischiasnervs).

Zincum metallicum

D12 Tabl.
3 x tägl. 1 Tabl.
Schmerzen der gesamten Wirbelsäule. Allgemein übererregbar.
Leitsymptom: Unruhe in den Beinen und Füßen. Wärme bessert, Kälte und Ruhe verschlimmern. Fortgesetzte Bewegung bessert zusehends. Alkohol, Schlafmangel, geistige Arbeit und Stimulantien verschlechtern den Zustand ganz erheblich.

Akute Lumbago

Bryonia cretica *(Bryonia)*

D2 Dil.
stündl. im Wechsel mit

Strychnos nux vomica *(Nux vomica)*

D2 Dil.
stdl. im Wechsel mit Bryonia
Behandlung muß früh genug begonnen werden, dann sind »schwere Geschütze« zu vermeiden. Wärme- oder Kälteanwendungen nach Wunsch und Verträglichkeit.

Verletzungen

Die Behandlung von Verletzungen ist, wie bei allen anderen Erkrankungen auch abhängig von der Diagnose.
Es sind die konventionellen ärztlichen Maßnahmen nach Verletzungen, (Schienung, Wundversorgung, aseptisches Verhalten oder Gipsverband) eine **conditio sine qua non** und durch homöopathische Mittel nicht ersetzbar. Mit homöopathischen Mitteln kann man aber den Heilerfolg verbessern, indem Begleiterscheinungen wie Schmerzzustände oder vegetativ bedingte Beschwerden behandelt werden. Gehen wir von der peroralen Medikation aus und ziehen für die genannten Indikationen den Vergleich zur konventionellen medikamentösen Therapie, dann sind die Homöopathika in den meisten Fällen deutlich überlegen.

Mechanische Verletzungen

Konventionelle Therapie

Wir setzen die Kenntnis der angemessenen konventionell medizinischen Grundversorgung voraus oder bitten, diese den entsprechenden Werken zu entnehmen.

Homöopathische Therapie

5 Tropfen (Tr.),
1 Tablette (Tabl.)
oder 5 Kügelchen (Glob.).

Phosphorus

D200 Dil.
1 Amp. i.v.
Sofortmaßnahme bei schwer stillbaren Verletzungsblutungen, gleich welcher Ursache. Man injiziert möglichst i.v.; die Maßnahme hat sich in der Praxis sehr gut bewährt und wurde von vielen Klinikern übernommen.

Arnica montana *(Arnica)*

D 6 - C 30 Dil./Tabl.
Zu Beginn 2stündl. 1 Gabe, tiefe Potenz
Bei Spätfolgen seltener und höhere Potenz.
Wichtigstes Mittel bei allen schweren, stumpfen Verletzungen (besonders Prellungen, Quetschungen, auch Riß- und Schnittverletzungen) häufiger bei großen, von heftigen Schmerzen begleiteten Hämatomen, bei Weichteil- aber auch bei Nervenverletzungen. Im Vordergrund steht als Leitsymptom große Schwäche und Erschöpfung mit dem Gefühl der Zerschlagenheit am ganzen Körper, dabei gewisser Blutandrang zum Kopf. Deutliche Verschlimmerung durch Berührung und Bewegung, dafür aber Besserung in Ruhe. Der Patient verträgt nicht einmal die Erschütterung des Bettes, in dem er liegt. Ein ganz wesentliches Symptom ist die Tatsache, daß der Arnica-bedürftige Patient immer darüber klagt, daß die Unterlage, auf der er liegt (Kopfkissen!), ihm viel zu hart sei. Tiefere Potenzen von Arnica sind nicht günstig, weil sie die Blutungsbereitschaft verschlimmern. Ruhe bessert, Anstrengung verschlimmert.

Bellis perennis

D 3 - D 6 Dil./Tabl./Glob.

Eine Gabe:

im Beginn 5 x tägl. 1 Gabe, später 3 x tägl. 1 Gabe

Bellis ist das Mittel der kleinen Traumen und deren Folgen: ein kräftiger Hände-

druck, eine Quetschung, ein kleiner Hundebiß, bei dem eigentlich mehr eine Quetschung vorliegt. Keine großen Hämatome sondern nur Ekchymosen. Dabei ist das Gefühl der Zerschlagenheit am ganzen Körper (vgl. *Arnica*) viel größer, als es die Größe der Verletzung erwarten läßt. Am ganzen Körper besteht ein Wundheitsgefühl. Früh nach dem Aufwachen fühlt sich der Patient wie gerädert.
Ekchymosen, wie sie bei Bellis perennis als Indikation auftreten, finden wir auch nach starken, erotischen Manipulationen (Knutschfleck oder emblème érotique). Nach Bellis-Gaben gehen diese Flecken in wenigen Stunden zurück.
Besserung durch Wärme und Bewegung.

Calendula officinalis *(Calendula)*

D2–D6, Dil./Tabl./Glob.
mehrmals tägl. 1 Gabe
Verletzungsfolgen mit Gewebszerreissungen, mit Quetschung und Einrissen der Haut, sowie Hämatomen. Häufig bestehen neben den Weichteilverletzungen auch Nervenquetschungen, dadurch bedingt sehr heftige und sehr starke Schmerzen. Im vegetativen Bereich Gereiztheit und Schreckhaftigkeit.
Besserung im Laufe des Nachmittags und durch Wärme, auch durch Bewegung; wesentliche Verschlimmerung durch kalte Zugluft und durch Liegen bei Nacht.
Ein besonderes Symptom bei Calendula ist der *große Durst nach dem Trinken (!)*, dann fröstelnde Schauer, als ob Fieber da wäre, was sich aber nicht bestätigen läßt.
Bei schweren Verletzungen und Zerreissungen der Oberfläche der Haut oder auch tiefen Verletzungen, wird Calendula – innerlich gegeben – zu einer wesentlich schnelleren Wundheilung führen, auch nach chirurgischer Intervention, die in solchen Fällen häufig notwendig ist.

Hamamelis virginiana *(Hamamelis)*

D2–D6 Dil./Tabl./Glob.
tägl. 1 Gabe
lokal Hamamelis ∅ in einer Verdünnung von 1:10 bis 1:20
Auch dieses Mittel geht mit einem allgemeinen Zerschlagenheitsgefühl einher, dabei eine Verschlimmerung aller Beschwerden bei feuchter Witterung.
Es handelt sich hier um stumpfe Verletzungen, die bei varikösen Beinen schließlich auch zu einer kaum zu stillenden Blutung führen (venöse Stasen und Staungsdruck). Eine Besserung aller Beschwerden empfindet der Patient bei frischer, kühler Luft, auch bei kühlen Umschlägen in der oben angegebenen Verdünnung. Sehr häufig auftretende Epistaxis, Schmerzen sind nicht sehr heftig.

Hypericum perforatum *(Hypericum)*

D4–C30 Dil./Tabl./Glob.
oral mehrmals tägl. 1 Gabe
lokal als Rotöl (Oleum hyperic) oder
∅ 1:20 verdünnt als Umschlag
Folgen von Traumen: Quetschung der Nerven oder Quetschung von Körperpartien, die stark mit schmerzempfindlichen Nerven durchsetzt sind (Gesicht, Geschlechtsteile usw.). Folgen von Commotio cerebri, dabei häufig Depressionen, Angst, sehr starke Schmerzen. Auch bei Spätfolgen leistet Hypericum gute Dienste, z.B., wenn eine Schrotschußverletzung am Gesäß (als Jagdunfall nicht selten) noch nach Jahren Beschwerden macht.
Besserung bei Ruhe und Kühle, Verschlimmerung durch Belastung, durch helles Licht und heftige Sinneseindrücke.
An Besonderheiten finden wir angstvolle Träume mit Aufschreien bei der Nacht, Blutandrang zum Kopf, heftige Schmerzen im Kopf und Überempfindlichkeit der Sinnesorgane.

Ledum palustre *(Ledum)*

D3–D6 – C30 Dil./Tabl./Glob.
tiefe Potenzen: alle 2–3 Stunden
1 Gabe
hohe Potenzen: 1 x tägl. 1 Gabe
Umschläge mit ∅ 1 Teelöffel auf
¼ l Wasser.
Alle Traumen, die dieses Mittel erfordern, sind immer Folge von Stichen. Hier ist es gleichgültig, ob es sich um Nadelstiche, Messerstiche, Injektionsstiche, Insektenstiche oder andere Stiche handelt.
Die Besonderheit bei diesem Mittel ist der Widerspruch im Temperaturverhalten: Patienten frieren sehr, sind sehr frostig, finden aber eine Besserung durch lokale, kalte Umschläge an der Stichstelle. Eine Besserung auch durch Eintauchen in kaltes Wasser, eine Verschlimmerung aber durch Wärme, besonders durch Bettwärme, nachts und bei Bewegung.

Rhus toxicodendron

D4–D6–D12 – C30 Dil./Tabl./Glob.
akut: 2stündl. 1 Gabe
nach Wochen 1 x tägl. 1 Gabe C30
Folgen von Durchnässung, Unterkühlung und Anstrengung sind als Veranlassung wichtig und Rhus tox. ist Mittel der Wahl. Auch wenn es im Sport (vgl. S. 220) zu Anstrengungsdistorsionen kommt, empfehlen wir dieses Mittel.
Eine Besserung finden wir bei Bewegung und durch Wärme, durch Kneten und durch Reiben. Bettwärme vertragen die Patienten jedoch nicht. Nachtruhe verschlimmert. Patient geht dann herum, verspürt kurzfristige Verschlimmerung der Beschwerden, bei fortgesetzter Bewegung wesentlich gebessert.

Ruta graveolens *(Ruta)*

D2–D4 Dil./Tabl./Glob.
akut: 2stündl. 1 Gabe
nach 1 – 2 Wochen 2 x tägl. 1 Gabe
Traumen und deren Folgen, besonders Traumen der Knochenhaut und der Sehnen; auch bei der Sehnenscheidenentzündung nach Überanstrengung. Es besteht allgemeine Zerschlagenheit, körperliche und geistige Schwäche, auch nach sportlicher Belastung. (Begleitend nennt der Patient auch die Leseschwäche, nach Anstrengung Augenschmerzen.) (Bildschirmarbeit!)

Delphinium staphisagria *(Staphisagria)*

D6–D12 Dil./Tabl./Glob.
akut: 2stündl. 1 Gabe
nach 1–2 Wochen 2 x tägl. 1 Gabe
Mit diesem Mittel werden Traumen behandelt, die durch Inzisionen und als Folge von Schnittverletzungen entstehen. (Auch Folge von *Ärger* spielt hier eine Rolle !) Die Patienten haben ausgesprochenes Verlangen nach Stimulantien, z.B. Cognac oder Wein. Diese Patienten leiden oft an einem rezidivierenden Hordeolum. Im mentalen Bereich sind Wunschträume und sexuelle Phantasien ausgeprägt. Besser wird alles durch Liegen, aber auch durch Bewegung im Freien. Eine Verschlimmerung erfolgt durch Ärger, durch Kälte, durch Nikotin- und Alkoholkonsum. Die Indikation für Staphisagria ist deutlich vom Persönlichkeitsporträt bestimmt.

Symphytum officinalis

D4–D6, C30 Dil./Tabl./Glob.
akut: 2stündl. 1 Gabe
später 1 x tägl. 1 Gabe C30
Alle Traumen der Knochen und Gelenke und deren Folgeerscheinungen sind die Indikationen für Symphytum. Das Mittel hat sich optimal bewährt als Adjuvans bei Frakturen, es bessert die Schmerzen schnell und beschleunigt zugleich die Heilungstendenz des Knochens (Kallusbildung) wesentlich.

Natrium sulfuricum

D 4–D 12, C 30 Dil./Tabl./Glob.
akut: sehr selten
Wochen und Monate nach Trauma.
2 x tägl. 1 Gabe C 30
Wichtiges Mittel bei Spätfolgen von Commotio cerebri und Schädelbasisfrakturen mit Folgeerscheinungen wie Inaktivität, Kreativitätsverlust, Melancholie, Verstimmtsein bis hin zu Suizidgedanken.
Verschlimmerung vor allem durch Ruhe und feuchtes Wetter; bei trockenem Wetter leichte Besserung.

Verbrennungen (vgl. S. 193f)

Hier gilt der eingangs betonte Grundsatz: chirurgische, aseptische Versorgung hat absoluten Vorrang.

Homöopathische Therapie

Bei leichten und mittelschweren Verbrennungen können Homöopathika gegeben werden. Hilfreich sind sie darüberhinaus als Adjuvans bei chirurgischer Behandlung dieser Patienten.

Arnica montana *(Arnica)*

D 6 - C 30 Dil./Tabl./Glob.
akut: 2stündl. 1 Gabe
später 1 x tägl. 1 Gabe
Verbrennungen mit Zerschlagenheitsgefühl, höchste Berührungsempfindlichkeit am ganzen Körper. Das Lager ist viel zu hart zum Liegen. Besserung durch Ruhe und Wärme, Verschlimmerung durch Kälte und Bewegung.

Acidum arsenicosum
(Arsenicosum album)

D 6 - C 30 Dil./Tabl./Glob.
akut: D 6
2stündl. 1 Gabe
nach einer Woche 1 x tägl. 1 Gabe
Großflächigere Verbrennungen, begleitet von schmerzhaftem Brennen, großem Durst (aber nur zaghaftem schluckweisem Trinken) und Beschwerden besonders um Mitternacht. (Tagsüber sind die Beschwerden dieser Patienten etwas leichter.)

Rhus toxicodendron

D 4, C 30 Dil./Tabl./Glob.
akut: D 4
2stündl. 1 Gabe
nach Besserung 1 x tägl. 1 Gabe C 30
Blasenbildung mit sehr starkem Brennen; Motorische Unruhe, Patient kann nicht ruhig liegen und muß sofort wieder aufstehen und herumlaufen trotz der schweren Erkrankung. Eine Besserung durch Wärme und Bewegung. Dagegen machen Ruhe und Kälte eine deutliche Verschlimmerung.

Lytta vesicatoria *(Cantharis)*

D 4, C 30 Dil./Tabl./Glob.
akut: D 4
2stündl. 1 Gabe
nach 4 Tagen 1 x tägl. 1 Gabe C 30
Blasenbildung, heftiges Brennen, häufiger Harndrang dabei. Deutliche Verschlimmerung hier durch Bewegung und Kälte. Eine Besserung durch Ruhe und Wärme.

Hamamelis virginiana *(Hamamelis)*

D 2 - D 12 Dil./Tabl./Glob.
akut: D 2
3 Tage 2stündl. 1 Gabe
danach 1 x tägl. 1 Gabe
Heftige Wundschmerzen bei kleinen Blutungen aus den zerstörten oder operativ entfernten Blasen. Verschlimmerung durch Wärme und Ruhe. Besserung durch Kälte und Bewegung.

Apis mellifica

D3, C30 Dil./Tabl./Glob.
akut: D3
2stündl. 1 Gabe
nach Besserung 1 x tägl. 1 Gabe C30
Heftiges Brennen mit großem Verlangen nach kalten Umschlägen und Eintauchen in kaltes Wasser. Große Ödembildung mit Sugilation der Haut, starke Rötung und ganz große innere Unruhe mit mäßiger Angst. Es sind dies Patienten, die bei UV-Bestrahlung mit heftigen Erythemen und Ödemen besonders im Gesicht reagieren.

Nitroglycerinum *(Glonoinum)*

D6, C30 Dil./Tabl./Glob.
Nach heftiger Sonneneinstrahlung auf den Kopf mit meningialen Reizerscheinungen, Kopfschmerzen, pulssynchronem Klopfen und heftiger Rötung des Kopfes, der Augen; Herzklopfen.

Erfrierungen (vgl. S. 194f)

Homöopathische Therapie

Amanita muscaria *(Agaricus)*

D6–D12 Dil./Tabl./Glob.
1 Woche 3 x tägl. 1 Gabe D6
danach 1 x tägl. 1 Gabe D12
Erytheme, kalte Haut, derbe Kutis, evtl. Pusteln und Knötchen, Perniones. Empfindungen sind Prickeln, Stechen, Brennen, Jucken und das Gefühl, daß alles kalt ist wie Eisnadeln.

Artemisia abrotanum *(Abrotanum)*

D4, D6, D12 Dil./Tabl./Glob.
1. Woche:
5 x tägl. 1 Gabe D4
2. Woche:
3 x tägl. 1 Gabe D6
ab 2. Woche:
1 x tägl. 1 Gabe D12
Die Haut ist schlaff, welk, evtl. Bläschen, Perniones und Erythem. Empfindungen sind vor allem juckender Art.

Petroleum

D12, D30 Dil./Tabl./Glob.
1–3 x tägl. 1 Gabe
Haut ist rauh, trocken, rissig, ja blutig, Perniones, besonders auch der Ferse und der Fußsohlen. Empfindungen sind äußerste Schmerzhaftigkeit mit Stechen. Das Mittel ist besonders indiziert bei Patienten, die eigentlich in jedem, auch geringem Winter, Erfrierungen bekommen.
Alle Ausschläge, die mit Rissen einhergehen, sind im Winter schlimmer.

Atropa belladonna *(Belladonna)*

D12, C30 Dil.
1–2 x tägl. 5 Tr.
Tomatenrotes Erythem mit gespannter Haut. Patient empfindet die Stelle als heiß, wie geschwollen, evtl. klopfend. Auch hier eine Folge von Frosteinwirkungen.

Operationsbegleitende homöopathische Therapie

Bei allen Operationen, gleich welcher Art, können homöopathische Mittel vom präoperativen bis zum postoperativen Verlauf flankierend Hilfe leisten und eine Menge anderer konventioneller Arzneimittel einsparen. Insbesondere sind viele dieser Mittel in der Lage, Komplikationen zu vermeiden und prophylaktisch vor Schmerzen, Blutungen und Infekten schützen.

Operationsvorbereitung

Eine Gabe:
5 Tropfen, (Tr.),
1 Tablette (Tabl.)
oder 5 Kügelchen (Glob.);
als Injektion wird eine Ampulle i.m. oder i.v. verabreicht, auch als Infusionszusatz möglich.

Arnica montana *(Arnica)*

D 12, C 30 Dil., Tab., oder Injektionslösung
Am Tag vor der Operation und am Tage der Operation eine Gabe D 12 oder C 30. Am besten per injectionem.
Keine tieferen Potenzen wegen verstärkter Blutungsgefahr.

Cinchona succirubra *(China)*

D 3–D 12 Dil., Tabl., oder Injektionen
Paßt besonders gut für blasse, ausgelaugte Patienten, die erschöpft sind durch große Flüssigkeitsverluste.
Große Berührungsempfindlichkeit, Blutungsneigung.
Viel Schwitzen. Mehrere Gaben täglich.

Echinacea angustifolia

D 1 - D 4 Dil., Tabl. oder Injektionen
5 x tägl. 1 Gabe
Zur Resistenzsteigerung und Abwehrstimulation bei geschwächten Patienten (in vitro bei pharmakologischen Versuchen führt es zu Leukozystose, Phagozystose und Interferon-Anregung).

Phytolacca americana *(Phytolacca)*

D 2 - D 4 Dil.,Tabl.
Etwa 3–4 Tage vor der Operation 3 x tägl. 5 Tr. oder 1 Tabl.
Nachweisbare Immunitätssteigerung im Experiment. Außerdem günstige Beeinflussung bei Herdsanierung im Zahngebiet zum Schutz gegen Streuung von einem Fokus.

Operationsbegleittherapie

Auch während der Operation können homöopathische Medikamente begleitend zu den notwendigen operativen Maßnahmen, zur Narkose und zu konventionellen Medikamenten eingesetzt werden:

Arnica montana *(Arnica)*

D 12 - D 30 Dil., Tabl.
Bis zu 4 Tagen nach der Operation 5 Tr. oder 1 Tabl. 1 x tägl.
Leitsymptome dabei allgemeines Zerschlagenheitsgefühl, das Bett und das Kopfkissen ist dem Patient viel zu hart.

Bellis perennis

D 3 - D 12 Dil., Tabl.
3–4 x tägl. 5 Tr. oder 1 Tabl.
Bei verzögerter Wundheilung mit Ekchymosen in der Umgebung der Operationswunde. Patienten möchten Wärme auf die Wunde haben. Zerschlagenheitsgefühl an der Operationsstelle.

Phosphorus

D200 als Injektion, am besten i.v.
Bei postoperativ auftretenden Blutungen eine Ampulle i.v.

Ruta graveolens *(Ruta)*

D3, D4 Dil., Tabl.
3–4 x tägl. 5 Tr. oder 1 Tabl.
Anwendung besonders bei und nach Operationen an Sehnen und Bändern. Außerdem bei stumpfen Traumen an diesen Organen.

Symphytum officinale

D3, D4 Dil., Tabl.
2stündl., später 3 x tägl. 5 Tr. oder 1 Tabl.
Zur schnelleren Kallusbildung und bei Schmerzen nach Knochenoperationen und Frakturen.

Nachbehandlung

Achillea millefolium

D2 - D4 Dil., Tabl.
notfalls 2stündl. 5 Tr.
Die Wirkungsrichtung dieses Mittels ist die Blutgerinnung, also anzuwenden bei Blutungen aus allen Organen oder Geweben, Sickerblutungen aus frischen Wundverschlüssen.

Aconitum napellus *(Aconitum)*

D4 - D12 - C30 Dil., Tabl.
4–5 x tägl. 5 Tr. oder 1 Tabl.
Postoperative Schmerzen als Folgen bei Traumen, aber auch als Schock und Folge von Schreckerlebnis. Großes Angstgefühl.

Delphinium staphisagria *(Staphisagria)*

D6 - D12 Dil., Tabl.
4–5 x tägl. 1 Gabe
Wichtiges Schmerzmittel nach Schnittverletzungen, besonders bei Patienten, die sehr ärgerlich, reizbar und nervlich belastet sind. Als Nebenbefund findet man eine sehr starke Neigung zu Karies.

Hamamelis virginiana *(Hamamelis)*

D2 - D4 Dil., Tabl.
2–3 stündl. 1 Gabe,
nach Besserung 2 x tägl. 1 Gabe
Anzuwenden bei venösen, dicklichen Sickerblutungen, Hamamelis verkürzt die Gerinnungszeit. Besonders zu empfehlen bei punktuellen Blutungen auf irritierten Granulationsflächen.

Hypericum perforatum *(Hypericum)*

D4 - D12 Dil.
1 stündl. 1 Gabe,
nach subjektiver Besserung
2–4 tägl. 1 Gabe
Nach Verletzung an Körperstellen, die besonders reich an Empfindungsnerven sind; dabei neuralgiforme Schmerzen, manchmal auch Taubheitsgefühl mit Brennen. Patienten sind sehr depressiv. Es ist das beste Mittel, das wir anwenden können, wenn bei einer etwas schwierigen Lagerung des Körpers während der Operation mit langdauernder Quetschung von Nerven und deren Folgen, wie Schmerzen oder Lähmung zu rechnen ist, oder solche Beschwerden eingetreten sind,
Dann: 1–2stündl. 5 Tr.

Ledum palustre *(Ledum)*

D4 - D12 Dil., Tabl., Inj.
sofort ½ stündl. 1 Gabe,
im Laufe der Besserung die Potenz steigern und Frequenz der Gaben senken.
Der Patient friert, ihm ist sehr kalt, er ist frostig *und trotzdem* hat er eine Besserung durch Kälteauflagen!
Es sind meist Beschwerden, die als Folge von Stichverletzungen auftreten. Das gilt insbesondere für Folgen von Injektionen, sei es eine Entzündung, ein Hämatom

oder eine Überempfindlichkeit des Patienten. Auch die Lumbalanästhesie ist hier zu nennen.

Okoubaka aubrevillei *(Okoubaka)*

D3 - D6 Dil, Tabl. Inj.
Anfangs 2stündl. 1 Gabe,
später 1 x tägl. 1 Gabe
Bei allen Folgen von Arzneimitteln, die nicht vertragen wurden. Im speziellen Fall Narkosemittel, die nach der Operation mitunter heftige Beschwerden machen, wie Übelkeit, Bauchbeschwerden, Schwindel, Kopfschmerzen.

Strychnos nux vomica

C30 Dil, Tabl. Inj.
Anfangs 2stündl. 1 Gabe,
nach Besserung 1 x tägl. 1 Gabe C30
Alle Folgen paroraler medikamentöser Gaben, aber auch Folge von Inhalations- und parenteralen Narkosen, bei denen auch ein großes Verlangen nach Genußmitteln, besonders Alkohol, Kaffee besteht (werden aber nicht vertragen). Das Wärmebedürfnis ist sehr groß.

Sportmedizin

Allgemein: Gerade in diesem Fachgebiet sind eine gründliche Untersuchungstechnik und genaue Befragung zum Unfallmechanismus unerläßlich, um im schulmedizinischen Sinne zu einer präzisen Diagnose zu gelangen. Für den Einsatz der organotropen Homöopathie ist es auch für den Ungeübten schon sehr hilfreich, wenn man die Beschwerden in Gruppen einteilen kann:

- frischeres oder älteres Trauma?
- Lokalisation in
  Muskel- oder Weichteilgewebe
  Sehnen- oder Bandapparat
  Knochen oder Knochenhaut.

Bei kombinierten oder schwergradigen Verletzungen (vgl. Kapitel *Verletzungen*) können Homöopathika zur Nachbehandlung verabreicht werden.

Bei den Verletzungen kommt es darauf an, über die symptomatische und lokale Behandlung hinaus die homöopathische Konstitutionstherapie einzusetzen. Durch diese individuelle Berücksichtigung von Konstitutionsmerkmalen (homöopathische Schlüsselsymptome) wird über den momentanen Erfolg hinaus auch ein langanhaltender Erfolg beschieden sein. So ist es m.E. durchaus zu vertreten, neben dem Einsatz von niederpotenzierten Homöopathika (D2 - D6) auch Hochpotenzen (C30) als Begleittherapie ein- bis zweimal wöchentlich einzusetzen.

Außer der Hilfe nach einem Ereignis ist es für jeden Sportmediziner selbstverständlich, auch präventive und parallele Beratung und Betreuung zu leisten. Abhängig von der jeweiligen Sportart ist ein spezifisches Aufbau-, Intervall- und Wettkampftraining sowie die richtige Einplanung von Regenerationsphasen zu beachten.

Da die Leistungsfähigkeit der komplexen Bewegungsabläufe geradezu klassisch der Steuerung von Körper - Seele - Geist unterworfen ist, bietet sich als ganzheitliche Behandlungsmethode die Homöopathie an.

Konventionelle Therapie

Für die im folgenden aufgeführten **Sportverletzungen** gelten die gleichen Einschränkungen und Richtlinien, die im Kapitel *Verletzungen* (vgl. Seite 211 bis 218) formuliert wurden. Bei entsprechender Diagnose ist demzufolge eine konservative oder operative Intervention notwendig, gegebenenfalls stationär. Wir verzichten hier darauf, diese konventionellen Maßnahmen zu erläutern und verweisen auf einschlägige Literatur. Ansatzpunkt unserer folgenden Empfehlungen ist die Erfahrung, daß Homöopathika auch bei recht schwierigen Verletzungen hilfreich sind: Sie beschleunigen den Heilungsvorgang ebenso wie sie die Schmerzen deutlich bessern; damit unterstützen sie unsere konventionell-ärztlichen Maßnahmen.

Frakturen

Homöopathische Therapie

Eine Gabe:
5 Tropfen (Tr.),
1 Tablette (Tabl.), oder
5 Kügelchen (Glob.).

Arnica montana *(Arnica)*

D6 - C30 Dil./Tabl./Glob.
5–6 x tägl. 1 Gabe
Besonders bei starken Schmerzen, wenn das Lager zu hart ist. Besserung durch Ruhe, Verschlimmerung durch Wärme. Erschütterung des Bettes wird als sehr unangenehm empfunden.

Ruta graveolens *(Ruta)*

D3 - D12 Dil./Tabl./Glob.
akut: 2stündl. 1 Gabe,
nach Besserung 1–2 x tägl. 1 Gabe
Mittel für gelenknahe Frakturen, bei denen immer der Bandapparat oder Sehnen mitverletzt sind. Hier finden wir Schmerzen wie »zerschlagen«, nach einer Quetschung, einem Stoß oder Fall. Besonders die Schmerzen in der Knochenhaut sind sehr stark.
Verschlimmerung in Ruhe; Patient muß sich ständig bewegen, besonders in der Nacht fühlt er sich im Liegen nicht wohl. Er steht auf (oder bewegt die Extremitäten im Bett) und verspürt dann Besserung.

Symphytum officinale

D4 - D12, Dil./Tabl./Glob.
akut: 1–2 stündl. 1 Gabe,
später 1 x tägl. D12
Wichtigstes Mittel für Frakturen und zur Beschleunigung der Kallusbildung (vgl. auch seine Bezeichnung »Beinwell«!) Es hilft auch, den akuten Schmerz nach Frakturen deutlich zu lindern.

Calcium carbonicum

D6 - D12, Dil./Tabl./Glob.
Zu Beginn 5 x tägl. D6,
nach 2 Wochen 2 x tägl. D12
Besonders bei Frakturen schon älterer Menschen oder Patienten mit Osteoporose mit bekannt schlechter Kallusbildung. Trägt zur Kallusbildung bei.

Sehnenzerrungen

Homöopathische Therapie

Rhus toxicodendron

D4 - C30 Dil./Tabl./Glob.
akut: 1–2 stündl. D4, 1 Gabe
nach Besserung 1 x tägl. C30
Folge von Sehnenzerrungen nach Anstrengungen im Zusammenhang mit Durchnässung und Unterkühlung (Durchnässung heißt auch: starkes Schwitzen).
Verschlimmerung aller Beschwerden in Ruhe.
Patient möchte sich dauernd bewegen.

Arnica montana *(Arnica)*

D6 - C30 Dil./Tabl./Glob.
akut: 2stündl. D6, 1 Gabe,
nach 2 Tagen 1 x tägl. C30, 1 Gabe
Alles, worauf der Patient liegt, ist ihm zu hart. Patient braucht viel Ruhe und ja keine Bewegung; meist ist auch Anstrengung vorausgegangen.

Distorsionen

Homöopathische Therapie

Rhus toxicodendron

D4 - C30 Dil./Tabl./Glob.
akut: 1–2 stündl. D4, 1 Gabe
nach Besserung C30, 1 Gabe
Folge von Anstrengung und Distorsionen infolge dieser Anstrengungen bei Durchkühlung, Durchnässung und Unterkühlung.
Patient verträgt alles, nur keine Ruhe. Er kann nicht ruhig liegen, er muß sich ständig bewegen.
Bei Ruhe werden alle Beschwerden schlimmer, bei Bewegung besser.

Gelsemium sempervirens *(Gelsemium)*

D6 - C30 Dil./Tabl./Glob.
Anfangs 5 x tägl. 1 Gabe,
später 1–2 tägl. 1 Gabe
Folge von Distorsionen; Gefühl, als wäre der Körperteil gelähmt. Sehr heftige Schmerzen mit einer Erschöpfung des gesamten Muskel- und Skelettsystems. Mitunter auch das Gefühl, als wäre der betroffene Körperteil taub. Patient sehnt sich nach Ruhe, weil jede Bewegung, aber auch Bettwärme und Sommerhitze eine deutliche Verschlimmerung hervorrufen.

Strontium carbonicum

D3 - D6 Dil./Tabl./Glob.
3–4 x tägl. 1 Gabe
Wirkt vor allem auf den Knochen und die in dem Knochen inserierenden Sehnen. Die Knochenschmerzen werden tief, fast in der Markhöhle des Knochens empfunden. Das Mittel kennen wir von den *Luxationen*, es bringt aber auch hier deutliche bis sehr gute Schmerzlinderung und Beschleunigung der Heilung.
Alle Beschwerden sind besser für den Patienten im Freien und bei schönem Wetter.

Prellungen, stumpfe Traumata

Homöopathische Therapie

Arnica montana *(Arnica)*

D6 - C30 Dil./Tabl./Glob.
mehrmals tägl. 1 Gabe
Große Blutergüsse, erhebliches Zerschlagenheitsgefühl am ganzen Körper; das Bett ist zu hart. Der Patient braucht unbedingt Ruhe, geringste Erschütterungen verschlimmern den Zustand.

Ruta graveolens *(Ruta)*

D3 - D12 Dil./Tabl./Glob.
akut: 2stündl. 1 Gabe,
nach Besserung 1 x tägl. D12
Der Patient braucht Ruhe, sehr heftige Schmerzen, besonders im Bereich der Knochenhaut und an Insertionsstellen der Sehnen.

Calendula officinalis *(Calendula)*

D3 - D12 Dil./Tabl./Glob.
mehrmals tägl. 1 Gabe
Bei stumpfen Verletzungen mit Riß- und Quetschwunden, manchmal auch zerrissener Haut und entzündlicher Reaktion des umgebenden Gewebes. Mitunter auch Beteiligung der Lymphknoten. Später dann schlechte Granulationstendenz. Schmerzen sind sehr stark, Patienten wollen Ruhe und sind sehr empfindlich gegen starke Sinneseindrücke.

Hypericum perforatum *(Hypericum)*

D4 - C30 Dil./Tabl./Glob.
mehrmals tägl. 1 Gabe
Besonders bei Prellungen, Quetschungen oder Verletzungen aller Körperteile, die reichlich mit sensiblen und sensorischen Nerven versorgt sind.
Die Stimmung ist äußerst depressiv, der Patient »sieht alles schwarz«.

Symphytum off.

D4 - C12 Dil./Tabl./Glob.
Bei Prellungen, insbesondere der Knochen und hier wiederum jener Knochenteile, die direkt unter der Haut liegen. Besonders dann, wenn neben der Prellung noch eine Infraktion oder kleine Fraktur vorliegt.

Quetschungen

Homöopathische Therapie

Hypericum perforatum *(Hypericum)*

D4 - C30 Dil./Tabl./Glob.
mehrmals tägl. 1 Gabe
Besonders bei Quetschungen von Fingern, aber auch von Gewebsteilen, die sehr stark mit Empfindungsnerven durchsetzt sind (Genitalien).
Außerdem auch bei Quetschungen im Gesicht.

Gelsemium sempervirens *(Gelsemium)*

D4 - D12 Dil./Tabl./Glob.
3–5 x tägl. 1 Gabe
Hier handelt es sich um Quetschungen, in deren Folge starke Reizbarkeit und Übererregbarkeit vorhanden sind. Dabei aber erschwertes Denken, Sprechen mit Schläfrigkeit. Die Patienten machen den Eindruck, als ob sie völlig erschöpft wären; zitternde Extremitäten, auch Extrasystolen.
Besserung aller Beschwerden in frischer Luft. Der Patient hat das Verlangen, das Fenster zu öffnen, will ins Freie gebracht werden.
Aufregungen oder Sonneneinstrahlungen, sowie auch Rauch von Zigarren oder Zigaretten verschlimmern den Gesamtzustand erheblich.

Luxationsfolgen

Homöopathische Therapie

Rhus toxicodendron

D4 - C30 Dil./Tabl./Glob.
akut: 1–2 stündl. D4, 1 Gabe,
nach 1 Woche 1 x tägl. 1 Gabe
Folge von Luxation, Distorsion, Anstrengungen, Durchnässungen und Unterkühlungen. Ausgesprochene Ruheverschlimmerung, dafür aber bei Bewegung Besserung. Selbst durch Bewegung der nicht verletzten Extremitäten tritt eine Besserung ein. Unbedingtes Wärmebedürfnis. Der Patient friert sehr leicht.

Ruta graveolens *(Ruta)*

D3 - D6 Dil./Tabl./Glob.
akut: 2stündl. D3, 1 Gabe
nach Besserung 1–2 tägl. 1 Gabe
Hier besonders bei Luxationen im Bereich der Hand und der Finger heftige Schmerzen, auch in der Folge, Bewegungsbeeinträchtigung.

Kreosotum

D6 - D12 Dil./Tabl./Glob.
sofort 2stündl. D6, 1 Gabe,
nach 3 Tagen 2 x tägl. D12, 1 Gabe
Das Mittel wird gezielt nach Daumenluxation eingesetzt. Die nach der Reposition auftretenden Blutergüsse und heftigen Schmerzen bessern sich nach Kreosotum erheblich.

Ledum palustre *(Ledum)*

D4 - D12 Dil./Tabl./Glob.
akut: 2 stündl. D4, 1 Gabe,
nach Besserung 1 x tägl. D12, 1 Gabe
Dieser Patient hat im Gegensatz zu Rhus toxicodendron zwar ein frostiges Gefühl, aber verlangt unbedingt kalte Umschläge auf die betroffene Region.
Wärme verschlimmert den Zustand, besonders nächtliche Bettwärme.

Strychnos ignatii *(Ignatia)*

D6 - C30 Dil./Tabl./Glob.
akut: 2stündl. D6, 1 Gabe,
nach Schmerzberuhigung 1 x tägl. C30, 1 Gabe
Besonders bei Folgen von Hüftgelenksluxationen mit einhergehenden Schmerzen. Allgemeine Besserung durch Ruhe

und durch Fernhalten aller starken Sinneseindrücke. Verträgt Tabakrauch überhaupt nicht. Stark wechselhaftes Verhalten und wechselhafte Schmerzwahrnehmung.

Pulsatilla patens *(Pulsatilla)*

D6 - C30 Dil./Tabl./Glob.
akut: 3stündl. 1 Gabe,
später 1 x tägl. C30
Pulsatilla ist ein Mittel, das insbesondere bei Rezidiven von Luxationen vorkommt, bei ausgesprochen schlaffem Gewebe mit einer deutlichen Besserung an der frischen Luft. Patient verträgt kein warmes Zimmer, verträgt keine fetten Speisen und ist morgens sehr schwer ansprechbar.
Die Schmerzen im betroffenen Gelenk sind deutlich besser, wenn das Gelenk wieder bewegt werden kann; in Ruhe und bei lokaler Wärmeanwendung Verschlimmerung. Wohl mögen die Patienten ein warmes Zimmer, aber keine lokale Wärme.

Tendinosen

Homöopathische Therapie

Ruta graveolens *(Ruta)*

D3 - D6 Dil./Tabl./Glob.
akut: 2stündl. D3, 1 Gabe,
nach Besserung 2 x tägl. D6, 1 Gabe
Alle Folgen von Prellungen, Überdehnungen von Sehnen, aber auch von Schlagverletzungen am Periost mit dem Gefühl der Zerschlagenheit. Schmerzen äußern sich nicht nur am betroffenen Glied, sondern an allen Gliedern. Alle Körpergegenden, auf denen der Patient liegt, schmerzen wie mit einem Knüppel geschlagen.
Alle Ruhe verschlimmert, Patient muß sich fortwährend im Liegen drehen und wenden. Aber auch nach Überbeanspruchung bestimmter Sehnen (und der Sehnenscheiden) mit heftigen Schmerzen. Trotzdem meint der Patient, die lädierte Extremität bewegen zu müssen.

Rhus toxicodendron

D4 - C30 Dil./Tabl./Glob.
2stündl. - 3 x tägl. 1 Gabe
Das Mittel spricht nicht nur auf die »üblichen« Überanstrengungs-, Durchnässungs- und Unterkühlungsfolgen an, sondern auch bei allen Tendinosen. Wichtigstes Kennzeichen Verschlimmerung durch Ruhe, Besserung durch Bewegung. Wärme hilft immer!

Bryonia cretica *(Bryonia)*

D3 - D12 Dil./Tabl./Glob.
im Beginn 2 stündlich.
später 3 x tägl. 1 Gabe.
Wie Rhus tox. hat auch *Bryonia* die Überbelastung als Causa. Doch finden wir hier eine deutliche Verschlimmerung durch Bewegung und eine Besserung durch Ruhe. Wenngleich der Patient ein warmes Zimmer liebt, so mag er doch keine warmen Umschläge, sondern **nur kalte Umschläge.** Daneben noch großer Durst nach kalten Getränken.

Ledum palustre *(Ledum)*

D3 - D12 Dil./Tabl./Glob.
akut: 2stündl. 1 Gabe bis zur Schmerzerleichterung,
dann 1 x tägl. D12, 1 Gabe
Schmerzen hier sind stechend, ziehend, manchmal auch pulsierend. Sie werden schlimmer bei Bewegung, aber auch durch Bettwärme und Bettdecke. Dagegen deutliche Besserung durch kalte Umschläge, obgleich die Patienten frieren und sich immer frostig fühlen. Allgemeiner Mangel an animalischer Lebenswärme.

In der Bettwärme werden die Schmerzen wegen Hitze und Brennen der befallenen Stellen unerträglich.

Acidum silicicum *(Silicea)*

D6 - C30 Dil./Tabl./Gob.
3–4 x tägl. (steigende Potenzen) 1 Gabe
Patienten, denen es ständig zu kalt ist, mit einem deutlichen Mangel an allgemeiner Lebenswärme und Neigung zu chronischen Entzündungen.
Silicea ist das Mittel bei schon lang dauernden Tendinosen, die allen anderen, auch allopathischen Maßnahmen getrotzt haben.

Muskelkater

Homöopathische Therapie

Arnica montana *(Arnica)*

D6–C30 Dil./Tabl./Glob.
3–6 x tägl. 1 Gabe
Arnica ist das wichtigste Mittel nach Überanstrengung, dabei Zerschlagenheit am gesamten Körper, der Ort, wo der Körper liegt, ist dem Patient zu hart. Ruhe bessert seinen Zustand, Erschütterungsschmerzhaftigkeit bei Berührung der Bettstatt ist sehr groß.

Rhus toxicodendron

D4–C30 Dil./Tabl./Glob.
im Beginn 2stündl.,
später 3 x tägl. 1 Gabe
Rhus tox. wird besonders angewendet bei Muskelkater infolge von Überanstrengungen untrainierter Muskulatur, Unterkühlungen und Durchnässungsfolgen, also dann, wenn der Patient in den Regen gekommen ist oder völlig durchgeschwitzt auf Bergeshöhen dem kalten Wind ausgesetzt ist. Dann wird Rhus. tox. zunächst in der D4 zweistündlich, später in der D6 innerhalb von wenigen Stunden Abhilfe schaffen.

Hamamelis virginiana *(Hamamelis)*

D2–D6 Dil./Tabl./Glob.
2stündl. 1 Gabe
Hamamelis ist das Mittel, das bei venösen Stasen und körperlicher zu starker Belastung schließlich zu Muskelkater in den Waden und unteren Extremitäten führt. Dabei häufig Muskelkrämpfe und Schwellungen der Beine. Hier wird Hamamelis, besonders dann, wenn keine Ekchymosen bestehen, sehr schnell Abhilfe schaffen.

Muskelkrämpfe

Homöopathische Therapie

Arnica montana *(Arnica)*

D6 - C30 Dil./Tabl./Glob.
2stündl. - 3 x tägl. 1 Gabe
Bei Krämpfen der Skelettmuskulatur, besonders an den Stellen, die überanstrengt sind: an den Beinen bei Lauftätigkeit, an den Armen bei Klettertätigkeit oder anderen Sportarten. Dann ist Arnica bei Überanstrenung das Mittel der Wahl.

Cuprum aceticum

D6 - D12 Dil./Tabl./Glob.
2stündl. 1 Gabe oder
lokal Unguentum cupri pp. 0,4 %ig am Abend und am Morgen ein erbsgroßes Stück in die befallene Region einreiben.
Cuprum ist das Hauptkrampfmittel der Homöopathie und im allgemeinen sehr gut wirksam. Es handelt sich dabei um Krämpfe, besonders in der Nacht nach großen Anstrengungen und bei falscher Körperhaltung.

Chamomilla recutita *(Chamomilla)*

D3 - C30 Dil. Tabl./Glob.
Nervöse, reizbare, mißgelaunte Menschen mit einer ungeheuren Überempfindlichkeit gegenüber Schmerzen. Sie sind »unerträglich garstig«. Es sind Patienten, die sich sehr angestrengt haben, dabei aufgrund ihrer doch sehr heftigen, manchmal sogar wütenden Reaktion plötzlich in den befallenen Körperregionen krampfartige Schmerzen bekommen. Besonders kurz vor Mitternacht wird es schlimmer, aber auch bei zusätzlichem Ärger. Die Wärme, Bewegung im Zimmer bessert. Kann Trost überhaupt nicht vertragen, ist abgeneigt zu antworten und wenn, dann überhaupt nur mürrisch.
Empfindlichkeit gegen Wind ist sehr groß.

Blutungen

Homöopathische Therapie

Arnica und Calendula geben wir unter den bereits oben beschriebenen Voraussetzungen.
Bei stark blutenden Verletzungen muß empfohlen werden:

Phosphorus

D200, Injektionslösung i.v.
Eine jahrzehntelange Erfahrung zeigt, daß eine Gabe Phosphorus i.v. in der D200 Blutungen auch stärkerer Art, ganz gleich welcher Ursache, sehr schnell zum Stehen bringt. Das gilt für postoperative Blutungen genau so wie für Verletzungsblutungen, als auch für Spontanblutungen irgendwelcher Organsysteme.
Wirkt auch bei Marcumar-Patienten mit Quickwerten unter 20.

Haematome

Homöopathische Therapie

Arnica montana *(Arnica)*

D6 - C30 Dil./Tabl./Glob.
akut: am 1. Tag 2stündl. D6, 1 Gabe
dann 1 x tägl. C30, 1 Gabe
Bei großen Hämatomen ohne äußerliche Verletzung.

Bellis perennis

D6 - D12 Dil./Tabl./Glob.
Bei kleinen Hämatomen und Ekchymosen, z.B. emblème érotique (»Knutschfleck«).

Rhus toxixodendron bei Haematomen im Zusammenhang mit Distorsionen, Luxationen, Frakturen und nach großer Anstrengung (Siehe Seite 220 ff.).

Commotio cerebri

Homöopathische Therapie

Arnica montana *(Arnica)*

C30 Dil./Tabl./Glob.
1 Gabe in ein Glas Wasser und davon
1 stündl. 1 Schluck trinken oder mit der Sonde zuführen.
Arnica ist das Grundmittel bei einer Commotio, besonders, wenn der Patient darüber klagt, daß das *Kissen*, worauf der Kopf liegt, *viel zu hart* ist. Besserung durch Ruhe und Wärme.

Opium

D30 Dil./Tabl./Glob.
1 Gabe in ein Glas Wasser,
2stündl. 1 Schluck
Opium ist das Mittel bei Commotio, wenn der Patient sich beschwert, daß das *Kissen*, auf dem der Kopf liegt, *viel zu weich* ist. Außerdem zeigt er eine leichte zyanotische Verfärbung des Gesichts mit Schweißausbrüchen, ist somnolent, ant-

wortet zwar auf Fragen, schläft aber gleich wieder ein. Patient fällt dadurch auf, daß er sich nicht beklagt und nach nichts verlangt. Er hat keine Beschwerden. Zupft allerdings häufig mit seinen Fingern an der Bettdecke herum. Gelegentlich auch bewußtlos oder auch delirant.

Hypericum perforatum *(Hypericum)*

D4–C30 Dil./Tabl./Glob.
akut: am 1. Tag 2stündl. D4, 1 Gabe
dann 3 Tage lang 3 x tägl. D6, 1 Gabe
danach 1 x tägl. C30, 1 Gabe
Besonders bei Folgeerscheinungen von Commotio cerebri das wichtigste Mittel; Schmerzen, Verletzungen an mit Empfindungsnerven reich versorgten Teilen. Hypericum gilt auch als ein gutes Mittel für die Behandlung von Schock nach Unfällen. Die Patienten haben ein Schwindelgefühl und die Empfindung, als sei der Kopf nach irgendeiner Seite verlängert. Mitunter besteht das eigenartige Gefühl, als würden sie im Bett in die Luft gehoben und haben dann Angst, daß sie da herunterfallen. Patienten sind sehr berührungsempfindlich, besonders am Kopf.
Starke Empfindlichkeit gegenüber Sonneneinstrahlung, starke Empfindsamkeit beim Genuß von geringsten Mengen Alkohol.

Natrium sulfuricum

D6 - C30 Dil./Tabl./Glob.
Mit D6 beginnend, langsam steigernd
3 x tägl. 1 Gabe
bis zu 1 x tägl. C 30, 1 Gabe
Das wichtigste Mittel bei Spätfolgen nach Schädelverletzungen aller Art, sowohl Commotio als auch Contusio, als auch Schädelbruch. Hier sind es besonders die psychischen Beschwerden des Patienten, wie Inaktivität, Krativitätsverlust, Müdigkeit, Retardierung im körperlichen und geistigen Bereich. Interesselosigkeit, ängstliche Zurückgezogenheit. Das Mittel kann hier mitunter überraschend gute Erfolge bringen, die klinisch kaum glaubhaft sind.

Lampenfieber vor dem Wettkampf

Homöopathische Therapie

Strophanthus gratus *(Strophanthus)*

D2 - D3 Dil.
alle 2 Stunden 5 Tr.
Führt zu einem Gefühl, das jegliche Spannung wegnimmt, trotzdem aber die Leistungsfähigkeit nicht beeinträchtigt.

Piper methysticum

D4 Dil.
2stündl. 5 Tr., evtl. im Wechsel mit Strophanthus.
Es beruhigt das vegetative Nervensystem, ohne müde zu machen und reizt zur Leistungssteigerung, ohne aufzuputschen.

Coffea arabica *(Coffea)*

D6, D12 Dil.
2stündl. 1, 2–3 Tr.
Besonders, wenn in ängstlicher Erwartung Schweißausbrüche, Herzklopfen, Extrasystolen und zittrige Hände auftreten.

Angst vor dem Wettkampf am Tage vorher

Homöopathische Therapie

Gelsemium sempervirens *(Gelsemium)*

D6 Dil./Tabl./Glob.
Mehrere Tage vor dem Termin
1–2 x tägl. 5 Tr.

Das wichtigste Mittel für Beschwerden nervlicher Art in Erwartung einer unüblichen Belastung, also Lampenfieber vor Wettkämpfen, schon Tage im voraus.

Argentum nitricum

D 12 Tabl./Glob.
Mehrere Tage vor dem Wettkampf
2 x tägl. 1 Gabe
Das zweite und wichtigste Mittel bei Erwartungsangst bei Menschen, die extrem aufgeregt sind in der Vorstellung, daß sie auch wirklich bei dem Wettkampf fit sind. Sie sind sehr impulsiv, machen alles in großer Hast und lassen dabei auch manchmal etwas fallen, sie hetzen sich selber ungemein und haben meist dabei auch noch Magenbeschwerden mit Aufstoßen, Appetitlosigkeit oder Heißhunger sind möglich. Sie sind sehr frostig und glauben zu frieren.

Aconitum napellus *(Aconitum)*

D 12 Dil./Tabl.
1 Tabl. oder 5 Tr.
1 Stunde vor dem Start
Wenn Lampenfieber direkt vor dem Start auftritt.

Leistungssteigerung

Homöopathische Therapie

Eine Leistungssteigerung (ganz sicher kein Doping!) läßt sich durch ärztlich überwachte Gaben der nachfolgenden Arzneimittel erreichen. Es muß allerdings dabei der Blutdruck kontrolliert werden, es muß die Blutungsbereitschaft kontrolliert werden, es muß der Allgemeinzustand der Persönlichkeit von einem homöopathischen Arzt sorgfältig betrachtet werden.

Arnica montana

in tieferen Potenzen D 6 - D 12
1–2 Gaben vor dem Start
Cave: hoher Blutdruck!

Gelsemium sempervirens
(Gelsemium)

D 12, 1 Gabe
Besonders dann, wenn von nervlicher Seite Einschränkungen da sind, an denen die Höchstleistungen scheitern.

Aconitum napellus *(Aconitum)*

D 12, 1 Gabe
besonders, wenn Herz- und Kreislauf-Erscheinungen nervöser Art auftreten (Extrasystolen, Tachykardien und Angstzustände).

Ein wichtiges Mittel,
Carlina acaulis

D 1
geben wir vorher 2–3 x tägl. 3–4 Tr.
Das führt zu einer Leistungssteigerung, sowohl im motorischen, als auch im sensiblen und sensorischen Bereich bei einer unglaublich starken Beruhigung des Nervensystems ohne Ermüdungserscheinungen.

Erkrankungen der Sinnesorgane

Bei allen Erkrankungen der Sinnesorgane ist es nötig, die Grenze des eigenen Wissens zu kennen und in jedem Grenzfall oder schon davor einen Gebietsarzt hinzuzuziehen. Erst nach Sicherstellung der Diagnose, insbesondere im Bereich der Augen, der Ohren, aber auch der Geschmacks- und Geruchsnerven, kann der homöopathische Arzt therapeutische Erfolge erzielen.
Doch ist seine Ausbildung meistens in diesen Bereichen nicht fachgerecht und deshalb die gebietsärztliche Hilfe, zumindest im diagnostischen Bereich, notwendig. Bei allen Erkrankungen, auch bei denen der Sinnesorgane, haben wir uns danach zu richten, daß wir immer in der homöopathischen Behandlung die Gesamtheit der Symptome annehmen, so daß also die Symptome eines Sinnesorganes oder zweier Sinnesorgane nur am Rand zu betrachten sind. Auch dann, wenn eine spezifische Erkrankung eines Sinnesorganes in Frage kommt, haben wir uns um die anderen Modalitäten, Symptome und sonstigen wichtigen Dinge zu kümmern. So müssen wir also auch den Patienten in seiner Gesamtheit in die Arzneimittelwahl einbeziehen. Die Mittelwahl wird also nach der Arzneimittellehre, nämlich dem Simileprinzip durchgeführt, kann aber auch nach klinischen Gesichtspunkten ausgewählt werden. Im Folgenden werden wir die klinischen Gesichtspunkte in den Vordergrund stellen, die einzelnen Arzneimittel dazu angeben und für die Arzneimittel die genauen Modalitäten und Lokalsymptome zusammengefaßt darstellen und auch auf die Leitsymptome hinweisen. Wir werden die Erkrankungen anführen, die auch mit homöopathischen Mitteln behandelt werden können und werden alle Erkrankungen weglassen, für die die homöopathische Behandlung nicht angezeigt ist.

A. Augenerkrankungen

Neben dem lokalen Geschehen und Lokalsymptomatik ist hier das Konstitutionsdenken des homöopathischen Arztes wichtig, dessen Diathesebegriff nur selten als relevant angesehen wird.
Die konventionelle Therapie liegt in gebietsärztlichen Händen. Wir führen hier nur Erkrankungen im obengenannten Sinne (Konstitution) auf.

Asthenopie

Homöopathische Therapie

Ruta graveolens *(Ruta)*

D3 Dil.

3 - 4 x tägl. 5 Tr.

<u>auf die Zunge</u> **(nicht ins Auge!).**

Wichtigstes Mittel nach *Überanstrengung der Augen* beim Lesen. Das gilt aber nicht nur für das Lesen, sondern auch nach langem Fernsehen, als Folge von feiner Näharbeit und nach Arbeiten am Bildschirm.
Eine Verschlimmerung erfolgt durch Kälte und Ruhe. Bewegung bessert. Weiteres Lesen verschlimmert.

Natrium chloratum
(Natrium muriaticum)

D6 Dil.

3 x tägl. 5 Tr.

Arzneimittel allgemeiner innerer Schwäche: Sehschwäche bei Anämie und besonders nach vielem Weinen. Auch bei

Ermüdungserscheinungen der Augen nach sehr langem Fernsehen (besonders bei alten Leuten) angezeigt. Die Patienten haben meist trockene Haut und Schleimhäute, großen Durst und viel Verlangen nach salzigen Speisen.

Strychnos nux vomica *(Nux vomica)*
D6 Dil.
3 x tägl. 5 Tr.
Rasch wirksames Mittel. Übererregbare, aktive Menschen, aufbrausend, besonders in den Morgenstunden; hastig und hypochondrisch. Mit großer Liebe zu Genußmitteln.
Wenn als Folge nach großem Alkoholgenuß, nach reichlichem Tabakgenuß oder nach anderen Rauschmitteln Sehstörungen auftreten (auch Konzentrationsschwäche), Schwierigkeiten von Akkommodation und Adaption.

Gelsemium sempervirens *(Gelsemium)*
D4 Dil.
3 x tägl. 5 Tr.
Patienten, bei denen eine Sehschwäche als *Folge von Infektionskrankheiten* auftritt, besonders nach Grippe; aber auch Auftreten der Sehschwäche *nach Impfungen (!)*. Besonders häufig bei alten Leuten nach Grippeimpfungen. Neben den Lokalsymptomen auch benommener Kopf, reizbare Schwäche.
Jede Form von Wärme verschlimmert den Allgemeinzustand.

Blepharitis

Bei der Blepharitis wird entsprechend dem Grad der Erkrankung gebietsärztliche Therapie notwendig werden. Bei kleinen Blepharitiden genügt homöopathische Behandlung.

Homöopathische Therapie

Acidum nitricum
D6 Dil.
3 x tägl. 5 Tr.
Deutlicher Splitterschmerz am Augenlid mit Splittergefühl im Auge; Kopfschmerzen vom Nacken zum Auge ziehend, werden besser, wenn sich der Patient niederlegt. Außerdem besteht eine Blutungsneigung. Eventuell Auftreten von übelriechenden Sekreten am Auge.
Besserung durch Wärme.
Verschlimmerung durch Kälte.

Kalium bichromicum
D4 Tabl.
3 x tägl. 1 Tabl.
Die Augenlider sind morgens verklebt; in der Umgebung der Augen streng umschriebene, punktförmige Druckschmerzhaftigkeit.
Bei Biergenuß deutliche Verschlimmerung dieser Beschwerden. Besserung durch Wärme. Verschlimmerung durch Kälte. Frische Luft bessert deutlich.

Mercurius solubilis Hahnemanni
D6 Tabl.
3 x tägl. 1 Tabl.
Schwellungen der Augenlider bei verhärteten Augenlidrändern und Schmerzen, die sich nachts deutlich verschlimmern. Verschlimmerung überhaupt durch Wärme, besonders durch Bettwärme. Nachtschweiße, die verschlimmern. Ruhe bessert den gesamten Zustand

Stibium sulfuratum nigrum
(Antimonium crudum)
D4 Tabl.
3 x tägl. 4 Tabl.
Die Entzündung besteht besonders in den Lidwinkeln mit heftigem Juckreiz und Neigung zum Verkleben.

Eine deutliche Verschlimmerung bei Temperaturschwankungen oder aber auch nach Alkoholgenuß. Kälte verschlimmert allgemein.
Leitsymptom: dick weiß belegte Zunge.

Hordeolum

Homöopathische Therapie

Insbesondere bei rezidivierenden Hordeola empfiehlt sich die Behandlung mit homöopathischen Mitteln.

Delphinium staphisagria *(Staphisagria)*

D6 Dil.
Im Beginn 2stündl. 5 Tr.
später 3 x tägl. 5 Tr.
Bewährtes Mittel bei Rezidiven, wenn die Überempfindlichkeit der befallenen Stellen besonders eindrucksvoll ist.

Hepar sulfuris

D3 Tabl.
5 x tägl. 1 Tabl.
Entzündungen mit beginnender Abszeßbildung; äußerste Berührungsempfindlichkeit und sehr starke Schmerzen, auch bei Bewegung der Augenlider.
Kälte verschlimmert deutlich. Wärme bessert. Berührung ist unerträglich.

Mercurius solubilis Hahnemanni

D6 Tabl.
3 x tägl. 1 Tabl.
Schwellung bei verhärteten Augenlidern. Wärme verschlimmert in diesem Fall deutlich, ebenso die Bettwärme.
Die Schmerzen verschlimmern sich nachts. Es kommt zu nächtlichen Schweißen.

Sulfur jodatum

D3 Dil.
3 x tägl. 5 Tr.
Sehr schmerzhafte Schwellungen der gesamten Augenlider, bei kleinen lokalen Erscheinungen. Häufige Rezidive, führt zu sehr heftiger Einschmelzung mit Druckgefühl. Berührungsüberempfindlichkeit.
Jede Bewegung an der frischen Luft bessert; alles andere verschlimmert.

Acidum hydrochloricum

D6 Dil.
3 x tägl. 5 Tr.
Bestes Mittel bei häufig rezidivierenden und stark indurierten Hordeola.
Hier gibt Wärme deutlich Besserung. Kälte verschlimmert. Akute Ruhe bessert kurzfristig. Sonst Bewegung, wenn sie über längere Zeit hinweg durchgeführt wird.

Konjunktivitis

Homöopathische Therapie

Aconitum napellus *(Aconitum)*

D4 Dil.
3 x tägl. 5 Tr.
Hauptmittel im 1. Stadium einer Entzündung mit Fremdkörpergefühl und Brennschmerzen, besonders, wenn trockene Kälte oder hohes Fieber ursächlich sind. Außerdem Trockenheitsgefühl im Auge und Hitzegefühl im ganzen Körper. Die Schmerzen sind sehr heftig.
Bewegung verschlimmert. Ruhe bessert. Berührung verschlimmert deutlich.

Allium cepa

D 4 Dil.
3 x tägl. 5 Tr.
Scharfes Nasensekret, aber mildes Tränensekret bei entzündlichen Konjunktivitiden. Deutliche Besserung im Freien. Im geschlossenen Raum kommt es sehr schnell zu Kopfschmerzen. Wärmeanwendungen verschlimmern deutlich.

Apis mellifica

D 3, D 4 Dil.
3 x tägl. 5 Tr.
Entzündungen mit glasiger, ödematöser Schwellung der Augenlider. Starkes Fremdkörpergefühl. Durstlosigkeit. Die Schmerzen haben einen stechenden und brennenden Charakter.
Kühle Umschläge erleichtern ganz erheblich, während Wärme verschlimmert.

Argentum nitricum

D 6 Dil.
3 x tägl. 5 Tr.
Besonders bei chronischen Konjunktivitiden deutlich hilfreich.
Schleimhautentzündung. Verlangen nach süßen Speisen, die aber nicht immer vertragen werden. Starkes Brennen und vor allem Splittergefühl in den Augen; dabei profuse Eiterung und Verklebung in den Morgenstunden.
Wärme verschlimmert und Kälte bessert dabei; frische Luft bessert außerdem.

Atropa belladonna *(Belladonna)*

D 3 - D 6 Dil.
im akuten Stadium 2stündl. 5 Tr.
später 3 x tägl. 5 Tr.
Akute Bindehautentzündung mit Lichtscheue und Kopfschmerzen, besonders als Folge von Sonnenbestrahlung (Gletscher). Folge von anstrengender Arbeit bei künstlichem Licht (Schweißer). Sinne sind übererregbar.

Euphrasia officinalis *(Euphrasia)*

D 2 - D 3 Dil.
3 - 5 x tägl. 5 Tr.
Die Schleimhaut der Augen ist deutlich gerötet, äußerst scharfes und in der Umgebung wundmachendes Tränensekret (Gegensatz zu Allium sativa, bei dem das Nasensekret sehr ätzend und das Augensekret mild ist).

Acidum arsenicosum *(Arsenicum album)*

D 12 Dil.
2 x tägl. 5 Tr.
Konjunktivitiden, besonders bei alten, schwachen Patienten, die chronisch erkrankt sind. Erhebliche nächtliche Unruhe, sehr starker Durst.
Die Schmerzen sind brennend. Tränenabsonderung ist heiß und scharf. Lider und Wangen können dabei sehr wund werden. Großes Verlangen nach warmen Auflagen.

Aluminium oxydatum *(Alumina)*

D 12 Tabl.
2 x tägl. 1 Tabl.
Magere, trockene und geschwächte Patienten mit chronischen Krankheiten. Konjunktivitiden chronischer Art, bei denen die geringste Anstrengung der Augen alle Beschwerden sofort verschlimmert: Ein jeder Blick nach einer anderen Seite oder der Versuch zu lesen führt zur Verschlimmerung. Es besteht in den Lidern deutliches Schweregefühl und Trockenheitsgefühl in den Augen.

Lidptosis

Homöopathische Therapie

Gelsemium sempervirens *(Gelsemium)*
D4 Dil.
3 x tägl. 5 Tr.
Sehschwäche als Folge von Infektionskrankheiten, als *Folge von Grippe* und auch *nach Impfungen.* Lähmung der Augenlider, besonders nach Infektion, aber auch nach Impfung. Jede Form von Wärme verschlimmert.

Aluminium oxydatum *(Alumina)*

D12 Tabl.
2 x tägl. 1 Tabl.
Magere, geschwächte und trockene Patienten; chronische Fälle; geringste Anstrengung der Augen verschlimmert. Das Schweregefühl der Lider ist so groß, daß der Patient sie kaum öffnen kann. Lidptosis meist links stärker als rechts.

Causticum Hahnemanni

D12 Tabl.
2 x tägl. 1 Tabl.
Hauptmittel bei der Causa Kälteeinwirkung nach Erkältung, bei rheumatischen Ursachen; aber auch das Mittel *nach apoplektischen Insulten.*
D30
1 x tägl. oder alle 2 Tage.
Wärme bessert den Allgemeinzustand; frische Luft verschlimmert.

Solanum dulcamara *(Dulcamara)*
D3 Dil.
3 x tägl. 5 Tr.
Causa: Durchnässung und Unterkühlung. Dabei besteht Steifigkeit und das Gefühl, als ob die Lider gar nie mehr aufgehen würden. Wetterveränderung verschlimmert den Zustand. Wärme bessert, während Kälte verschlimmert.

Stannum metallicum
D12 Tabl.
2 x tägl. 1 Tabl.
Lidptosis mit Jucken und heftigen Schmerzen im inneren Augenwinkel, besonders nachts. Tränensack ist mit gelblich-weißer Absonderung häufig gefüllt.
Kälte verschlimmert den Allgemeinzustand. Besonders nachts besteht Verschlimmerung. Allgemeine Bewegung bessert deutlich. Verschlimmerung hier durch *warme Getränke!*

Iridozyklitis

Bei einer Iridozyklitis sollte in jedem Falle gebietsärztlicher Rat eingeholt werden, um eine klare Diagnose zu haben und grundsätzlich die Behandlung nur im Einvernehmen und in Zusammenarbeit mit dem Augenarzt erfolgen.

Homöopathische Therapie

Die folgenden Arzneimittel sind entsprechend ihrem Arzneimittelbild einzusetzen; sie zeigen mitunter überraschend gute Erfolge.

Aconitum napellus

D4 Dil., stündl. oder 2stündl. 5 Tr.

Atropa belladonna

D3 Dil., 2stündl. 5 Tr.

Hypericum perforatum

D4 x Dil., tägl. 5 Tr.

Kalium bichromicum

D4–D8 Dil., 4 x tägl. 5 Tr.

Gelsemium sempervirens

D12 Dil., 2 x tägl. 5 Tr.

Chronische Iridozyklitis

Hier tun sich häufig auch die augenärztlichen Kollegen sehr schwer mit der Behandlung. In der homöopathischen Behandlung stehen einige Arzneimittel zur Wahl, bei oft recht gutem Erfolg.

Homöopathische Therapie

Aurum metallicum

D 12 Tabl.
2 x tägl. 1 Tabl.
Schmerzen tief im Auge oder um das Auge herum; sie ziehen von oben nach unten und steigern sich bei Berührung. Das Sehvermögen ist getrübt, wie durch einen Schleier. Patienten sind sehr reizbar, ärgerlich, hypochondrisch, vertragen keinen Widerspruch.
Wärme bessert im allgemeinen und frische Luft auch. Ruhe allerdings verschlimmert.

Clematis recta *(Clematis)*

D 4 Dil.
3 x tägl. 5 Tr.
Am Auge besteht sehr viel Hitze und Trockenheit mit großer Empfindlichkeit gegenüber kühler Luft.
Kalte Luft verschlimmert ganz erheblich. Bewegung allerdings auch.

Conium maculatum *(Conium)*

D 4 Dil.
3 x tägl. 5 Tr.
Augensymptome mit nur geringer Rötung, auch sonst keine großen Entzündungszeichen, aber ein deutliches Lähmungsgefühl im Auge, mit Schwindel, der besonders beim Niederlegen vorherrscht.
Besserung nur durch Wärme, sonst durch keine Modalitäten.

Sulfur

D 12 Tabl.
2 x tägl. 1 Tabl.
Gerötete Schleimhautgrenze. Folge von unterdrückten oder abortiv beseitigten Infektionen oder Hautausschlägen. Nachts haben die Patienten heiße Füße und strecken sie aus dem Bett heraus. Sie haben großes Verlangen nach Alkohol und nach Süßigkeiten. Meist sind sie gut genährt und brauchen immer etwas Bewegung.

Thuja occidentalis *(Thuja)*

D 12 Dil., 2 x tägl. 5 Tr.
Folge einer Impfung; wenn erfolglos, gebietsärztliche Behandlung.
Kälte verschlechtert, Bewegung bessert.

Katarakt

Homöopathische Therapie

Waterloh, Bonn, gab als erster eine Kur an, die von *Stübler* und anderen (auch v. Verf.), mit günstigem Erfolg durchgeführt wurde.

Kurplan

Calcium fluoratum
D 12 Tabl., 14 Tage lang morgens 1 Tabl.

Magnesium fluoratum
D 6 Tabl., 14 Tage lang morgens 1 Tabl.

Magnesium carbonicum
D 8 Dil. 4 Wochen lang morgens 5 Tr.

Dieser Rhythmus wird in viermaliger Kur durchgeführt und nach einem Jahr wiederholt.
Andere Autoren nehmen vor Beginn dieser Kur **Phosphorus** Dil.
D 6 3 x tägl. 10 Tr.,
ca. 2 Wochen lang.

- Bei vorhandenem Leberleiden zwischen den Kuren
Chelidonium majus Dil. D3, 3 x tägl. 5 Tr.

- Bei vorhandener Gicht oder harnsaurer Diathese
Colchicum autumnale Dil.D4, 3 x tägl. 5 Tr. in den Intervallen zwischen den einzelnen Kuren.

- Bei Diabetes mellitus als Grundkrankheit
Kreosotum D6, 3 x tägl. 5 Tr., 1 Woche lang.

Stumpfes Trauma der Augen

Augenärztliche Untersuchung! Bei banalen traumatischen Erkrankungen der Augen oder aber in Zusammenarbeit mit dem Augenarzt kommen dann Homöopathika in Frage.

Homöopathische Therapie

Acidum sulfuricum

D4 - D30 Dil.
1 - 3 x tägl. 5 Tr.
Stumpfes Trauma des Auges mit glasiger Schwellung der Augen. Dauernd sich steigernde Intensität der Schmerzen, die aber plötzlich aufhören können und genau so plötzlich wieder beginnen. Die Haut der Umgebung zeigt blaue Verfärbung, Stechen und schmerzhafte Ekchymosen. Dabei kalter Schweiß im Gesicht. Besserung durch Wärme. Verschlimmerung durch Kälte und in den Morgenstunden.

Arnica montana *(Arnica)*

D4 - D12 Dil./Tabl.
3 x tägl. 1 Gabe.
Wichtig: Zerschlagenheitsgefühl am ganzen Körper, obgleich nur lokaler Schaden da ist! Hämatome an den Schutzorganen des Auges, aber auch im subkonjunktivalen Bereich und im Glaskörperbereich. Heftiger Berührungsschmerz.
Besserung durch Wärme.

Bellis perennis

D3 - D12 Tabl.
3 x tägl. 1 Tabl.
Zerschlagenheit, Schwäche und kleine Blutergüsse.
Sehr schmerzhafte, berührungsempfindliche, kleine Hämatome in der Umgebung des Auges, auch an den Augenlidern.
Im Vergleich zu den sehr kleinen Verletzungsfolgen besteht große Schwäche und Zerschlagenheit.
Besserung durch Kälte und Ruhe.

Hypericum perforatum *(Hypericum)*

D4 Dil.
2stündl. 5 Tr.
Verletzungen an nervenreichen Körperstellen. Alle Folgen von Kontusionen des Auges (z.B. Tennisball); dabei bestehen große Ängstlichkeit und depressive Reaktionen. Aber auch bei posttraumatischen Netzhautblutungen und schweren, stumpfen Verletzungen hilfreich.
Grundsätzlich Augenarzt hinzuziehen!

Ruta graveolens *(Ruta)*

D3 - D12 Dil.
3 x tägl. 5 Tr.
Gefühl großer Zerschlagenheit am ganzen Körper. Folgeerscheinung von Stoß und Quetschung mit Schmerzen im Auge und über den Augen. Verschwommenes Sehen; Patient braucht plötzlich sehr helles Licht zum Lesen; die Augen werden empfunden wie heiße Feuerbälle.
Sehr gut bei Überanstrengung der Augen nach Lesen, langem Fernsehen oder Arbeit vor dem Bildschirm.

B. Erkrankungen des Ohres

Otitis externa

Entzündungen des äußeren Gehörganges mit kleinen Furunkeln.

Homöopathische Therapie

Sulfur jodatum

D4 Tabl.
3 x tägl. 1 Tabl.
Die Schmerzen sind nicht besonders groß. Bestes Mittel.

Hepar sulfuris

D3 Tabl.
ständl. 1 Tabl.
Bei Furunkeln, die reif sind. Danach Spontanöffnung des Abszesses.

Arnica montana *(Arnica)*

D3 - D6 Tabl.
1 bis 2stündl. 1 Tabl.
Bei massiven multiplen Furunkeln im Gehörgang mit sehr heftigen Schmerzen.

Ohrenschmalz (Cerumen)

Zwei bis drei Tage lang vor dem Schlafengehen einige Tropfen folgender Lösung in das Ohr träufeln, danach leichtes Herausspülen durch den Arzt möglich.
Calendula officinalis Ø 7,0
Glycerin 1/20
ad 20,0
MDS Einige Tropfen in das betroffene Ohr einträufeln.

Otalgie

Homöopathische Therapie

Schmerzen ohne sichtbare Veränderung am äußeren oder inneren Ohr, meist bei Allgemeininfekten; nach Kälteeinwirkung, manchmal auch bei Zahnung und bei beginnendem Tubenkatarrh.

- **Bei Beginn eines Allgemeininfektes**

Aconitum napellus
D4 - D6 Dil.
2stündl. 5 Tr.

Atropa belladonna
D3 - D6 Dil.
2stündl. 5 Tr.

Chamomilla recutita
D3 - D6 Dil.
2stündl. 5 Tr.

- **Bei Zahnungen**

Chamomilla recutita D3 Trit.
2stündl. eine kleine Gabe auf die Zunge.

- **Nach Kälteeinwirkungen**
mit heftigen Schmerzen, die durch Druck und Wärme sich bessern:

Magnesium phosphoricum
D6 Tabl.
2stündl. 1 Tabl.

- **Bei beginnendem Tubenkatarrh,**
aber nur wenig Fieber.

Ferrum phosphoricum
D6 Glob./Tabl.
2stündl. 1 Tabl. oder 5 Kügelchen

Otitis media

Homöopathische Therapie

Ferrum phosphoricum

D3 - D12 Tabl.
3 x tägl. 1 Tabl.
Schmerzen im Ohr, keine hohe Temperatur. Meist mit dem Beginn eines Infektes auftretend.
Besserung durch Wärme. Verschlimmerung durch Kälte und durch Bewegung. Das Trommelfell ist nur leicht gerötet.

Atropa belladonna *(Belladonna)*

D3 - D6 Dil.
3 - 6 x tägl. 5 Tr.
Die Ursache ist meist Zugluft oder plötzliche Abkühlung. Die Beschwerden treten auf als Schmerzattacken heftiger Art und sind Tag und Nacht vorhanden.
Wärme und Kälte verschlimmern in jedem Fall und werden von dem Patienten abgelehnt. Nur Ruhe bringt Besserung.

Capsicum annuum *(Capsicum)*

D3 - D4 Dil.
3 x tägl. 5 Tr.
Die Schmerzen haben brennenden Charakter, stellen sich vor allem um das Mastoid herum ein. Es besteht ein deutlicher Tubenkatarrh.
Wärme bessert. Kälte verschlimmert, ebenso Bewegung.

Acidum silicicum *(Silicea)*

D6 - D12 Tabl.
3 - 5 x tägl. 1 Tabl.
Schmerzen sind nur gering. Besonders nachts treten diese Schmerzen auf. Im Verlauf eines Infektes, meist eines rezidivierenden chronischen Infektes.

Pulsatilla patens *(Pulsatilla)*

D4 - D6 Dil.
5 x tägl. 5 Tr.
Ursache: kalte Füße oder Unterkühlung. Die Schmerzen sind direkt im Ohr und teilweise sehr heftig nach Perforation des Trommelfells. Geruchloser, blander Eiter.
Wärme verschlimmert den Zustand und setzt Pulsatilla damit in Gegensatz zu den anderen Ohrmitteln bei Otitis media. Bewegung und Kälte bessern. Patienten verlangen, an die frische Luft zu gehen.

Solanum dulcamara *(Dulcamara)*

D3 - D4 Dil.
5 x tägl. 5 Tr.
Folge von Durchnässung und Unterkühlung; schneidende Schmerzen.
Feuchte Umschläge verschlechtern den Zustand. Wärme bessert allerdings, und auch Bewegung.

Hepar sulfuris

D3 - D12 Tabl.
5 x tägl. 1 Tabl.
In der Mastoidgegend besonders heftige nagelartige Schmerzen; Klopfschmerzhaftigkeit des Mastoids. Bei Perforation ein stinkendes Sekret.
Wärme bessert deutlich. Kälte verschlimmert. Das Mittel leistet besonders bei chronifizierenden Otitiden gute Hilfe und bringt den Prozeß sehr schnell zum Abklingen.

C. Geruchs- und Geschmacksstörungen

Homöopathische Therapie

Geruchsstörungen können mannigfaltiger Art sein. Zunächst soll auf Täuschungen eingegangen werden; der Patient hat das Gefühl, »als ob« er etwas rieche wie

»Fischlake«, dann gebe man

Thuja occidentalis D 6 Dil.
3 x tägl. 5 Tr.

»Kot«, dann gebe man

Sulfur D 12 Tabl.
2 x tägl. 1 Tabl.

»verbrannte Haare«, dann gebe man

Graphites D 12 Tabl.
1 x tägl. 1 Tabl.

Geruchsüberempfindlichkeit

gegen alle Gerüche (gute und schlechte):

Colchicum autumnale D 6 Dil.
3 x tägl. 5 Tr.
Patient empfindet dies *äußerst stark,* es stört ihn sehr.

Geruch von *Blumen:*

Phosphorus D 12 Dil.
3 x tägl. 5 Tr.

Geruchsverlust

- nach fieberhafter Grippe:

Natrium chloratum *(Natrium muriat.)*
D 6 Dil. 3 x tägl. 5 Tr.

- nach starkem Schnupfen:

Pulsatilla patens D 6 3 x tägl. 5 Tr.
Nach langdauernden Nebenhöhlenentzündungen, aber auch nach Anwendung lokaler Abschwellungsmittel in der Nase.

- nach Antibiotikagaben:

Sulfur D 6 Dil./Tabl.
3 x tägl. 1 Tabl.
oder sofort 5 x tägl. 1 Tabl. oder 5 Tr.
Wichtigstes Mittel; auch nach anderen Medikamenten, die eine Unterdrückung bewirken.

Geschmacksstörungen

metallisch:

Cuprum metallicum

D 12 Tabl.
2 x tägl. 1 Tabl.
Dabei muß Durst bestehen.

Mercurius solubilis Hahnemanni
D 6 Tabl.
2 x tägl. 1 Tabl.
Nächtliche Verschlimmerung.
Schweißausbrüche.
Zincum metallicum

D 12 Tabl.
2 x tägl. 1 Tabl.
Dabei bestehen unruhige Beine.

salzig:

Acidum arsenicosum

D 6 Dil.
3 x tägl. 5 Tr.
Angst, Unruhe, viel Durst.

Conium maculatum

D 6 Dil.
3 x tägl. 5 Tr.
Viel Durst, Schwindel beim Niederlegen.

Natrium chloratum *(Natrium muriat.)*

D 6 Dil.
3 x tägl. 5 Tr.
Starker Durst, Sonnenüberempfindlichkeit, Verlangen nach Salz.

Sepia officinalis *(Sepia)*

D 6 Dil.
3 x tägl. 5 Tr.
Klimakterium, Schweiße, fliegende Hitzen.

süß:

Acidum hydrochloricum

D 3–D 4 Dil.
3 x tägl. 5 Tr.
Alles schmeckt süß.

Acidum arsenicosum

D 6 Dil.
3 x tägl. 5 Tr.
Alles schmeckt widerlich süß.

Plumbum metallicum

D 6 Tabl.
3 x tägl. 1 Tabl.
Alles schmeckt eigenartig metallisch süß.

Stannum metallicum

D 12 Tabl.
2 x tägl. 1 Tabl.
Alles schmeckt süß. Patient ist unheimlich gefräßig.

widerlich

Acidum carbonicum

D 6 Dil.
3 x tägl. 5 Tr.
Schweiße, Schwäche.

Lachesis muta *(Lachesis)*

D 12 Dil.
1 - 2 x tägl. 5 Tr.
Besonders in den Morgenstunden.
Kann keine enge Kleidung vertragen.

Nicotiana tabacum *(Tabacum)*

D 12 Dil.
2 x tägl. 5 Tr.
Widerlicher Geschmack im Mund.
Kalter Schweiß, Schwäche.

Geschmacksverlust

Cyclamen europaeum *(Cyclamen)*

D 3–D 6 Dil.
3 x tägl. 5 Tr.
Kopfschmerzen, viel Migräne.
Danach Geschmacksverlust.

Natrium chloratum *(Natrium muriat.)*

D 6 Dil.
3 x tägl. 5 Tr.
Geschmacksverlust, besonders nach schwerer, hochfieberhafter Grippe. Häufig vergesellschaftet mit Geruchsverlust.

Pulsatilla patens *(Pulsatilla)*

D 4 - D 6 Dil.
3 x tägl. 5 Tr.
Geschmacksverlust als Folge von Gallenblasen-Affektionen fieberhafter Art nach sehr fetten Speisen; auch nach Antibiotikagaben.

Secale cornutum

D 6 Dil.
3 x tägl. 5 Tr.
Geschmacksverlust, besonders nach Einnahme von Secale-haltigen Medikamenten (*Ergotismus)*
D 12, 2 x tägl. 5 Tr.
Besonders, wenn der Patient zwar unter *kalten Händen* und *kalten Füßen* leidet, aber durch warme Bäder keine Erleichterung findet.

D. Störungen der taktilen Sinne

Jede Änderung von Sinneseindrücken als Modalität wird eine sehr starke Wirkung auf den Menschen haben. Für den homöopathischen Arzt werden also gerade diese Modalitäten der Sinnesorgane - auch die Überreizung der taktilen Sinne - eine große Rolle spielen. Bei der

Anamnese müssen daher die Sinnesorgane sorgfältig mit einbezogen werden; manche chronische Erkrankung kann erst über die Modalitäten der Sinnesorgane richtig behandelt werden. Dies erfordert auch vom homöopathisch behandelnden Arzt lange Erfahrung, Kenntnisse und Fähigkeiten.

Überreizung des Tastsinnes

Homöopathische Therapie

Apis mellifica
D3 Dil.
3 x tägl. 5 Tr.
Unruhe, übermäßig gereizte Hautpartien. Die Berührung wird energisch abgelehnt. Kennzeichnend: Abneigung gegen geheizte Räume, *Wärme ist* ihm *unerträglich,* eifersüchtig! Auch Ruhe kann er kaum ertragen. Er muß sich ständig bewegen.

Arnica montana *(Arnica)*
D4 - D12
3 x tägl. 1 Gabe.
Folgen von seelischen oder *somatischen Traumen.* Jede Erschütterung des Bettes verschlimmert den Allgemeinzustand. Der Patient läßt sich nicht einmal untersuchen, weil ihm die Berührung unerträglich erscheint.
Alkohol verschlimmert den Gesamtzustand, genau so wie Kälte und Bewegung. Patient will absolute Ruhe haben.

Cinchona succirubra *(China)*
D3 - D6 Dil.
3 x tägl. 5 Tr.
Neben allgemeiner Schwäche und Schweißen besteht eine starke Übererregbarkeit der Tastsinne. *Äußerste Berührungsempfindlichkeit,* aber auch eine Überreizbarkeit aller anderen Sinne. Häufig als Folge von Säfteverlusten. Im Gegensatz zu der Empfindlichkeit gegen leichte Berührung wird fester Druck als angenehm empfunden.

Hepar sulfuris
D3 - D12 Tabl.
3 x tägl. 1 Tabl.
Die kleinsten Verletzungen führen sofort zu Entzündungen, sogar zu Eiterungen. Hier wird die *geringste Berührung* als *äußerst schmerzhaft* empfunden, aber nicht nur in der Umgebung der Entzündung, sondern auch schon bei der Berührung eines Gliedes an der gesunden Stelle. Der Patient ist beim Verbandwechsel äußerst überempfindlich, reizbar und sogar ärgerlich. Der Sekretgeruch hat einen eigenartig-käseartigen Charakter.
Wärme bessert den Allgemeinzustand, ebenso kommt es zu einer Besserung durch Feuchtigkeit, zum Beispiel feuchte Umschläge.

Platinum metallicum
D12 - D30 Tabl.
1 - 2 x tägl. 1 Tabl.
Psychisch sehr labile Menschen mit einem Wechsel zwischen somatischen und psychischen Störungen. Äußerste Übererregbarkeit aller Sinne. Dabei bestehen auch Depressionen. Diese Patienten sind sexual-neurotisch, stigmatisiert, zeigen Nymphomanie und haben eine *äußerste Berührungsempfindlichkeit* der *Geschlechtsorgane.* Die gynäkologische Untersuchung kann eigentlich nur in Narkose vorgenommen werden.
Ruhe verschlimmert erheblich. Einzige Besserung ist durch frische Luft zu erreichen.

Sexuelle Übererregbarkeit der Frau

Man beachte dabei, daß gerade Symptomatik und Modalitäten der Intimsphäre in der Hierarchie der Modalitäten eine hohe Stellung einnehmen. Die bereits genannten Arzneimittel, insbesondere *Platin*, gelten auch für dieses Kapitel. Hier werden weitere vier Mittel eingesetzt.

Homöopathische Therapie

Hyoscyamus niger *(Hyoscyamus)*

D6 - D30 Dil.
2 - 3 x tägl. 5 Tr.
Deutliche motorische Unruhe und Erregungszustände. Auch als Kind schon *Hydrophobie.* Die Patienten sind schamlos, ziehen sehr schnell alle Kleider aus, singen häufig obszöne Lieder und legen sich zur Unterhaltung nackt ins Bett; der Arzt wird häufig nackt empfangen. Es besteht auch ein *übersteigerter Geschlechtstrieb.* Häufig Folge von unglücklicher Liebe und Eifersucht.
Trinken von Alkohol verschlimmert den Allgemeinzustand. Verschlimmerung findet auch nachts statt.

Lilium lancifolium *(Lilium tigrinum)*

D6–D12 Dil.
3 x tägl. 5 Tr.
Deutliche nächtliche Verschlimmerung und nächtliche Anfälle. Patienten weinen leicht und haben *ständiges sexuelles Verlangen,* das durch laufende Beschäftigung im Haushalt oder Beruf unterdrückt wird. Ihr Denken, ihr Reden und Handeln ist nur obszön. Als Folge davon häufig depressive Verstimmung, Verzweiflung des eigenen Seelenheils wegen der ihnen selbst auf die Nerven gehenden *Triebhaftigkeit.*
Wärme verschlimmert den Allgemeinzustand, auch Ruhe. Patienten müssen ständig in Bewegung sein. Besonders und am liebsten in der frischen Luft.

Moschus moschiferus *(Moschus)*

D3 - D4 Dil. Tabl.
3 x tägl. 1 Gabe.
Bei den Patienten bestehen allgemeine Erregungszustände mit erotischen Alterationen bei einer *übersteigerten Sexualität mit völliger Enthemmung* bis zur körperlichen und psychischen Erschöpfung. Dabei heftiges Herzklopfen bei allen erotischen Tätigkeiten.
Hier Besserung durch Wärme, Verschlimmerung durch Kälte. Bewegung bessert den Allgemeinzustand.

Murex *(Murex purpurea)*

D4 - D12 Tabl.
3 x tägl. 1 Tabl.
Depressive Patienten mit *Sexualneurosen.* Die leiseste Berührung der Geschlechtsteile verursacht heftige sexuelle Erregung. *Exzessive Erregung* treibt immer wieder zur Selbstbefriedigung. Depression wechselt mit verstärkt fließendem Fluor.

Sexuelle Übererregbarkeit des Mannes

s.a. S. 170ff.

Homöopathische Therapie

Bufo bufo *(Bufo)*

D8 - D12 Tabl.
3 x tägl. 1 Tabl.
Übermäßige geschlechtliche Erregung mit exzessiver Masturbation. Nach Befriedigung Krämpfe der inneren Organe. Nicht selten epileptiforme Krämpfe beim Orgasmus.
Wärme verschlimmert den Allgemeinzustand. Arbeit verschlimmert erheblich.

Dieffenbachia seguine

(Caladium seguinum)

D1 - D6 Dil.
3 x tägl. 5 Tr.
Patienten mit einem Genitalpruritus und *sexueller Übererregung,* Erektionsschwäche, Ejaculatio praecox. Erhebliche Steigerung des Trieblebens. An den Geschlechtsorganen eisiges Kältegefühl.

Phosphorus

D6, D12 Dil.
2 - 3 x tägl. 5 Tr.
Übererregbarkeit der Sinne, Unruhe, Angst und reizbare Schwäche. *Libido* ist sehr *gesteigert, aber ohne Kraft zum Koitus.* Neigung zur Selbstbefriedigung. Nach einer Ejakulation völlige Erschöpfung.

Selenium

D6 Tabl.
3 x tägl. 1 Tabl.
Heftig *gesteigerte Libido mit Insuffizienz.* Völlige Erschöpfung nach der Ejakulation.
Alkohol verschlimmert den Gesamtzustand.

Zincum picrinicum

D6 Tabl.
3 x tägl. 5 Tabl.
Wirkt hauptsächlich auf das zentrale Nervensystem und auf das Nervensystem der Geschlechtsorgane.
Dauernde geschlechtliche Erregung mit reichlich nächtlichen Pollutionen, dabei *Impotentia coeundi, aber ein äußerst gesteigertes Selbstbefriedigungsverhalten.* Unfähigkeit zu körperlicher und geistiger Arbeit.

Kinderkrankheiten

Allgemeines: Sind Kinderkrankheiten anderer Natur als Erkrankungen von Erwachsenen? Grundsätzlich gesehen ist das nicht der Fall, jedoch verlangt die Behandlung von Kinderkrankheiten besondere Studien, einerseits hinsichtlich der allopathischen Behandlung mit Pharmaka, andererseits im Blick auf die homöopathische Behandlung, die sich bei Kindern in der Wahl eines Simile weniger auf subjektive Symptome, als vielmehr auf eine genaue Beobachtung objektiver Fakten stützen muß.
Bei der Behandlung von kranken Kindern ist der Allgemeinarzt gezwungen, Arzneimittel mit einem relativ *hohen Risiko* bei seinen kleinen Patienten einzusetzen.
Von der Geburt bis zur Pubertät, um dieses Alter handelt es sich hier, gibt es laufend Änderungen, sowohl der Anatomie, als auch der Physiologie des Menschen. Diese Faktoren beeinflussen ganz erheblich die Pharmakokinetik, aber auch die Pharmakodynamik. Dieser Umstand ist bis vor kurzer Zeit noch wenig beachtet worden. So wurden Dosisempfehlungen für Kinder von Arzneimitteln der Erwachsenen-Medizin lediglich umgerechnet mit den Parametern Körpergewicht und Körpergröße, evtl. auch Alter, etwa nach dem Prinzip, daß Kinder lediglich »Miniaturausgaben eines Erwachsenen« seien. Entwicklungsphasen wurden überhaupt nicht beachtet. Inkompatibilitäten zeigen sich im Kindesalter in ganz anderer Weise als bei Erwachsenen, während man bei Schwangeren deutliche Einschränkungen machte, wurden bei Kindern kaum Ausnahmen bei Pharmaka herausgestellt. In der amerikanischen Literatur *(Physician's Desk Reference)* sind 78% der aufgelisteten Präparate ohne Dosierungsangaben für Kinder aufgeführt oder enthalten den Vermerk einer Gegenanzeige zur Verwendung bei Kindern.
In der »Roten Liste« sind etwa ähnliche Resultate vorhanden. Gut untersucht sind die modernen Antibiotika.
In den letzten Jahrzehnten haben die theoretische, aber auch die praktische naturwissenschaftliche Medizin Methoden entwickelt und Erkenntnisse erarbeitet, die eine Reihe von klinischen Untersuchungen auch bei Kleinkindern, Säuglingen und Neugeborenen ermöglichen. (Immunoassays, Gaschromatographie und Flammenspektrometrie). Auf diese Weise konnte man auch nicht-invasive pharmakokinetische Daten gewinnen. Das gleiche gilt auch für pharmakodynamische Parameter zur Objektivierung und Quantifizierung von Arzneimittelwirkungen.
Bei den einzelnen Abschnitten wird die Arzneitherapie in den einzelnen Altersgruppen noch einmal sorgfältig differenziert.

A. Anamnese

Die Anamnese bei einem kranken Kind hat in der Praxis Besonderheiten. Nicht beim Patienten werden die Fakten erhoben, es sind die Beobachtungen der Umgebung, insbesondere der Mutter, die durch den engen Kontakt mit dem Kind ihre Beobachtungen berichten kann. So entfallen die sonst für die homöopathische Simile-Findung wichtigen subjektiven Empfindungen. Außerdem können wir eine ganze Reihe von auslösenden Ursachen weglassen. Das Kind kennt keine Folgen von Alkohol-Abusus oder Zigaretten-Mißbrauch.

Was die Angaben der Mütter anbelangt, so müssen wir auch hier sorgfältig unterscheiden zwischen intelligenten und sachlichen Müttern, sowie ängstlichen, emotionsbeladenen Müttern.
Insbesondere sollte man darauf achten, daß die Zuverlässigkeit der Aussage der Eltern bei der Beurteilung charakterlicher Veranlagung und geistiger Fähigkeiten sehr kritisch zu behandeln sind. Man denke nur an die Beurteilung der Eltern bei schlechten Schulleistungen usw.
Die im folgenden erfragten Faktoren sind gerade bei der homöopathischen *Anamnese* eines kranken Kindes von größter Wichtigkeit:

Homöopathische Standardanamnese

- ☐ Normale Geburt, Geburtsdauer?
- ☐ War die Entwicklung verlangsamt, beschleunigt, normal?
- ☐ Welche Schutzimpfungen?
- ☐ Welche Krankheiten?
- ☐ Unverträglichkeit von Nahrungsmitteln und Arzneimitteln?
- ☐ Anfälligkeit für bestimmte Krankheiten?
- ☐ Ist es ein ruhiges oder unruhiges Kind?
- ☐ Friert das Kind immer oder ist es ihm immer zu warm?
- ☐ Ist das Kind leicht erschöpft?
- ☐ Wie ist die Haut?
- ☐ Wie ist der Schlaf?
- ☐ Wie ist der Appetit? Abneigung und Verlangen nach bestimmten Speisen.
- ☐ Neigung zu Erbrechen?
- ☐ Neigung zu Durchfall oder Verstopfung?

Bei der Behandlung von Kindern brauchen wir mangels der subjektiven Symptomatik die *Zeit* der Beschwerden als eine wichtige Modalität.

Zeiten der Arzneimittel

23.00 Uhr – 2.00 Uhr	***Aconitum napellus, Acidum arsenicosum, Drosera***
2.00 Uhr	***Lycopus virginicus***
2.00 Uhr – 3.00 Uhr	***Ammonium carbonicum***
3.00 Uhr – 4.00 Uhr	***Kalium stibyltartaricum***
3.00 Uhr – 5.00 Uhr	***Kalium carbonatum, Natrium sulfuricum***
4.00 Uhr – 6.00 Uhr	***Lycopodium clavatum***
9.00 Uhr – 11.00 Uhr	***Strychnos nux vomica***
11.00 Uhr	***Sulfur***
16.00 Uhr – 20.00 Uhr	***Natrium chloratum, Lycopodium clavatum***
17.00 Uhr – 22.00 Uhr	***Kalium bromatum***
18.00 Uhr – 23.00 Uhr	***Atropa belladonna***
Während des Tages	***Medorrhinum-Nosode***
Während der Nacht	***Luesinum***

Das passive Kind	Kein Widerstand, Interesselosigkeit, freundlich	***Calcium carbonicum***
Das liebebedürftige Kind	Hält dauernd die Hand der Mutter oder schmiegt sich an sie an	***Strychnos ignatia, Phosphor Pulsatilla patens***
Das unruhige Kind	Kann nicht ruhig sitzen, will auf den Stuhl und wieder hinunter, jagt im Sprechzimmer herum, man braucht viel Geduld. Bei verzögerter geistiger Entwicklung	***Calcium phosphoricum, Chamomilla recutita, Kalium bromatum Zincum valerianicum Amanita muscaria***
Das ängstliche Kind	Kommt schon brüllend ins Sprechzimmer, zeigt ängstliche Unruhe. Erfolglose Beschwichtigungsversuche	***Aconitum napellus, Acidum arsenicosum Chamomilla recutita Lycopodium clavatum Strychnos nux vomica***
Das schüchterne Kind	Klammert sich an die Mutter, leise vor sich hinweinend	***Pulsatilla patens, Phosphorus***
Das leicht beleidigte Kind	Verträgt keinen Tadel. Bei Zurechtweisung Aggression oder Weinen	***Strychnos ignatia, Lycopodium clavatum Strychnos nux vomica Delphinium staphisagria, Sulfur***
Das abweisende Kind	Lehnt jeden Bericht über seinen Zustand ab und unterbricht die Mutter mit Wutausbrüchen	***Natrium chloratum*** (läßt sich aber leicht untersuchen) ***Stibium sulfuratum nigrum*** (läßt sich aber nicht untersuchen)
Das aggressive und und freche Kind	schreit, schlägt um sich und tritt. »Kleiner, aber starker Chaot«	***Bryonia cretica, Chamomilla recutita Strychnos nux vomica, Hepar sulf.***

Wichtig ist, die psychische Verfassung des Kindes zu beobachten: ob das Kind nervös oder freundlich und zugänglich ist, ob es ängstlich, schüchtern oder abweisend ist, oder vielleicht frech und dickköpfig.
Besondere Beachtung verdient bei der Behandlung von Kindern die Zuberei-

tungsart des Medikamentes. Da ich es nicht liebe, bei Kindern alkoholhaltige Dilutionen zu geben, verordne ich im allgemeinen bei Kindern Triturationen, Tabletten und Globuli. Alle Medikamente schmecken leicht süßlich, die Kinder nehmen sie gern. Insbesondere bei Globuli spielt die Form des Medikamentes bei kleinen Kindern eine große Rolle, da nur homöopathische Arzneimittel in dieser Form verabreicht werden können. Aus diesen Gründen ist die Compliance des kleinen Kindes, aber auch des größeren Kindes, bei homöopathischen Arzneimitteln ausgesprochen gut.

Vorsicht!
Bei Milchzucker-(Laktose-)intoleranz keine Trituratio und keine Tabletten. Dafür Globuli (Dextrose).

B. Erkrankungen in der Neugeborenen-Periode

Die rasche Entwicklung auf dem Gebiet der Intensivmedizin hat es möglich gemacht, unreife Frühgeborene zu einem hohen Prozentsatz am Leben zu erhalten. Gegenüber den technischen Möglichkeiten ist die Pharmakotherapie in diesem Lebensalter sehr weit zurückgefallen. Da die Funktionsstörungen bei sehr kleinen Neugeborenen häufig vielfältig sind, kam es schließlich dazu, daß doch die Arzneimittelexposition in der Neugeborenen-Periode, besonders in der Intensivmedizin, sehr hoch ist. Das führt zwangsläufig dazu, daß die unerwünschten Arzneimittelreaktionen sehr häufig werden. Es gibt Autoren, die gerade in dieser Altersgruppe von großen iatrogenen Gefahren für Neugeborene sprechen, da sich in dieser Periode des Lebens Arzneimittel-Disposition und Arzneimittelwirkung in wenigen Tagen und Wochen dauernd verändern. So soll auch hier bei der Besprechung der Neugeborenen-Periode und deren Erkrankungen die Behandlung mit konventionellen Pharmaka unbesprochen bleiben, da eine laufende Änderung in der Therapie zu erwarten ist.

Homöopathische Therapie

● **Zyanose und Krämpfe**
Folge zerebraler Läsionen. Herz- und Lungenmißbildungen sind auszuschließen.

Cuprum metallicum

D 30 od. D 200 Trit., Glob.
1 x 1 Gabe
evtl. nach 24 h wiederholen.

● **Pylorospasmus**

Cuprum metallicum

D 200 Trit., Glob.
Alle 24 Std. eine Gabe.

Aethusa cynapium

C 9 Trit., Glob.
1 Gabe früh und abends
Heftiges Erbrechen sofort nach dem Trinken, danach wieder Hunger.

Apomorphinum hydrochloricum

D 12 Trit., Glob. 1 Gabe früh und abends
Wärme verschlimmert, Kälte bessert.

● **Zyanose der Extremitäten**
(Zentralnervöse Störung, mit Krämpfen einhergehend).

Cuprum metallicum

D 200 Trit., Glob.
Eine Gabe, evtl. nach 1 - 2 Wochen wiederholen.

Erkrankungen der Neugeborenen-Periode erfordern, wenn sie mit Krämpfen einhergehen, immer *Cuprum metallicum* D200 Trit oder Glob.

C. Akute, fieberhafte Infekte

s.a. S. 93ff.

Bei Erkrankungen von Kindern versteht man unter diesem Begriff ein plötzliches Auftreten von Fieber, ohne daß selbst bei sorgfältigster Untersuchung eine pathologische Veränderung von Organen zu finden ist. Die im Folgenden genannten Medikamente werden erst dann abgesetzt, wenn eine organspezifische oder andere faßbare pathologische Veränderung erkannt wird.

Aconitum napellus *(Aconitum)*

D4 - D6 Glob., Trit.
1 - 2stündl. 5 Glob. oder
eine Messerspitze Trit.
Beginn urplötzlich, besonders nach Exposition in kaltem Wind.
Hochgradige Angst und Unruhe. Puls schnell, hart. Kind ist nicht zu beruhigen. Haut ist trocken und heiß, wenn das Kind zum Schwitzen kommt, ist das nächste Arzneimittel angezeigt.

Atropa belladonna *(Belladonna)*

D4 - D12 Glob., Trit.
2 - 3stündl. 5 Kügelchen oder
1 Messerspitze Trit.
Haut heiß und feucht, der Körper dampft. Röte und Hitze des ganzen Körpers. Pupille weit, Neigung zu Krämpfen.
Besserung durch Ruhe.
Verschlimmerung durch Sinneseindrücke und Berührung.

Chamomilla recutita *(Chamomilla)*

D3 - D12 Glob., Trit.
2stündl. 5 Kügelchen oder
1 Messerspitze Trit.
Haut feucht und heiß, Wechsel von Frieren und Hitze, Stimmung für die Umgebung unerträglich, Schlaf unruhig mit Schreien.
Besserung durch Herumtragen.
Verschlimmerung durch Wärme und nachts.

Ferrum phosphoricum

D6 - D12, Trit. od. Glob.
3 x tägl. 1 Msp. oder 3 - 5 Glob.
je nach Alter
Fieber nicht sehr hoch, Patient ist immer freundlich trotz Kopfschmerzen, keine Krankheitsreaktionen. Möchte am liebsten aufstehen.

Gelsemium sempervirens *(Gelsemium)*

D4 - D12 Glob., Tabl., Trit.
2stündl. 1 Gabe
Beginn mit Frieren, dann wechselhaftes Fieber mit Benommenheit, Schwäche und Schmerzen im Kopf und in den Augen.

Mercurius solubilis Hahnemanni

D6 - D12 Tabl. 2stündl. 1 Tabl.
Ursache: Starke Temperaturextreme. Nächtliche Schweiße, übelriechend, Foetor ex ore, Zunge dick belegt, Drüsenschwellungen, viel Durst.
Verschlimmerung nachts.

Rhus toxicodendron

D6 - D12 Tabl., Glob., Trit.
2stündl. 1 Gabe
Auslösung durch Kälte, Nässe und Anstrengung. Starke Schmerzen in Ruhe. Besserung bei Bewegung. Keine Angst. Herpes labialis.

Pyrogenium-Nosode *(Pyrogenium)*

D30 Glob./Inj.
1 x tägl. 5 Glob.
od. 1 Amp. i.m.
Sehr hohes Fieber über Tage hinweg, schneller Puls bei niedriger Temperatur, langsamer Puls bei hoher Temperatur. Zunge rot und trocken, Unruhe und wenig Angst.

Otitis media

Dieser im Kindesalter wohl am häufigsten vorkommenden Krankheit ist wegen der Neigung zu Rezidiven in der vorbeugenden Zwischenbehandlung wesentliche Aufmerksamkeit zu widmen.
Besonders bei Kindern um das 2. Lebensjahr herum gibt es in dieser Entwicklungsphase einige Besonderheiten. Charakteristisch für diese Periode ist ein erheblicher Wachstumsschub. Der Reifungsprozeß schreitet rasch fort. Gerade in diesem Alter sind sowohl die hepatische Biotransformation als auch die renale Clearence für eine Reihe von Arzneimitteln im Vergleich zum Erwachsenen deutlich gesteigert. Hier müssen bei der Dosierung aller, sowohl renal als auch hepatisch eliminierter Arzneimittel, sorgfältig Körpergewicht, Körpergröße sowie die Blutspiegel beobachtet werden. Wichtig ist außerdem bei der konventionellen Therapie, daß das Risiko von Wachstumsstörungen durch hochdosierte Glukokortikoid-Therapie eine Rolle spielen kann. Weitgehendst ungeklärt ist die Auswirkung zentral wirksamer Substanzen auf das kindliche zentrale Nervensystem.
Aus den obengenannten Gründen wird in diesem Falle nur die homöopathische Therapie der Otitis media besprochen.

Dosierung: 1 Gabe = 1 Tabl., 1 Messerspitze Trit. oder 3 Globuli

- **Plötzlicher Beginn mit hohem Fieber:**

Apis mellifica

D3 - D6 Tabl., Trit., Glob.
2stündl. 1 Gabe
Trockene Schleimhäute, *kein* Durst. Zunge feuerrot, nächtliches Aufschreien. Besserung durch kalte Umschläge, Verschlimmerung durch Wärme und nachts.

Acidum arsenicosum
(Arsenicum album)

D6 Tabl., Trit., Glob. 2stündl. 1 Gabe
Große Unruhe und Angst, Durst.
Um Mitternacht heftige Verschlimmerung.
Verschlimmerung durch Wärme, Besserung durch warme Umschläge.

Atropa belladonna

D12 (siehe S. 246)

Ferrum phosphoricum

D12 (siehe S. 246) Die günstigste Behandlung einer Otitis kann routinemäßig erfolgen durch
Atropa belladonna D4, ***Ferrum phosphoricum*** D6, alle 2 Stunden im Wechsel 1 Gabe.

- **Langsamer Beginn mit mäßigem Fieber**

Pulsatilla patens *(Pulsatilla)*

D6 - D12 Tabl., Glob., Trit.
2stündl. 1 Gabe. Trotz Fieber kein Durst, Zunge schmutzig weiß, trocken.
Besserung durch kalte Anwendung und frische Luft, Verschlimmerung im warmen Zimmer.

Capsicum annuum *(Capsicum)*

D6 Tabl., Glob., Trit.
2stündl. 1 Gabe
Immer, wenn bei Kleinkindern nach Abklingen einer akuten Otitis media das Kind schlecht ißt und trinkt, zu Durchfällen neigt, dauernd subfebrile Temperaturen hat und eine nicht erklärbare Leukozytose (12–20000), muß man an eine latente Mastoiditis denken. In diesem Fall ***Capsicum annuum*** D6.

Rezidivierende Otitiden

● **Im Intervall bei schwächlichen, appetitlosen Kindern**

Tuberculium Marmorek
D18 Tabl. 1 x tägl. 1 Tabl. im Abstand von 14 Tagen.

● **Bei Schwerhörigkeit, auch nach Abklingen der akuten Otitis**

Aviaria

D18 Tabl. 1 x 1 Tabl. im Abstand von 14 Tagen.

Eigenblut

C7 - C9 Herstellung s. S. 217

Chronische Otitis media purulenta

● **Ohrenfluß, übelriechend**

Acidum nitricum

D6 Tabl., Trit., Glob. 3 x tägl. 1 Gabe
Sekret ätzend, allgemeine Anfälligkeit für Katarrhe.

Hepar sulfuris

D6–D30 Tabl., Trit., Glob.
3 x tägl. 1 Gabe.
Neigung zu Eiterungen im allgemeinen, schmutzige Haut.

Mercurius solubilis Hahnemanni

D6 Tabl. 3 x tägl. 1 Gabe
Grüngelber, ätzender Eiter, Foetor ex ore. Nachts unruhige, fröstelnde und übelriechend schwitzende Kinder. Verschlimmerung durch Temperaturextreme.

Acidum silicicum *(Silicea)*

D6 Tabl.
3 x tägl. 1 Tabl.
Langdauernde, chronische Otitis bei mageren, schlaffen, fröstelnden und kalten Kindern. Verstopfung.

● **Bei mangelnder Reaktion als Zwischenmittel**

Psorinum-Nosode *(Psorinum)*
D15 Tabl., Glob., Trit. 1 x tägl. 1 Gabe
Sekret äußerst stinkend, aber auch übler Körpergeruch.

Tuberculinum

D18 als Zwischenmittel bei mangelnder Reaktion.

● **Ohrenfluß, nicht übelriechend, nicht ätzend**

Pulsatilla patens *(Pulsatilla)*

D12 Dil. 2 x tägl. 5 Tr. Empfindliche, verweichlichte Kinder, rahmiges, geruchloses Sekret.

Pseudokrupp
(vgl. S. 124)

Diese nicht nur gefährliche, sondern unter gewissen Voraussetzungen auch lebensgefährliche, akute Erkrankung erfordert sofortiges Eingreifen. So wird der Allgemeinarzt, der zu einem Kind mit Pseudokrupp-Anfall gerufen wird, (der Anfall findet fast immer nachts statt) zuerst alles vorbereiten, um das Kind in die Klinik einzuweisen (Notarztwagen, Sauerstoff).

Bis zum Eintreffen des Notarztwagens sollte dem Kind eine Injektion mit homöopathischen Mitteln verabreicht werden:

Aconitum napellus D 12, 1,0
Hepar sulfuris D 30, 1,0
Euspongia officinalis D 12, 1,0

Diese drei Ampullen, miteinander gemischt, werden i.m. oder i.v. injiziert.

Es ist dieses eine bewährte Mischung. Ich habe in meiner Praxis einige Male erlebt, daß der gerufene Notarztwagen kam und der erwartete Effekt der Entkrampfung bei starker Atemnot und Erstickungsgefahr schon eingetreten war.
Alle drei Arzneimittel haben die Angst und das Auftreten bei Nacht mit erheblicher Luftnot gemeinsam, besonders dann, wenn im warmen Zimmer ein kalter Luftzug aufgetreten ist oder ein Schreck (im Traum oder real) stattgefunden hat.

Pertussis

Wir unterscheiden drei Stadien: Catarrhale, convulsivum, decrementi. Im ersten Stadium (ein bis zwei Wochen Dauer) ist die Diagnose sehr schwierig wegen des uncharakteristischen Befundes. Im Verdachtsfall Differentialblutbild: Sehr hohe Gesamtleukozytenwerte. Im zweiten Stadium (etwa sechs Wochen Dauer) sehen wir den typischen Anfall mit tiefer, ziehender Inspiration; die Anfälle sind von individueller Schwankung. Im dritten Stadium lassen die Anfälle nach, lang dauernde, schwächer werdende Hustenanfälle.
Komplikationen: Pneumonie, Peribronchitis, Krämpfe bei Hirnbeteiligung. Bei Säuglingen: Otitis media.

Konventionelle Therapie

Bettruhe, Sedative kombiniert mit Antipyretikum. Bei starkem Krampfhusten Theralene®-Tropfen oder Melleretten®-Tropfen.
Antibiotika-Behandlung: Ampicillin oder Vibramycin, 4 mg pro kg/Körpergewicht.
Kortikosteroide bei schwersten Krankheitszuständen mit apnoischen Anfällen.
Prophylaxe ist mit aktiver Immunisierung mit P-Impfstoff ab dem 3. Lebensmonat möglich. Schutzdauer etwa fünf Jahre.
In jüngster Zeit wird zur Keuchhusten-Prophylaxe, aber auch zur Behandlung des Keuchhustens, eine Behandlung mit menschlichen IgG-Präparaten durchgeführt. Diese Behandlung, besonders bei Risiko-Patienten, d.h. bei Kindern mit Leukosen, Immundefekten, zerebralen Krampfleiden.

Homöopathische Therapie

Die homöopathische Behandlung ist sehr aussichtsreich, erfordert aber eine genaue Erhebung der Anamnese, insbesondere der augenblicklichen Symptome und Modalitäten. Bei Säuglingen in den ersten Lebensmonaten sollte man wegen der hohen Mortalität und der Schwierigkeit, richtige Modalitäten herauszufinden, nur bei großer Erfahrung behandeln.

Arnica montana *(Arnica)*

D6 - D12 Tabl.
2–3 x tägl. 1 Tabl.
Angst und Unruhe, rotes Gesicht, heißer Kopf und kalte Extremitäten, *Nasenbluten,* Konjunktivalblutungen. Das Kind spürt den Anfall kommen und beginnt zu schreien und zu weinen. Schmerzhafter Husten.
D6; 4 x täg. 1 Gabe
verringert die Anfälle.

Atropa belladonna *(Belladonna)*

D6 - D12 Tabl., Trit. 3 x tägl. 1 Gabe
Gesicht im Anfall rot, weite Pupillen, Husten trocken und bellend. Anfall wird ausgelöst durch Bewegung. Weint vor dem Anfall, aber nicht so heftig und typisch wie Arnica.
Verschlimmerung abends nach dem ersten Schlaf und beim Erwachen.

Dactylopius coccus *(Coccus cacti)*

D3 - D4
3 x tägl. 1 Gabe
Laut hörbares Rasseln, Schleim ist fadenziehend, Anfälle, besonders beim Erwachen und bei Wärme und Bewegung.
Besserung durch kalte Luft und kaltes Trinken.

Corallium rubrum

D3 Tabl., Trit.
4 x tägl. 1 Gabe
Schnappen nach Luft und dunkelrotes Gesicht vor dem Anfall (dieses Symptom nur bei Corallium). Dann erst Hustenanfall und schnell aufeinander folgende Attacken, danach Erschöpfung und Nasenbluten.

Cuprum arsenicosum

D4 Tabl. 3 x tägl. 1 Tabl.
Langdauernde Anfälle, die sehr schwer sind und einhergehen mit Zyanose des Gesichtes und der Extremitäten. Krämpfe, Hustenanfall endet mit Erbrechen. Anfälle besonders nachts.

Drosera

D3 - D6
3 x tägl. 1 Gabe
Anfälle zwischen Mitternacht und 4 Uhr. Rasch aufeinanderfolgende Hustenstöße, Erbrechen von Schleim und Speisen. Nasenbluten. Nach dem Anfall *keine* Erschöpfung.
Kein anderes Mittel zeigt die Anfallsbereitschaft kurz nach Mitternacht so deutlich.

Cephaelis ipecacuanha *(Ipecacuanha)*

D4 - D12 Trit., Tabl.
3 x tägl. 1 Gabe
Laut hörbares Rasseln mit kraftlosem, trockenem Husten ohne Schleimauswurf, Würgen und Brechen bei *reiner* Zunge.

Pulsatilla patens *(Pulsatilla)*

D6 Trit., Tabl.
3 x tägl. 1 Gabe
Paßt immer, wenn der Keuchhusten im Anschluß an Masernerkrankung auftritt.

Polygala *(Senega)*

D1 - D3 Trit., Tabl.
3 x tägl. 1 Msp. od. 1 Tabl.
Anfälle mit Zyanose.
Das hervorragende Symptom von Senega ist das während und nach den Anfällen auftretende Niesen.

D. Krankheiten der Mundhöhle

Soor

Oidium albicans - Befall der Mundhöhle, mitunter bis zum Ösophagus reichend. Diese Pilzerkrankung wird meist hervorgerufen durch falsche Mundpflege, durch Ernährungsstörungen im Verlauf erschöpfender Krankheiten und zu lange durchgeführter Therapie.

Konventionelle Therapie

Sie besteht in der Hebung des Allgemeinzustandes; Pinselung mit 1%iger *Pyoktanin-Lösung.*
Antimykotika; Anwendung insbesondere bei Kleinkindern nicht nebenwirkungsfrei.

Homöopathische Therapie

Acidum hydrochloricum

D6
3 x tägl. 1 Gabe
Aphthen mit grau-weißen Belägen. Abneigung gegen jede Nahrungsaufnahme. Schwäche, Schweiße, Entwicklungsverzögerung.

Natrium tetraboracicum *(Borax)*

D4 Trit., 3 x tägl. 1 Msp.
Weißliche Beläge mit einem roten Hof. Nervöse, ängstliche Kinder mit Krusten in der Nase und häufig Herpes auf den Lippen. Kinder können wegen heftiger Schmerzen schlecht trinken, haben Schmerzen beim Urinieren. Urin riecht sehr stark. Kälte und Nässe verschlimmern.

Gingivitis und Stomatitis

Acidum nitricum

D3 - D4
3 x tägl. 1 Gabe
Schwäche und allgemeine nervöse Gereiztheit, Splitterschmerzen, saure Schweiße. Lippen eingerissen, Schleimhaut blutet bei leichter Berührung. Foetor ex ore. Scharfer Urin.

Kalium bichromicum

D6
3 x tägl. 1 Gabe
Geschwüre der Schleimhaut, wie ausgestanzt und leicht blutend mit zähem Sekret. Zähflüssiger Speichelfluß. Foetor ex ore.
Kälteempfindlichkeit.

Kreosotum

D4 - D6
3 x tägl. 1 Gabe
Zahnfleisch geschwollen, blau-rot verfärbt, Blutungsneigung, geschwürig mit scharfem Sekret. Foetor ex ore.
Besserung durch Wärme.

Lachesis muta *(Lachesis)*

D12
3 x tägl. 1 Gabe
Schleimhaut dunkelrot, schwammig, geschwürig, blutend.
Wegen heftiger Berührungsempfindlichkeit ist Nahrungsaufnahme kaum möglich. Stomatitis als Begleiterkrankung bei fieberhaften Erkrankungen.

Mercurius solubilis Hahnemanni

D6
3 x tägl. 1 Gabe
Zahnfleisch schwammig, geschwürig, blutig, überaus stinkender Speichelfluß. Regionäre Drüsenschwellungen, viel Durst, unangenehm riechende, profuse Schweiße. Verschlimmerung nachts.

Zahnungsbeschwerden

Der erschwerte Zahndurchbruch bei Kindern fällt auch in das Gebiet der Therapie durch den Hausarzt oder Allgemeinarzt, da in diesem Alter im allgemeinen kein Zahnarzt zugezogen wird. Der erschwerte Zahndurchbruch, insbesondere der ersten Zähne, geht häufig einher mit dem Bild einer akuten Infektionskrankheit, zeigt aber auch gelegentlich als erstes Zeichen an, daß eine Fehlstellung des Gebisses zu erwarten ist.
Verordnung erfolgt am besten in Form von Trituration.

Atropa belladonna *(Belladonna)*

D12 Trit.
2 x tägl. 1 Gabe
Hochrote, glänzende, dicke Zahnfleischerhebungen. Fieber und Unruhe, rotes Gesicht. Verschlimmerung durch Berührung, Bewegung, und um Mitternacht.

Calcium carbonicum Hahnemanni

D6 Trit.
3 x tägl. 1 Gabe
Dieses Arzneimittel ist besonders angezeigt bei typischen Calcium-carbonicum-Kindern (siehe *Konstitutionen* S. 244), besonders beim Durchbruch der Backenzähne erfolgreich. Je jünger das Kind, desto häufiger die Gabe.

Cheiranthus cheiri

D30 Trit.
1–2 x tägl. 1 Gabe
Die Anwendung diese Mittels ist besonders angezeigt bei sehr schmerzhaftem und stark verzögertem Zahndurchbruch im Molargebiet. Das Leitsymptom dabei ist eine verstopfte Nase.
Außerdem Taubheit im Wangenbereich, der zu dem Zahndurchbruchsbereich gehört.

Chamomilla recutita *(Chamomilla)*

D3 - D6 Trit.
Mehrmals tägl. 1 Gabe
Zahnfleisch rot und geschwollen, empfindlich gegen Berührung. Nur eine Gesichtshälfte rot und heiß.
Es sind unleidliche, zornige Kinder, die dieses Arzneimittel brauchen. Sie schreien ständig, bis zu dem Augenblick, wo man sie auf dem Arm herumträgt.

Cuprum metallicum

D6 - D12 Trit.
1/2stündl. 1 Gabe
Heftige Schmerzen im Bereich des Zahndurchbruchs mit allgemeiner nächtlicher Krampfneigung der Muskulatur.

Strychnos ignatia *(Ignatia)*

D4 - D12 Trit.
stündl. 1 Gabe
Sehr sensible Kinder, die leicht weinen. Spielt man mit dem Kind, so sind die Zahnschmerzen schnell vergessen.

Zahnkaries

Das wichtigste ist die Karies-Prophylaxe. Vom homöopathischen Standpunkt aus wird dringend empfohlen, allen Neugeborenen in den ersten Lebenswochen fünf Globuli oder eine Messerspitze von Trituration

Calcium carbonicum Hahnemanni

D200 zu geben. Damit verhindern wir einmal die Karies, zum zweiten eine Dysgnathie. Zum dritten ist diese Prophylaxe zusammen mit *Calcium fluoratum* D30 die homöopathisch mögliche Prophylaxe für Rachitis. Hat man im frühen Lebensalter versäumt, diese Mittel zu geben, kann man in späteren Lebensmonaten und Jahren diese Gaben noch nachholen.

Calcium fluoratum

D6 - D12 - D30
1–2 x tägl. 1 Gabe
Bindegewebsschwache Kinder mit überstreckbaren Gelenken, die häufig Nasenkatarrhe haben, sehr lebhaft sind und schon früh eine Karies haben.
Häufig Zahnfisteln und Drüsenschwellungen.

Kreosotum

D6 Trit.
3 x tägl. 1 Gabe
Bei Karies, die am Zahnhals beginnt, mit verdicktem Zahnfleisch und Foetor ex ore.

Acidum silicicum *(Silicea)*

D6 - D12
1 x tägl. 1 Gabe
Schwächliche, fröstelnde Kinder, immer wieder erkältet, mit Verstopfung und verspätetem Zahndurchtritt. Häufig Zahnfisteln.

Delphinium staphisagria *(Staphisagria)*

D4 Trit.
3 x tägl. 1 Gabe
D30 Trit. 1 x wöchentl. 1 Gabe
In frühem Kindesalter, wenn bereits kurz nach der ersten Zahnung die Zähne schwarze bröckelige, kariöse Stellen zeigen, Zahnfleisch ist schwammig.

E. Atemwegserkrankungen

Schnupfen

Die konventionelle Behandlung eines Schnupfens beinhaltet im wesentlichen eine lokale, bzw. symptomatische Behandlung. Man sollte hier, insbesondere bei Kindern, zurückhaltend sein mit starken Medikamenten.

● **Bei verstopfter Nase:**

Luffa operculata

D6 Trit. mehrmals tägl. 1 Gabe
Im Beginn eines Schnupfens bei verstopfter Nase, dadurch Behinderung der Atmung.

Sambucus nigra

D1 Trit. abends 1 Gabe
Die Säuglinge mit verstopfter Nase. Sie ringen nachts nach Luft, man hat den Eindruck, sie ersticken. Wegen der behinderten Nasenatmung ist es ihnen unmöglich, fortlaufend zu saugen.

Teucrium marum *(Marum verum)*

D3 Trit. 2stündl. 1 Gabe
Nase verstopft, besonders im hinteren Teil.
Atmungsbehinderung besonders im Zimmer und im Bett.

● **Bei laufender Nase**

Acidum arsenicosum
(Arsenicum album)

D6 Trit. Mehrmals tägl. 1 Gabe
Die Nase ist rot und heiß, Sekret wäßrig und scharf.

Allium cepa

D4 Trit. 2stündl. 1 Gabe
Reichliches, wundmachendes, scharfes Sekret.

Eupatorium perfoliatum

D4 Trit. 2stündl. 1 Gabe
Häufiges Niesen, reichliches Sekret.

Euphrasia officinalis *(Euphrasia)*

D4 Trit. 2stündl. 1 Gabe
Reichliches mildes Sekret, aber scharfe Tränen.

- **Chronischer Schnupfen mit Beteiligung der Nebenhöhlen:**

Hydrargyrum sulfuratum rubrum
(Cinnabaris)

D3 Trit. 3 x tägl. 1 Gabe
Sekret ist dick und eitrig, Schleim geht durch den Nasenrachenraum ab und verursacht Reizhusten, besonders beim Erwachen.

Hydrargyrum bijodatum
(Mercurius bijodatum)

D6 Trit. 2stündl. 1 Gabe
Wundmachendes Sekret, viel Herabfließen durch den Rachenraum, Reizhusten.

Kalium bichromicum

D4 Trit. 2stündl. 1 Gabe
Fadenziehender, leicht eitriger Schleim und starke Borkenbildung in der Nase.

Eigenblut

C7, Herstellung siehe Seite 271

Angina tonsillaris

Selten tritt diese Krankheit bei Kleinkindern oder Kindern isoliert auf, sondern meist kombiniert mit Rhinitis, Laryngitis, Bronchitis und Otitis. Dem ungeübten Arzt stehen hier homöopathische Komplexmittel, z.B. Tonsiotren® oder Sinfrontal® zur Verfügung. Das ist zwar keine reine homöopathische Behandlung, aber sehr hilfreich und immer noch besser als Gaben von Antibiotika oder Sulfonamiden.

Apis mellifica

D4 - D6 Trit. 2stündl. 1 Gabe
Ödematöse Schwellung im Rachenbereich ohne Beläge, ohne Durst.
Besserung durch Kälte, Verschlimmerung durch Wärme.

Atropa belladonna *(Belladonna)*

D12 Trit. 3 x tägl. 1 Gabe
Hohe Temperaturen, trockene Schleimhäute, feuchte Haut, weite Pupillen. Rachen und Tonsillen intensiv rot.
Keine großen Beläge.

Hepar sulfuris

D6 Trit. 2stündl. 1 Gabe
Foetor ex ore, eitrige, zusammenfließende Pfröpfe auf den Tonsillen. Schweiße nachts.
Besserung durch feuchte Wärme und feuchte Umschläge.

Lachesis muta *(Lachesis)*

D12 Trit., tägl. 1 Gabe
Tonsillen dunkelrot, phlegmonös verändert. Schleimhaut livide. Links stärkerer Befall als rechts. Zunge trocken, kaum belegt. Foetor ex ore. Besserung durch kaltes Trinken.

Hydrargyrum bicyanatum
(Mercurius cyanatus)
D6 - D12
3 x tägl. 1 Gabe
Schwere, eitrige Formen der Angina mit starker Drüsenschwellung, nächtlicher Verschlimmerung.
Übelriechende Schweiße.

Phytolacca americana *(Phytolacca)*

D2 - D6 Trit.
2stündl. 1 Gabe
Dunkelroter Rachen mit kleinen Eiterstippchen an den Tonsillen. Kaum Drüsenschwellungen, aber heftige Schmerzen, die in die Ohren ausstrahlen.

Tonsillenhypertrophie

Barium carbonicum

D6 Trit.
3 x tägl. 1 Gabe
Dicke, plumpe und unbeholfene, retardierte Kinder mit weichen, schmerzlosen Kieferdrüsenwinkel-Schwellungen.

Calcium carbonicum Hahnemanni

D6 Trit.
3 x tägl. 1 Gabe
Unbeholfene, plumpe, dicke, retardierte Kinder.
Richtige Spätentwickler mit nächtlichen Schweißen und Drüsenschwellungen.

Barium jodatum

D6 Trit.
3 x tägl. 1 Gabe
Magere Kinder trotz gutem Appetit. Die Drüsen sind klein und hart, aber kaum schmerzhaft.

Calcium phosphoricum

D6 Trit.
3 x tägl. 1 Gabe
Wichtig ist die Trias Kopfschmerzen, Appetitlosigkeit und Bauchschmerzen (Drüsen?)

Tuberculinum Marmorek

D18 Tabl.
Alle 14 Tage 1 Tabl. über längere Zeit.

Magnesium carbonicum

D6 Trit.
3 x tägl. 1 Gabe
Tonsillen nur mäßig hypertrophiert mit locker sitzenden, weißen Pfröpfen.

Laryngitis

s.a. Pseudokrupp, S. 124 u. 248ff

Aconitum napellus *(Aconitum)*

D4 Trit.
3 x tägl. 1 Gabe
Ausgelöst durch kalten Wind, meist in der Nacht auftretend. Große Angst und Unruhe, trockene Haut, äußerst schmerzhafter Husten.
Verschlimmerung um Mitternacht, durch Berührung des Halses.

Ammonium causticum

D6 Trit.
3 x tägl. 1 Msp.
Pastöse, schwächliche Kinder mit Heiserkeit und nicht enden wollendem Husten. Bei Säuglingen der Eindruck, als ob sie erstickten.

Atropa belladonna *(Belladonna)*

D12
2–3 x tägl. 1 Gabe
Plötzlicher Beginn mit sehr hohem Fieber, hochrotem Gesicht. Feuchte Haut und trockene Schleimhäute. Verschlimmerung gegen Abend und durch Wärme.

Hepar sulfuris

D6 Trit.
3 x tägl. 1 Gabe
Husten ist rauh, bellend, sehr schmerzhaft.
Verschlimmerung in den frühen Morgenstunden und durch kaltes Trinken.

Phosphorus

D6
3 x tägl. 1 Gabe
Der Husten ist bellend, sehr schmerzhaft, wiederholt sich abends um die gleiche Stunde.
Verschlimmerung durch Sprechen und Schreien.
Besserung durch warmes Trinken.

Rumex crispus *(Rumex)*

D4 Trit.
5 x tägl. 1 Gabe
Verschlimmerung durch Kälte, Besserung durch Wärme.

Euspongia officinalis *(Spongia)*

D2 - D6 (siehe S. 123)

Tracheitis und Bronchitis

Diese beiden Erkrankungen sind im Kindesalter sehr schwer zu trennen, wobei die Differentialdiagnose hier nicht besonders wichtig ist. Für die Arzneimittelfindung wichtig ist die Art des Hustens, seine Modalitäten und das Verhalten des Kindes. Bei Kleinkindern ist die Schmerzhaftigkeit sehr schwer zu bewerten. Schlecht ist auch die Einteilung des Hustens in »mit und ohne Auswurf«. Der Auswurf wird geschluckt.
Vgl. Laryngitis acuta; außerdem folgende Arzneimittel:

Ammonium bromatum

D4 Trit.
4–5 x tägl. 1 Gabe
Nervöse Kinder, beißen viel an den Nägeln.
Plötzlich auftretender, krampfartiger Husten, hält nachts stundenlang an. Rachen stark gerötet.

Bryonia cretica *(Bryonia)*

D3 - D6 Trit.
2stündl. 1 Gabe
Sehr schmerzhaft unter dem Brustbein bei geringsten Hustenstößen. Schleimhäute sehr trocken. Riesengroßer Durst. Besserung durch kalte Brustwickel. Verschlimmerung beim Betreten eines warmen Zimmers und durch geringste Bewegung.

Causticum Hahnemanni

D6 Trit.
3 x tägl. 1 Gabe
Schwächliche Kinder, hohler, kraftloser Husten, äußerst schmerzhaft. Unwillkürlicher Urinabgang beim Husten.
Verschlimmerung besonders in den frühen Morgenstunden. Besserung durch *kaltes Trinken.*

Drosera

D2 - D6 Tabl.
3 x tägl. 1 Gabe
Bellender, schmerzhafter, trockener Husten von Mitternacht bis in die frühen Morgenstunden.

Lobaria pulmonaria *(Sticta)*

D3 Tabl.
5 x tägl. 1 Gabe
Pausenloser Hustenreiz Tag und Nacht, nachts mehr als am Tage. Die Erkrankung beginnt meist mit Schnupfen, geht dann zum Rachen über und endet mit einer Bronchitis.

● **Bronchitis mit deutlich hörbarem Rasseln**

Kalium stibyltartaricum
Antimonium tartaricum

D6 Trit.
stündl. 1 Gabe
Selbst bei großem Abstand deutlich hörbares grob- und feinblasiges Rasseln bei schwächlichen und meist verdrießlichen Kindern. Kollapsneigung.
Besserung durch kaltes Waschen.
Verschlimmerung morgens zwischen 2 und 6 Uhr und nach dem Essen.

Cephaelis ipecacuanha *(Ipecacuanha)*

D4 - D6 Trit., Tabl.
4 x tägl. 1 Gabe
Schmerzhaftes, grobblasiges Rasseln mit festsitzendem Schleim. Husten bis zum Ersticken und Erbrechen.
Zunge völlig rein. Abneigung gegen Nahrungsaufnahme.
Die Behandlung der kindlichen Pneumonie sollte mit homöopathischen Arzneimitteln dem erfahrenen homöopathischen Arzt überlassen bleiben.

● **Pleuritis**

Bryonia cretica *(Bryonia)*

D6 Tabl., Trit. 2stündl. 1 Gabe
Vor allem bei trockener Pleuritis, trockenen Schleimhäuten, bei großem Durst und sehr stark belegter Zunge. Besserung durch kalte Umschläge, kalte Getränke und Liegen auf der erkrankten Seite.

Sulfur jodatum

D6 Tabl., Trit.
2stündl. 1 Gabe
Bei Pleuritis exsudativa. Magere, appetitlose und müde Kinder mit trockenem Husten und Verschlimmerung in den Morgen- und Abendstunden.

F. Magen-Darm-Störungen

Bei der Behandlung kindlicher Magen-Darm-Störungen sollte man sowohl eine klare klinische Diagnose zu erreichen versuchen, als auch die im Kapitel der Respirationskrankheiten erwähnten Gesichtspunkte physiologisch-pharmakologischer Betrachtung von Arzneimittelwirkungen im Kindesalter. Insbesondere besteht bei der Resorption während kindlicher Magen-Darm-Störungen eine völlig unübersehbare, individuelle Bioverfügbarkeit konventioneller Medizin bei bestimmten Altersgruppen.
Es ist deshalb müßig, in diesem Kapitel eine Gegenüberstellung der konventionellen und der homöopathischen Therapie durchzuführen.

Pylorospasmus vgl. S. 132

Erbrechen

● **Habituelles Erbrechen in den ersten Lebenswochen:**

Magnesium carbonicum

D4 Trit.
Insbesondere bei Ernährung mit Muttermilch. Es ist dies das einzige Mittel bei Unverträglichkeit von Muttermilch.
Man gibt eine Messerspitze Pulver auf einen Teelöffel warmen Wassers, etwa 20–30 Minuten vor einer Mahlzeit und zwar sowohl dem Kind, als auch der Mutter.

Cuprum metallicum

D30 Trit.
Es kommt in Frage bei künstlicher Ernährung und konsekutivem Erbrechen. Meist genügt eine oder nach 48 Std. eine zweite Gabe einer Messerspitze auf einen Teelöffel warmen Wassers.

● **Nervöses Erbrechen bei älteren Säuglingen und Kleinkindern:**

Das rein nervöse Erbrechen ist verhältnismäßig selten. Die Bezeichnung »nervös« sollte erst gebraucht werden, wenn ein Infekt ausgeschlossen worden ist. Dazu gehört das Blutbild und das Urinsediment. Erst dann, nach Ausschluß eines Infektes, kommen die im folgenden aufgeführten Medikamente in Frage.

Baptisia tinctoria *(Baptisia)*

D 12 Trit.
1 Gabe in warmem Wasser
Das Kind erbricht nach den ersten Schlucken.
Es wird nach weiterer Nahrung gefordert, danach kein Erbrechen mehr.

Atropa belladonna *(Belladonna)*

D 12 Trit.
1–2 x tägl. 1 Gabe in Wasser
Das Erbrechen kommt häufig im ersten Schlaf nach der Mahlzeit. Intelligente, äußerst sensible Kinder.

Strychnos ignatia *(Ignatia)*

D 12 Trit.
2 x tägl. 1 Gabe in Wasser
Bei 1/2 bis 1jährigen Kindern, die ihre normale Flaschennahrung erbrechen und auch ablehnen, aber dafür nicht altersentsprechende, schwerverdauliche Speisen verlangen und auch behalten. (Kartoffeln, Würstchen, Soße und Suppe).

● **Azetonämisches Erbrechen:**

Anfallsweise auftretendes Erbrechen bei vorwiegend vegetativ labilen Kindern, meist nach dem 2. Lebensjahr. Tagelang andauernde Brechattacken mit erheblicher Beeinträchtigung des Allgemeinbefindens. Führt schließlich zur Austrocknung und zum Kollaps. Immer besteht starker Durst, Angst und Unruhe.

Acidum arsenicosum
(Arsenicum album)

D 12 Trit.
2 x tägl. 1 Gabe
Unruhe, Angst mit großer Hinfälligkeit, starker Durst bei trockener, belegter Zunge.

Aethusa cynapium *(Aethusa)*

D 6 Trit.
2 x tägl. 1 Gabe
Äußerste Erschöpfung bei Erbrechen ohne Ende. Häufig auftretend bei sommerlicher Hitze und Unverträglichkeit von Milch und Milchprodukten. Mundpartie zyanotisch. Kalte Schweiße.

Strychnos ignatia *(Ignatia)*

D 6 Trit.
2 x tägl. 1 Gabe
Übersensible Kinder mit neuropathischen Reaktionen.
Widersprüchliche Symptomatik.

Aceton

D 12 Trit.
Isopathicum 1 x tägl. 1 Gabe in Wasser.

Ernährungsstörungen

Die Bezeichnung Ernährungsstörung, unter der wir Erkrankungen mit Erbrechen und meist Durchfällen verstehen, ist sicher nicht richtig; es handelt sich dabei weniger um Folgen falscher Ernährung, sondern fast immer um infektiös bedingte Erkrankungen. Im *konventionellen Bereich* ist eine *klare Diagnose* durch bakteriologische Untersuchungen notwendig und insbesondere bei chronischen Fällen auch dringend zu empfehlen.
Unabhängig von der Diagnose kann die homöopathische Behandlung sofort beginnen, doch dürfte neben der medikamentösen Behandlung, sowohl im konventionellen, als auch im homöopathischen Bereich, auf eine dem Alter entsprechende Diätkost nicht verzichtet werden.

Aus den etwa 100 homöopathischen Arzneimitteln, die im echten Simile-Denken zur Verfügung stehen, greifen wir hier die wichtigsten heraus und stellen sie mit ihren wichtigsten Leitsymptomen vor.

● **Bei akuten Störungen:**

Acidum hydrochloricum

D 6 Trit.
2–3 x tägl. 1 Gabe
Abneigung und Verweigerung jeglicher Nahrungsaufnahme, heftige Blähungskoliken, wäßriger Durchfall. Extreme Schwäche und Schwitzen.

Acidum sulfuricum

D 6 Trit.
3 x tägl. 1 Gabe
Saures Erbrechen. *Singultus.*
Durchfall sauer oder nach faulen Eiern stinkend. Große Schwäche. Schwitzen beim Trinken.

Argentum nitricum

D 6 Trit.
2–3 x tägl. 1 Gabe
Das wichtigste Mittel bei Durchfällen, wenn von Muttermilch auf künstliche Ernährung umgestellt wird. Knalliges Aufstoßen mit Erbrechen in kleinen Mengen. Entleerungen spritzend mit viel Blähungsabgang.

Acidum arsenicosum
(Arsenicum album)

D 12 Trit.
2 x tägl. 1 Gabe
Große Schwäche, Angst und Unruhe. Häufiges Erbrechen unter großer Anstrengung. Entleerung spritzig, schleimig, Stuhl unverdaut. Sehr großer Durst, nach dem Trinken Erbrechen. After wund.

Carbo vegetabilis

D 12 Trit. 2 x tägl. 1 Gabe
Das Kind ist nach einer kurzen Phase von Erbrechen und Durchfall sterbenskrank, leichenblaß, der Körper kalt. Riesiger Trommelbauch, Kreislauf bei geringster Belastung kollapsig. Stühle stinkend, mitunter Blut.

Chamomilla recutita *(Chamomilla)*

D 3 - D 6 Trit.
3 x tägl. 1 Gabe
Darmstörungen mit Durchfall, besonders während der Zahnung. Das Kind will herumgetragen werden.

Citrullus colocynthis *(Colocynthis)*

D 4 Trit.
3 x tägl. 1 Gabe
Stühle wäßrig, heftige, krampfartige Leibschmerzen. Besser durch Wärme und Druck. Stuhlgang nach geringster Nahrungsaufnahme.

Solanum dulcamara *(Dulcamara)*

D 6 Trit.
3 x tägl. 1 Gabe
Durchfälle nach Durchnässung und Unterkühlung, heftige Bauchschmerzen. Wärme bessert.

Strychnos nux vomica *(Nux vomica)*

D 6 Trit.
3 x tägl. 1 Gabe
Schlecht gelaunte, magere Kinder, die gern zu viel essen. Einige Stunden nach Überessen Übelkeit und Durchfälle, auch Erbrechen. Verlangen nach Obst, das nicht vertragen wird.

Pulsatilla patens *(Pulsatilla)*

D 6 Trit.
3 x tägl. 1 Gabe
Brechdurchfälle nach Genuß von Backwerk, fetten Speisen und Speiseeis in zu großen Mengen.
Kein Durst.

Sulfur

D 12
2 x tägl. 1 Gabe
Durchfälle stinkend, After und Umgebung wund und gerötet, Blähungen riechen nach faulen Eiern. Stuhldrang treibt das Kind morgens aus dem Bett.

Veratrum album

D 6 Trit.
3 x tägl. 1 Gabe
Erbrechen und Durchfall schon bei der geringsten Bewegung. Durchfälle profus. Kollapse und Stirnschweiße.

● **Chronischer Verlauf:**

Calcium carbonicum Hahnemanni

D 12 Trit.
2 x tägl. 1 Gabe
Phlegmatische, kalte Kinder mit Kopf- und Fußschweißen, dicker geblähter Bauch, Frostigkeit, Appetitlosigkeit oder Gefräßigkeit. Verlangen nach unverdaulichen Speisen und nach Eiern. Abneigung und Unverträglichkeit von Milch.

Natrium chloratum
(Natrium muriaticum)

D 12 Trit.
2 x tägl. 1 Gabe
Wäßrige Durchfälle mit viel Durst. Verlangen nach bekannten Speisen, Salzhunger. Ißt viel, bleibt aber mager. Isolationsgefühl.

Sulfur

D 12 Trit.
2 x tägl. 1 Gabe
Morgendlicher Stuhldrang mit stinkenden Stühlen, treibt aus dem Bett. Unverträglichkeit von Milch und Eiern, sehr viel Durst, schlechter Körpergeruch bei ungepflegten und schmutzigen Kindern. Hauteffloreszenzen.

Obstipation

Häufig genügt schon eine Ernährungsumstellung, gegebenenfalls vor den Mahlzeiten eine Frucht essen lassen, und zwar immer im Wechsel. Es genügt nicht, nur den Fruchtsaft zu trinken. Wurde damit kein normaler Stuhlgang erreicht, können folgende Mittel entsprechend der Leitsymptome angezeigt sein.

Aluminium oxydatum *(Alumina)*

D 12 Trit.
2 x tägl. 1 Gabe
Der Stuhl ist hart, manchmal wie kleine Kugeln, mitunter mit Schleim überzogen. Der Stuhl hängt wie Kitt am After und ist auch schwer von der Windel zu lösen.

Bryonia cretica *(Bryonia)*

D 12 Trit.
1 x tägl. 1 Gabe
Stuhl sehr dunkel, kleine Knollen. Es besteht überhaupt kein Stuhldrang, sehr großer Durst.

Graphites

D 12 Trit.
2 x tägl. 1 Gabe
Dicke, faule, gefräßige, langsame Kinder ohne Stuhldrang. Stühle sind massig, knollig, stinken sehr.

Strychnos ignatia *(Ignatia)*

D 30 Trit.
1 x tägl. 1 Gabe
Obstipation als Folge von Schreck oder Eifersucht.
(Geburt eines Geschwisters)

Opium

D 30 Trit.
1 x tägl. 1 Gabe
Kein Stuhldrang, atonisch, Folgen von großem Schreck. (Autounfall, Feuersbrunst).

Strychnos nux vomica *(Nux vomica)*

D12 Trit.
2 x tägl. 1 Gabe
Häufiger Stuhldrang, aber vergeblich. Entleerung kleinkugelig, dunkel und hart. Schwierige Charaktere, uneinsichtig und zänkisch. Folgen von unregelmäßiger Nahrungsaufnahme oder Medikamentenunverträglichkeit.

Eigenblut (Herstellung S. 271)

C7
1 x tägl. 5 Tr. in Wasser.
In hartnäckigen Fällen kann der Versuch den erhofften Erfolg bringen.

G. Blasen- und Nierenkrankheiten

Glomerulonephritis

Krankheitsbild: Unter Glomerulonephritis verstehen wir eine abakterielle, beidseitige, symmetrische Entzündung der Nierenrinde mit primärem Befall der Glomeruli. Nach heutigen Begriffen wird diese Erkrankung durch Immunmechanismen ausgelöst und entsteht meist postinfektiös, so daß man sie also als durchaus bekannte Komplikation chronischer Infektionskrankheiten ansehen kann. Außerdem gibt es Glomerulonephritiden bei Medikamenten (Gold, Quecksilber, Penicillamine). Beim Übergang der Glomerulonephritis in das Stadium der Niereninsuffizienz, was bei Kindern ausgesprochen selten ist, sind neben den immunologischen Mechanismen noch andere Faktoren relevant.

Diagnose: Zu ergründen sind hier die Ursache (bekanntes/unbekanntes Antigen; Systemerkrankung; Stoffwechselerkrankung; hereditär bedingt?), das histologische Erscheinungsbild (endothelial, endo/extrakapillar, nekrotisierend, proliferativ und sklerosierend?) und der klinische Verlauf (akutes nephritisches Syndrom, nephrotisches Syndrom, Latenzstadium mit persistierenden Urinanomalien, Urämie).

Therapie/Allgemein: Eine kausale Therapie ist nur bei äußerst wenigen Formen der Glomerulonephritis möglich und zwar dann, wenn das auslösende Agens oder das Antigen bekannt ist.

Unspezifische Behandlung wird besonders durch *Diät* durchgeführt: Ausreichende Flüssigkeitszufuhr, besonders bei eingeschränkter Nierenfunktion (Serum-Kreatin-Erhöhung) steht im Vordergrund. Salzarme Diät, wenn Hypertonus oder Ödeme vorliegen.

Eiweißrestriktion erst nach Auftreten urämischer gastrointestinaler Symptome (Übelkeit, Brechreiz, Darmblutungen).

Behandlung von Hypertonus-Ödemen entsprechend dem Zustandsbild. Besonders zu achten ist auf die Vermeidung der Verordnung nephrotoxischer Medikamente (Amphotericin-B, Phenacetin u.ä.).

Wenngleich bisher keine überzeugenden Ergebnisse über einen Zusammenhang zwischen Glomerulonephritis und Fokus vorliegen, ist doch bei Post-Streptokokken-Infektion an eine Fokalsanierung zu denken.

Bettruhe ist so lange indiziert, wie Allgemeinsymptome bestehen. Nach der Akutphase Belastung entsprechend dem Allgemeinzustand bis hin zur sportlichen Betätigung möglich.

Konventionelle Therapie

Sie besteht nur bei den Glomerulonephritis-Fällen, bei der das auslösende Agens oder Antigen bekannt ist. Bei seltenen idiopathischen Glomerulonephritis-Fällen kann immunsuppressive Behandlung durchgeführt werden.

Homöopathische Therapie

Apis mellifica

D6 Trit.; 3 x tägl. 1 Gabe
Plötzlicher Beginn, meist nach einer Infektionskrankheit mit starken Ödemen, blasser Haut, feuerroter und dicker Zunge, Appetitlosigkeit, Erbrechen, sehr spärlicher Urin.
Trotz trockener Schleimhäute besteht kein oder sehr wenig Durst.
Leitsymptom: Verschlimmerung durch Wärme, das Kind will auf keinen Fall zugedeckt werden.

Apocynum cannabinum *(Apocynum)*

D6 Dil.; 3 x tägl. 3–5 Tr. in Wasser
Langsamer Beginn. Ödeme mittelgroß, Haut und Zunge sehr trocken. Durst sehr groß (im Gegensatz zu Apis).
Verschlimmerung durch Kälte. Das Kind will fest zugedeckt sein (Gegensatz zu Apis).

Nosoden und Eigenblutbehandlung*
1. Tag: nach Scharlach 1 Gabe Scarlatinum D30 Trit.
(nach Keuchhusten Pertussinum D30)
2. und 3 Tag: 1 Gabe das homöopathische Simile (z.B. Apis mellifica D30), morgens 1 Gabe Organpräparat Niere D30 abends
4. Tag: Eigenblut C7, 5 Tr. in Wasser
5., 6. und 7. Tag
wie 2. und 3. Tag
8. Tag: 1 Gabe Eigenblut C7 - 5 Tr.
9.–11. Tag:
wie 2. und 3. Tag

Fortsetzen bis Krankheitszeichen verschwunden sind.

* (Herstellung s.S. 217)

Terebinthinae aetheroleum rectificatum

(Oleum terebinthinae)

D8 - D12 Trit.
2 x tägl. 1 Gabe
Schmerzen in der Nierengegend bei trokkener, glatter, roter Zunge. Bauch ist sehr druckempfindlich, Meteorismus, Urin spärlich, eiweißreich, Erythrozyten reichlich!

Chronische Nephritis und Nephrose

Berberis vulgaris *(Berberis)*

D3 Trit.
3–4 x tägl. 1 Gabe
Ausstrahlende Schmerzen werden von Kindern häufig nicht korrekt angegeben, so daß man sich vor allem auf die charakteristischen Parameter des Urins verlassen muß. Urin wechselt in der Farbe von hellgelb bis rötlich braun. Urin wechselt auch in der Menge von spärlich bis zur Harnflut.

Calcium arsenicosum

D4 Trit.
3 x tägl. 1 Gabe
Empfindlichkeit in der Nierengegend, sehr häufige Urinentleerungen, mitunter geringe Mengen.
Große Erschöpfung und blasse Haut, Ödeme. Sehr viel Durst.

Phosphorus

D12 Dil.
2 x tägl. 5 Tr.
Das Mittel der Wahl bei rezidivierender, chronischer Nephritis bei jedem Infekt.

Eigenblut Nosode
(Herstellung siehe Seite 271)

C 7
Alle 14 Tage 5 Tr.
Zur Behandlung der häufig vorhandenen Infektanfälligkeit mit konsekutiver nephritischer Verschlimmerung.

Bei urämischen Zuständen ist die stationäre Behandlung unbedingt erforderlich!

Harnwegsinfekte, Zystitis, Zystopyelitis

Akute symptomatische Zystitis tritt vorwiegend im Kindesalter auf.
Krankheitsbild: Zeigt vor allem eine Pollakisurie, Blasentenesmen, Nachschmerzen und terminale Hämaturie. Fieber ist selten, auch die Flanken-Schmerzen treten bei einer Zystitis nicht auf, erst bei einer Pyelitis.
Diagnose: Sie wird gestellt aus dem Sediment. Hier eine signifikante Leukozyturie, mitunter Hämaturie, dann auch diskrete Proteinurie.
Mikroskopisch noch Bakteriennachweis. Antibiogramm bei Problemkeimen. Bei Kinder-Zystitis in jedem Falle prädisponierende Ursachen ausschließen. Sonographie, Zystographie bei Kindern nur selten notwendig.

Konventionelle Therapie

Patienten sollen reichlich trinken, lokal Wärme applizieren sowie Spasmolytika zur Schmerzbekämpfung einnehmen.
Prädisponierende Ursachen (z.B. Polypen) müssen urochirurgisch beseitigt werden.

Die medikamentöse Therapie der konventionellen Richtung erfolgt mit Antibiotika bzw. Sulfonamiden, entsprechend dem Ergebnis des Antibiogramms.

Homöopathische Therapie

Solanum dulcamara *(Dulcamara)*

D 4 Trit.
2stündl., später 3 x tägl. 1 Gabe
Infekte der Harnwege als Folge von Unterkühlung und Durchnässung.
Fortgesetzter Harndrang mit sehr häufigen Entleerungen.

Lytta vesicatoria *(Cantharis)*

D 6 - D 12 Trit. 2–3 x tägl. 1 Gabe
Heftige Schmerzen beim Wasserlassen vor, während und nach der Miktion. Das Kind schreit meist beim Wasserlassen.

Petroselinum crispum *(Petroselinum)*

D 6 Trit.
3 x tägl. 1 Gabe
Kinder sind sehr unruhig, trampeln immer von einem Bein auf das andere. Haben ständig unwiderstehlichen Drang zum Wasserlassen, ohne danach eine große Menge entleeren zu können. Mitunter können sie den Urin gar nicht halten.

Smilax utilis *(Sarsaparilla)*

D 6 Trit.
3 x tägl. 1 Gabe
Häufige Entleerung (bis zur halbstündlichen Dauer von sehr kleinen Mengen Urin). Das Kind schreit dabei, vor, während und nach der Miktion. In der Windel oder im Töpfchen findet sich weißer Harnsand.

Tuberculinum GT

D 200 alle 4–6 Wochen 1 Gabe
Empfiehlt sich bei chronischen und rezidivierenden Zystopyelitiden, die im allgemeinen stumm und symptomlos verlaufen, bei denen aber immer ein Urinbefund i. S. einer chronischen Pyelitis vorhanden ist.

H. Krankheiten des Nervensystems

Fieberkrämpfe

Fieberkrämpfe können bei Säuglingen und Kleinkindern im Beginn eines jeden Infektes auftreten. Die Prognose dieser Erkrankung ist im allgemeinen sehr günstig.

Atropa belladonna *(Belladonna)*

D 12 Trit.
3 x tägl. 1 Gabe
Plötzliches Auftreten des meist sehr hohen Fiebers bei hochrotem Kopf. Der Körper ist heiß und feucht, dampft, die Schleimhäute sind trocken. Extremitäten können an den Akren kalt sein. Überempfindlichkeit gegenüber Geräuschen und Licht.
Zähneknirschen und Delirien als Vorboten der Krämpfe. Klonische Krämpfe am ganzen Körper.

Chamomilla recutita *(Chamomilla)*

D 12 Tabl., Trit.
2–3 x tägl. 1 Gabe
Kinder sind unerträglich unruhig, schreien dauernd. Krämpfe treten meist vor Mitternacht auf. Auch wirksam bei Krämpfen zur Zeit der Zahnung.

Helleborus niger *(Helleborus)*

D 12 Trit., Tabl.
3 x tägl. 1 Gabe
Bei Fieber starre, weite Augen, langsamer Puls, spärlicher Urin. Automatische Bewegung von Armen und Beinen und dauernde Kaubewegungen. Cri encéphalique. Im Beginn des Fiebers ist das Kind sehr unruhig, später kommt es zu Schlummersucht und Benommenheit.

Epilepsie

Die Aussichten bei *homöopathischer Behandlung* sind bei der idiopathischen Epilepsie nach meiner Erfahrung *nicht gut.* Ich selbst habe in meiner Praxis keine definitive Heilung gesehen, doch sah ich gelegentlich Besserungen, insbesondere ein selteneres Auftreten der Anfälle und einen leichteren Verlauf. Man sollte die Behandlung der Epilepsie einem Gebietsarzt überlassen. Wenn homöopathische Behandlung gewünscht wird, einem homöopathisch ausgebildeten Gebietsarzt für Neurologie.

Organisch bedingte Krämpfe

Zur Behandlung der Folgen von *Geburtsschäden* steht
Cuprum metallicum in Hochpotenzen an erster Stelle.
Wenn es sich um Schädigungen nach Infektionen oder nach Kinderkrankheiten mit Krampferscheinungen handelt, ist es richtig, eine Nosode in Hochpotenz zu geben, die der vorausgehenden auslösenden Erkrankung entspricht und anschließend Eigenblut-Nosoden (Herstellung s. S. 271).
Nach Impfungen gegen Kinderlähmung sieht man, wenn auch selten, in der Praxis abortive Formen von Poliomyelitis.

Die Symptomatik findet meist nach der zweiten Impfung ihre Manifestation. Das Kind wird verdrießlich, wird plötzlich ungeschickt beim Laufen, stolpert häufig und fällt auch hin. Eine Gabe Poliomyelitis-Nosode reicht aus, um nach einigen Tagen eine wesentliche Besserung zu erreichen.

Nervöse Störungen, abnorme Reaktionen

Die abnormen Reaktionen im Bereich des kindlichen Nervensystems sind meist das Ergebnis sowohl endogener als auch exogener Faktoren. Die exogenen Faktoren sind für das Kind nicht zuträgliche Umwelteinflüsse, die häufig von neuropathischen Eltern nicht beachtet werden. Man wird in der Behandlung dieser Erkrankungen am meisten erreichen, wenn man eine sorgfältige Konstitutionstherapie durchführt, die aber auch ohne pädagogische Maßnahmen bei den Eltern erfolglos bleiben wird.
Schematische Verordnungen werden kaum einmal einen Erfolg bringen. Ich verweise deshalb auf das Kapitel zur Konstitution (S. 312ff).

● **Nervöses Erbrechen und Inappetenz:**

Strychnos ignatia *(Ignatia)*

D30 Tabl., Trit.
Alle 2-3 Tage 1 Gabe
Äußerst schwierige und launenhafte Kinder, die ihre Eltern gern zur Verzweiflung bringen. Jeden Tag haben sie neue Gelüste, lehnen morgen ihre Lieblingsspeise von gestern ab, wollen an einem Tag nur trinken, am nächsten Tag verweigern sie jede Nahrung. Schwer verdauliche Speisen werden häufiger verlangt als leicht verdauliche. Werden sie zum Essen gezwungen, erbrechen sie ostentativ.

Gelsemium sempervirens *(Gelsemium)*

D12 Tabl.
1 x tägl. 1 Tabl., mehrere Tage lang
Erbrechen und auch Durchfälle bei Erwartungssituationen wie Klassenarbeiten oder Prüfungen.

Opium

D30
wöchentl. 1 Gabe
Erbrechen nach Schreck.

● **Nabelkoliken:**

Bei den zur Verfügung stehenden Mitteln zählen wir nur die Leitsymptome auf; alle Mittel haben die plötzlich auftretenden heftigen Schmerzen und Beziehungen zum Bauch (aber auch zum schlechten Gewissen) gemeinsam.

Atropa belladonna *(Belladonna)*

D6 Tabl.
2stündl. 1 Tabl.
Bauch empfindlich gegen Berührung. Besserung durch Nach-hinten-Strecken.

Calcium phosphoricum

D6 Tabl.
2stündl. 1 Tabl.
Bauchschmerzen und Kopfschmerzen. Kein Appetit, will aber Geräuchertes.

Chamomilla recutita *(Chamomilla)*

D6 Tabl.
2stündl. 1 Tabl.
Unruhe und wütendes Schreien. Auslösende Ursache Ärger.

Citrullus colocynthis *(Colocynthis)*

D4 - D6 Tabl.
2stündl. 1 Tabl.
Besserung durch Druck, Zusammenkrümmen und Wärme.

Magnesium phosphoricum

D6 Tabl.
2stündl. 1 Tabl.
Das Mittel der Wahl, wenn kein anderes Mittel paßt. Besser durch Wärme und Zusammenkrümmen.

Veratrum album

D4 - D6 Tabl.
2stündl. 1 Tabl.
Leichenblässe, kalte Extremitäten, kalter Stirnschweiß, Erbrechen.

● **Der respiratorische Affektkrampf:**

Es handelt sich hier um das sogenannte »Wegbleiben« der Kinder, meist infolge einer Erregung oder eines besonderen Schreckens. Bekommt das Kind beispielsweise seinen Willen nicht erfüllt, kommt es zu einem Atemstillstand, das Kind wird blaß, verdreht die Augen und wird bewußtlos. Ein Augenblick, der für die Mutter meist erschreckend ist, doch plötzlich, nach einem tiefen Atemzug, ist alles wieder gut und vorbei. Treten diese Situationen öfter auf, haben sich folgende zwei homöopathischen Mittel bewährt:

Strychnos ignatia *(Ignatia)*

D30 Tabl.
2 x wöchentl. 1 Tabl.
Dann treten diese Affektkrämpfe meist nicht mehr auf, und die gleiche Serie braucht nicht mehr wiederholt zu werden.

Opium

D30 Tabl., 1 x tägl. 1 Tabl.
Dieses Mittel ist angezeigt, wenn die Ursache der Affektkrämpfe eindeutig ein großer Schreck war.
Eine Gabe genügt meist.

● **Wutanfälle**

Acidum nitricum

D30 Tabl.
Alle 2 Tage 1 Tabl.
Keine Freude am Spiel, keine Freude an Schularbeiten, wirft Schultascheninhalt in der Gegend umher, räumt in der Wut den Schreibtisch ab.

Semecarpus anacardium
(Anacardium)

D30
Alle 2 Tage 1 Gabe
Unverträgliche Kinder mit Zerstörungswut. Jähzornig wegen Kleinigkeiten. Schlägt auf seine Umgebung ein.

Chamomilla recutita *(Chamomilla)*

D30 Tabl. Alle 2 Tage 1 Tabl.
Wut über Kleinigkeiten, schlägt um sich, wirft sich auf den Boden und strampelt mit Händen und Füßen.

Cuprum metallicum

D30 Tabl. Alle 2 Tage 1 Tabl.
Brüllt und schreit bis zur Atemlosigkeit mit Krämpfen. Aussehen blau-rot.

Lycopodium clavatum *(Lycopodium)*

D30 Tabl. Alle 2 Tage 1 Tabl.
Sehr intelligente Kinder, denen aber in diesem Fall mit logischem Zureden keine Einsicht beizubringen ist. Ist unleidlich und verträgt keinen Widerspruch.

Datura stramonium *(Stramonium)*

D30 Tabl. Alle 2 Tage 1 Tabl.
Es ist dies das wichtigste und am häufigsten angezeigte Mittel bei Wutanfällen. Dauernder Stimmungswechsel. Rote Wangen und Ohren, glänzende Augen. Der Anblick von Wasser und glänzenden Gegenständen regt es auf. Zerstörungswütig, gewalttätig, Angst vor Dunkelheit.

● **Kopfschmerzen:**

Acidum phosphoricum

D3 Tabl. 3 x tägl. 1 Tabl.
Leicht ermüdbare, schwächliche Kinder, die schon während der ersten Stunde in der Schule Kopfschmerzen bekommen.

Calcium phosphoricum

D6 Tabl. 3 x tägl. 1 Tabl.
Lebhafte, durstige Kinder, die am Ende der Schulstunden Kopfschmerzen bekommen und vor dem Mittagessen eine kleine Liegepause einlegen.

Gelsemium sempervirens *(Gelsemium)*

D12 Tabl. 1 x tägl. 1 Tabl.
Migräneartige Kopfschmerzen mit Sehstörungen, bei Beendigung der Schmerzen reichlicher Urinabgang. Die Schmerzen treten meist vor Prüfungen oder Klassenarbeiten auf.

Natrium chloratum *(Natrium muriat.)*

D12 Tabl. 2 x tägl. 1 Tabl.
Schwächliche, aber sehr ehrgeizige Kinder mit Salzhunger und Sonnenunverträglichkeit. Kopfschmerzen nach der Schule und durch langandauernde geistige Arbeit.

Ruta graveolens *(Ruta)*

D4 Tabl. 3 x tägl. 1 Tabl.
Kopfschmerzen nach langem Lesen und Schreiben mit Brennen in den Augen.

Tuberculinum

D18 Tabl. Alle 2 Tage 1 Tabl.
Immer müde Kinder mit schlaffem Habitus, aber sehr unruhig. Unüberwindliche Abneigung gegen die Schule.

● **Stottern:**

Auf jeden Fall sollte gebietsärztlicher Rat eingeholt werden und notfalls logopädische Behandlung.

Unterstützend kommen folgende *homöopathische Mittel* in Frage:

Amanita muscaria *(Agaricus)*

D30 Tabl. Alle 2 Tage 1 Tabl.
Neben dem Stottern bestehen Muskelzuckungen, tic-artig.

Calcium phosphoricum

D30 Tabl. Alle 2 Tage 1 Tabl.
Scheue, ängstliche oder auch draufgängerische, unruhige, appetitlose Kinder mit großem Durst, Schulkopfschmerzen, Nägelbeißen und Herumspielen an den Fingernägeln.

Cuprum metallicum

D30 Tabl. 2 x in der Woche 1 Tabl.
Unruhige Kinder mit unklarer Geburtsschädigung (Zange) und mit Krampfbereitschaft der gestreiften Muskulatur.

Gelsemium sempervirens *(Gelsemium)*

D12 Tabl. tägl. 1 Tabl.
Folge von Aufregung und Schreck.

Opium

D30 Tabl. 2 x wöchentl. 1 Tabl.

● **Folge von Schreck:**

Kalium bromatum

D12 Tabl.
1 x tägl. 1 Tabl.
Sehr unruhige Kinder, Hände und Füße ständig in Bewegung, Stottern verschlimmert in den Abendstunden.

Datura stramonium *(Stramonium)*

D30 Tabl. 1 x tägl. 1 Tabl.
Starker Stimmungswechsel.

Schlafstörungen

Häufig klagen Eltern über Schlafstörungen ihrer Kinder. Es handelt sich dabei um eine Störung, die unbedingt behoben werden muß, da durch die Schlafstörung nicht nur die gesunde Entwicklung des Kindes beeinträchtigt, sondern durch die dauernd unterbrochene Nachtruhe die ganze Familie in einen Leidensweg geleitet wird.
Die Symptombilder sind äußerst vielgestaltig. Vom rollenden Kopf, der teilweise in die Kissen gebohrt wird, über pausenlosem Zucken der Extremitäten, ständiger Knie-Ellenbogen-Lage, Knirschen mit den Zähnen bis hin zum ruckartigen Zusammenfahren und dem Cri encéphalique finden wir Symptome und Symptomenmischungen.

Konventionelle Therapie

Wohl sind Phytotherapeutika angebracht, aber nur in kleinen Dosen, doch sollten Schlafmittel, insbesondere Neuro- oder Psycholeptika in jedem Fall vermieden werden. Mit den homöopathischen Mitteln gelingt es immer, das Kind zur Ruhe zu bekommen und damit auch die ganze Familie.

Homöopathische Therapie

Atropa belladonna *(Belladonna)*

D 12 Tabl., Trit.
morgens und abends 1 Gabe
Bei nervösen und unruhigen Kindern, die im Schlaf vor sich hinsprechen und auch um sich schlagen und nach dem Einschlafen Schweißperlen auf der Stirn haben. Tagsüber schreckhaft und überempfindlich, dabei widerspenstig. Zähneknirschen.

Datura stramonium *(Stramonium)*

D 30
am Abend 1 Gabe
Das Kind ist immer schlechter Laune, sehr ängstlich, besonders im Dunkeln, kann deshalb nicht ohne Licht einschlafen. Im Schlaf unruhig, schreit auf, träumt laut.
Zähneknirschen, träumt von schrecklichen Tieren.

Chamomilla recutita *(Chamomilla)*

D 30
1 x tägl. 1 Gabe
Erhebliche nächtliche Unruhe, wehrt sich gegen das Zubettgehen. Stößt mit dem Kopf in die Kissen und an die Wand. Will aus dem Bett gehoben und getragen werden. Charakteristisch ist das Symptom, daß es aus dem Bett heraus will, wenn es wach ist.

● **Folge von Schreck**

Aconitum napellus
D 30
1 Gabe abends
oder
Opium D 30
1 Gabe abends

Cypripedium calceosus var. pubescens
(Cypripedium)

D 12 Tabl.
2 x tägl. 1 Tabl. Kinder sind tags verhältnismäßig normal lebhaft, aber nachts unnatürlich lebhaft und sogar lustig. Die Nacht wird zum Tage gemacht.

Coffea arabica *(Coffea)*

D 30
4–5 Tage lang tägl. abends 1 Gabe
Ist ähnlich wie Cypripedium, daneben aber auch sehr reizbar.

Lycosa fasciiventris *(Tarantula)*

D30
1 x abends vor dem Schlafengehen
einige Tage lang 1 Gabe
Zappeliges, unruhiges Kind, kann die Hände nicht ruhig halten, zupft ständig an den Fingernägeln, an den Lippen oder an der Nase. Zuckt im Schlaf hin und her. Verschlimmerung um Mitternacht. Diese Zeitverschlimmerung ist hier ein Leitsymptom.

Zincum valerianicum

D4 - D6 Tabl.
Mehrere Tage abends vor
dem Schlafengehen 1 Tabl.
Allgemein unruhiges Kind. Besonders die Beine werden im Bett hin und her geworfen und auf die Bettdecke gelegt.

● **Iatrogene Schlafstörungen**

Als Folge von unverträglichen Medikamenten oder Überdosierungen kann es auch zu Schlafstörungen kommen.
Folge von Impfungen (s. S. 272).

Mercurius solubilis Hahnemanni

D30 - D200
Im Abstand von einer Woche 1 Gabe
Bei Schlaflosigkeit als Folge von Anwendung von Quecksilbersalben. (Praecipitat®-Salbe) oder als Folge von Amalgam-Plomben.

I. Allergien und Asthma

Asthma bronchiale

Das Asthma bronchiale ist eine Erkrankung, die im Kindesalter verhältnismäßig häufig auftritt. Die Aussichten auf Heilung, zumindest aber auf wesentliche Besserung, sind bei homöopathischer Behandlung des kindlichen Asthmas durchaus gut. In der Entwicklungsperiode zwischen dem 2. und 12. Lebensjahr werden auch bei hereditärer Anfälligkeit umweltbedingte Einflüsse, aber auch akzidentelle Arzneimittel-Ingestionen zu Anfällen führen. In dieser Altersgruppe zeigt die noch ablaufende Entwicklung des zentralen Nervensystems ausgeprägte Neigung zu Krampfanfällen, wie wir sie auch bei initialem Fieber finden. Bei Infektionen mit Asthma werden bei Kindern in größerem Ausmaße auch Antibiotika, Bronchodilatatoren und Antikonvulsiva verordnet. Hierbei ist deutlich darauf zu achten, daß bestimmte Medikamente oder konventionelle Medizin wegen sehr rascher Elimination höher dosiert werden müssen, als es der Altersgruppe und der Körperoberfläche entsprechen würde.

Konventionelle Therapie

Bei Verordnung von Antihistaminika und Antikonvulsiva müssen besondere Anforderungen gestellt werden, damit nicht etwa die Schulleistungen als Folge der sedativen Nebenwirkungen negativ beeinflußt werden. Langzeitbehandlung mit Barbituraten kann trotz der geringen Wachstumsgeschwindigkeit in diesem Alter mit Interaktion des Vitamin-B-Stoffwechsels zu rachitischen Knochenveränderungen führen. Bei Anwendung solcher Medikamente sollte man immer von der Firma Hinweise auf spezifische Antidote oder Entgiftungsmaßnahmen anfordern, da die akzidentelle Arzneimittel-Ingestion sehr häufig ist.

Homöopathische Therapie

Man sollte unterscheiden zwischen der Behandlung des akuten Anfalles und der Behandlung im Intervall.

● **Akuter Anfall**

Acidum arsenicosum
(Arsenicum album)
D6 - D12 Trit.
2stündl. 1 Gabe
Unruhige, ängstliche und schwächliche Kinder mit sehr großem Durst. Anfälle regelmäßig immer um Mitternacht.

Cephaelis ipecacuanha *(Ipecacuanha)*
D3 Tabl., Trit.
2stündl. 1 Gabe
Lautes, hörbares Rasseln ohne Auswurf, Husten bis zum Brechreiz, aber *reine Zunge.*

Cuprum arsenicosum
D12
2stündl. 1 Gabe
Nächtliche Anfälle mit anstrengendem Husten, Unruhe, Angst und Krämpfen.

Sambucus nigra
D1 Tabl., Trit.
1/2stündl. 1 Gabe
Bei Kleinkindern und Säuglingen mit verstopfter Nase und höchster Luftnot, deutliche Zyanose.

Aviaria
D18
Alle 2 Wochen 1 Gabe
Als Zwischenbehandlung, wenn Asthma-Anfall auf einen fieberhaften Infekt folgt.

Eigenblut
C5 - C9 Herstellung s. S. 271
im Beginn C5 2stündl. 1 Gabe
dann C7 1 Woche lang
und weiter C9 1 Woche lang

● **Intervallbehandlung**

Am besten gelingt eine erfolgreiche Behandlung mit dem richtigen ***Konstitutionsmittel.*** Ist dieses nicht herauszufinden, kommen folgende Medikamente in Frage:

Calcium carbonicum Hahnemanni
D30
Alle 2 Tage 1 Gabe
Dicke, schlaffe, retardierte Kinder, kalter Schweiß an Kopf und Füßen. Asthmaanfälligkeit bei jedem Wetterwechsel.

Solanum dulcamara *(Dulcamara)*
D12 - D30 Trit., Tabl., tägl. bis 2tägig 1 Gabe
Asthma-Anfälle bei jedem feuchten und meist kalten Wetter.

Medorrhinum-Nosode *(Medorrhinum)*
D15 Tabl., Trit.
Tägl. 1 Gabe. Asthma-Anfälle nur tagsüber, besonders bei trockener Kälte.

Natrium chloratum
(Natrium muriaticum)
D30 Tabl., Trit.
3–4 x wöchentl. 1 Gabe
Magere Kinder mit großem Appetit und Salzhunger, viel Durst. Anfälle bei Sonnenhitze und bei Seeaufenthalt (auch nach anfänglicher Besserung).

Psorinum-Nosode *(Psorinum)*
D15 Tabl., Trit.
3 x wöchentl. 1 Gabe
Asthmaanfälle in jedem Winter, Wechsel von Asthma und Ekzem.

Thuja occidentalis *(Thuja)*
D12
tägl. 1 Gabe
Ekzemneigung, Schweiße an unbedeckten Körperstellen.
Anfall nach Durchnässung.

Behandlung mit potenziertem Eigenblut

Indikationen:

- Rezidivierende Infekte, wie Schnupfen, Angina, Bronchitis, Otitis
- Allergische Erkrankungen, wie Urtikaria, Heuschnupfen, Asthma und Ekzeme
- Obstipation, besonders als Folge einer vorausgehenden Infektionskrankheit, wenn diätetische Maßnahmen versagen
- Furunkulose

Technik der Herstellung:

Will man Eigenblut bis zu C12 potenzieren, braucht man 13 10 cm^3-Fläschchen mit Tropfeinrichtung und außerdem 25–30%igen Alkohol. In jedes Fläschchen werden 100 Tropfen Alkohol 30% abgezählt. Jetzt gibt man in das erste Fläschchen einen Tropfen Patienten-Blut, schüttelt zehnmal gut durch (=C1) und gibt von dieser Mischung einen Tropfen in das zweite Fläschchen (=C2), schüttelt durch und gibt einen Tropfen in das dritte Fläschchen (= C3) und verfährt weiter so, bis man die gewünschte Potenz erreicht hat. Die Fläschchen werden mit Etiketten versehen, sowohl mit der Höhe der Potenz beschriftet, als auch mit dem Namen des Patienten. Herstellung kann auch durch Apotheke erfolgen.
Die Verordnung erfolgt entsprechend der Erkrankung und ist bei den einschlägigen Krankheiten nachzulesen.

Urtikaria und allergische Ekzeme

Die Behandlung von Hauterkrankungen bei Kindern entspricht der Behandlung von Hauterkrankungen im allgemeinen (vgl. S. 172ff.). Doch sind für Kindern bestimmte Erkrankungen einige Besonderheiten zu beachten.

Homöopathische Therapie

Bei der Behandlung der *rezidivierenden Urtikaria* hat sich Eigenblut C5, tägl. 1 Gabe, sehr gut bewährt.
Bei *akuter Urtikaria* kann man mit C5 von frisch hergestellten Eigenblut-Potenzen in kurzer Zeit eine Besserung sehen. *Zur Vermeidung von Rezidiven* jeweils in Abständen von 14 Tagen noch 2 x eine Gabe C7, und zweimal eine Gabe von C9.
Bei der Behandlung von Ekzemen, besonders bei Säuglingen, sollte man sich um das Konstitutionsmittel bemühen. Bei größeren Kindern und Adoleszenten ist die Auswahl der in Frage kommenden Mittel sehr groß. Man sollte bei der Vielzahl dieser Mittel nicht auf die großen Arzneimittel-Lehren verzichten.
Neben der Behandlung mit o.a. Konstitutionsmitteln auch hier Eigenblut C5,
3 x wöchentl. 5 Tr.
danach
C7, 1 x wöchentl. 5 Tr.
und
C9, 1 x alle 2 Wochen 5 Tr.
2 Monate lang.

Arzneimittel-Dermatosen

Die in jüngster Zeit zunehmenden, kritiklosen Gaben von Kopfschmerztabletten, aber auch ärztlich verordneten Medikamenten wie Antibiotika oder Sulfonamiden, führen in sehr vielen Fällen bei Kindern zu Arzneimitteldermatosen.

Homöopathische Therapie

In diesem Fall empfiehlt sich die Behandlung mit potenziertem Eigenblut (Herstellung siehe S. 271), 3 x 1 Gabe = 5 Tr. in 2tägigem Abstand C5, danach 3 x 1 Gabe in 2tägigem Abstand C7, und danach in wöchentlichem Abstand 3 x 1 Gabe C9, und nach 4 Wochen noch 1 Gabe C9.
Eine weitere Möglichkeit besteht darin, das betreffende Arzneimittel zu geben, falls es bekannt ist. Der behandelnde Arzt, bzw. sein Apotheker, wird aus dem Arzneimittel eine C1-Dilution bereiten, die dann zur C5, C7 und C9 verarbeitet wird. Von diesen Dilutionen werden gleichermaßen, wie oben erwähnt beim Eigenblut, die entsprechenden Verdünnungen dem Patienten eingegeben.

Okoubaka aubrevillei *(Okoubaka)*

D2 - D3 Trit., Tabl., 3 x tägl. 1 Gabe.
Im akuten Fall 2stündl. 1 Gabe

Folgen von Schutzimpfungen

Die bei unseren Kindern durchgeführten Schutzimpfungen können bei entsprechender Anfälligkeit oder auch Überempfindlichkeit zu Reaktionen führen, die deutlich krankhafte Reaktionen zeigen. So finden wir z.B. nach peroralen Impfungen gegen Kinderlähmung gelegentlich in der Praxis abortive Formen einer *Poliomyelitis.* Die Kinder pflegen nach der zweiten Impfung ausgesprochen verdrießlich zu werden, laufen sehr ungeschickt, stolpern häufig und fallen auch hin. Schon nach der ersten Impfung gibt es gelegentlich leichte psychische und körperliche Veränderungen. In diesem Fall genügt eine Gabe

Poliomyelitis

Nosode D30, 1 Tabl.
Nach 8 bis 14 Tagen sind alle Beschwerden vorüber, die sonst über Wochen andauern können. Im Verlauf aller anderen parenteralen Impfvorgänge kann es im Anschluß an die Impfung zu vielfältigen Störungen kommen, sowohl von seiten des zentralen Nervensystems, als auch besonders von der Haut.
Bei den Folgen von Pockenschutzimpfungen (heute nicht mehr gesetzlich vorgeschrieben) ist ***Thuja occidentalis*** das Mittel der Wahl:
Thuja D30, alle 14 Tage 1 Gabe
Wird selbst lange zurückliegende Impffolgen positiv beeinflussen. In den meisten Fällen ist eine Restitutio ad integrum zu erreichen.
Wird auch in der Folge aller parenteralen Impfungen mit gutem Erfolg in der gleichen Potenz angewendet werden.
Falls Thuja einmal nicht den gewünschten Effekt bringt, kommen noch in Frage

Acidum silicicum D30
Daphne mezereum D30,
Sulfur D30,
Malandrinum D30
Apis mellifica D30
Acidum arsenicosum D30
Echinacea angustifolia D4

Als Folge von Impfungen gegen Tuberkulose bilden sich manchmal bei Kindern (auch noch nach Monaten) Knötchen an der Impfstelle, die später aufbrechen und eine eiterähnliche Exsudation absondern. Über lange Zeit bleiben dann kleine Ulzera bestehen. Hier empfiehlt sich

Tuberculinum D200, 1 Gabe.
Das Geschwür heilt nach weniger als acht Tagen ab.
Mit diesen Angaben wende ich mich nicht gegen die Prophylaxe von Krankheiten, sondern will lediglich die Möglichkeit der Behandlung von Impffolgen mit homöopathischen Arzneimitteln aufzeigen.

Krankheiten im Alter

Jedes Lebewesen, auch der Mensch, muß sich während aller Lebensphasen ständig an seine Umwelt anpassen. Das Altwerden ist ein biologischer Vorgang, dessen morphologisches Substrat uns bekannt ist. Die Veränderungen treten besonders im Gefäßbereich auf, das ja praktisch das gesamte Organsystem des Menschen versorgt, es kommt zu Adaptionseinbußen. Der Mensch stellt allerdings ein mehrfach gesichertes biologisches System dar, das im Falle fehlerhafter Arbeit einzelner Stellglieder trotz des dann auftretenden Verlustes einer Teilleistung ohne wesentliche Folge für den gesamten Organismus arbeitet. Doch wird mit zunehmendem Alter die Kompensationskapazität immer geringer. Unter besonderer Belastung wird der Organismus störanfälliger, und das besonders gegen Arzneimittel.

Da es zu den wichtigsten Aufgaben des Arztes gehört, auch seinen älteren Patienten zu helfen, muß in erster Linie dem Patienten klargemacht werden, daß er sein Altwerden akzeptieren muß, und lernt, auch diesem Lebensabschnitt die positiven Seiten abzugewinnen. Jeder stellt bei seinen Mitmenschen das Altwerden fest und hält es für normal. Stellt man aber bei sich selber fest, daß die gleichen Beschwerden auftreten, kommt es einem Schock gleich. Gesundheitsberatung heißt also zunächst einmal positive Lebensführung.

Im einzelnen sollte man dann prüfen, welche Beschwerden des Patienten behandlungsbedürftig sind und wie bei jedem einzelnen Patienten mit Arzneimitteln umgegangen werden soll.

Allgemeine Grundsätze

☐ Jedes wirksame Arzneimittel ruft auch Effekte hervor, die sogenannten *unerwünschten* Arzneiwirkungen. Wegen der verminderten Kompensationsfähigkeit müssen Patienten älterer Jahrgänge mit dreimal häufiger auftretender unerwünschter Arzneiwirkung rechnen. Man sollte deshalb grundsätzlich mit möglichst wenigen Arzneimitteln bei einem älteren Menschen therapieren, um die Kompensationsfähigkeit des einzelnen nicht zu sehr zu beanspruchen.

☐ Man soll nicht nur Diagnosen stellen, sondern hierarchisieren, *welche Krankheiten behandlungsbedürftig* bzw. behandlungsfähig sind. Wir erleben gerade bei alten Leuten, die in der Praxis behandelt werden, daß nach Absetzen von zu viel Medikamenten sich der Zustand deutlich bessert.

☐ Die *Nutzen-Risiko-Abwägung* ist besonders wichtig bei jedem Arzneimittel und sollte entsprechend der pharmakologisch bekannten Elimination beachtet werden.

☐ Das *soziale Umfeld* des Patienten hat einen wesentlichen Einfluß und die Wirkung vieler Arzneimittel hängt gerade bei alten Menschen von der Zuwendung und dem Interesse des Arztes, der Angehörigen und des Pflegepersonals ab.

☐ Ältere Patienten ergeben sich häufig in ihr vermeintliches Schicksal, daß Krankheit einfach zum Alter gehört. Dazu kommt das Gefühl der Nutzlosigkeit, da man keine Aufgaben mehr hat. Es fehlt dann an der *Motivation* zum Gesundwerden. Diese Motivation muß bei dem Patienten aufgebaut werden.

☐ Die *Patienten-Compliance* ist sorgfältig zu beobachten, die Dosierungs-Schemata sind so einfach wie möglich zu gestalten. Mehr als 3 Medikamente pro Tag sollten nicht gegeben werden.

☐ Der Arzt sollte genau prüfen, wenn er ein Medikament verschreibt, ob *der Patient es auch verwenden kann* (Tropfen zählen, Halbieren von Tabletten etc.). Immer sollte der Patient befragt werden, ob und welche Medikamente ein anderer Arzt verordnet hat.

Zerebrale Durchblutungsstörungen

Die Hirndurchblutung ist im wesentlichen unabhängig vom Blutdruck und der Perfusion anderer Organsysteme. Häufig wird sich die Verminderung kardialer Leistungen, besonders bei gleichzeitig vorhandener Sklerose der Hirngefäße, negativ auf das Sauerstoffangebot des Gehirns auswirken (das ZNS mit 2% des Körpergewichtes benötigt 20% des Herzminutenvolumens). Man wird also häufig zerebrale Durchblutungsstörungen durch Herztherapie beheben können.

Konventionelle Therapie

Während bei gesunden Prüflingen die i.v.-Verabreichung von vasodilatierenden Stoffen die Hirndurchblutung regional verändert, führen in minderdurchbluteten Regionen des Gehirns vasodilatierende Stoffe *nicht* zu einer Erweiterung der Gefäße, da diese durch den O_2-Mangel bereits maximal weitgestellt sind. Im Gegenteil, es kommt dann zu einer Gefäßdilatation in der Umgebung der Minderdurchblutung und damit zu einer zusätzlichen Reduktion des Sauerstoffangebotes im unterversorgten Bereich. Orale Anwendung von Vasodilatatoren zeigen keine brauchbare Besserung der Hirndurchblutung.

Tebonin forte®

1 x tägl. parental (ilv. oder Infusion)
dann 3 - 4 x tägl. 20 Tr. peroral
Wirkt weniger dilatatorisch als vielmehr durch wesentliche Verbesserung der rheologischen Fakten *(E. Ernst).* Die Behandlung sollte immer parenteral beginnen und peroral fortgesetzt werden. Bei Nachlassen der Wirksamkeit erneute parenterale Gaben.

Homöopathische Therapie

Arnica montana *(Arnica)*

Bei niedrigem Blutdruck:
D6 - D12
3 x tägl. 1 Tabl.
bei höherem Blutdruck:
D30
1 x tägl. 1 Tabl.
Allgemeines Zerschlagenheitsgefühl mit Schmerzüberempfindlichkeit, heißer Kopf bei kaltem Körper, Übermüdung mit Schlaflosigkeit.
Berührung verschlimmert, Wärme bessert. Ruhe bessert.

Helleborus niger *(Helleborus)*

D3, D4 Tabl.
3 x tägl. 1 Tabl.
Psychisch und physisch verlangsamt und gehemmt. Sensorische Empfindsamkeit vermindert. Schwäche und Depressionen. Die Haut ist blaß.
Zerebralsklerotiker, bei denen Zuspruch verschlimmert.

Secale cornutum

D4 - D6 Tabl.
3 x tägl. 1 Tabl.
Leitsymptom ist Besserung durch Kälte und Verschlimmerung durch Wärme. Kopfschmerzen, Parästhesien, Gefühl der Eiseskälte im Kopf.
Warm trinken und essen und zudecken verschlimmert.

Vinca minor

D2 - D6 Dil., Tabl.
3 x tägl. 5 Tr.
oder 3 x tägl. 1 Tabl.
Durchblutungsstörungen der Herz- und Hirnarterien mit deutlicher Kälteverschlimmerung, aber ohne Wärmebesserung. Blutdrucksenkende Wirkung. Im Gesicht blaß, Patient aufgeregt, nervös, reizbar.

Herz-Kreislauf-Störungen

Neben den klassischen Symptomen einer Herzinsuffizienz muß man beim alten Menschen besonders auf *Arrhythmien* achten, auch muß immer bedacht werden, daß Hüsteln ein Hinweis auf Lungenstauung sein kann. Infolge herabgesetzter Hirndurchblutung durch Herzinsuffizienz kann es neben schneller Ermüdbarkeit zu Schwäche, Schwindel und Schlafstörungen kommen. Die Behandlung einer Herzinsuffizienz erfolgt grundsätzlich wie bei jüngeren Patienten.
Bei der Digitalisierung älterer Patienten müssen regelmäßig kontrolliert werden: das Körpergewicht des Patienten, die Nierenfunktion, der Elektrolythaushalt. Auch die größere Empfindlichkeit gegenüber Herzglykosiden (Müdigkeit, verminderter Appetit, Extrasystolie) ist zu beachten. Beim alten Menschen sind die Ursachen einer Herzinsuffizienz am häufigsten Koronarsklerose und Hypertonie.
Zu beachten, daß durch bestehende zerebrale Hypoxie Sedativa häufig gegenteiligen Effekt auslösen.

Konventionelle Therapie

Digitoxin mit einer Erhaltungsdosis von 0,07 - 0,1 mg pro Tag.
Digoxin 0,15 - 0,2 mg pro Tag.
Immer zu beachten bei älteren Menschen die Interaktion von Digoxin-Derivaten mit Antiarrhythmika.
Chinidin und auch Verapamil können mit Digoxin zusammen zu Intoxikation mit kardialen und extrakardialen Störungen führen.
Digitoxin kann mit Chinidin und Verapamil zusammen gegeben werden.
Nitropräparate sind das Mittel der Wahl bei pektanginösen Beschwerden.
Die Anwendung von *Antiarrhythmika* erfordert das Wissen, daß die meisten Präparate negativ inotrop wirken und nur eine geringe therapeutische Breite besitzen (Ausnahme β-Rezeptorenblocker). Ihre Resorption zeigt erhebliche Schwankungen (Unter- oder Überdosierung).
In zunehmendem Alter kommt es zu Instabilität des Blutdrucks, der dann bei Nacht absinkt. Die Hypotension verstärkt sich im sklerotischen Gefäßsystem und kann auch bei älteren Hypertonikern ohne Medikation zur TIA führen. Nicht jeder alte Mensch mit hohen Blutdruckwerten muß unbedingt antihypertensiv behandelt werden, wie bei Jungen. Bei *β-Rezeptorenblockern* ist ein blutdrucksenkender Effekt nach dem 60. Lebensjahr selten.
Kontraindikation ist die chronisch-obstruktive Lungenerkrankung, die im Alter relativ häufig ist. Bei Diuretika-Gaben sorgfältige Beachtung des Elektrolythaushaltes.
Zentral wirksame Antihypertensiva, wie Reserpin und α-Methyldopa, senken die *noëtische Vigilanz.* Nicht für ältere Hypertoniker geeignet.

Homöopathische Therapie

Crataegus

Ø - D3 Dil.
3 x tägl. 10 - 20 Tr.
Altersherz, Präinsuffizienz. Beginnende Koronarinsuffizienz. Es ist das »Herzpflegemittel« des älteren Menschen, das sehr deutlich subjektive Besserung der Beschwerden mit sich bringt, ohne eindeutige Änderung der objektiven Befunde.
Verschlimmerung im warmen Zimmer. Braucht frische Luft.

Praxistip für das Altersherz:

▶ ***Crateagus*** zusammen mit

Selenicereus grandiflorus *(Cactus)*

Ø - D6 Dil.
3 x tägl. 5 - 10 Tr.
Akute koronare Beklemmung mit Angst; Herz wie im Schraubstock. Kann nicht auf der linken Seite liegen, Wärme verschlimmert, Kälte bessert.

Bei niedrigem Blutdruck
Crataegus Ø,
Selenicereus grandiflorus Ø (D2) $\bar{\bar{a}}\bar{\bar{a}}$
M.D.S. 3 x tägl. 20 Tr.

Bei hohem Blutdruck:
Crataegus D4,
Selenicereus grandiflorus D6 $\bar{\bar{a}}\bar{\bar{a}}$
M.D.S. 3 x tägl. 20 Tr.

Aurum jodatum

D4 Tabl.
3 x tägl. 1 Tabl.
Ältere, reizbare Menschen mit rotem Gesicht, cholerisch mit Plethora. Hypertoniemittel bei vorhandenen Depressionen und Schlaflosigkeit.
Wärme bessert, Kälte verschlimmert.
Überempfindlichkeit gegen Sinnesreize.

Barium jodatum

D3 - D6 Tabl.
3 x tägl. 1 Tabl.
Blasse, müde Menschen mit Hypertonie und sehr schlechtem Gedächtnis, wirken kindisch. Kraftlos, aber guter Appetit. Verschlimmerung durch Wärme, Besserung durch Kälte und Bewegung.

Arnica montana *(Arnica)*

D6 - D12 Dil. Tabl.
2 x tägl. 5 Tr.
oder
2 x tägl. 1 Tabl.
Zerschlagenheitsgefühl am ganzen Körper, heißer Kopf bei kaltem Körper, übermüdet und doch schlaflos. Vollblütiger Typ.

Bronchialerkrankungen

Die Häufung chronischer Bronchitiden auf dem Untergrund chronisch-obstruktiver Lungenerkrankungen ist im Alter darauf zurückzuführen, daß die Leistung des Atemapparates verhältnismäßig früh nachläßt; die verschiedenen Lungenfunktionswerte zeigen uns dies. Die Atemtechnik wird schlechter, die Zahl der Lungenalveolen vermindert sich und damit die Perfusion der Lunge. Die effektivste Therapie besteht bei der chronischen Bronchitis in der Beseitigung des Sekretstaus durch Verflüssigung des zähen Schleims. Da ältere Patienten selten Durst haben und sehr wenig trinken, bleibt der Bereich der Bronchien verhältnismäßig trocken. Wenn diese Patienten noch zusätzlich Diuretika erhalten und vielleicht auch noch Laxantien, wird ein expektorierender Effekt verhindert.
Therapie/Allgemein: Wichtigste Maßnahme ist also bei der Behandlung mit Expektorantien reichliches Trinken. Doch ist die Flüssigkeitsmenge viel zu

klein, um eine Sekretverflüssigung zu erreichen. Inhalieren wird als angenehm empfunden.

Konventionelle Therapie

Hustenstillende Mittel, die das Abhusten von Sekreten unterdrücken, sind kontraindiziert. Bronchospasmus läßt sich durch Inhalation von β-Sympathomimetika schnell beheben.
Hemmung entzündlicher Reaktion bei obstruktiven Lungenkrankheiten erfolgt am besten durch Glukokortikoide, peroral als Aerosol.
Die systemische Anwendung von Kortikosterioden ist mit erheblichen Risiken verbunden (unerwünschte Arzneimittel-Nebenwirkungen).

Homöopathische Therapie

Kalium jodatum

D2 - D4 Dil.
3 - 4 x tägl. 10 - 15 Tr.
Patient ist mager, reizbar, ängstlich, unruhig und übellaunig, mitunter depressiv.
Die Sekrete sind grünlich, übelriechend. Die schlechteste Zeit ist nachts zwischen 2.00 und 5.00 Uhr. Patient muß dann aufstehen, denn Ruhe und Wärme verschlimmern. Durch Bewegung in frischer Luft kommt es zur Besserung.

Polygala *(Senega)*

D2 - D3 Dil.
3 x tägl. 10 Tr.
Besonders in den Morgenstunden sammelt sich reichlich Schleim in den Bronchien an, so daß ein Schleimrasseln zu hören ist. Auswurf ist reichlich, aber schwer abzuhusten. Abhusten gelingt am besten im Sitzen. Frische Luft verschlimmert. Patient ist sehr schwach, in den Morgenstunden auch zu schwach zum Abhusten.

Stannum jodatum

D3 Tabl.
6 x tägl. 1 Tabl.
Äußerst schwache, müde und immer erschöpfte Patienten, Grundstimmung ist immer niedergedrückt. Auswurf sehr reichlich, gelb bis gelbgrün mit süßlichem Geschmack. Der Schleim löst sich leicht.

Stibium sulfuratum aurantiacum
(Antimonium sulfuratum aurantiacum)

D3 - D4 Tabl.
6 x tägl. 1 Tabl.
Blasse Patienten mit kaltem Körper, trotzdem verschlimmert Zimmerwärme und warmes Trinken.
Viel zäher Schleim mit hörbarem Rasseln in der Lunge. Schleim löst sich sehr schwer und hinterläßt metallischen Mundgeschmack. Auswurf löst sich am besten im Sitzen (sehr bewährt).

Allgemeine Schwäche

Die allgemeine Schwäche bei älteren Menschen ist ein durch physiologische Vorgänge bestimmter Zustand, doch sollte gerade bei allgemeiner Schwäche die diagnostische Abklärung äußerst exakt durchgeführt werden. Häufig sind es Eisenmangelanämien, Infektionskrankheiten, aber auch larvierte Tumoren. Nicht selten bestehen auch Involutionsdepressionen und senile Depressionen, die mit hirnorganischer Leistungsschwäche einhergehen.

Homöopathische Therapie

Die Homöopathie kennt in diesem Bereich einige Arzneimittel, die nach diagnostischer Abklärung entsprechend der Gesamtheit der Symptome verordnet werden können:

Acidum picrinicum

D3 - D6 Dil.
3 - 5 x tägl. 5 Tr.
Rasche körperliche und geistige Ermüdbarkeit, Depressionen, geistige Erschöpfung nach Überanstrengungen. Häufig Neurastheniker mit Hypotonie und fehlender Willenskraft. Schlaflosigkeit, Kopfschmerzen, die kaum auszuhalten sind. Schreibkrämpfe. Schwere und Taubheit in den Beinen.
Im Verhältnis zum Allgemeinzustand unerwartet starke Libido. Wärme verschlimmert, Kälte und Ruhe bessern.
Dieses Mittel wirkt sehr häufig wiederherstellend bei einem verbrauchten und ausgelaugten Organismus, wenn keine Grundkrankheiten vorhanden sind.

Arnica montana (*Arnica*)

D6 - D12 Dil., Tabl.
2 - 3 x tägl. 5 Tr.
Zerschlagenheitsgefühl am ganzen Körper, Schwächezustände nach Überanstrengung und schlaflosen Nächten. Das Bett ist dem Patienten immer zu hart, der Kopf ist heiß, der Körper kalt. Wärme bessert. Frische Luft verschlechtert.

Phosphorus

D6 - D12 Dil.
3 x tägl. 5 Tr.
Patienten, die schnell Feuer und Flamme sind, aber sofort wieder erschöpft. Degenerative Erkrankungen an allen inneren Organen, bei geringer Belastung zeigen sie bereits keine Ausdauer, Übererregbarkeit aller Sinne.
Trias: Besserung durch Wärme, Schlaf und Essen. Patient hat ständig Hunger.
Leitsymptom: Bei alten Leuten vor allem Diarrhö früh morgens.

Acidum arsenicosum
(Arsenicum album)

D6 - D8 Tabl., Dil.
3 x tägl. 1 Tabl. oder 5 Tr.
Große Entkräftung, rapides Sinken der Lebenskräfte, Neigung zur Ohnmacht, sehr starke Unruhe, aber physisch zur Bewegung zu schwach. Kann an keiner Stelle Ruhe finden, wechselt ständig die Lage im Bett. Denkt immer, es sei zwecklos, Arzneien einzunehmen, weil er doch unheilbar krank sei.
Fürchtet sich vor dem Tode und vor dem Alleinsein. Angstanfälle. Alle Beschwerden verschlimmern sich um Mitternacht. Friert ständig, alles wird besser durch Wärme.
Auch heiße Getränke und heiße Anwendungen bessern. Erträgt es nicht, Essen zu riechen. Neben der körperlichen Schwäche rapide allgemeine Abmagerung.
Im Liegen ist der Patient gut ansprechbar. Seine Schwäche wird im Liegen nicht empfunden. Diarrhö nach Essen und Trinken mit Kraftlosigkeit in der Folge.

Schwindel

vgl. auch S. 54 u. 286ff (Vertigo)

Der Schwindel ist eine Folge zerebraler Mangeldurchblutung und von Sauerstoffmangelzuständen im Bereich des Hirns. Ob der Schwindel lediglich ein Symptom anderer Grundkrankheiten ist oder eine selbständige Symptomatik, ist diagnostisch abzuklären. Auf jeden Fall läßt sich der Schwindel therapeutisch mitunter sehr günstig beeinflussen.
Nicht selten ist der Schwindel keine kausal-zerebrale Erkrankung, sondern eine Folge einer noch nicht manifesten Herzinsuffizienz. Aber auch iatrogene Möglichkeiten zur Auslösung des Schwindels sollten beachtet werden, wie z.B. Saluretika, Laxantien und andere Kaliumräuber.

Konventionelle Therapie

Im wesentlichen kommen Kombinationen von Nikotinsäure, Pyridoxin und Dimenhydrinat zum Einsatz. Außerdem Chinin-Papaverin-Kombinationen und ähnliche Präparate.
Die Präparate gehören sowohl zur Gruppe der Antiemetika, als auch zu den Antivertiginosa. Die Responsibilität ist individuell verschieden und läßt sich nur ex juvantibus eruieren.

Homöopathische Therapie

Anamirta cocculus *(Cocculus)*

D2–D4 Dil.
3 - 6 x tägl. 5 Tr.
Causa: Schlafmangel, passive Bewegung (Kinetose), der Schwindel geht oft einher mit Übelkeit, Erbrechen und Zittern. Ruhe und Bewegungslosigkeit bessert, ebenso Schlaf.

Conium maculatum *(Conium)*

D2 - D4 Dil.
3 x tägl. 5 Tr.
Allgemein große Schwäche, Schwindel beim Niederlegen und beim Liegen, nach körperlicher und geistiger Anstrengung. Schwindel nach sexueller Enthaltsamkeit.
Allgemeine Schwäche, Depression, Angst vor dem Alleinsein.

Amanita muscaria *(Agaricus)*

D4 - D6 Dil.
3 - 5 x tägl. 5 Tr.
Folge von Anstrengung, Aufregung und Kälte. Patienten sind hastig, labil, sprechen viel. Ihre Beschwerden heißen immer: »Wie von Eisnadeln gestochen«. Aufstoßen nach faulen Eiern riechend.
Der Schwindel wird schlimmer nach dem Essen, vor Gewitter und nach geistiger Anstrengung. Besser durch Wärme und Ruhe. Auch langsame Bewegung bessert.

Gelsemium sempervirens *(Gelsemium)*

D4 Dil.
3 x tägl. 5 Tr.
Ursache: Angst vor kommenden Dingen und Aufregungen. Examensangst. Der Schwindel geht einher mit einem benommenen Kopf. Empfindung, als ginge oberhalb der Augen rund um den Kopf ein Band, die Kopfhaut ist berührungsempfindlich.
Tabakrauch und Sonnenhitze verschlimmern, Kälte bessert. Schlimmer auch beim Denken an die Beschwerden.

Nächtliche Unruhe

Mit fortschreitendem Alter kommt es zu Hirnleistungsstörungen mit Nachlassen des Gedächtnisses, der Konzentrationsfähigkeit, außerdem Orientierungsschwäche und Affektlabilität. Die Wirksamkeit von Arzneimitteln, die eine universelle Verbesserung der Hirnleistung erreichen sollen, ist unbefriedigend. Nur ein verschwindend kleiner Teil der Patienten mit Psychosyndrom erfährt eine günstige Beeinflussung ihrer Symptome. Erfolge werden gelegentlich gesehen von Psychoenergetika (»Rote Liste«), sowohl subjektiv erlebt, als auch objektiv beobachtet. Es dürfte hier als Folge allgemeiner Aktivierung der Vigilanzregulationen ein Effekt auftreten. Ein therapeutischer Effekt läßt sich nicht voraussagen.
Man hüte sich gerade bei der Verordnung dieser Arzneimittel, für sich selber einen Alibi-Effekt bei unterlassener Diagnostik zu suchen.
Kommen zu o.a. Erscheinungen noch senile Depressionen hinzu, die in ihrer Symptomatik unterschiedlich ausgeprägt

sind, so können in Zusammenhang mit Blutdruckerscheinungen und Herzinsuffizienzen ängstlich getönte Symptome auftreten, die auch einmal zu nächtlichen Unruhezuständen führen können. Es wird dann die Medikation mit Tranquilizern unumgänglich. Doch ist dabei zu beachten, daß diese das Vigilanzniveau senken und damit den Zustand des Patienten verschlechtern können.

Konventionelle Therapie

Mit *Encephabol®*
3 x tägl. 1 Drag.,
läßt sich bei antriebsarmen, alten Menschen der Antrieb steigern, wird aber besonders bei nächtlich umtreibenden Patienten erethische Situationen schaffen. Nebenwirkungen sind Störungen der Geschmacksempfindung, die sich nach Absetzen bessern.
Bei Gaben in den Morgen- und Mittagsstunden unter Auslassung abendlicher Gaben kann es zur Besserung der nächtlichen Unruhe kommen.

Hydergin®
Bei zerebro-vaskulärer Insuffizienz mit labiler Blutdrucklage zur Überwindung nächtlicher hypotensiver Zustände.

Nootrop®
3 x tägl. 800 mg.
Chronische Hirnfunktionsstörung bei Folgezuständen nach schweren Durchblutungsstörungen, möglichst keine Gaben in den Abendstunden, um psychomotorische Agitation sowie Aggressivität zu verhindern.
Mitunter ist eine Medikation mit Tranquilizern notwendig, wobei entsprechend der Responsibilität des Patienten zu verfahren ist. Es ist wichtig, das Vigilanzniveau des Patienten nicht zu senken.

Antidepressiva sehr zurückhaltend verordnen, da betagte Patienten nur ein Drittel der Dosis benötigen, die normalerweise üblich ist. Auf anticholinerge Effekte, die auch für delirante Zustände verantwortlich sind, muß geachtet werden.

Homöopathische Therapie

Coffea arabica (*Coffea*)

D6 Dil.
3 x am Abend 5 Tr. in stündl. Abständen
Hyperästhesie aller Sinnesorgane mit großer Erregbarkeit und Unverträglichkeit von Schmerzen. Schlaflosigkeit wegen Gedankenfülle, der Kopf kann nicht abschalten. Nachts kommen die besten Gedanken. Wärmeverschlimmerung, Kältebesserung.

Delphinium staphisagria (*Staphisagria*)

D3 Dil.
2 x am Abend 5 Tr.
Schlaflosigkeit ab 3 Uhr morgens, dann gereizt und launig, heftig und übererregt, Ruhe und Wärme bessert.

Causticum Hahnemanni

D4 Tabl.
2 x am Abend 1 Tabl.
Tagsüber Depressionen mit körperlicher und geistiger Schwäche. Nachts munter mit nervöser Erregung und ständiger Wanderung durch Wohnung und Zimmer. Größte Unruhe zwischen 2.00 und 4.00 Uhr.

Magnesium fluoratum

D6 Tabl.
3 x tägl. 1 Tabl.
Abends stündl. 1 Tabl.
Wacht dauernd in der Nacht auf, ist dann unruhig und aufgedreht, wandert herum und treibt dumme Streiche. Der Patient

ist der »böse Geist« in Seniorenheimen. Solche nächtlichen Unruhezustände mit manchmal makabren Streichen verschwinden nach ein bis zwei Tagen und kehren regelmäßig alle drei Wochen wieder.

Große Furcht vor kalter Luft, vor kaltem Baden und Waschen. Tagsüber teilnahmslos, müde, erschöpft, unfähig sich aufzusetzen.

Syndrome mit unbestimmter Diagnose

In diesem Kapitel werden Syndrome behandelt, die zwar den Namen einer bestimmten Diagnose tragen, aber im Grunde nur Syndrome sind, hinter denen keine bestimmte Diagnose steht. Erfahrungsgemäß ist die Behandlung solcher Syndrome nur dann möglich, wenn eine subtile Diagnose ausgeschlossen hat, daß irgendwelche manifesten Erkrankungen vorhanden sind.

Ich habe deshalb in diesem Kapitel *keine Gegenüberstellung mit konventioneller Medizin* durchgeführt, weil nur dann, wenn eine richtige Diagnose vorhanden ist, die Therapie mit konventionellen Mitteln möglich ist. Die Vielfalt anderer Behandlungsmöglichkeiten bei den zu vielfältigen Syndromen ist so groß, daß wir hier ausschließlich die Behandlung mit homöopathischen Mitteln anführen.

Cor nervosum

Krankheitsbild: Es handelt sich hier um akute, anfallsartig einsetzende Herzbeschwerden, einerseits Rhythmusstörungen, andererseits Schmerzzustände. Die Kranken, die an einer dieser beiden Störungen leiden, kommen in aller Regel mit dem Bild höchster Erregung, mit Angstzuständen und starker Nervosität in die Sprechstunde. Alle geben an – oft spontan oder auf Befragen –, daß sie große Angst haben. Diese Angst verstehen sie als eine Reaktion auf ihr »Herzleiden«. Hier beginnt für den Arzt eine sehr wichtige Entscheidung, eine Entscheidung, die von bekannten psychosomatischen Klinikern als »Kreuzweg-Position« benannt wird.

Da diese Kranken mit Vorliebe bei Nacht kommen, muß der Arzt möglichst schnell und ohne große technische Hilfe zu einer Diagnose kommen.

Allgemeine Maßnahme: Der sicherste Weg, neben der körperlichen Untersuchung, ist ein eingehendes Gespräch. Es empfiehlt sich, vor der körperlichen Untersuchung das Gespräch zu führen, wobei in den Vordergrund der Bericht des Kranken zu stellen ist.

Fast immer wird der Patient dann von seinen Lebensproblemen berichten oder von erregenden Ereignissen, und wir erfahren dann häufig, daß diese dem sogenannten »Anfall« unmittelbar vorausgingen. Schon während des Gesprächs wird dann oft erlebt, daß der Anfall aufhört, der Kranke sich beruhigt. Dann sollte eine notwendige Untersuchung des Herzens, des Blutdruckes erfolgen. Diese werden den Arzt, aber auch den Patienten weiter beruhigen. Der Patient wird Vertrauen zum Arzt bekommen, und es kann aus diesem Wechselverhalten ein positiver Erfolg erreicht werden.

Es sei hier noch ein Hinweis gestattet auf das Verhalten des Patienten im Anfall. Während bei dem organisch bedingten Angina-pectoris-Anfall der Patient gezwungen ist, sich eher still zu verhalten, zeigen die Patienten mit mehr nervösen oder organ-neurotischen Schmerzattacken eine gesteigerte Unruhe, einen Bewegungsdrang, ja sogar eine gewisse Agitiertheit.

Bei nächster Gelegenheit sollten entsprechende Untersuchungen bezüglich eines organischen Herzfehlers durchgeführt werden.

Homöopathische Therapie

Acidum arsenicosum
(Arsenicum album)
D 8 - D 12 Dil.
3 x tägl., im Anfall stündl. 5 Tr.
Leitsymptom: Unruhe, Angst und Schwäche. Ein wesentliches Symptom: Beschwerden beginnen immer nach Mitternacht zwischen 24 und 4 Uhr früh; dabei kalte Schweiße und brennende Schmerzen.
Besserung durch Wärme, Verschlimmerung durch Kälte, aber auch durch Ruhe. Patient bewegt sich, weil er sagt, dabei gehe es ihm besser.

Aconitum napellus *(Aconitum)*
D 4 - D 6 Dil.
Im Anfall ½stündl. 5 Tr.
Unruhe und Angst beherrschen das Krankheitsbild. Häufig Rhythmusstörungen, mitunter Todesangst.
Wärme verschlimmert in diesem Fall und Ruhe bessert.

Coffea arabica *(Coffea)*
D 4–D 6 Dil.
stündl. 5 Tr.
Das Leitsymptom ist die auffallende körperliche und geistige Aktivität. Die Schmerzen scheinen unerträglich. Der Patient ist übererregbar und kribbelig.
Frische Luft verschlimmert. Urinabgang bessert. Wärme verschlimmert, Kälte bessert.

Lycopus virginicus
D 2 Dil.
3 x tägl. 5 Tr.
Die Ursache der Angst ist bedingt durch eine vermehrte Aktivität der Schilddrüse. Es besteht Tremor.
Verschlimmerung besonders in den Morgenstunden und im Liegen. Auch Wärme verschlimmert, der Patient möchte ruhig liegen.

Spigelia anthelmia *(Spigelia)*
D 3 Dil.
3 x tägl. 5 Tr.
Die Schmerzen sind tagsüber viel stärker als in der Nacht. Alles ist auf der linken Seite.
Liegen bessert alle Situationen, während Wärme und Kälte extremer Art verschlimmern. Bewegung verschlimmert außerdem.

Flatulenz, Meteorismus

Auch in diesem Syndrombereich ist eine saubere Abklärung der Diagnose die Voraussetzung für den Beginn einer homoöpathischen Behandlung. Es gibt vielfältige Ursachen einer Flatulenz, die aber tatsächlich nicht immer geklärt werden können.
Die Behandlung mit homöopathischen Mitteln ist möglich bei der Beachtung der im folgenden angeführten Kriterien des einzelnen Arzneimittels.

Homöopathische Therapie

Carbo vegetabilis
D 3 - D 6 Tabl.
3 x tägl. 1 Tabl.
Viele venöse Stauungen, auch im Leberbereich. Die Patienten sind reizbar und schwach. Der Körper ist häufig kalt, blaß, mitunter zyanotisch. Der ganze Stoffwechsel ist verlangsamt. Es besteht Abneigung gegen Fett und Milch, Unverträglichkeit von Alkohol und Fett. Die Schweiße sind warm bei kaltem Körper. Die Blähungen sind äußerst übelriechend, Abgang von Blähungen bessert. Der Appetit ist sehr gut.
Verschlimmerung durch feuchte Wärme und besonders in den Abend- und Nachtstunden. Kälte bessert den Zustand, auch

Bewegung bessert deutlich, ebenso wie Aufstoßen.

Cinchona succirubra *(China)*

D3 - D4 Dil.,
3 x tägl. 5 Tr.
Stark übererregbare Sinne, Reizleitungssystem am Herzen häufig durch Extrasystolie gestört. Es besteht starke Flatulenz, bitterer Mundgeschmack.
Milch, Wein, Tee, saure Dinge und Obst sind unverträglich. Blähungen äußerst übelriechend. Der Abgang von Blähungen bessert *nicht.*

Lycopodium calvatum *(Lyopodium)*

D4 Dil.
3 x tägl. 5 Tr.
Es besteht deutliche Rechtslateralität. Patienten sind reizbar, ärgerlich und depressiv, die Schleimhäute sind trocken. Die Patienten haben Heißhunger, sind aber sofort satt. Der Mundgeschmack ist sauer bis bitter. Es besteht Abneigung gegen Brot, aber Verlangen nach süßen Speisen. Unverträglichkeit von Stärkeprodukten und Eiern. Eine enge Taille stört gewaltig.
Blähungen sind fast geruchlos, der Abgang bessert nur kurzzeitig. Die Leber ist immer beteiligt.

Chamomilla recutita *(Chamomilla)*

D3 Dil.
3 x tägl. 5 - 10 Tr.
Exaltierte Erwachsene, Überempfindlichkeit gegen Schmerzen. Ursache häufig Ärger. Der Mundgeschmack ist bitter und faulig, Erbrechen ist sauer. Aufstoßen nach faulen Eiern. Es gibt akute Anfälle von echten Blähungskoliken. Die Blähungen selbst sind übelriechend, der Abgang bessert nicht. Fußsohlen brennen häufig.

Myristica fragrans *(Nux moschata)*

D4 Dil.
3 x tägl. 5 Tr.
Übererregbare Sinne, tagsüber besteht Schläfrigkeit, nachts sehr wach. Verdauungsschwäche. Mundhöhle ist trocken, aber kein Durst. Brot und Stärke unverträglich. Obstipation, immer das Gefühl: »ich bin nicht fertig«. Blähungen sind übelriechend.
Alles verschlimmert sich bei feuchter Kälte, bei kaltem Baden, bei kalter Nahrung und nach körperlicher und geistiger Anstrengung.

Silybum marianum *(Carduus marianus)*

D2 Dil.
3 x tägl. 5 Tr.
Flatulenz ist sehr stark. Patienten sind mißlaunig, vergeßlich, frostig und müde. Völle und Druck, manchmal auch Stechen unter dem rechten Rippenbogen. Bitterer Mundgeschmack.
Besserung durch Zusammenkrümmen.
Verschlimmerung durch Essen, Druck, heiße und kalte Anwendungen.

Strychnos nux vomica *(Nux vomica)*

D4 - D6 Dil.
3 x tägl. 5 Tr.
Stark übererregte Sinne, aufbrausend, hastiger, hypochondrischer Typ mit starkem Verlangen nach Genußmitteln. Ißt zu schnell und zu viel, hat üblen Mundgeruch.
Erbrechen erleichtert, Aufstoßen erleichtert. Kaffee und Alkohol ist unverträglich, wird aber trotzdem getrunken.
Verschlimmerung in den frühen Morgenstunden, durch Geräusche, Gerüche und durch geistige Anstrengung.

Sulfur

D4 - D12 Tabl.
1 - 3 x tägl. 1 Tabl.
Unsaubere Menschen, häufig egozentrisch. Haut zeigt Juckreiz und vielfach Brennen. Der Mundgeruch ist übel, Mundgeschmack süßlich bis sauer und faulig. Abneigung gegen Fleisch, Unverträglichkeit von Eiern, Milch und Stärke. Verlangt nach Süßem und besonders nach Alkoholika. Stinkende Durchfälle, übelriechende Blähungen.
Verschlimmerung nachts, um 11 Uhr morgens und in der Bettwärme.

Taraxacum officinale *(Taraxacum)*

D1 - D2 Dil.
3 x tägl. 5 Tr.
Landkartenzunge, heftige Flatulenz bei saurem bis bitterem Mundgeschmack. Unverträglichkeit von Fett, Nachtschweiße. Der Abgang von Blähungen bessert deutlich.

Inkontinenz

Homöopathische Therapie

- **Incontinentia ani**

Aloe

D3 - D6 Dil.
3 x tägl. 5 - 10 Tr.
Stauungen im Pfortadersystem, erhebliche Flatulenz, Colitis.
Stuhldrang, besonders in den Morgenstunden. Verlangen nach Stimulantien. Bitterer, saurer Mundgeschmack und Heißhunger. Nach dem Essen häufig Stuhldrang, der so heftig ist, daß noch vor Erreichen der Toilette Stuhl abgeht. Häufig auch Stuhlabgang beim Wasserlassen.
Verschlimmerung nach dem Essen und nach erheblicher geistiger Arbeit.

Hydrargyrum stibiato sulfuratum
(Aethiops antimonialis)

D3 - D4 Tabl.
3 x tägl. 1 Tabl.
Häufig als Folge nach Colitis ulcerosa. Verschlimmerung vor allem bei großer Kälte, aber auch bei zu großer Wärme. Bewegung verschlimmert außerdem. Besserung nur in Ruhe. Häufig plötzlich auftretender Stuhldrang, der nicht willensmäßig beherrscht werden kann.

- **Incontinentia vesicae**

Acidum arsenicosum
(Arsenicum album)

D6 - D12 Dil.
2 - 5 x tägl. 5 Tr.
Ältere, magere Menschen, pedantisch und genau. Ordentlich und reinlich, leiden selbst unter ihrer Inkontinenz. Es besteht große Schwäche und großer Durst. Häufig plötzlicher Wasserdrang mit Brennen bei der Entleerung, häufig ist es nicht möglich, die Kleidung zu öffnen, um die Vorbereitungen zum Wasserlassen abzuschließen.

Causticum Hahnemanni

D3 - D4 Tabl.
3 x tägl. 1 Tabl.
Magere, ältere, verfrorene Patienten, besonders Frauen. Depressiv und unruhig, viel Juckreiz. Das wichtigste Mittel bei der Incontinentia vesicae bei Frauen. Es tröpfelt beim Lachen, Husten und Niesen.

Digitalis purpurea *(Digitalis)*

D4 Dil.
3 x tägl. 5 Tr.
Prostatahypertrophie mit Harndrang, aber erschwertem Harnlassen. Auch Nachtröpfeln sehr häufig. Harndrang bei Nacht.

Sepia officinalis *(Sepia)*

D 12 Dil.
2 x tägl. 5 Tr.
Druck in der Harnröhre mit häufigem Harndrang, dabei immer Harnträufeln.

Plantago major

D 2 Dil.
3 x tägl. 5 Tr.
Besonders bei Enuresis nocturna und bei häufig reichlichem Harnabgang in der Nacht. Tagsüber besteht eine Reizblase. Als Palliativum bei Enuresis gut wirksam.

Schweiße

Homöopathische Therapie

Acidum sulfuricum

D 3 - D 6 Dil.
3 - 6 x 5 Tr.
Patienten riechen diskret nach faulen Eiern, auch wenn sie sich gern waschen. Verschlimmerung der Schweiße in Bettwärme, aber auch in frischer Luft. Im Klimakterium besteht Erschöpfung nach Schweißausbrüchen, daneben Hautjukken, Schwäche und Ängste.
Besserung der Beschwerden durch Wärme, Verschlimmerung durch Kälte.

Aralia racemosa

D 2 - D 3 Dil., 3 x tägl. 5 Tr.
Profuse Schweiße, besonders im Schlaf, Wärme bessert den Befund. Daneben besteht häufig Husten, der nachts weckt.

Bryonia cretica *(Bryonia)*

D 2 - D 4 Dil., 3 x tägl. 5 Tr.
Schweiße sind sauer, bringen aber eine große Erleichterung. Auftreten besonders in den frühen Morgenstunden. Es sind ärgerliche, sehr durstige, cholerische Menschen.
Wärme verschlimmert, Kälte verbessert. Verschlimmerung in Bewegung, Besserung in Ruhe.

Opium

D 30 Dil.
2 x wöchentl. 5 Tr.
Die Schweiße sind heiß, erleichtern nicht. Patient ist immer somnolent. An beiden Beinen keine Schweiße.
Verschlimmerung durch Wärme, Besserung durch Kälte.
Verschlimmerung durch Ruhe, Besserung durch Bewegung.

Veratrum album

D 3 - D 6 Dil.
3 - 5 x tägl. 5 Tr.
Kalter Stirnschweiß, kalte Haut. Besserung durch heiße Getränke. Puls sehr schnell, fadenförmig. Wärme bessert, Kälte verschlimmert.

Schwindel vgl. S. 54 u. 278f (Kinder)

Gerade beim Schwindel muß eine sorgfältige Diagnostik durchgeführt werden. Erst nach Abklärung aller möglichen Parameter und in der sicheren Erkenntnis, daß keine organischen Schäden vorliegen, kann hier eine Behandlung mit den folgenden Medikamenten durchgeführt werden:

Homöopathische Therapie

Anamirta cocculus *(Cocculus)*

D 2 - D 6 Dil.
3 x tägl. 5 Tr.
Das wichtigste Mittel bei Schwindel. Wirkt bei allen Kinetosen. Im Kopf das Gefühl von großer Hohlheit. Folge von Nachtarbeit, Folge von geistiger Belastung.
Ruhe bessert.

Argentum nitricum

D12 Tabl.
2 x tägl. 1 Tabl.
Schwindel beim Blick von großer Höhe in die Tiefe. Muß sich festhalten, kann nicht nach unten sehen. Es ist auch ein wichtiges Mittel für alle Fahrschüler, die nervös sind, Schwäche und Zittern zeigen, wenn sie etwas tun müssen.
Wärme verschlimmert.

Conium maculatum *(Conium)*

D4–D6 Dil.
3 x tägl. 5 Tr.
Der Schwindel der alten Menschen, besonders beim Lagewechsel, beim Niederlegen, aber auch beim Umdrehen im Bett, fast immer *nur im Liegen.*
Verschlimmerung nachts. Nach einem Schluck Alkohol bereits Schwindel. Besserung bei Wärme.

Nicotiana tabacum *(Tabacum)*

D6 Dil., Tabl.
mehrfach 1 Tabl. od. 1 Tr.
Ein akutes Schwindelmittel bei Sterbensübelkeit mit großer Schwäche und Kollapszuständen mit kaltem Schweiß.
Kinetose besonders beim Autofahren. Verträgt Wärme beim Autofahren nicht.

Phosphorus

D12 Dil.
2 x tägl. 5 Tr.
Erregbare Menschen mit Schwäche des Nervensystems. Schwindel, besonders beim Blick nach oben, Drehschwindel. Schwindel nach dem Erwachen.
Essen bessert, Wärme bessert, ebenso Ruhe.

Singultus

Beim Singultus handelt es sich um ein ruckartiges Einatmen und einen raschen Glottis-Schluß, ausgelöst durch krampfhafte Zwerchfellkontraktionen. Tritt auf bei hastigem Essen oder schneller Magenfüllung, sowie bei Erkrankungen mit Reizungen des Zwerchfells. Diese Erkrankungen müssen diagnostisch abgeklärt werden, so daß die Behandlung mit homöopathischen Mitteln nur dann eingesetzt werden kann, wenn die Diagnostik schwerwiegende organische Erkrankungen ausgeschlossen hat.

Homöopathische Therapie

Atropa belladonna *(Belladonna)*

D3 - D4 Dil.
¼stündl. 3 - 4 Tr. auf die Zunge bis der Singultus aufhört.
Es handelt sich häufig um kongestionierte, lebhafte, pyknische Menschen, die zu Erregungszuständen neigen, dabei aber ängstlich und schreckhaft sind. Es besteht Überempfindlichkeit gegenüber allen Sinnesreizen und Verlangen nach Ruhe und Dunkelheit.
Symptome treten sehr plötzlich auf, verschwinden auch genau so schnell. Trokkenheit sämtlicher Schleimhäute.
Verschlimmerung durch geringste äußere Einflüsse, besonders nach Mitternacht und gegen 15 Uhr. Besserung durch Wärme und Ruhe.

Hyoscyamus niger *(Hyoscyamus)*

D3 - D6 Dil.
¼stündlich 5 Tr.
Es besteht eine äußerst angespannte, gereizte Psyche mit Angst, überreizter Phantasie, starke Hydrophobie. Auftreten des Schluckaufs meist nachts im Liegen, nach Trinken oder nach Kälteein-

wirkung. Patient fällt auf durch Schwatzhaftigkeit, manchmal auch durch Verwirrung. Arzneien weist er meist zurück. Wärme bessert im allgemeinen.

Cuprum metallicum

D30 Dil.
1stündl. 5 Tr.
Bewährt hat sich auch die Injektion von Cuprum D30 unterhalb des Sternumfortsatzes auf das Peritoneum. Der Krampf läßt dann sofort nach; der Patient ist danach noch erschöpft, aber beschwerdefrei. Während des Singultus immer wieder das Verlangen nach kalten Getränken. *Leitsymptom bei Cuprum:* Verschlimmerung nachts und Besserung durch kaltes Trinken.

Übelkeit unklarer Genese

Auch bei diesem Syndrom Abklärung organischer Erkrankungen dringend notwendig.

Homöopathische Therapie

Asarum europaeum

D12 Dil.
2 x tägl. 5 Tr.
Bei Übelkeit und Brechneigung, vergesellschaftet mit katarrhalischer Reizung der Schleimhäute. Probates Mittel bei Beginn fieberhafter Darmgrippen.

Cephaelis ipecacuanha *(Ipecacuanha)*

D3 - D6 Dil.
stündl. 5 Tr.
Bei ständiger Übelkeit mit Erbrechen, auch mit leerem Magen. Erbrechen bringt keinerlei Erleichterung.
Das Leitsymptom ist die reine Zunge.
Verschlimmerung durch Bewegung, auch durch Wärme und Kälte, Besserung nur in Ruhe.

Strychnos nux vomica *(Nux vomica)*

D4 - D6 Dil.
stündl. 5 Tr.
Bewährtes Mittel bei Übelkeit, insbesondere als Folge von reichlichem Alkohol-, Kaffee- oder Nikotingenuß, auch nach Medikamentenabusus.
Meist cholerische Patienten mit Verlangen nach Genußmitteln, obwohl sie wissen, daß es danach schlimmer wird.

Okoubaka aubrevillei *(Okoubaka)*

D2 - D3 Dil.
2stündl. 5 Tr.
Übelkeit und auch Erbrechen nach dem Genuß von Speisen, die nicht ganz in Ordnung waren, aber auch nach opulenten Mahlzeiten. Evtl. mit

Strychnos nux vomica D4

im Wechsel
alle 2 Stunden.

Schlafstörungen

vgl. auch S. 279f., 267 (Kinder)

Krankheitsbild: Wir kennen Änderungen der Schlafdauer (zuwenig/zuviel), Änderungen im Schlafprofil (Fehlen der Tiefschlafphase oder Andauern derselben), sowie qualitative Änderungen (z.B. Dissoziation motorischer und psychischer Schlafkomponenten (wie der Schlafwandel). Funktionelle Schlafstörungen müssen von organisch bedingten Schlafstörungen unterschieden werden. Ferner sind Schlafstörungen bei endogenen Psychosen bekannt. Im Folgenden klammern wir Schlafstörungen bei endogenen Psychosen und organisch bedingte Schlafstörungen aus.
Diagnose: Hinzuziehen eines Psychiaters zum Ausschluß psychotischer Störungen; von interner Seite ist differentialdiagnostisch zu klären, ob zerebrale oder

kardiale Erkrankungen vorliegen, ob chronische Intoxikationen und Folgen von Entzündungen des enzephalomyelotischen Systems bestehen. Schließlich müssen Schmerzzustände ausgeschlossen werden. Die iatrogenen Möglichkeiten bestehen auch hier: Man denke an den Ergotismus - Kohlenmonoxidvergiftung - Bleivergiftung - Weckaminabusus - Medikamentenabhängigkeit. Wichtig ist auch, an die Umkehr des Schlaf/Wach-Rhythmus bei Hirnarteriosklerose zu denken. Alle diese Erkrankungen müssen differentialdiagnostisch abgeklärt sein, um nach Behandlung der Grundkrankheit schließlich schlaftherapeutisch eingreifen zu können.

Therapie/Allgemein: Patienten mit Schlafstörungen müssen vor allem anderen die Information erhalten, daß ihr Wachliegen von unbemerkten Schlafperioden unterbrochen ist. Diese Perioden sind nie sehr tief, sie reichen aber aus, um dem Organismus zu geben, was er braucht. Der Patient spürt ja nur die Wachzeit.

Konventionelle Therapie

Umstellung und Regelung der Lebensweise, d. h. pünktliches, frühes Aufstehen zu einer festgesetzten Zeit. Tagsüber geregelte Aktivitäten, körperliche Bewegung, Sport, je nach Lebensalter. Am Abend rechtzeitiges Abschalten von Arbeit oder Beschäftigung; das ist für Hausfrauen besonders wichtig. Auf frühzeitiges Zubettgehen achten. Physikalische Maßnahmen (morgendliches Duschen mit kaltem Abschluß) sollten Gewohnheit werden. Geräuschdämpfung versuchen. Auch Entspannung durch »Autogenes Training« kommt in Frage. Vielleicht sollte man hier eine Allgemeinentspannung nach der Formel durchführen: **Der Schlaf ist nicht so wichtig, die Ruhe ist wichtig!**
Die medikamentöse Unterstützung sollte zunächst durch pflanzliche Sedativa erfolgen; sie haben mitunter eine sehr günstige Wirkung, können aber gelegentlich genau gegenteilige Wirkung auslösen. Auch milde Neuroleptika kommen in Frage, ausnahmsweise und nur kurzdauernd auch Tranquilizer. Man sollte dieselben nie als Dauermittel nehmen. Bei den sogenannten Schlafmitteln ist auf barbitursäurehaltige Mittel zu verzichten, denn hier besteht die Gefahr der Chronifizierung einer Schlafstörung und die Entwicklung einer Medikamentenabhängigkeit.
All das sind Gründe, alle diese genannten Präparate, außer den pflanzlichen, möglichst nur kurzfristig zu geben und dann abzubauen.
Diese Mittel können auch vollständig vermieden werden beim Einsetzen von homöopathischen Mitteln. Hier muß man Modalitäten und Symptome sorgfältig beachten, dann wird der Erfolg der Behandlung von Schlafstörung mit homöopathischen Mitteln ausgesprochen gut sein.

Homöopathische Therapie

Acidum arsenicosum

(Arsenicum album)

D 6 - D 30 Dil.
1 - 2 x tägl. 5 Tr.
vor dem Schlafengehen,
im Abstand von 1 Stunde.
Hier besteht meist Schlaflosigkeit oder Erwachen zwischen *Mitternacht* und 3 Uhr. Die Patienten sind meist frostige, schwächliche und magere Menschen. Sie sind unruhig, bewegen sich unaufhörlich im Bett. Ihnen ist immer kalt, sie wollen sich warm zudecken, haben mitunter kalten Schweiß. Es besteht trotzdem aber

Verlangen nach frischer, kühler Luft. Patient ist *durstig* und trinkt auch bei Nacht gern etwas, aber nur kleine Mengen. Mitunter bestehen Neuralgien, sicher aber sehr *große Angst.*
Patient ist voller Angst und verzweifelt, denkt dabei nachts an den Tod und fürchtet ihn. Meint immer, er wäre verloren, auch wenn sich alle um ihn bestens bemühen.
Besserung durch Wärme.
Verschlimmerung durch Kälte und Ruhe.
Bewegung und Wärme tun dem Patienten gut. Bestehen Schmerzen, so haben sie brennenden und stechenden Charakter.

Aconitum napellus *(Aconitum)*

D4 - D12 Dil.
3 - 4 x 1stündl. 5 Tr.
vor dem Schlafengehen
Meist als Folge von Angst, Schreck, Aufregung. Häufig *Aufschrecken aus dem ersten Schlaf.* Patienten haben *Angst vor der Dunkelheit* und vor allem, was ihnen bevorsteht. Häufig besteht Herzklopfen mit vollem, hartem und auch unregelmäßigem Puls. Sind Träume vorhanden, so sind sie voller Ängstlichkeit.
Diese Schlafstörungen treten vor allen Dingen vor *Mitternacht* auf, kommen ganz plötzlich und werfen den Patienten schreckhaft aus dem Schlaf heraus.
Hier bessert die Ruhe, freundlicher Zuspruch. Bewegung verschlechtert.

Ambra grisea *(Ambra)*

D3 Dil.
2 x 5 Tr.
vor dem Schlafengehen,
im Abstand von 1 Stunde
Schlafstörungen als Folge von geistiger Erregung, von lebhaften Gesprächen, nach schwierigen Arbeiten und starken Sinneseindrücken (Theater, Oper, Film). Auftretende Träume haben unangenehme, phantastische Gedanken mit plötzlichem Aufwachen dabei.
Im Vordergrund bei dem Patienten steht eine *Affektlabilität und Nervosität.* Im allgemeinen handelt es sich um überempfindliche, schüchterne, gehemmte und verlegene Menschen, mit, trotz großer Schwäche, gesteigertem Libido.
Verschlimmert wird hier alles durch Wärme. Sie brauchen ein kühles Zimmer und Ruhe.

Apis mellifica

D3 - D12 Dil.
2 x 5 Tr.
vor dem Schlafengehen,
im Abstand von 1 Stunde
Ein Mittel, das besonders bei *Schlaflosigkeit von Kindern* sehr wirksam ist. Die Kinder *schreien im Schlaf auf,* haben Kopfschweiß, bohren den Kopf in das Kissen und *knirschen mit den Zähnen.* Verlangen nach Abkühlung, sie *wollen die Decke weghaben,* weil es ihnen zu warm ist. Ein zu warmes Zimmer läßt sie aufwachen. Beim Erwachen häufig Träume mit Aspekten aus der Vogelperspektive.
Wärme verschlimmert häufig. Kälte bessert. Bewegung bessert auch.

Arnica montana *(Arnica)*

D3 - D30 Dil.
2 x 5 Tr.
vor dem Schlafengehen,
im Abstand von 1 Stunde
Schlafstörungen infolge von psychischen und seelischen Traumen, aber auch als *Folge von Überanstrengung* und Übermüdung. Der Patient seufzt häufig im Schlaf, ist *empfindlich gegen Berührung* und gegen Erschütterung.
Das Bett ist ihm immer zu hart.
Wärme bessert im allgemeinen, Kälte verschlimmert, Bewegung verschlimmert außerdem. Patient möchte absolute Ruhe haben.

Atropa belladonna *(Belladonna)*

D3 - D12 Dil.
2 x 5 Tr.
vor dem Schlafengehen,
im Abstand von 1 Stunde
Folge von Kopfschmerzen mit Blutandrang zum Kopf und deutlichem *Pulsrhyhtmus im Ohr.* Patient hat unruhigen Schlaf, wirft sich hin und her und schreit auch im Schlaf auf. Er wacht meist auf mit dem Gefühl, irgendwo heruntergefallen zu sein. Im Schlaf Zähneknirschen. Träume handeln meist von Feuer, Mördern und Räubern.
Verschlechterung noch durch akustische und optische Eindrücke, Licht und Lärm, Berührung und Erschütterung.

Avena sativa

D1 - D3 Dil.
2 - 3 x 5 Tr. abends, im Abstand von 1 Stunde.
Schlafstörung als Folge von *finanziellen* und *geschäftlichen,* aber auch von *sexuellen Sorgen.* Viel Herzklopfen im Beginn der Nacht, die den Patienten nicht schlafen lassen.

Coffea arabica *(Coffea)*

D6 - D30 Dil.
2 x 5 Tr. abends, im Abstand von 1 Stunde. *Folge von freudiger Erregung,* von Schreck und *Streit.* Aber auch nach Kaffee-, Alkohol- und Nikotinabusus.
Reichlicher Gedankenzustrom mit lebhafter Phantasie. Überempfindlichkeit aller Sinnesorgane, aber auch mit unnatürlicher Euphorie geprägt.
Wärme verschlimmert. Kälte verbessert den Zustand.

Gelsemium sempervirens *(Gelsemium)*

D3 - D12 Dil.
2 x 5 Tr. abends, im Abstand von 1 Stunde.
Patienten, die am Abend nicht schlafen können, wegen einer *Erwartungsangst* vor Prüfungen, gesellschaftlichen Verpflichtungen, vor irgendwelchen aufregenden Ereignissen wie Verlobung, Hochzeit. Echtes Lampenfieber.
Nur Ruhe bringt hier Besserung.

Hyoscyamus niger *(Hyoscyamus)*

D6 - D12 Dil.
1 - 2 x 5 Tr. abends, im Abstand von 1 Stunde.
Sehr *geschwätzige,* manchmal gewalttätige, äußerst dumm daherredende Patienten, die manchmal schamlose Ausdrücke verwenden. *Im Schlaf schreien sie auf.* Ihre Träume sind erotisch.
Verschlimmerung durch Kälte; Besserung durch Bewegung. Besonders bei psychotischen Zuständen *zerebral-sklerotischer Patienten in Altersheimen,* die dann durch die Gegend laufen und keine Ruhe finden.

Strychnos ignatia *(Ignatia)*

D12 - D30 Dil., 2 x 5 Tr. abends,
im Abstand von 1 Stunde
Bestes Mittel zur Beruhigung, aber auch zum Schlafen bei *Folge von Aufregung,* Enttäuschung und vor allem aber *bei Liebeskummer.* Patienten zeichnen sich aus durch raschen Stimmungswechsel und einen etwas hysterischen Charakter.
Besserung durch Wärme. Verschlimmerung durch Kälte.

Lachesis muta *(Lachesis)*

D8 - D30 Dil.
1 - 2 x 5 Tr., vor dem Schlafengehen
Ein Mittel, das bei Schlafstörungen, besonders *in den Wechseljahren,* sehr hilfreich ist. Immer dann, wenn das Erwachen in den frühen Morgenstunden eine Verschlimmerung aller Beschwerden, besonders der psychischen Beschwerden, herbeiführt. Man kann dann nicht mehr

einschlafen und grübelt über Dinge nach, die Schwierigkeiten und Probleme bringen. *Angst* ist vorhanden und *Mißtrauen,* besonders die *Eifersucht* wird überdimensional groß, auch wenn keine Ursache dafür vorhanden ist. Vorhandene Träume sehr häufig von Schlangen. *Enge Kleidungsstücke werden nicht vertragen.* Die Patienten lieben mehr das trübe Wetter, mögen die Sonne gar nicht.

Phosphorus

D12 - D30 Dil.
1 - 2 x 5 Tr. abends
Patienten mit *Überempfindlichkeit aller Sinne.* Sie träumen viel, auch Tagträume, sehr viel erotische Träume. Sie haben Angst vor Dunkelheit und Alleinsein, vor allem vor Gewitter. Nach schon geringen Druck- und Schlagverletzungen bilden sich *blaue Flecke unter der Haut.*
Wärme bessert alle Beschwerden, während Kälte verschlimmert. Auch Ruhe bessert.

Sepia officinalis *(Sepia)*

D6 - D30 Dil.
2 x 5 Tr., abends
vor dem Schlafengehen
Meist wirksam im *Klimakterium.* Bei unzufriedenen, depressiven und reizbaren Frauen, die plötzlich *gleichgültig* werden *gegen ihre Pflichten* und geliebten Menschen gegenüber, alles stehen und liegen lassen und nicht mehr interessiert sind an irgendwelchen Dingen. Träume beinhalten sehr viel Angst.
Wärme bessert alle Beschwerden, während Kälte verschlimmert. Aber auch Ruhe verschlimmert, sie wollen immer in Bewegung sein.

Strychnos nux vomica *(Nux vomica)*

D6 - D12 Dil.
1 x 5 Tr. abends
Es sind ungeduldige, *nervöse, gereizte,* Patienten, die *früh,* besonders nach dem Schlaf, äußerst *mißgelaunt* sind und grantig. Im Bauch großes Völligkeitsgefühl. Häufig *Folge von unmäßigem Essen und Trinken,* Alkohol-, Kaffee- und Nikotinmißbrauch.
D30 Dil.
1 x 5 Tr. abends
Bei Polypharmakaeinnahme.

Zincum metallicum

D3 - D30 Tabl.
1 - 2 Tabl. abends.
Heute immer wichtiger werdendes Nervinum, aber auch gutes Mittel bei Schlafstörungen. Besonders bei *Folgen von übermäßiger körperlicher und beruflicher Überbeanspruchung.* Wenn sehr viel gefordert wird, was nicht alles erfüllt werden kann. Das gleiche gilt auch für den sexuellen Bereich. Es sind nervenschwache, leicht erschöpfbare und unruhige Menschen. Hier fällt besonders eine *unerträgliche Unruhe der Beine auf.* Besonders, wenn die Beine keinen Bodenkontakt haben, zucken sie hin und her, können nicht ruhig gehalten werden und verderben einem die ganze Ruhe, besonders am Abend, wenn man zu Bett geht. Übrigens auch ein Mittel, das unbedingt eingeschaltet werden muß, wenn lange Zeit ein Mißbrauch von Schlafmitteln und Tranquilizern betrieben wurde. Dann gibt man zunächst einige Tage

Strychnos nux vomica

D30
1 x 5 Tr. abends

Bewährte Indikationen

Klinische Diagnose	Homöopathische Therapie	Diagnostische und therapeutische Tricks
Adenoide Wucherungen	*Corallium rubrum* D3, D4, 3 x tägl. 1 Tabl.	
	Kalium chloratum D4 Dil., 3 x tägl. 5 Tr	
	Magnesium jodatum D4 Tabl., 3 x tägl. 1 Tabl.	
	Sulfur jodatum D4 Tabl., 3 x tägl. 1 Tabl.	
Adipositas	*Fucus vesiculosus* D4 Dil., 3 x tägl. 5 Tr.	Sorgfältig klären, ob Hyperthyreose vorliegt, dann keines der genannten Mittel, sondern nur Phytolacca americana D2 Dil., 3 x tägl. 5 Tr.
	Hedera helix D2 Dil., 3 x tägl. 5–10 Tr.	
	Euspongia officinalis D4 Dil., 3 x tägl. 5 Tr.	
Afterfissuren	*Acidum nitricum* D4–D6 Dil., 3 x tägl. 5 Tr.	Lauwarme bis kühle Sitzbäder mit Eichenrindentee
	Krameria triandra D1–D2 Dil., 3 x tägl. 5 Tr.	
	Acidum silicicum D6 Tabl. 3 x tägl. 1 Tabl.	*Nur bei chronischen* Prozessen
	Sedum acre D4 Dil., 4 x tägl. 5 Tr.	Im Zusammenhang mit starkem Brennen im After
Akne bei Adoleszenten	*Stibium sulfuratum nigrum* D3–D6 Tabl., 3 x tägl. 1 Tabl.	Lokalisation Kinn und Stirn

Klinische Diagnose	Homöopathische Therapie	Diagnostische und therapeutische Tricks
	Solanum dulcamara D 3 Dil., 3 x tägl. 5 Tr.	Schlimmer bei Kälte und bei Menses
	Juglans regia D 3 Dil., 4 x tägl. 5 Tr.	Gesicht-, Rücken- und Brust-Lokalisation
	Ledum palustre D 3 Dil. 3 x tägl. 5 Tr.	Sehr schmerzhafte Pusteln
	Hydrargyrum bicyanatum D 4 Tabl., 3 x tägl. 1 Tabl.	Drüsenschwellungen
Akne vulgaris	*Kalium bromatum* D 3 – D 6 Dil., 3 x tägl. 5 Tr.	Im Beginn der Pubertät Pusteln
	Mahonia aquifolium Ø 2 x tägl. betupfen	
	Selenium D 6 Tabl., jeden 2. Tag 1 Tabl.	Fettige Haut, auch Komedonen
	Sulfur colloidale D 6 Tabl., 3 x tägl. 1 Tabl.	Mit Eiterstippchen
	Syzygium cumini D 2–D 3 Dil., 3 x tägl. 5 Tr.	Bei allen Akne-vulgaris-Behandlungen, Diät: Vollwertkost, zumindest Weglassen von Schweinefleisch und Schokolade. Nüsse meiden
Analekzem	*Croton tiglium* D 3 Dil., 2 x tägl. 3–4 Tr.	
Angina-pectoris-Anfall	*Acidum arsenicosum* D 6 Dil., alle 20 Min. 5 Tr.	Mitternacht, Brennen auf der Brust
	Nitroglycerinum D 3 Dil., alle 10 Min. 5 Tr.	Klopfen und Blutandrang zum Herzen und zum Kopf Tachykardie, Angst
	Lilium lancifolium D 3 Dil., alle 10 Min. 5 Tr.	Nächtliche Angina-pectoris-Anfälle bei Frauen, Präklimakterium

Klinische Diagnose	Homöopathische Therapie	Diagnostische und therapeutische Tricks
	Nicotiana tabacum D12 Dil., alle Stunde 5 Tr.	Angst, Schmerzen, kalter Schweiß, Kollaps
	Argentum nitricum D12 Dil., vor dem Schlafengehen 5 Tr.	Hat Angst vor der Angst und dem nächtlichen Anfall
	Arnica montana D6–D12 Dil., alle 10 Min. 5 Tr.	Nächtliche Anfälle mit Todesangst nach Anstrengung
Angina tonsillaris	*Apis mellifica* D3–D4 Dil., 2stündl. 5 Tr.	Glasiges Ödem, kein Durst, stechender Schmerz
	Atropa belladonna D3–D4 Dil., 2stündl. 5 Tr.	Starke Rötung, plötzliches Auftreten. Trockenheit. Durst
	Phytolacca americana D2–D3 Dil., 2stündl. 5 Tr.	Schmerzen strahlen ins Ohr aus
	Hydrargyrum bijodatum D3 Tabl., 3 x tägl. 1 Tabl.	Schwellung der Halsdrüsen. Foetor
	Hepar sulfuris D12 Tabl., 2 x tägl. 1 Tabl.	Rezidivierende Angina
	Lachesis muta D12 Dil., 3 x tägl. 5 Tr.	Linksseitig, schwerkrank
	Ferrum phosphoricum D4–D6 Tabl. 2stündl. 1 Tabl.	Bei leichter Angina geringes Fieber
	Acidum silicicum D6 Tabl. 3 x tägl. 1 Tabl.	Chronische Entzündung der Tonsillen
Anosmie (Geruchsverlust)	*Pulsatilla patens* D4 Dil., 3 x tägl. 5 Tr.	Nach Infektionen
	Sulfur D6 Tabl., 3 x tägl. 1 Tabl.	Nach Unterdrückung mit Antibiotika o.ä.
Aphthen s.a. Stomatitis	*Acidum nitricum* D4–D6 Dil., 3 x tägl. 5 Tr.	Mund spülen mit starkem Salbeitee

Klinische Diagnose	Homöopathische Therapie	Diagnostische und therapeutische Tricks
	Hydrargyrum metallicum D6 Tabl., 3 x tägl. 1 Tabl. im Mund zergehen lassen	Besonders bei Kindern
		Eupatorium perfoliatum Ø einige Tropfen in Wasser zum Mundspülen
	Natrium tetraboracicum D3 Tabl., 3 x tägl. 1 Tabl. im Mund zergehen lassen	Rezidivierende Aphthen
		Arnica ø und Tormentilla Ø zu gleichen Teilen, 10 Tr. in warmem Wasser zum Mundspülen
Appetitlosigkeit	*Artemisia abrotanum* D1 Dil., 3 x tägl. 5 Tr.	Kinder mit dickem Bauch und dicken Beinen. Häufig Würmer
	Calcium phosphoricum D6 Tabl., 3 x tägl. 1 Tabl.	Müdigkeit, schwächlich, zarte Haut, unruhig, viel Durst
	Cinchona succirubra D3 Dil., 3 x tägl. 3–5 Tr. vor dem Essen in Honigwasser	Läßt sich nicht gern anfassen
Arteriosklerose	*Barium carbonicum* D4 Tabl. 3 x tägl. 1 Tabl.	Psychisch und physisch retardiert
	Conium maculatum D4 Dil., 3 x tägl. 5 Tr.	Nervös, Schwindel, verlangsamt Abmagerung
	Secale cornutum D4 Dil. 3 x tägl. 5 Tr.	Periphere Kreislaufstörungen, Wärme verschlimmert, Kälte bessert
	Acidum arsenicosum D6 Dil., 3 x tägl. 5 Tr.	Kälte verschlimmert, Wärme bessert
Arthritis, akut	*Bryonia cretica* D3 Dil., 2stündl. 5 Tr.	Allgemeine Wärme bessert, Bewegung verschlimmert, lokal bessert Kälte!

Klinische Diagnose	**Homöopathische Therapie**	**Diagnostische und therapeutische Tricks**
	Rhus toxicodendron D 6 Dil., 2stündl. 5 Tr.	Ruhe verschlimmert Wärme bessert
	Rhododendron D 2 Dil., 3 x tägl. 5 Tr.	Wetterfühligkeit
	Pulsatilla patens D 2–D 4 Dil., 3 x tägl. 5 Tr.	Schmerzen wechseln schnell die Lokalisation. Besserung durch Bewegung im Freien
Arthritis, chron.	*Sulfur jodatum* D 3 Tabl., 2 x tägl. 1 Tabl.	Fokus mit Lymphdrüsenschwellung
	Berberis vulgaris D 3–D 6 Dil., 3 x tägl. 5 Tr.	Harnsaure Diathese
	Sulfur D 4 Tabl., 3 x tägl. 1 Tabl.	Kleine Gelenke
Arthrosis deformans	*Acidum silicicum* D 6 Tabl. 3 x tägl. 1 Tabl.	Frostigkeit, will warme Umschläge. Bei allen deformierenden Gelenkerkrankungen mit Bedürfnis nach Wärme hilft sehr gut die Auflage von frischem Weißkraut, über Nacht festgebunden, am nächsten Morgen abtrocknen und warm einbinden
	Causticum Hahnemanni D 3 Tabl., 3–5 x tägl. 1 Tabl.	Verkürzungsgefühl der Sehnen und Bänder
	Ledum palustre D 6 Dil. 3 x tägl. 5 Tr.	Deutliche Besserung durch feuchte, kalte Umschläge
	Solanum dulcamara D 3 Dil., 2stündl. 5 Tr.	Bei allen akuten Exazerbationen durch Nässe und Kälte
Asthma (bei Kindern)	*Polygala* ø 1/4stündl. einen Schluck	Im Anfall 20 Tropfen auf eine Tasse Wasser

Klinische Diagnose	Homöopathische Therapie	Diagnostische und therapeutische Tricks
	Kalium bromatum D 2 Dil. alle 20 Min. je nach Alter 2–10 Tr.	Tropfenzahl entsprechend dem Alter (höchstens 15 Tropfen)
	Ammonium bromatum D 4 Dil., 3 x tägl. 5 Tr.	Als Dauermittel im Intervall
Bettnässen	*Calcium carbonicum Hahnemanni* D 30 Tabl., jeden 2. Tag 1 Tabl.	Lymphatische Kinder »pflegeleicht«
	Barium carbonicum D 6 3 x tägl. 1 Tabl.	Retardierte Kinder
	Verbascum tapsiforma D 1–D 4 Dil., 3 x tägl. 5 Tr.	Häufige Schleimhautkatarrhe
	Causticum Hahnemanni D 3 Tabl., 3 x tägl. 1 Tabl.	
Bindehautentzündung	*Euphrasia officinalis* D 3 Dil. 3 x tägl. 5 Tr.	Lider trocken und krustig, Schleimhaut gerötet, Tränen reizen die Haut
	Bryonia cretica D 2 Dil., 3 x tägl. 5 Tr.	Bewegung der Augäpfel verschlimmert, lokale Kälte bessert
	Apis mellifica D 3 Dil., 3–6 tägl. 5 Tr.	Lichtscheu, brennende Schmerzen Berührungsempfindlichkeit, Fremdkörperempfindung
	Aluminium oxydatum D 12 Dil., 1 x tägl. 5 Tr.	Bei chronischer Konjunktivitis
Blasenentzündung	*Solanum dulcamara* D 3 Dil., 2stündl. 5 Tr.	Fortgesetzter Harndrang nach Durchnässung und Unterkühlung
	Lytta vesicatoria D 6 Dil., 2stündl. 5 Tr.	Ständiger vergeblicher Harndrang. Tropfenweiser Urinabgang

Klinische Diagnose	**Homöopathische Therapie**	**Diagnostische und therapeutische Tricks**
		mit starken brennenden Schmerzen
	Mercurius corrosivus D 4–D 6 Tabl., 2stündl. 1 Tabl.	Starker Tenesmus, besonders abends und nachts. Brennen zwischen den Harnabgängen, Lymphdrüsenschwellung
	Petroselinum crispum D 2 Dil., 2stündl. 5 Tr.	*Plötzlicher, oft* vergeblicher Harndrang, Urin brennt
Blutungen (keine gynäkologischen)	*Arnica montana* D 4–D 6 Dil., alle Std. 5 Tr.	Traumafolge
	Capsella bursa past. D 2 Dil, ¼stündl. 5 Tr.	
	Hamamelis virginiana D 2 Dil., alle Std. 5 Tr.	Blutungsmittel, besonders am Auge
	Phosphorus D 200 intravenöse Injekt., 1 Amp.	Blutungen jeder Art auch nach Operationen an inneren Organen
Bronchiektasien	*Sulfur jodatum* D 3–D 6 Tabl., 4–5 x tägl. 1 Tabl.	Fötides, reichliches Sputum
	Aurum stibiatum sulf. D 2–D 3 Tabl., 5 x tägl. 1 Tabl.	Maulvolle Expektoration
	Kreosotum D 4 Liqu. und Tabl., 5 x tägl. 1 Tabl.	Infernalisch riechender Auswurf Weinerlicher Typ
	Kalium stibyltartaricum D 4 Dil., 2stündl. 5 Tr.	Laut zu hörendes grobblasiges Schleimrasseln über der Lunge
Bronchiolitis der Kinder	*Dactylopius coccus* D 2 Trit., 2stündl. 1 Msp.	Husten mit zähem, fadenziehendem Sekret Gänseschmalzwickel

Klinische Diagnose	**Homöopathische Therapie**	**Diagnostische und therapeutische Tricks**
	Drosera D2 Tabl., 2stündl. 1 Tabl. Tabl. wirken besser als Dil. oder Glob,	Krampfartige Hustenanfälle, besonders nachts mit zähem Schleim
Bursitis praepatellaris	*Apis mellifica* D3 Dil., 2stündl. 5 Tr.	Brennschmerz, Berührungsempfindlichkeit
	Bryonia cretica D2 Dil., 2stündl. 5 Tr.	Bewegungsschmerz, Druck bessert
Cholezystopathie	*Pulsatilla patens* D4 Dil., 2stündl. 5 Tr.	Fettintoleranz, Meteorismus, besonders nach Gravidität
	Bryonia cretica D3 Dil., 2stündl. 5 Tr.	Akute Entzündung Bewegungsverschlimmerung, großer Durst, Druck bessert, cholerisch
	Chelidonium majus D3, D4 Dil., 2stündl. 5 Tr.	Schmerz zum rechten Schulterblatt, Übelkeit, Meteorismus
Colitis	*Hydrargyrum stibiato sulfuratum* D3 Tabl., 6 x tägl. 1 Tabl.	Tenesmen, häufiger Stuhlgang, appetitlos
	Aloe D3 Tabl.,/Dil., 6 x tägl. 1 Tabl. oder 5 Tr.	Sphinkterschwäche, Brennen und Jucken im After, Tenesmen, Gieriger Hunger
	Sulfur D6 Dil., 3 x tägl. 5 Tr.	Durchfälle treiben aus dem Bett
Delirium tremens	*Sambucus nigra* D10 Dil., 2 x tägl. 5 Tr.	
Drüsenschwellung	*Hydrargyrum bijodatum* D3 Tabl., 3 x tägl. 1 Tabl.	Drüsenschwellung bei eitrigen Entzündungen des Rachens

Klinische Diagnose	Homöopathische Therapie	Diagnostische und therapeutische Tricks
	Arsenicum jodatum D 4 Dil., 3 x tägl. 5 Tr.	Schmerzen haben brennenden Charakter, Drüsen sehr empfindlich, Wärme bessert
	Calcium jodatum D 3 Tabl., 3 x tägl. 1 Tabl.	Hartnäckige Drüsenschwellungen, lange nach abgeklungener Entzündung
Durst	*Acidum arsenicosum* D 6 Tabl., 3 x tägl. 1 Tabl.	Häufiger Durst nach kleinen Schlucken
	Bryonia cretica D 3 Dil., 3 x tägl. 5 Tr.	Riesiger Durst auf große Menge kalten Wassers
	Phosphorus D 6 Dil., 3 x tägl. 5 Tr.	Verlangen nach kaltem Trinken und Essen
	Strychnos nux vomica D 6 Dil., / Tbl., 3 x tägl. 5 Tr. oder 1 Tabl.	Hat viel Durst, aber nach Genußmitteln Andere kalte Getränke mag er nicht
Ekel (beim Geruch oder beim Denken an Essen)	*Anamirta cocculus* D 6 Dil., 3 x tägl. 5 Tr.	Kinetosen
	Colchicum autumnale D 4 Dil., 3 x tägl. 5 Tr.	Übelkeit und Ohnmacht vom Geruch kochender Speisen
	Kreosotum D 6., Dil., 3 x tägl. 5 Tr.	Kann üblen Geruch nicht leiden, trotzdem seine Sekrete und Ausdünstungen übelriechend sind
Enuresis (bei Knaben)	*Atropinum sulfuricum* D 6 Dil., 1 Std. vor dem Zubettgehen und direkt davor 5 Tr.	Bei aufgeregten Kindern
	Ferrum sesquichloratum solutum D 3 3 x tägl. 5 Tr.	Bei anämischen Kindern

Klinische Diagnose	**Homöopathische Therapie**	**Diagnostische und therapeutische Tricks**
	Kreosotum D 6 Dil., 3 x tägl. 5 Tr.	Bei schwer erweckbaren Kindern
	Sepia officinalis D 6 Dil. 3 x tägl.5 Tr.	Bettnässen in der ersten Stunde des Schlafens
Enuresis	*Eupatorium perfoliatum* D 6 Dil., *und Equisetum arvense* D 6 Dil., in tägl. Wechsel 3 x tägl. 5 Tr.	
Exostosen Fersensporn	*Hekla lava* D 2, Tabl. 3 x tägl. 1 Tabl. bei *Hekla lava* D 6 Tabl., 3 x tägl. 1 Tabl.	
Fissuren an den Lippen	*Acidum nitricum* D 4 Dil., 3 x tägl. 5 Tr. im Mund halten	Splittergefühl
	Graphites D 4 Tabl. 3 x tägl. 1 Tabl. 5 %ige Graphitsalbe lokal	Lymphatisch-pastöser Habitus
	Chamomilla recutita D 3 Dil., alle 2 Std. 5 Tr.	Fissuren in der Mitte der Unterlippe und in den Mundwinkeln
Fisteln	*Acidum silicicum* D 6 Tabl. 3 x tägl. 1 Tabl.	Fisteln nach Verletzungen, Operationen, Verwundungen. Selbst alte Granatsplitter und andere Fremdkörper werden bei langer Einnahme abgestoßen *Kein Abstoßen von Implantaten!*
	Calcium fluoratum D 2 Tabl., 3 x tägl. 1 Tabl.	Knochen- Zähne- Ohrfisteln
Frakturen	*Symphytum officinalis* D 4 Dil., 1stündl. 5 Tr.	Hilft schnell bei Schmerzen nach Frakturen

Klinische Diagnose	Homöopathische Therapie	Diagnostische und therapeutische Tricks
Frostbeulen	*Artemisia abrotanum* D2 Dil., 3 x tägl. 5 Tr.	*5 bis 10%ige Salbe lokal*
	Amanita muscaria D6 Dil., 3 x tägl. 5 Tr.	Alte Frostbeulen, die jedes Jahr neu juckende und brennende Schmerzen machen
	Petroleum D6 Dil., 3 x tägl. 5 Tr.	Haut rauh und empfindlich, Winterverschlimmerung
Gerstenkorn	*Delphinium staphisagria* D4 Dil., 2stündl. 5 Tr. bei akuten Zuständen; im Intervall 1 x monatl. 5 Tr. D30	
Globusgefühl im Hals	*Strychnos ignatia* D4 Dil., 3 x tägl. 5 Tr.	Widersprüchliche Symptome
	Ferula asa-foetida D3 Dil., 3 x tägl. 5 Tr.	Übelriechendes Aufstoßen, empfindsam
	Strychnos nux vomica D6 Dil., 3 x tägl. 5 Tr.	Falstaff-Typ, cholerischer Gourmand mit Halsbeschwerden
Heiserkeit	*Arisaema triphyllum* D2–D3 Tabl., 2stündl. 1 Tabl. lutschen	Heiserkeit der Redner und Sänger Schmerzhafter Husten, Gefühl von rohem Fleisch im Hals
	Phosphorus D6 Dil., 2stündl. 5 Tr.	Sänger-Heiserkeit, besonders bei Wechsel von kalt zu warm und warm zu kalt
	Argentum metallicum D4 Tabl. 2–3 x tägl. 1 Tabl. lutschen	Tonlose Stimme der Kinder

Klinische Diagnose	**Homöopathische Therapie**	**Diagnostische und therapeutische Tricks**
	Aluminium oxydatum D 6 Tabl. 2stündl. 1 Tabl.	Nach langen Reden – Heiserkeit mit Trockenheit im Hals
	Paris quadrifolia D 3 Dil., 2stündl. 5 Tr.	Heiserkeit, die bei jeder Belastung der Stimme wiederkehrt
Herpes zoster	*Rhus toxicodendron* D 4 Dil., 5 x tägl. 5 Tr.	Schmerzen, besonders in Ruhe, einfache Herpesbläschen
	Daphne mezereum D 4 Dil., 2stündl. 5 Tr.	Brennschmerz, nächtliche Verschlimmerung, leichte Gangräne
	Acidum arsenicosum D 12 Dil., 2 x tägl. 5 Tr.	Brennende Schmerzen bei allgemeinem Frieren. Gangräne Völlige Erschöpfung
	Ranunculus bulbosus D 3 Dil., 2stündl. 5 Tr.	Interkostalneuralgien im Abklingen und nach Herpes
	Cimicifuga racemosa D 1 und D 2 Dil., 4 x tägl. 5 Tr.	Neuralgien nach Herpes zoster, besonders im Klimakterium
Herzneurose	*Ferula moschata* D 2 Dil., 3 x tägl. 5 Tr. im Anfall 2stündl.	Nervöse Typen mit vasomotorischen Reizleitungsstörungen Paroxysmale Tachykardie
	Kalium carbonicum D 6 Tabl., 3 x tägl. 1 Tabl.	Angst, Blässe , Frostigkeit. Gefühl, als hänge das Herz an einem Faden
	Lilium lancifolium D 3 Dil. Im Anfall alle 1/2 Std. 5 Tr.	Neurotische Herzbeschwerden tetanischer Art, im im Prä- und Postklimakterium

Klinische Diagnose	**Homöopathische Therapie**	**Diagnostische und therapeutische Tricks**
Hordeolum	*Delphinium staphisagria* D4 Dil., 3 x tägl. 5 Tr.	Besonders bei rezidivierendem Hordeolum
	Hepar sulfuris D3–D6 Tabl., 2stündl. 1 Tabl.	Bei starker Entzündung mit Eiterung
	Acidum silicicum D6 Tabl., 4 x tägl. 1 Tabl.	Bei schlecht heilendem Hordeolum
Hyperkeratose	*Stibium sulfuratum nigrum* D4 Tabl. 3 x tägl. 1 Tabl.	Verhornungen an den Fußsohlen, Hühneraugen, Warzen an den Fingern und Zehen
	Petroleum D4 Dil., 3 x tägl. 5 Tr.	Winterverschlechterung, Schwielen an den Füßen, aber auch an Händen, Nacken und anderen Körperteilen
Impffolgen	*Thuja occidentalis* D12 Dil., 1 x tägl. 5 Tr. D30 1 x in der Woche 5 Tr.	Impffolgen an Haut und Nervensystem, Frostigkeit
	Acidum silicicum D30 Tabl. 1 x 1 Tabl. in der Woche	Ekzeme und konstitutionelle Schwächezustände nach Impfungen und unterdrücktem Schweiß
	Daphne mezereum D12 Dil., 1 x tägl. oder D30 1 x wöchentl. 5 Tr.	Impffolgen mit ekzematösen Veränderungen und Neuralgien. Wärme (besonders offenes Feuer), auch Bettwärme verschlimmert und Wasser
	Kalium chloratum D12 Dil., tägl. 5 Tr.	Impffolgen, besonders als rezidivierende Schleimhautkatarrrhe der oberen Luftwege

Klinische Diagnose	**Homöopathische Therapie**	**Diagnostische und therapeutische Tricks**
Impotenz (männlich)	*Vitex agnus-castus* D 4 Dil., 3 x tägl. 5 Tr.	Sexuelle Schwäche und depressive Stimmungslage
	Dieffenbachia seguine D 1 Dil., 3 x tägl. 5 Tr.	Mangelnde Libido, Ejaculatio praecox
	Turnera diffusa D 1 Dil., 3 x tägl. 5 Tr.	Libido normal, aber sexuelle Schwäche
	Acidum phosphoricum D 3 Dil., 3 x tägl. 5 Tr.	Heftige Libido, mangelnde Erektion, Schwäche-Pollutionen
	Kalium phosphoricum D 6 Tabl., 3 x tägl. 1 Tabl.	Allgemeine Nervenschwäche, sexuelle Schwäche, Kreuzschmerzen
	Lycopodium clavatum D 6 Dil., 3 x tägl. 5 Tr.	Präsenile Impotenz Libido positiv, Erektion schlecht
Inkontinenz der Blase	*Causticum Hahnemanni* D 3 Tabl., 4 x tägl. 1 Tabl.	Beim Husten, Niesen und Lachen tröpfelt Urin
Insektenstiche	*Apis mellifica* D 3 Dil., alle Std. 5 Tr.	*Apis* D 1, *lokal* betupfen. Stechen, Brennen, Jucken, Schwellung
	Ledum palustre D 3–D 4 Dil., alle 10 Min. 5 Tr.	Schmerzen, Jucken, Verlangen nach Kälte (Wenn *Apis* nicht hilft, nach 1 Std. *Ledum)*
	Lachesis muta D 12 Dil., 2 x tägl. 5 Tr.	Lang andauernde Beschwerden nach Insektenstich
Hinken intermittierend	*Secale cornutum* D 3–D 4 Dil., 2stündl. 5 Tr.	Schmerzen nach kurzer Gehstrecke. Wadenkrampf, Wärme verschlimmert. Fußbad in Eiswasser bessert

Klinische Diagnose	Homöopathische Therapie	Diagnostische und therapeutische Tricks
	Acidum arsenicosum D6 Dil., 3stündl. 5 Tr.	Schmerzen nach kurzer Gehstrecke, Wadenkrampf. Wärme bessert
Juckreiz	*Opium* D6 Dil., 3 x tägl. 5 Tr.	Hautjucken ohne Befund
	Caladium D3 Dil., 3 x tägl. 5 Tr.	Hautjucken der Vulva
	Urtica urens D2 Dil., 3 x tägl. 5 Tr.	Hautjucken mit wechselnd lokalisierter Urtikaria
	Rumex crispus D2 Dil., am Abend 2 x 5 Tr.	Hautjucken beim Auskleiden
Knochenbrüche (Schmerzen)	*Symphytum officinalis* D4 Dil., alle Std. 5 Tr.	Bei Schmerzen nach Knochenbruch
	Phosphorus D12 Dil., 1 x tägl. 5 Tr.	Bei langdauernden Schmerzen nach Knochenbruch und allg. Schwäche
Konjunktivitis	*Apis mellifica* D3 Dil., 2stündl. 5 Tr.	Lichtscheu, stechende Schmerzen
	Euphrasia officinalis D2 Dil., 2stündl. 5 Tr.	Tränen haben ätzenden Charakter
	Aluminium oxydatum D12 Dil., 3 x tägl. 5 Tr.	Chronische Konjunktivitis
Konzentrationsmangel	*Myristica fragrans* D4 Dil., 3 x tägl. 5 Tr.	»Ich wollte doch noch etwas erledigen? Wer denn? Was denn? Wo denn?«
Lampenfieber	*Argentum nitricum* D12 Dil., 2 x tägl. 5 Tr.	Erwartungsangst vor Auftritt, Examen, etc.
	Gelsemium sempervirens D12 Dil., 2 x tägl. 5 Tr.	Vegetative Störungen und Kopfschmerzen bei Lampenfieber

Klinische Diagnose	**Homöopathische Therapie**	**Diagnostische und therapeutische Tricks**
	Piper methysticum D 4 Dil., 3 x tägl. 5 Tr.	Weiß alles! Im Augenblick der Prüfung black out!
	Strophanthus gratus D 2 Dil., 3 x tägl. 5 Tr.	2–3 Wochen vor dem Examen zum Abbau der Erwartungsängste
Meteorismus	*Raphanus sativus* D 2 Dil., 3 x tägl. 5 Tr.	Heftige Gasbildung im Darm und Folge von Leber-Erkrankungen
	Momordica balsamica D 1 Dil., 3 x tägl. 5 Tr.	Gas in der li. Flexur
	Collinsonia canadensis D 1 Dil., 3 x tägl. 5 Tr.	Obstipation, Gasansammlung, Bauchplethora
	Carbo vegetabilis D 6 Tabl., 3 x tägl. 1 Tabl.	Blähbauch nach dem Essen
Muskelzuckungen	*Cuprum aceticum* D 4 Dil., 3 x tägl. 5 Tr.	Muskelzuckungen in großen gestreiften Muskeln
	Zincum metallicum D 6 Tabl., 3 x tägl. 1 Tbl.	Fibrilläre Zuckungen in kleinen Muskeln der mimischen Muskulatur
Nachtschweiße	*Acidum phosphoricum* D 2 Dil., 3 x tägl. 5 Tr.	Andauernde schwächende Nachtschweiße
	Salvia officinalis D 1 Dil., 3 x tägl. 5 Tr.	Nachtschweiße ohne Modalitäten
Narbenbeschwerden	*Graphites* D 6 Tabl. 3 x tägl. 1 Tabl.	Narbenkontrakturen, täglich 1mal mit Graphites-Salbe einreiben
Ohrenklingeln	*Acidum salicylicum* D 2 3 x tägl. 5 Tr.	Tinnitus, Schwindel, Schweiße

Klinische Diagnose	**Homöopathische Therapie**	**Diagnostische und therapeutische Tricks**
	Chininum sulfuricum D6 Tabl., 3 x tägl. 1 Tabl.	Tinnitus und Schwindel
	Barium chloratum D4 Tabl., 3 x tägl. 1 Tabl.	Tinnitus und Arteriosklerose
	Cimicifuga racemosa D1 Dil., 3 x tägl. 5 Tr.	Tinnitus, Klimax, Depression
	Viscum album D2 Dil., 3 x tägl. 5 Tr.	Hochdruck und Tinnitus
	Pulsatilla patens D4 Dil., 3 x tägl. 5 Tr.	Wenn alle Mittel versagen und die Konstitutionsmodalitäten stimmen
Panaritium	*Virola sebifera* D2 Dil., 2stündl. 5 Tr.	Bei akutem Panaritium
	Acidum silicicum D6 Tabl., 2stündl. 5 Tr.	Bei rezidivierendem Panaritium
Schlafstörungen	*Coffea arabica* D30 Dil., abends 5 Tr.	Gedankenzufluß, Reizbarkeit, dauerndes Erwachen
	Cypripedium calceosus var. pubescens D6 Dil., abends 10 Tr.	Kinder wachen nachts auf, sind unnatürlich lustig und mutwillig
	Digitalis purpurea D3 Dil., 2 x abends 5 Tr.	Nächtliche Spontan-Dyspnoe mit Aufwachen aus dem Schlaf
	Zincum valerianicum D3 Tabl. vor dem Einschlafen 2 x 1 Tabl. in kurzem Abstand	Schlaflosigkeit mit unruhigen Beinen, restless legs!
	Ambra grisea D3 Dil., 2 x 5 Tr. vor dem Schlafengehen	Am Abend sehr müde, aber hellwach, sobald er liegt
	Nitroglycerinum D4 Dil., 2 x 5 Tr. vor dem Schlafengehen	Kann wegen Herzklopfen nicht einschlafen

Klinische Diagnose	Homöopathische Therapie	Diagnostische und therapeutische Tricks
	Cimicifuga racemosa D 1 Dil., 3 x tägl. 5 Tr.	bei klimakterischen Depressionen
Singultus	*Atropa belladonna* D 3 Dil., 1/2stündl. 5 Tr. auf die Zunge	Klopfende Pulse, Durst, Hautrötung
	Hyoscyamus niger D 3 Dil., 1stündl. 5 Tr.	Angst, Blässe, Nervosität
	Cuprum metallicum D 6 Tabl. 1stündl. 1 Tabl.	Nächtliche Verschlimmerung
Sphinkterschwäche	*Aloe* D 3 Dil., 3 x tägl. 5 Tr.	Plötzlicher Stuhldrang bei Nacht und am Vormittag (»Winde mit falschem Freund«)
	Sulfur D 6 Dil., 3 x tägl. 5 Tr.	Plötzlicher Stuhldrang beim Erwachen. Treibt aus dem Bett
Sonnenstich	*Apis mellifica* D 3 Dil., 1stündl. 5 Tr.	Durstlos, Ödem, glasige Schwellung (Cri encéphalique)
	Atropa belladonna D 3 Dil., alle 2 Std. 5 Tr.	Rötung des Gesichts, Trockenheit der Schleimhäute, Meningismus
Tonsillen-Hypertrophie	*Barium jodatum* D 3 Tabl., in tägl. Wechsel mit *Calcium jodatum* D 3 Tabl., 3 x tägl. 1 Tabl.	Große Tonsillen, auch ohne rezidivierende Entzündung
Ulcus cruris	*Calcium fluoratum* D 6 Tabl. 3 x tägl. 1 Tabl.	Große Geschwüre, stechende Schmerzen am Abend und nachts
	Acidum arsenicosum D 6 Dil., 2 x tägl. 5 Tr.	Kleine Ulzera, nächtl. Verschlimmerung, Brennschmerz

Klinische Diagnose	**Homöopathische Therapie**	**Diagnostische und therapeutische Tricks**
	Hamamelis virginiana D1–D2 Dil., 3 x tägl. 5 Tr.	Stauungsschmerzen, besonders beim Stehen Bei Verbandwechsel Blutung
Warzen	*Thuja occidentalis* D6 Dil., 3 x tägl. 5 Tr.	
		Äußerlich *Thuja*-Tinct. 2 x tägl. eintupfen
Xanthelasmen	*Sepia officinalis* D6 Dil., 3 x tägl. 5 Tr.	Klimakterium
Zerebralsklerose	*Barium carbonicum* D3 Tabl. 3 x tägl. 1 Tabl.	Retardierte Personen
	Viscum album D2 Dil., 3 x tägl. 5 Tr.	Kopfschmerzen bei Sklerose, nachts empfiehlt sich Tragen einer Wollmütze (guter Erfolg)
Zuckungen	*Zincum valerianicum* D3–D4 Tabl., 4 x tägl. 1 Tabl.	restless legs

Homöopathische Konstitutionsmittel von A–Z

Homöopathische Konstitutionsmittel haben, was den Begriff der Konstitution anbelangt, nichts gemein mit den bekannten Konstitutionstypen der Anthropologie und der Klinik. Es handelt sich um Arzneimittel, die aufgrund ihrer Anwendungsweise empirisch ihre Heilwirkung erwiesen haben, und zwar bei einer Gruppe von Kranken, die entsprechend dem Arzneimittelbild bestimmte Konstitutionsmerkmale aufweisen. So kann man also richtiger von Konstitutionsmitteln reden, die bei Typen einen wirksamen Effekt haben, die den Symptomen dieses Arzneimittels entsprechen.
Auch die Homöopathie als therapeutische Richtung hat ein ihr adäquates und unentbehrliches Wissen, das zu dem Handwerkszeug gehört. Die Homöopathie wird Höchstleistungen erbringen, wenn sie sorgfältig nach *Hahnemann*schen Vorschriften durchgeführt wird. Um ein sehr hohes Ziel zu erreichen, müssen wir uns auch aus der Starre der Regel entfernen und eine höherliegende Wertung einführen.
So gesehen, kommen wir zu einer Ganzheitsbetrachtung des Menschen, d.h. zu einer modernen, neuen und für viele noch ungewohnten Schau. Die therapeutische Nutzung temperamentmäßiger, charakterlicher und konstitutionell vorhandener Gegebenheiten gehört mit zu den Hauptleistungen der Homöopathie, die aber gerade dadurch für Außenstehende oft unverständlich wird. Bei einer solchen Ganzheitsbetrachtung finden wir plötzlich die Zugehörigkeit bestimmter Arzneimittel zu bestimmten Menschentypen. Bei starker Übereinstimmung sehen wir dann eine besonders gute Wirkung des zugeordneten Mittels. So können wir Arzneimitttel bei funktionellen Störungen im somatischen und im psychischen Bereich therapeutisch anwenden. Diese Mittel werden auch als personotrope Arzneimittel bezeichnet.
Bei der Behandlung mit Konstitutionsmitteln tritt in der Homöopathie die klinische Diagnose deutlich in den Hintergrund. Sie darf nicht vernachlässigt werden, wird aber bei der Wahl des Konstitutionsmittels kaum eine Rolle spielen. Die klinische Diagnose geht von morphologischen Zuständen des Krankheitsgeschehens in Form objektiver Symptome aus, die Konstitutionsbehandlung stützt sich in allererster Linie auf die subjektiven Symptome. Hier sind es die individuellen Charakter- und Gemütssymptome, zusammen mit den sogenannten Modalitäten, die einen hohen Stellenwert haben in der Gesamtheit der Symptome. Auf diese Weise gelingt es dann, von einer großen Zahl von Arzneimitteln ein Portrait zu zeichnen, das fast den Charakter einer Persönlichkeit hat. Das führt zwar zunächst zu einer Kluft zwischen klinischem Denken und Homöopathie, doch bietet es im Endeffekt einen wesentlich leichteren Zugang zum Kranken.
Nicht alle Konstitutionsmittel-Bilder sind gleichmäßig klar zu zeichnen und leicht erkennbar. Manche zeigen nur schemenhafte Umrisse, andere wieder lassen Einzelheiten deutlich hervortreten. In den seltensten Fällen gibt es ein deckungsstarkes Bild. Doch wird man aus den einzelnen Arzneimittel-Portraits heraus leicht eine Ähnlichkeit mit dem einen oder anderen Konstitutions- oder Verhaltenstyp eines Patienten herausschälen können.

Im Rahmen dieses Buches ist es nicht möglich, alle Konstitutionsmittel in allen Einzelheiten aufzustellen, so daß ich mich entschlossen habe, nur die wichtigsten Arzneimitteltypen als Konstitutionstypen mit ihren Leitsymptomen und wesentlichen Eigenschaften knapp gerafft darzustellen.

Acidum arsenicosum

(Arsenicum album)

D 30

Der Arsentyp beim Erwachsenen zeigt immer Zeichen von Entkräftung oder Kräfteverfall, hat meist eine wächserne oder zarte Haut, mitunter faltig, aber auch gedunsen, er ist voller Angst und Unruhe.

Charakterlich ein Pedant voller Querelen. Neuropathisch verkrampfte Persönlichkeit mit Gedanken an Tod und Suizid. Die Schmerzen haben immer brennenden Charakter, es besteht heftiger Durst auf kleine Mengen Flüssigkeit. Häufig Hautleiden, Allergien und gastritische Beschwerden.

Hauptverschlimmerung ist Mitternacht bis 3 Uhr morgens.

Wärme und frische Luft bessert.

Acidum phosphoricum

D 30

Es ist das Mittel meist junger Menschen mit asthenischem Habitus. Sie sind schlapp und *schwach nach jeder kleinen Anstrengung*, gleichgültig, apathisch, sanft und unterwürfig. Stolpern beim Gehen, schwitzen leicht und sind kälteempfindlich. Immer wieder bestehendes Ruhebedürfnis. Folgen von Heimweh, Kummer, Sorgen und unglücklicher Liebe.

Besserung durch Ruhe und Wärme.

Aluminium oxydatum *(Alumina)*

D 30

Magere, schwächliche und frostige Menschen. Sie sind vom Eindruck her vorgealtert und etwas »zusammengeschrumpft«. Trockene Haut und Schleimhäute.

Depressiv bis hypochondrisch.

Zwangsvorstellungen voller Befürchtungen beim Aufwachen. Schwindel und Zucken der Augenlider. Gangunsicherheit. Koordinationsstörungen der Skelettmuskulatur. *Kann keinen Hut tragen* (Kopfschmerzen).

Apis mellifica

D 30

Sehr geschäftige, dauernd bewegte, äußerst aktive und kreative Menschen. Sexuell immer erregt. Bei allem Handeln aber albern und ungeschickt. Allergische Hauterscheinungen, besonders Ödeme.

Will sich nicht berühren lassen.

Trotz der großen Motorik schwermütig, weinerlich und traurig. *Sehr eifersüchtig.*

Alle Beschwerden kommen plötzlich und heftig.

Besserung durch Kälte, Bewegung und frische Luft. Wärme verschlimmert.

Argentum nitricum

D 30

Magerer, ausgetrockneter, fahl aussehender Neurotiker, der viel älter aussieht, als er ist. Scharfe Gesichtszüge, schmutzig graue Hautfarbe. Eiliges, gehetztes, hastiges und streßgeladenes Wesen, dem alles und alle zu langsam sind. Möchte sich am liebsten selbst überholen.

Erwartungsängste, Neurosen. Folgen von übergroßem Ehrgeiz. Viel Meteorismus und überlautes Kollern im Bauch. *Verlangen nach Süßigkeiten, die nicht vertragen werden.* Liebt Kälte, fröstelt aber, wenn nackt.

Aurum metallicum

D30

Aktive, cholerische Pykniker und *Plethoriker*, meist mit Hypertonie. Das Gesicht ist rot mit zyanotischem Teint. Depressiv-hypochondrische Melancholie mit Suizidgedanken. Verträgt keinen Widerspruch. Starke Aktivitäten wechseln ständig mit Grübeleien. Ohrensausen, Präkordialangst.

Besserung durch Wärme, Verschlimmerung durch Kälte.

Barium carbonicum

D30

Körperliche und geistige Retardierung bei Kindern und bei alten Menschen. Kopfschmerzen, Schwindel, Schlaflosigkeit und Intelligenzdefizit. Greise sind meist mißtrauisch, dabei aber kindisch. Werden nachts durch Juckreiz geplagt. Trockener Husten bei Nacht im Liegen. Ältere Menschen, sind kontaktarm, scheu und glauben immer, daß man über sie lache. Fußschweiß mit ungutem Geruch.

Calcium carbonicum Hahnemanni

D30

Es ist dies ein Arzneimittel, das besonders im Kindesalter relevant ist. In der ersten Lebenszeit meist blonde, blauäugige Kinder mit Störungen des Kalkstoffwechsels mit Vitaminmangelzuständen. Verzögerter Fontanellen-Schluß, Kopfschweiße, Epiphysenverdickungen und Dentitionsstörungen. Gasbauch, aufgeschwemmt, aber auch abgemagert trotz gutem Appetit. *Verzögertes Laufen-* und *Sprechenlernen.* Später werden es *lymphatische Kinder*, pastös, depressiv ängstlich, mit Drüsenschwellungen, Ekzeme, empfindlich gegen Kälte und Feuchtigkeit. In der Schule interessenlos und träge, rasch ermüdbar. In der Pubertät Unterfunktion der Ovarien und damit retardierte Geschlechtsentwicklung.

Beim Erwachsenen Neigung zu Adipositas mit Schwitzen, aber häufiger Erkältlichkeit, dabei Kräftemangel, Schlaffheit. Katarrhe der Atemwege und Rheumatismus. Ekzeme. Mutlosigkeit, Schwarzsehen, Herzklopfen, Atemnot.

Verschlimmerung durch geistige und körperliche Anstrengung.

Calcium phosphoricum

D30

Zartgliedrige, überempfindliche, asthenische Menschen mit wenig Energie. Sie sind lebhaft und beweglich bis zur Nervosität, dabei ängstlich und schreckhaft und zeigen ein schlechtes Konzentrationsvermögen. *Nach geistiger Arbeit sofort ermüdet und erschlafft.* Schulkopfschmerzen, Schweißneigung. Schwäche der Wirbelsäule. Verlangen nach Salz und Geräuchertem.

Carbo vegetabilis

D30

Ist an seinem langen, hageren und zyanotischen Gesicht zu erkennen, an seinem Lufthunger und seinem kurzen Atem. Es besteht *großer Mangel an Lebenswärme.* Auffallend häufiges Aufstoßen mit ranzigem Geschmack bei großer Flatulenz. Daneben kalte Schweiße, Verlangen nach frischer Luft und Kollapsneigung.

Verschlimmerung bei feuchtwarmem Wetter, bei langem Stehen. Teilnahmslose Stimmung mit völliger Lustlosigkeit zu arbeiten. Daneben aber Reizbarkeit und läppische Fröhlichkeit.

Chamomilla recutita (*Chamomilla*)

D30

Chamomilla-Patienten können sich wahnsinnig schnell über jede Kleinigkeit ärgern, verlieren dabei die Selbstbeherrschung und nehmen keine Rücksicht auf

ihre Umgebung: Sie schreien und ächzen und sie lassen Luft ab. In diesem Zustand kommt es dazu, daß ein kleines eingeklemmtes Gaspartikelchen im Darm unerträgliche Krampfschmerzen macht, – die Beschwerden werden erst besser, wenn die Luft entweichen kann. Das Luftablassen im somatischen und im psychischen Bereich ist ein wesentliches Moment, begleitet von unbeherrschter Reizbarkeit, übertrieben dargestellten Affekten; Kleinigkeiten haben großen Stellenwert. Schmerzen und Krämpfe treten in der Nacht auf. Der Patient kann nicht schlafen, ist übererregt, findet keine Ruhe.
Chamomilla ist nie geeignet für einen ruhigen, gelassen wirkenden und stillen Patienten.

Causticum

D30
Causticum ist in der gesamten homöopathischen Pharmakopoe das einzige alkalische Mittel, also die einzige Lauge. Causticum-Menschen sind in tiefster Seele aus-gelaugt oder aus-geäzt von ihrem Leben, von Leiden, Verdruß, Gram, Kummer; aber auch Mitleid spielt eine große Rolle. Bei richtiger Indikation haben wir in Causticum ein wirksames Mittel.
Es sind blasse, psorische Schwächlinge mit einer Verstimmung im Sinne von hoffnungsloser Traurigkeit durch Sorgen, verbunden mit viel Weinen. Leiden und Tod eines nahestehenden Menschen werden intensiv miterlebt. Tränen sind das eine große Merkmal bei Causticum-Menschen, leidvolle Erlebnisse das andere. Die dritte typische Eigenschaft ist, aus Mitleid krank zu werden oder mit anderen zu leiden, weil man ihnen nicht vollkommen helfen kann. Irgendwann, wenn die Fähigkeit, alles zu tragen, überschritten ist, dann kann ihnen auch einmal der Kragen platzen. Man muß diese Patienten sich einmal Luft machen lassen und kann dann wirklich sehr gut helfen; sie sind im wesentlichen friedlich und bescheiden.
Trotz aller Schwäche brauchen sie viel Bewegung. Sie frieren ständig und es gelingt ihnen nie, sich so warm zuzudekken, daß diese Wärme ihnen Erleichterung bringt. Im Verlauf von langdauernden Infektionen kommt es häufig zu Lähmungen: Stimmbandlähmung, Lähmungen im Gesicht, selten an Extremitäten, aber auch zu Lähmungen der glatten Muskulatur und damit zu Inkontinenz von Blase und Darm.
Alle Folgen von *Verbrennungen* sind sowohl lokal als auch konstitutionell mit Causticum gut zu behandeln.

Cimicifuga racemosa (*Cimicifuga*)

D30
Klimakterium. Motorisch und psychisch unruhige Frauen mit Muskelzuckungen, meist mager und etwas blaß. Hat einen flackerigen Blick mit halonierten Augen. Kann niemandem in die Augen sehen. Sehr deprimiert, Furcht vor Tod, Schwäche im Kreuz. Bei jeder Gelegenheit sofort Migräne. Schneller Wechsel einer faszinierend großen Skala von Symptomen.

Graphites

D30
Faule, fette, verstopfte, viel essende und frostige Menschen. Blaß, obstipiert, *Neigung zu Hauterscheinungen* mit übelriechendem Sekret. Narbenkeloide, Rhagaden, Hände kalt. Es besteht trotz hohem Gewicht immer *Heißhunger.* Durch viel Essen wird alles besser. Große Sensibilität gegenüber äußeren Eindrücken. Sonst aber *phlegmatisch* und melancholisch. Fuß- und Nachtschweiße, übelriechend.

Hyoscyamus

D30
Junge Mädchen und alte Männer, auch Alkoholiker finden wir unter diesen meist reizbaren, »hysterischen Patienten«. Hyoscyamus zählt zu den Solanaceen, zu deren Charakteristik die psychische Alteration gehört, doch ist sie hier nicht so aktiv, weniger gewalttätig und nicht so energisch. Die depressiven oder manischen Zustände sind meist leichterer Art, die Patienten bleiben introvertiert. Sie zupfen an der Bettdecke oder an ihren Kleidern herum, zählen Geld, spielen mit der Halskette. Reizen darf man sie nicht oder man riskiert, daß sie explodieren. Äußerlich ist Hyoscyamus sehr ansprechend und setzt dies ein, zeigt sich z.B. gerne unbekleidet und kann den Arzt durchaus einmal damit überraschen, daß er seinen Patienten nackt unter (oder auf!) der Bettdecke vorfindet. Zu den Wesensmerkmalen gehören die Erotomanie in all ihren Höhen und Tiefen (auch die Lust am »sich nackt zeigen« ist hier einzuordnen), ferner sein Mißtrauen und in dessen Gefolge große Eifersucht, nagende Ängste, mitunter auch halluzinatorische Erlebnisse (dsgl. Muskelzukkungen) und schließlich das dritte Charakteristikum, die Hydrophobie.
Nebenbei: Die Hyoscyamus-Frau kann leicht eine Wochenbettpsychose entwikkeln.

Jodum

D30
Langer, schlanker, abgemagerter Typ, immer erregt, aber schwächlich als Mensch. *Hat ewig Hunger* und guten Appetit. Fahle Gesichtsfarbe. *Innere Unruhe* gesteigert bis zur Angst. Immerwährender Beschäftigungsdrang. Geistig sehr lebhaft, sprunghaft und vergeßlich infolge eines fahrigen Wesens. Geistige und körperliche Erschöpfbarkeit.
Verschlimmerung durch Wärme und Besserung durch Kälte und Bewegung.

Lachesis muta (Lachesis)

D30
Erstes erkennbares und wichtigstes Symptom ist die auffällige *Logorrhö.* Dabei Empfindlichkeit aller Sinne. Sehr aggressive, häufig auch exaltierte Menschen, nicht nur im Klimakterium.
Häufig Folgen erotischer Frustration. *Wilde Eifersucht* bei starkem Selbstbewußtsein in anderen Bereichen. Angst vor der Zukunft. *Enge Kleidungsstücke werden nicht vertragen.* Besserung aller Beschwerden durch Ausscheidung, Kälte und frische Luft.

Lilium lancifolium (Lilium tigrinum)

D30
Es ist das wichtigste Mittel bei *neurotischen* und hysteroiden *Herzbeschwerden im Klimakterium* und bei erotischer Frustration. Es sind sehr hastige, mitunter gewalttätige Neuropathen, die nicht stillsitzen können. Meist tagsüber schläfrig, dafür aber nachts aufgeweckt und sehr aktiv.
Trotz allgemeiner Frostigkeit bei kühler Luft Besserung. Die schlechteste Tageszeit ist der Nachmittag.

Lycopodium clavatum (Lycopodium)

D30
Sieht wegen seiner faltigen und schmutzig-gelben Haut mit dunklen Schatten unter den Augen sehr *viel älter aus, als er ist.* Er ist körperlich sehr schwach, aber im Gegensatz dazu von scharfem Verstande. Die obere Körperhälfte mager, im Gegensatz dazu die untere Körperhälfte aufgetrieben und dick. Gemütsmäßig melancholisch, reizbar, wird aber bei Widerspruch aufbrausend und aggressiv. Verlangen nach Essen mit Heißhunger,

aber rasche Sättigung infolge Völlegefühl. Verträgt keinen Gürtel. Wärme wird schlecht vertragen.
Deutliche *Verschlimmerung* aller Beschwerden zwischen 16 und 20 Uhr. Häufig ein Fuß kalt, ein Fuß warm.

Lycosa fasciiventris (*Tarantula*)

D30
Dieser Patient hat es immer eilig. Seine Ruhelosigkeit zeigt sich an Armen und Beinen, er wirft sich nachts im Bett hin und her und findet sich gelegentlich neben zerwühlten Bettlaken wieder. Wir können ihn auch auf der Autobahn erleben: Tarantula fährt mit Millimeterabstand auf seinen Vordermann auf, auch wenn dessen Tempo über 160 km/h beträgt. Dieses vielleicht eiligste Mittel der Materia medica homöopathica hat die Ruhelosigkeit auch auf emotioneller und geistiger Ebene. Aus der Unruhe kann schon einmal Angst erwachsen, ebenso aber große geistige Aktivität. Tarantula-Menschen handeln immer schnell. Alles was sie machen, denken, schreiben und sagen, muß schnell vor sich gehen; sie werden ungeduldig, wenn andere mitarbeiten. Das Nervensystem ist ungeheuer angespannt. Musik führt häufig zur Entspannung. Tarantula liebt den schnellen Rhythmus beim Tanz und in der Bewegung; hier wirken Tarantula-Frauen äußerst anmutig. Ihre Lust an der Aktivität hat auch starke erotische Züge; Tarantula geht mit ungeheurem Tempo vor und erleidet bald Schiffbruch. Das führt natürlich immer zu unruhigen, ängstlichen, aber auch zu grausamen Zuständen.
Schließlich haben wir in Tarantula ein Mittel für Patienten, die auf dem Sterbebett liegen und in einer ungeheuren motorischen und seelischen Unruhe die letzten Stunden ihres Lebens erleben. Ihnen hilft Tarantula, zur Ruhe zu kommen.

Natrium chloratum (*Natrium muriat.*)

D30
Mittel bei allen Beschwerden als Folge von Kummer, Liebesverlust und unsäglicher Eifersucht bei blonden, etwas frostigen Asthenikern. Die Abmagerung trifft besonders die Halsgegend. Sind melancholisch und verschlossen, dabei aber leicht aufbrausend, *lehnen jeden Zuspruch ab. Vergessen nie im Leben eine Kränkung. Großes Verlangen nach Salz* und Flüssigkeit, Abneigung gegen Brot und Fett. Sonne und Meer verschlimmern, schlechteste Tageszeit von 9 bis 11 Uhr am Vormittag.

Phosphorus

D30
Es sind geistig sehr regsame, schlanke, asthenische Menschen, hochgeschossen mit zarter, durchsichtiger Haut und glänzenden Augen. Charakteristisch ist die reizbare Schwäche: *»Möchte gern und kann nicht«.*
Leicht erschöpft bei geringer Belastung, kälteempfindlich, sehr sensibel. Überempfindlichkeit gegen alle Sinneseindrücke.
Erotismus, Neigung zu Blutung und zum Schwitzen. Bei Belastung Schwindel, Schmerzen haben brennenden Charakter.

Platinum metallicum

D30
Kommt häufiger bei Frauen vor. Es sind magere, dunkelhaarige Frauen und Mädchen, meist straff, hübsch und reizvoll. Trotz erheblichem Gefallen, den sie auslösen, sind sie psychisch kalt, hochmütig, überheblich, arrogant, egoistisch und verachtend, *auf alles herabschauend, was neben ihnen lebt.* Starke Überreizung des Sexualtriebes, Vaginismus. Äußerst starke Libido bei Abscheu vor Berührung. Kälte und Taubheitsgefühl an ver-

schiedenen Körperstellen. Tetanoide Krampfzustände, Schlaflosigkeit, Globusgefühl, Nymphomanie.

Pulsatilla patens *(Pulsatilla)*

D30

Pulsatilla gehört zu den schüchternen und *trostbedürftigen, häufig Tränen vergießenden,* aber phlegmatischen jungen Mädchen und Frauen (findet aber auch bei Männern Verwendung). Es besteht Frostigkeit an Händen und Füßen, Durstlosigkeit und Unverträglichkeit von fettem Fleisch.

Wärme wird schlecht vertragen, frische, kalte Luft bessert. Häufig vikariierende Symptomatik (Nasenbluten statt Menstruation). Einseitige Beschwerden sind typisch für Pulsatilla. Bei älteren Personen zeigt sich Pulsatilla in Form venöser Plethora.

Semecarpus anacardium
(Anacardium)

D30

Enorm starke Reizbarkeit und Aggression mit Grausamkeiten, Neurotiker mit Depressionen, trotz Neigung zu Gewalttätigkeit starke innere Angst. Der Geist ist sehr träge. *Steht in ständigem Widerspruch zu sich selber.* Fühlt sich immer wohler nach dem Essen. Häufig Hauterkrankungen.

Sepia officinalis *(Sepia)*

D30

Frauenmittel für das klimakterische Alter. Im Vordergrund steht die *Depression,* die *Resignation* und die *Opposition.* Es sind müde, verbrauchte, hagere Patienten mit schlaffer Bindegewebsfaser und schlechter Haltung. Sie zeigen eine düstere Miene und ein typisch egozentrisches Verhalten mit depressiver Stimmung. Ihre depressive Angst, ihr häufiges Weinen und die Vernachlässigung ihrer eigenen Familie machen sie unsympathisch. Dazu kommen noch Haßgefühle gegen die Gesellschaft. Alkoholverlangen. Widerwillen gegen Milch und Fleisch. Migräne. Schweiße, Wallungen.

Stibium sulfuratum nigrium
(Antimonium crudum)

D30

Ältere, meist verdrießliche Personen mit erheblicher Tagesschläfrigkeit und Mangel an Lebensfreude. Nachts ängstlich und schreckhaft, viel Gähnen bei unruhigem oder fehlendem Schlaf.

Viel Magen-Darm-Erkrankungen, Nagelwachstumsstörungen, Warzen, schmerzhafte Schwielen an den Fußsohlen, Ekzeme.

Leitsymptom: *Dick weiß belegte Zunge.*

Extreme Kälte und Hitze werden nicht vertragen.

Strychnos ignatia *(Ignatia)*

C30

Zarte, sensible, launische Patienten, meist Frauen und Kinder. Frauen sind voll Angst, verschlossen und können tagelang seufzen oder weinen. Widerspruch und Kränkungen werden aggressiv beantwortet, *sehr launenhaft mit raschem Affektwechsel.* Kommt das Essen kalt, will sie es warm. Ist man freundlich, wird sie ärgerlich. Ist man heftig, bockt sie. Lach- und Weinkrämpfe reziprok den Ereignissen. Kopfschmerzen durch Aufregung, geistige Arbeit, Tabak etc.

Folgen von Kummer und Aufregung und Liebeskummer.

Wichtiges Konstitutionsmittel der Widersprüche: »Die Ignatia-Leiche treibt immer stromaufwärts«.

Strychnos nux vomica *(Nux vomica)*

D30

Hitziger, mitunter auch boshafter, dunkelhaariger Mann mit gelblicher, blasser

Gesichtsfarbe. Morgens fühlt er sich sehr schlecht, ist ärgerlich und reizbar, wird aber nach dem Frühstück energisch, aktiv und herrschsüchtig. Zeigt alle Eigenschaften eines *keinen Widerspruch duldenden Cholerikers.* Ist streitsüchtig, zerstörungssüchtig. Es sind dies die streßgeplagten Business-Männer mit einer großen Neigung zu Exzessen in baccho et in venere. Häufig Hypertoniker mit Kälteempfindlichkeit.
Im vegetativen Leben besteht ausgesprochene Unordnung. *Große Liebe zu Genußmitteln,* aber unverträglich.

Sulfur

D30
Sulfur ist ein hagerer, häufig neurasthenischer Stubenhocker mit Neigung zum Philosophierer- und religiösem Sektierertum. Will mit anderen Menschen nichts zu tun haben, ist lustlos, arbeitsscheu, unbelehrbar und entschlußlos. Er hat eine ungesunde Haut mit blasser, gelblicher Gesichtsfarbe. Hat viel Jucken und Brennen, das sich in der Bettwärme verschlimmert und besonders an Haut- und Schleimhautgrenzen auftritt. Hat oft heiße Füße und streckt sie nachts unter der Bettdecke hervor. Große *Abneigung gegen kaltes Wasser.* Im Magen gegen 11 Uhr vormittags ein großes Flautegefühl. Süßigkeiten und geistige Getränke sind sehr begehrt, werden aber nicht vertragen. Obstipation und Durchfall wechseln miteinander ab. *Stehen ist eine schwierige Körperstellung* und schwer zu ertragen. Hat nachts häufig Hunger, aber Aversion gegen Fleisch und Milch. Riecht immer übel, schwitzt und ist schmuddelig. Neigt zum Entblößen. Man hüte sich aber, bei den aus Pflichtgefühl sauber gekleideten und sauber gewaschenen Männern mit großer Aktivität diesen schmutzigen und nicht gut riechenden Typ zu übersehen.

Thuja occidentalis *(Thuja)*

D30
Schwammige, schwache und *frostige Menschen,* häufige katarrhalische und rheumatische Affektionen, die ausgelöst oder verschlimmert werden durch Nässe, Kälte und Wetterwechsel, durch Aufenthalt in feuchten Gegenden, an Binnenseen, Mooren und durch Genuß stark wasserhaltiger Früchte.
Die Menschen sind reizbar, streitsüchtig und boshaft, dabei zerstreut und inkonsequent. Sie haben viele fixe Ideen. Haare sind glanzlos, Nägel verkrüppelt, der After ständig feucht.
Beschwerden beginnen häufig nach Impfungen.

Zincum metallicum

D30
Mürrische, bedrückte Menschen, sehr schweigsam, aber leicht nervös, reizbar, mitunter zornig. Es besteht eine große Überempfindlichkeit der Sinnesorgane. Am ganzen Körper das Gefühl eines inneren Zitterns. Abneigung gegen Fisch, Fleisch und Süßigkeiten. Allgemeine Muskelschwäche.
Leitsymptom ist die große Unruhe in den Beinen. Tagsüber sehr müde, nachts aber schlaflos.
Besserung durch Wärme, Verschlimmerung durch Kälte und Ruhe.
Wein verschlimmert.
Zincum gehört zu den wichtigsten Arzneimitteln des modernen Menschen, der gestreßt und leistungsgefordert seinen Anforderungen nicht immer gerecht werden kann und dadurch ins Schleudern kommt.

Bei den in diesem Kapitel aufgeführten Konstitutionsmitteln der Homöopathie kann kein Anspruch auf Vollständigkeit erhoben werden. Es handelt sich um die Auswahl der wichtigsten Arzneimitteltypen, denen wir tagtäglich am meisten begegnen und bei deren Gebrauch wir die besten Erfolge sehen. Der Fortgeschrittene wird noch viele Arzneimittel finden, die er als Konstitutionsmittel gebrauchen kann, immer dann, wenn der Weg über das Simile versperrt oder sehr schwierig ist.

Die Frage der Potenz ist gerade bei den Konstitutionsmitteln sehr schwierig. Man wird im allgemeinen mit einer D30, wie ich sie bei allen Mitteln angegeben habe, erfolgreich behandeln können, nur sollte man darauf achten, diese Gabe nicht zu häufig zu geben, sondern immer erst abzuwarten, bis der Effekt einer Gabe D30 sich erschöpft hat. Das kann drei Tage, aber auch drei Wochen dauern. Kommt es zu einer geringen Besserung, die nur einen Teil der Beschwerden zum Verschwinden bringt, dabei aber das Simile festzustehen scheint, kann man ohne weiteres höhere Potenzen, wie D200 usw. anwenden. Wichtig sind in jedem Fall bei der Behandlung mit Hochpotenzen nur sehr seltene Gaben. Im Falle einer Erstverschlimmerung kann es sonst passieren, daß durch häufige, hochpotenzierte Konstitutionsmittel alte, längst schlummernde Erkrankungen aufgeweckt werden und dann neue Probleme entstehen.

Ein persönliches Nachwort

Placebo – Arznei – Gebet

In allen Religionen dieser Welt spielt der Heilsgedanke eine große Rolle. Der Heilsgedanke, nicht nur im Sinne einer Reinigung von Schmutz, sondern auch im Sinne einer Reinigung von Krankheiten, zu gleicher Zeit aber auch ausgerichtet mit dem Verlangen nach innerer Reinigung, und zwar in religiösem und moralischem Zusammenhang.
Der Grund dafür liegt vor allem darin, daß der Mensch mit einer entwickelten und verfeinerten moralischen Lebensauffassung sich nicht nur Lügen, Morden und anderen Verbrechen hingeben kann, ohne daß in ihm Schuldgefühle wach werden, die er beschwichtigen muß. So gab es in allen Religionen Orte, an denen Riten durchgeführt wurden zur Reinigung. Ich erinnere hier nur an die Apollo-Heiligtümer, deren Riten nicht nur einer äußerlichen Reinigung dienten, sondern auch einer Läuterung im moralischen und religiösen Sinne. Denken Sie an das Fest der »Thargelien«, das alljährlich Ende Mai in Athen gefeiert wurde. Dieser Ritus entspricht dem jüdischen Brauch vom »Sündenbock«, den der Opferpriester jedes Jahr mit den Sünden des Volkes Israel belud und in die Wüste schickte (3. Mose 16, 10–27). Es bestand also ein inniger Zusammenhang zwischen dem Bedürfnis, rein zu sein, was also bedeutete,

- vom Schmutz befreit,
- frei von allen Übeln, wie Krankheiten und Leiden,
- geläutert von Sünden.

Über die jüdische Religion bis in die christliche Zeit hinein war dieser Begriff eng miteinander verbunden. Das zeigte sich ja auch in der Personalunion von Priester und Arzt. Eine der großen Gebetssammlungen sind die Psalmen.

Bereits im Vorspann dieses Buches lesen wir aus dem lateinischen Text des Psalmes 116:
Convertere anima mea, in requiem tuam:
Quia Dominus beneficit tibi
Quia eripuit animam de morte:
oculos meos a lacrimis,
pedis meos a lapsu.
PLACEBO Domino in regione viventium.

Den Begriff *Placebo* finden wir nur im hier zitierten 116. Psalm. In der Übersetzung heißt es dort: Ich werde zum Dank dem Herrn gefallen in allen Teilen meines Lebens. Es ist ein Gelübde. Man sagt dem Herrn Dank für Rettung aus großer Lebensgefahr und Krankheit. Er hat das Leben bewahrt vor dem Tode, die Augen vor Tränen und den Fuß vor dem Anstoß. Ihm zu Gefallen, leben heißt also: Ich will reinen Fußes wandeln auf dieser Welt, ich will ohne Sünden leben. Allein in diesem Dankespsalm zur Errettung aus Krankheit finden wir dieses Wort *Placebo.*
So man also frommen Herzens – um mit den Psalmen zu sprechen – an den Begriff Placebo herangeht, muß man zu einer tiefen Einsicht kommen. Man wird seinen Lebenswandel ändern, als Patient, auch vielleicht als Arzt.
Ist dieser Psalm ein Dankhymnus? Ist er ein Gebet? Ist er vielleicht sogar eine wirkliche Arznei?
Ich erinnere in diesem Zusammenhang an einen Ausspruch von Meister Ekkehart: »Wer Gott auf der Zunge hat, dem schmecken alle Dinge nach Gott«.

Martin Buber hat die hier angeführten Stellen des Psalmes 116 als wissender Dichter ins Deutsche übertragen. Er schreibt es folgendermaßen:

»Kehre meine Seele, zu Deiner Ruhestatt um,
denn Er fertigt für Dich.
Ja, Du hast den Wunden,
meine Seele dem Tod,
mein Auge der Träne,
mein Fuß dem Anstoß,
Deinem Antlitz werde ich gefallen,
in allen Teilen meines Lebens.

Kratylos, der leider schon ungekannte Lehrer von Sokrates und Plato hat es uns immer wieder gesagt:
»Achtet auf das Wort, in dem Wort steht alles darin und schauet, woher das Wort kommt«. (Plato - Kratylos).
Bedenken wir so den Text des 116. Psalmes, so wird der Suchende schnell den Kern entdecken und sogleich das metaphysische Zentrum in uns, das uns mit leidenschaftlicher Notwendigkeit unaufhaltsam anzieht, wenn wir erst einmal beginnen, darüber nachzudenken.
Weitere Anstöße zum Nachdenken finden wir im Buch Jesus Sirach 38. Da gibt es ein Kapitel, das überschrieben ist: *Lob des Arztes.* Ich will daraus nicht viel zitieren, man sollte es nachlesen, um zu wissen, daß ER uns die Kraft gegeben hat und auch die Mittel dafür.

»ER hat die Arzneien geschaffen,«
»ER gibt die Kraft, daß wir sie verwenden können.«
»ER gibt dem Arzt die Kraft, den Kranken zu heilen,«
»ER gibt dem Kranken die Gnade, gesund zu werden.«

Die Gedanken, die hier erwachsen, führen zu einem oft vergessenen, aber immer wieder hilfreichen Anteil der Therapie, nämlich zum Gebet. In der ersten Zeit meiner Ausbildung,das war noch vor dem Krieg, 1937/38 habe ich in der chirurgischen Universitätsklinik Breslau gearbeitet. Der damalige Chef, ein sehr bekannter Chirurg, forderte uns einmal morgens beim Waschen, als wir uns Geschichten des vergangenen Abends erzählten, auf, uns vor einer so ernsten Situation wie der ärztlichen Arbeit doch lieber mit einem Gebet zu beschäftigen - sowohl für den Patienten, als auch für die Ärzte. Denn seine Meinung war, daß das Gebet eine ungeheure Kraft hat, eine Kraft, die dem Patienten und auch dem Arzt helfen kann. Ich habe dies im schulmedizinischen Bereich gelernt, geübt und auch nie vergessen.
Später stellte ich fest, daß dieses Gebet eine ungeheuere Kraft hat, eine noch größere Kraft als manche potenzierte homöopathische Arznei.
Das Gebet sollte aber lauter sein, nicht um des Erfolges willen, daß ich geehrt werden will, nicht um des Ertrages willen, nicht um Ruhm und Ehre zu ernten! Es sollte in dankbarer Demut und Bescheidenheit gesprochen werden, jenem Herrn im Himmel, der uns die Kraft gab, helfen zu können.
Wir sind im technischen Zeitalter mit all seinen Fortschritten stolz, arrogant und überheblich geworden. Mit dem Fortschritt der technischen Leistungen kommt aber die Verunsicherung des Menschlichen. Und in dieser Situation können wir die neutestamentlichen Wahrheiten wieder entdecken.
Zwei Hauptwege bestehen, uns die Kraft des Allmächtigen näherzubringen. Einmal das *Wort,* denn durch dieses Wort im Gebet finden wir einen mittelbaren Weg zur Begegnung mit Gott. Das zweite ist das *Schweigen.* Das Schweigen bringt den Menschen selbst auf den unmittelbaren Weg zu dem Schöpfer. Und hier bilden das Wort und das Schweigen zwei gleich

notwendige Elemente der Kenntnis dieser, außerhalb des naturwissenschaftlichen Denkens liegenden Erkenntnisse. Gebet und Schweigen sind untrennbar. Das echte Schweigen kann beten sein, das schweigende Gebet vereinigt alle Kräfte der Seele.

Die alten Griechen nannten es
ἀταραξία τῆσ ψυχῆσ

Der Bonner Religions- und Kulturphilosoph Demosthenes Savramis spricht von der *Windstille der Seele.*
In dieser Stille gibt es keine Materie mehr. In dieser Stille ist alles das, was wir sehen, hören, schmecken, essen und wiegen können, bereits verschwunden. In dieser Stille verstehen wir mehr, als uns alle Formeln und alle Beweise zeigen können, und diese Stille sieht auch keinen Unterschied mehr in der konventionellen Medizin und ihrer Art zu arbeiten, so sie von Bescheidenheit und Demut und ehrlichem Herzen geprägt ist und der Homöopathie, wenn deren Anwender im gleichen Raum denken und leben.
Ohne nun in den Verdacht kommen zu wollen, ein Mystiker oder ein esoterischer Spinner zu sein, kann hier der Gedanke kommen an eine große Ähnlichkeit mit den von der Natur gegebenen Kräften in homöophatischer Aufbereitung. Je höher die Potenzierung, desto geringer ist Materie vorhanden. Desto weniger Worte sind da, die das darstellen können, aber auch desto weniger elementare, nachweisbare materielle Größen.
Es ist also hier in den hohen Potenzen ein materielles Schweigen. Das bedeutet bei weitem nicht, daß nicht eine große Kraft darin enthalten ist. Sollte möglicherweise hier ein Verständnis zwischen dem großen religiösen Schweigen und den Grundgedanken der Homöopathie bestehen?
Ich kann keine Fälle vorstellen, bei denen meßbar oder wägbar oder gar reproduzierbar eine Heilung durch das Gebet erfolgt wäre. Aber oft habe ich durch das Gebet Hilfe erfahren. Sehr oft durch schweigendes Gebet. Ich möchte in meiner Praxis das Gebet nicht missen.
Obwohl ich überzeugt bin, daß die Homöopathie eine mit Arzneimitteln arbeitende, in ihren Erfolgen meßbare Therapierichtung darstellt.
Der von den Gegnern der Homöopathie immer wieder als Vorwurf erhobene Einwand, homöopathische Arzneimittel hätten reine Placebowirkung, muß jetzt in anderem Licht gesehen werden.

Sachverzeichnis

Arzneimittelliste*

* Die Arzneimittelliste orientiert sich an der neuen Nomenklatur. Um dem Leser, dem die alte Mittelbezeichnung vertrauter ist, auch zu dienen, werden auch die alten Begriffe - jeweils mit → Hinweis - geführt. In Klammern sind die KENT-Abkürzungen genannt.

Stichwortverzeichnis